W. Steuer · U. Lutz-Dettinger · F. Schubert

Leitfaden der
Desinfektion, Sterilisation und Entwesung

Leitfaden der Desinfektion, Sterilisation und Entwesung

mit Grundlagen der Mikrobiologie, Infektionslehre, Epidemiologie und der tierischen Schädlinge

Von
Walter Steuer, Ursula Lutz-Dettinger und Friedemann Schubert

7., neu bearbeitete Auflage

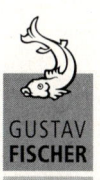

GUSTAV
FISCHER

Stuttgart · Jena · Lübeck · Ulm

Anschriften der Verfasser:

Prof. Dr. med. Walter Steuer,
Präsident des Landesgesundheitsamtes Baden-Württemberg a.D.
Dir. des Instituts für Hygiene und Biotechnologie
Forschungsinstitute Schloß Hohenstein, 74357 Bönnigheim
Ed.-Pfeiffer-Straße 35A, D-70192 Stuttgart

Prof. Dr. med. Ursula Lutz-Dettinger, Medizinaldirektorin a.D.
Spohrstraße 21/12/6, A-1130 Wien

Friedemann Schubert, Hygienefachkraft, Kreiskrankenhaus
Auenstraße 6, D-82467 Garmisch-Partenkirchen

Wichtiger Hinweis
Die Erkenntnisse in der Medizin unterliegen laufendem Wandel durch Forschung und klinische Erfahrungen. Herausgeber und Autoren dieses Werkes haben große Sorgfalt darauf verwendet, daß die in diesem Werk gemachten therapeutischen Angaben (insbesondere hinsichtlich Indikation, Dosierung und unerwünschten Wirkungen) dem derzeitigen Wissensstand entsprechen. Das entbindet den Nutzer dieses Werkes aber nicht von der Verpflichtung, anhand der Beipackzettel zu verschreibender Präparate zu überprüfen, ob die dort gemachten Angaben von denen in diesem Buch abweichen und seine Verordnung in eigener Verantwortung zu treffen.

Die Deutsche Bibliothek – CIP-Einheitsaufnahme

Steuer, Walter:
Leitfaden der Desinfektion, Sterilisation und Entwesung : mit Grundlagen der Mikrobiologie, Infektionslehre, Epidemiologie und der tierischen Schädlinge / von W. Steuer, U. Lutz-Dettinger und F. Schubert. – 7., neu bearb. Aufl. – Stuttgart ; Jena ; Lübeck ; Ulm : G. Fischer, 1998
  ISBN 3-437-25560-9

1. Auflage 1973
6. Auflage 1990
7. Auflage 1998

Satz: Laupp & Göbel, Nehren
Druck und Einband: Franz Spiegel Buch GmbH, Ulm
Umschlaggestaltung: SRP Ulm, 1997
Titelabbildung: Hoffmann-La Roche AG, Basel
Printed in Germany

Vorwort zur siebten Auflage

Der Leitfaden der Desinfektion, Sterilisation und Entwesung entstand aus der theoretisch-praktischen Erfahrung und Arbeit im Rahmen der Staatlichen Desinfektorenschule am Landesgesundheitsamt Baden-Württemberg. Er soll allen, insbesondere den Krankenpflegeberufen und den technischen Berufen des Gesundheitswesens, die auch mit Aufgaben der Prophylaxe von Infektionskrankheiten und deren Bekämpfung zu tun haben, als praktischer Ratgeber dienen und notwendiges theoretisches Rüstzeug vermitteln.

Die zunehmende Bedeutung der Krankenhaushygiene und Infektionsprävention sowie der Hygiene in allen medizinischen Bereichen des öffentlichen und privaten Dienstes machen Grundkenntnisse der Seuchenbekämpfung für viele nützlich oder erforderlich. Dies gilt bei der verstärkten Differenzierung der medizinischen Versorgung z. B. auch vermehrt für Reha- und Kureinrichtungen, für die stationäre und ambulante häusliche Pflege, und für Arztpraxen, insbesondere bei ambulantem Operieren.

Der Teil des Leitfadens, der die Infektionskrankheiten behandelt, wurde auf die Praxis der Desinfektion und die Erkennung epidemiologischer Zusammenhänge abgestimmt.

Das Buch ist als unterrichtsbegleitende Einführung angelegt. Aus diesem Grunde wurde der Text bewußt gestrafft und teilweise nur stichwortartig aufgebaut.

Vertiefte theoretische Zusammenhänge müssen den Lehrbüchern und Handbüchern der Hygiene und Mikrobiologie entnommen werden. Ärzten und Studenten der Medizin kann der Leitfaden zur Orientierung für die Praxis dienen.

Wie bereits nach der Erstauflage gingen uns auch nach weiteren Auflagen zahlreiche Anregungen von Fachkollegen und vor allem auch von Kursteilnehmern zu.

Die Neuauflage gab uns die Möglichkeit, den Inhalt zu aktualisieren, neuere Erkenntnisse, Normen und Listen aufzunehmen.

Das Kapitel Tierische Schädlinge und Lästlinge wurde von Herrn F. Schubert, Murnau, der als Lehrkraft und in der Praxis auf diesem Gebiet besondere Erfahrung hat, für die 7. Auflage überarbeitet.

W. Steuer
U. Lutz-Dettinger
F. Schubert

Inhaltsverzeichnis

TEIL III

TEIL IV

ANHANG

Einleitung

Ein Rückblick auf die Geschichte der Völker zeigt einen stetigen Wandel des angestrebten hygienischen Niveaus. Bei den Griechen und Römern z. B. stand die persönliche und allgemeine Hygiene in Blüte. Es sei nur der hohe Stand der Trinkwasserhygiene, die Abfall- und Abwasserbeseitigung und die damalige Badehygiene erwähnt. Später, insbesondere im Mittelalter, kam es als Folge einer veränderten Geisteshaltung zum Verfall des hygienischen Niveaus. Sicher hiervon mitgeprägt, hat die naturwissenschaftliche Medizin zu diesem Zeitpunkt einen gewissen Rückgang erlebt. Dabei dürfen allerdings die Leistungen der Scholastik und Mönchsmedizin nicht verkannt werden.

Als Folge der schlechten hygienischen Verhältnisse stellten sich verheerende Seuchen ein. So breitete sich, mitbestimmt von Hunger, Armut und schlechten Wohnverhältnissen, die Pest in Europa aus. Der Schwarze Tod raffte in 3 Jahren (1349–1351) ein Viertel aller damals lebenden Europäer, das waren ca. 25 Millionen Menschen, dahin. Nach dem 30jährigen Krieg lebten von den einstmals 30 Millionen Einwohnern Deutschlands nur noch 5 Millionen. Die hohe Zahl der Toten war nicht allein auf kriegerische Einwirkung, sondern vor allem auf Seuchen zurückzuführen. Die Cholera, in Europa die Seuche des 19. Jahrhunderts, hat in 7 großen Seuchenzügen mit der Zeit fast die gesamte Erde heimgesucht und viele Millionen Menschenleben ausgelöscht.

Die Pocken dürften in ihrer Heimat im östlichen Asien, namentlich aber in China und Indien, nach alten Überlieferungen schon seit Jahrtausenden große Opfer gefordert haben. In Europa scheinen die Pocken zum ersten Male, von Arabien kommend, um das Jahr 540 n. Chr. aufgetreten zu sein. Überall, wo diese Seuche um sich griff, forderte sie unzählige Opfer. In Deutschland erreichte sie vor dem 18. Jahrhundert den Höhepunkt ihrer Ausbreitung. Die Krankheit war so allgegenwärtig, daß fast kein Kind das 10. Lebensjahr erreichte, ohne an Pocken mit ihrer hohen Letalität erkrankt gewesen zu sein. Gegen Ende des 18. Jahrhunderts waren in Preußen 40 000, im Deutschen Reich 70 000 Todesfälle jährlich an Pocken zu verzeichnen, die durchschnittlich 12–15% aller Todesfälle ausmachten.

Den Seuchen standen die Menschen fast hilflos gegenüber und sie machten dämonische Mächte dafür verantwortlich. So wurden „Hexen" und Juden als vermeintlich Schuldige hingerichtet. Oft stand man den Seuchen mit einer lethargischen Haltung gegenüber. Noch im Jahre 1800 verfocht Kaeser in Jena die These: „Pocken, Scharlach und Masern sind normale Entwicklungsvorgänge bei Kindern, Versuche zu ihrer Vermeidung sind daher verwerflich." Martin Luther schreibt: „Über das ist kein Zweyfel, daß Pestilenz und Fiber und ander schwer Krankheyten nichts anders seyn, denn des Teufels Werke." Bis nahezu in die jüngste Vergangenheit hinein war die Miasmenlehre für die Ansteckung und Ausbreitung von Infektionskrankheiten die theoretische Grundlage. Man ging davon aus, daß Ausdünstungen und schlechte Luft eine Krankheit weiter verbreiten. Aus diesem Grunde bezeichnete man eine Krankheit, die sich besonders in Sumpfgebieten und am Rande stehender Gewässer ausbreitete, als Malaria (*ital.* mal aria = schlechte Luft). Seuchen wurden daher mit Essenzen und Duftstoffen bekämpft. Die Ärzte verordneten Riechäpfel und Kampfer, Pasten aus Feigen, Zwiebeln und Sauerteig. So wurde auch die Pest mit dem Pestwasser 4711 (Kölnisch Wasser) angegangen. Dies sogar noch zu einer Zeit, in der **van Leeuwenhoek** (1632) das erste Mikroskop anfertigte und Mikroben beschrieb.

Semmelweis (1818–1865) und **Lister** (1827–1912) machten durch ihre empirischen Beobachtungen und Versuche die ersten praktischen Schritte zur Bekämpfung der Infektionen durch eine zielgerichtete Desinfektion und Asepsis. Durch die Entdeckung der Bakterien und vor allem ihrer krankmachenden Wirkung wurden die tausend Jahre lang gültigen Thesen in der Medizin von einer jahrzehntelang währenden Diskussion abgelöst. **Louis Pasteur** (1823–1895), der feststellte, daß Mikroorganismen Gärung und Fäulnis verursachen, konnte damit die herrschende Theorie von der Urzeugung (Entstehung aus Leblosem) widerlegen. Durch Untersuchungen über den Tollwuterreger, den Milzbrandbazillus, die Hühnercholera und anderer Erreger und Krankheiten schuf er die Theorie von der Immunität durch Schutzimpfungen und demonstrierte sie an der Tollwut, am Milzbrand und am Rotlauf. Auch die Entdeckung der Konservierung von Lebensmitteln durch das nach ihm benannte Pasteurisieren ist sein großer Verdienst. **Robert Koch** (1843–1910) war es, der den Erreger des Milzbrandes und die Bildung keimfähiger Sporen entdeckte. Er entwickelte Verfahren zur Züchtung von Bakterien in Reinkultur auf festen Nährböden. Seine Untersuchungen führten darüber hinaus zur Entdeckung der Tuberkelbakterien, der Choleravibrionen u. a. Die Erkenntnisse über die Wirkung des Tuberkulins brachten wesentliche Fortschritte in der Seuchenbekämpfung.

Diesen neuen Kenntnissen schloß sich fast explosionsartig die Identifizierung weiterer Krankheitserreger an. In dieser Zeit wurden auch deren charakteristische Eigenschaften und ihre Infektketten aufgeklärt, was für die epidemiologische Forschung von ausschlaggebender Bedeutung war.

Dennoch geben uns die Infektionskrankheiten auch heute noch Rätsel auf. Die Viruserkrankungen spielen eine immer größere Rolle im Infektionsgeschehen z. B. bei Hepatitis B und C, Erkrankungen durch Enteroviren und HIV. Unsere Kenntnisse über die Struktur der Bakterien, der Viren und tierischen Einzeller werden differenzierter. Damit haben wir die Möglichkeit, die Infektionskrankheiten besser bekämpfen zu können. Die Erfolge lassen sich aus der Statistik ablesen. Den 32 833 Todesfällen an Infektionskrankheiten im Deutschen Reich (außer Tuberkulose) im Jahre 1927 stehen derzeit weniger als 7000 in Deutschland gegenüber. Die Tuberkulosetodesfälle sind von 59 000 im Jahre 1927 im Bereich des Deutschen Reiches auf unter 1000 in Deutschland zurückgegangen.

Die Anstrengungen der Weltgesundheitsorganisation (WHO) bei der Bekämpfung von Seuchen, z. B. der Malaria, der Frambösie, der Tuberkulose, der Poliomyelitis und der Wurmerkrankungen, zeigen große Erfolge. So konnte die WHO vor Jahren mitteilen, daß die Pocken in der Welt ausgerottet sind.

Dennoch werden wir in Zukunft weiterhin mit Infektionskrankheiten leben müssen. Sie prägen noch immer das Krankheitsgeschehen in den Entwicklungsländern. Der ständige Wandel des Erregerspektrums, deren Verbreitungswege und die Resistenzentwicklung von Krankheitserregern (z. B. bei Staphylokokken, der Tuberkulose und der Malaria) erzwingen neue Abwehrstrategien. Der Erfolg wird in erster Linie davon abhängen, wie standhaft die gegen Seuchen aufgerichteten Schutzwälle sind und bleiben, also davon, daß unsere Wachsamkeit erhalten bleibt. Das bedeutet, daß wir auch weiterhin alle bewährten und neu entwickelten Möglichkeiten der Prävention und Bekämpfung einsetzen müssen. Dies gilt sowohl für die persönliche als auch für die allgemeine Hygiene, die Impfungen und die seuchenpolizeilichen Maßnahmen.

Wichtige Faktoren in der Skala der Abwehrmaßnahmen, auf die wir nicht verzichten können, sind die Sterilisation, die Desinfektion und die Entwesung. Sie bleiben daher unverzichtbarer Bestandteil der Infektionsverhütung und Infektionsbekämpfung.

TEIL I

1 Grundbegriffe der Mikrobiologie

Erreger von Infektionskrankheiten können sein:
- Bakterien,
- Viren,
- Pilze,
- Protozoen (einzellige Tiere),
- Helminthen (Würmer),
- Arthropoden (Gliederfüßler).

Krankheitserreger kann man auch als **Parasiten** bezeichnen. Das Fach „Parasitologie" befaßt sich jedoch hauptsächlich mit den tierischen Krankheitserregern.

Die medizinische Mikrobiologie ist lediglich ein Teilbereich der gesamten Mikrobiologie. Sie befaßt sich überwiegend mit Krankheitserregern. Nur eine relativ kleine Zahl von Bakterien, Viren, Protozoen und Pilzen kommt als Krankheitserreger von Mensch und Tier in Betracht. Die meisten Mikroorganismen sind ubiquitär, d. h. sie sind in der Luft, im Boden und in den Nahrungsmitteln vorhanden. Der Mensch selbst ist ebenfalls Träger einer großen Zahl von Bakterien und Viren, die sich auf der Haut, den Schleimhäuten, im Verdauungstrakt aufhalten und in die biologischen Vorgänge einbezogen sind.

Unter Mikroorganismen versteht man Kleinstlebewesen. Sie lassen sich oft nicht völlig eindeutig einordnen, weder zum Pflanzenreich noch zum Tierreich. Viele Mikroorganismen haben wichtige Funktionen, ohne deren Vorhandensein das Leben auf unserer Erde nicht möglich wäre. Daher unterscheidet man zwischen nützlichen, schädlichen und indifferenten Mikroorganismen.

1.1 Bakterien

Bakterien sind sehr kleine, meist einzellige Organismen, deren Zellkernsubstanz nicht von einer Kernmembran umgeben ist. Sie vermehren sich durch Teilung.

Ihre mittlere Größe beträgt 3–10 Mikrometer (1 Mikrometer = $\frac{1}{1000}$ mm). Siehe Abbildung 1.1.

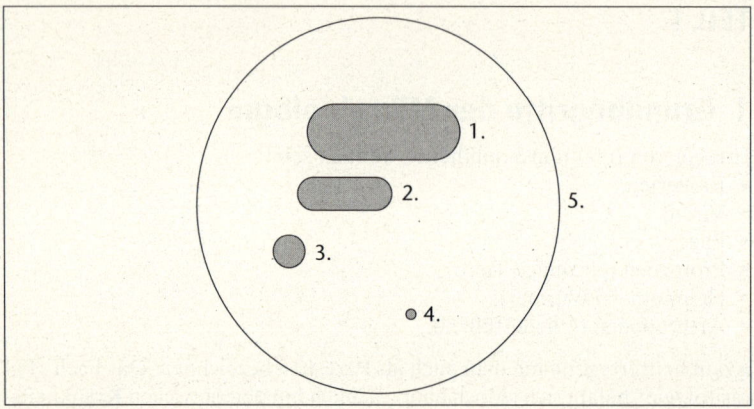

Abb. 1.1: Größe von Bakterien und Viren im Verhältnis zu einem Erythrozyten (durch den Außenkreis symbolisiert).
1. Milzbrandbazillen (~ 3 µm)
2. Escherichia coli (~ 1–2 µm)
3. Staphylococcus aureus (~ 0,8 µm)
4. Pockenvirus (~ 0,13 µm)
5. Erythozyt (~ 7,5 µm)

1.1.1 Aufbau der Bakterienzelle

Bakterienzellwand
Die Zellwand gewährt dem Zellinnern mechanischen Schutz vor äußeren Einflüssen (s. Abb. 1.2). Die darunter liegende Zytoplasmamembran dient der Aufnahme von Nährstoffen und der Abgabe von Stoffwechselprodukten. Der äußeren Zellwand kann eine Kapsel verschiedener Dicke und verschiedener Zusammensetzung angelagert sein. Diese Kapsel vermag die Bakterien vor Austrocknung oder vor Phagozyten (= Freßzellen) zu schützen. So können z. B. Pneumokokken eine Kapsel bilden. Innerhalb der zytoplasmatischen Membran befinden sich

Zellplasma mit Zellkompertimenten und Kernäquivalent
Dort werden die aufgenommenen Nährstoffe verdaut, abgebaut und zur eigenen Energiegewinnung oder zum weiteren Aufbau der Bakterienzelle verwendet.

Entgegen der früheren Annahme konnte festgestellt werden, daß es sich bei den Bakterien nicht um kernlose Lebewesen handelt, sondern auch bei ihnen **zellkernähnliche Gebilde** vorhanden sind. Sie bestehen aus einem ringförmigen Chromosom, das die vererbbaren Merkmale (Gene) enthält. Zusätzlich können Plasmide vorhanden sein (s. Kap. 1.1.14 Plasmide).

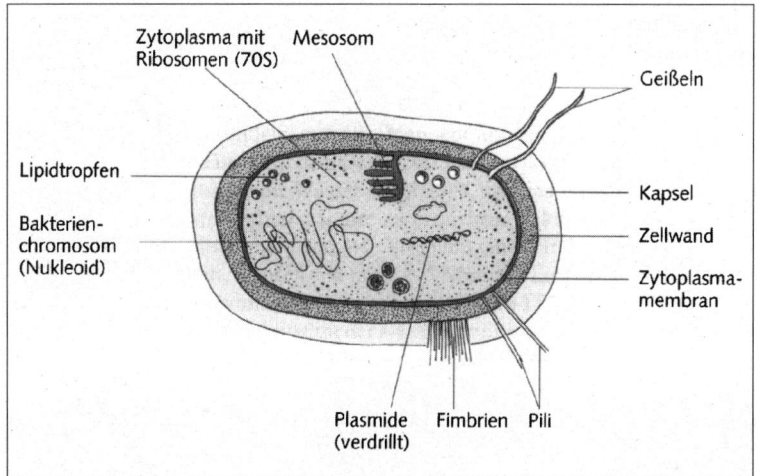

Abb. 1.2: Schematischer Aufbau einer Bakterienzelle. Aus: Clad, Jacobs, Mikrobiologie. Prüfungswissen für Pflegeberufe. Gustav Fischer Verlag, Lübeck 1996.

1.1.2 Morphologie

Die äußere Form ist für viele Bakterien gleich und läßt keine großen Differenzierungen zu (s. Abb. 1.3). Es werden drei Grundformen unterschieden: Kugelform, Stäbchenform und Spiralenform.

So sind z. B.

kugelförmig: Staphylokokken, Streptokokken, Pneumokokken, Gonokokken, Meningokokken

stäbchenförmig: Kolibakterien, Ruhrbakterien, Tuberkelbakterien, Diphtheriebakterien, Milzbrandbazillen, Tetanusclostridien

schraubenförmig: Treponemen, Leptospiren, Spirillen.

1.1.3 Geißeln

Manche Bakterien können sich mit Hilfe von Geißeln in flüssigem Milieu gut fortbewegen.

Die Begeißelung kann nach Zahl der Geißeln und deren Anordnung variieren:

- monotriche Begeißelung: eine Geißel an einem Ende
- lophotriche Begeißelung: ein Geißelbündel an einem Ende
- amphitriche Begeißelung: je ein Geißelbündel an den beiden Enden
- peritriche Begeißelung: viele Geißeln rund um das Bakterium.

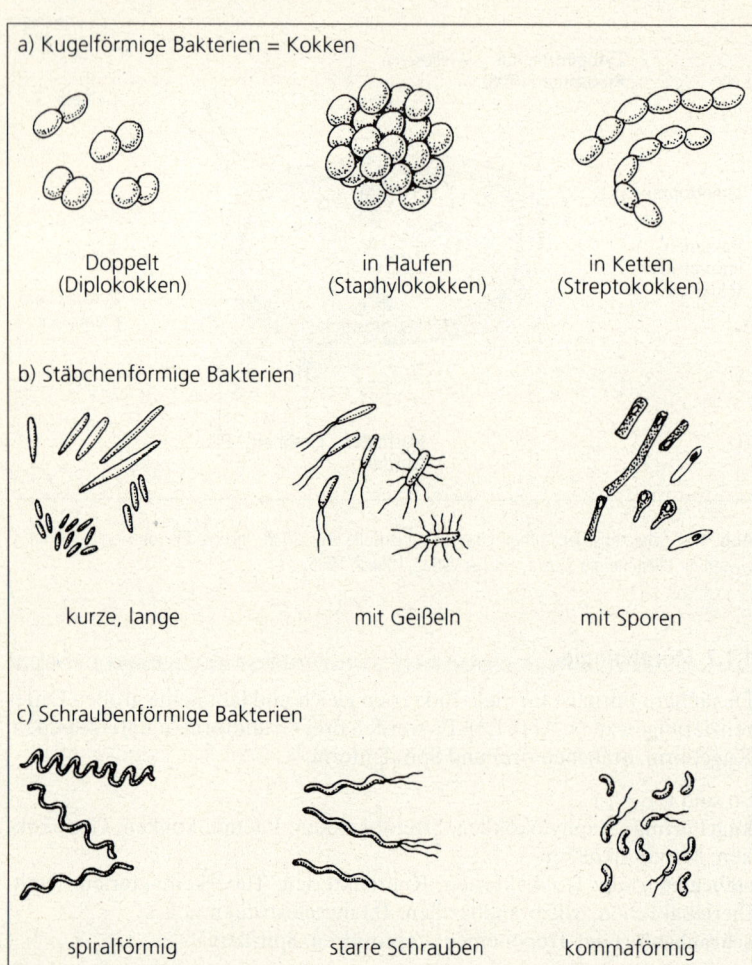

a) Kugelförmige Bakterien = Kokken

Doppelt
(Diplokokken)

in Haufen
(Staphylokokken)

in Ketten
(Streptokokken)

b) Stäbchenförmige Bakterien

kurze, lange

mit Geißeln

mit Sporen

c) Schraubenförmige Bakterien

spiralförmig

starre Schrauben

kommaförmig

Abb. 1.3: Morphologische Grundformen von Bakterien und deren Lagerung zueinander. Aus: Christiansen et al., Arbeitsbuch Hygiene für Pflegeberufe und andere Medizinalfachberufe. Gustav Fischer Verlag, Stuttgart 1995.

1.1.4 Sporenbildung

Eine Reihe von Bakterien hat die Fähigkeit, Sporen zu bilden. **Diese sind Dauerformen und keine Vermehrungsformen, wie dies bei Pilzen der Fall ist** (s. Kap. 1.3.). Die Sporen sind mit einer festen Hülle umgeben. Das übrige Bakterium kann absterben, während die Spore auch unter ungünstigen Bedingungen sehr lange überlebensfähig bleibt. Sporen vertragen Kälte, Austrocknung und Hitze. Man hat bei Ausgrabungen in Pompeji, in Pharaonengräbern und bei Mammutfunden in Sibirien, Sporen gefunden, die 3000 Jahre alt und noch lebensfähig waren.

Bazillen und Clostridien bilden Sporen

Die Sporenbildung kann endständig, drittel- oder mittelständig sein (s. Abb. 1.3). Wenn eine Spore in ein günstigeres Milieu kommt, wächst sie wieder zu einem Bakterium (vegetative Form) aus. Die Sporen lassen sich im Gegensatz zu den vegetativen Formen nur mit bestimmten Methoden unter erhöhtem Aufwand abtöten.

Gegen die meisten Desinfektionsmittel sind Bakteriensporen unempfindlich.

Tuberkulosebakterien bilden keine Sporen und sollten daher nicht als „Tuberkelbazillen" bezeichnet werden.

1.1.5 Toxinbildung

Viele Bakterien bilden Toxine (= Giftstoffe), die für Mensch, Tier und Pflanze gefährlich sein können. Man unterscheidet:
* Ektotoxine, d. h. Giftstoffe, die von den Bakterien laufend aus dem Zellinnern in die Umgebung abgegeben werden und
* Endotoxine, die beim Zerfall der Bakterienwand oder des Bakteriums frei werden.

Die Wirksamkeit dieser Giftstoffe kann außerordentlich hoch sein. So reicht z. B. $^1/_{10000}$ mg (1 Milligramm = $^1/_{1000}$ g) Diphtherietoxin, um ein Meerschweinchen zu töten. Mit 1 mg Botulismusgift könnten 6 Millionen Meerschweinchen getötet werden: die tödliche Dosis für den Menschen liegt unter 1 millionstel Gramm.

Die Toxinbildung von Bakterien ist eine häufige Ursache von Lebensmittelvergiftungen, ohne daß die Bakterien aus dem Lebensmittel isoliert und auf Kulturmedium vermehrt werden können. Denn die Toxine sind meist hitzestabil und bleiben biologisch aktiv, auch wenn die Bakterien selbst (z. B. Staphylococcus aureus) durch den Verarbeitungsprozeß abgetötet wurden.

1.1.6 Koloniebildung

Die Bakterien vermehren sich und bilden auf festen Nährböden Kolonien. Dadurch können sie mit dem bloßen Auge sichtbar werden (ab 500 000 Einzelzellen). Die Kolonieformen sind häufig für bestimmte Bakterienarten charakteristisch (rund, flach, erhaben, feucht, glänzend, gleichmäßig oder ungleichmäßig begrenzt, schwärmend usw.).

1.1.7 Stoffwechselleistungen

Die Bakterien haben unterschiedliche enzymatische Stoffwechselleistungen, z. B. Spaltung von bestimmten Zuckern und Aminosäuren, Bildung spezifischer Farbstoffe, Gelatineverflüssigung, Auflösung des roten Blutfarbstoffes u. a. Daher können über die Form der Bakterien und ihre Koloniebildung hinaus mit Indikatornährböden, die bestimmte Substrate enthalten, weitere Differenzierungen vorgenommen werden (s. Kap. 1.1.9 Züchtungsverfahren). Die Stoffwechselleistungen bestimmter Bakterienstämme wird im positiven Sinne in der Lebensmittelindustrie (Gärung, Säuerung etc.) genutzt.

1.1.8 Vermehrung

Die Vermehrung geschieht bei den Bakterien durch Querteilung nach Verdoppelung der Chromosomen. In günstigem Milieu und unter optimalen Temperaturbedingungen kann alle 15–20 Minuten eine Teilung erfolgen. Es können aus einem einzigen Bakterium in:
• 20 Min. = 2 Bakterien,
• 200 Min. = 1024 Bakterien,
• 400 Min. = 1 048 576 Bakterien,
• 600 Min. = 1 073 741 824 Bakterien,
• 800 Min. = 1 099 511 627 776 Bakterien enstehen.

Die Vermehrung ist temperaturabhängig (s. Abb. 1.4). Die meisten Bakterien teilen sich rasch bei Temperaturen zwischen 15 °C und 40 °C. Es gibt wärmeliebende, thermophile Bakterien, die auch bei höheren Temperaturen noch gut wachsen. Andererseits gibt es Bakterien, die sich bei Temperaturen zwischen 8 °C und 15 °C schneller vermehren, sogenannte psychrophile Bakterien. Unter 4 °C kommt es meist nur zu deutlich verzögerter Vermehrung. Es sei besonders darauf hingewiesen, daß Bakterien auch bei –60 °C und tieferen Temperaturen nicht absterben müssen (z. B. überlebt die Syphilisspirochäte 14 Tage eine Temperatur von –196 °C). Die Abhängigkeit zwischen Temperatur und Vermehrungsrate zeigt sich beispielhaft bei *Escherichia coli,* für die die Generationszeit (Zeit zwischen zwei Teilungen) bei

- 10 °C = 14 Stunden,
- 20 °C = 9 Stunden,
- 30 °C = 29 Minuten,
- 40 °C = 17,5 Minuten,
- 47 °C = 77 Minuten beträgt.

Bakterien bleiben oft viele Wochen lebensfähig, z. B. Typhusbakterien im Schlamm viele Monate, Tuberkelbakterien im trockenen Milieu etwa 150 Tage.

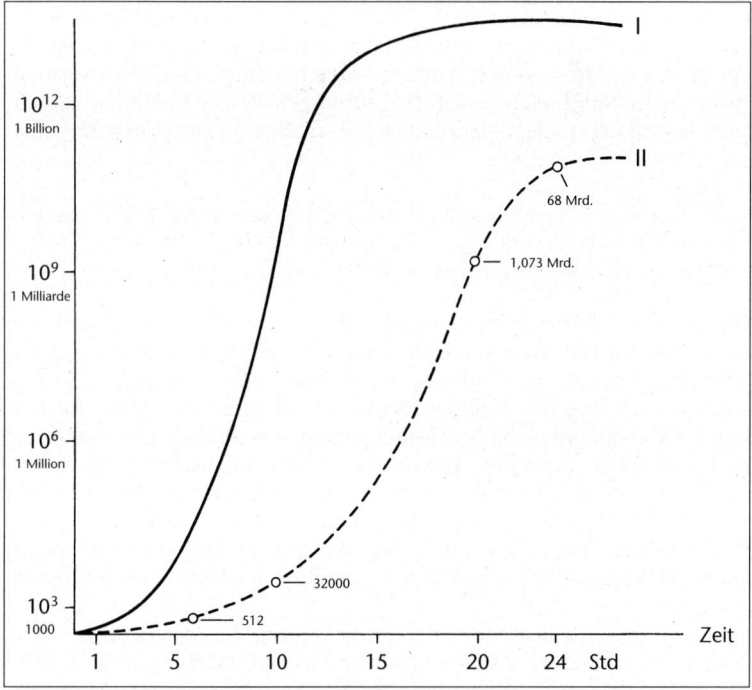

Abb. 1.4: Entwicklung von Bakterien in einem nährstoffhaltigen Milieu (logarithmisch aufgetragen). I. bei optimaler Temperatur, II. bei nicht optimaler Temperatur.

1.1.9 Züchtungsverfahren

Man unterscheidet flüssige Nährlösungen und feste Nährböden. Die Bakterien werden z. B. in eine Nährlösung, die Zucker, Eiweiß und Salze enthält, gebracht. Bei günstigen Temperaturen vermehren sie sich dort unter Abbau von Zucker und Eiweiß sehr schnell. Die flüssige Kultur wird dann auf einen Objektträger aufgetragen und entweder als hängender Tropfen oder im angefärbten Präparat untersucht. Durch Zugabe von Gelierungsmitteln (z. B. Agar-Agar) zu Nährlösungen entstehen gallertartige (feste) Nährböden. Auf diesen läßt sich die Koloniebildung von Bakterien sichtbar machen. So gelingt es, aus einem Untersuchungsmaterial, das eine größere Anzahl verschiedener Bakterienarten enthält, durch Gewinnung von Einzelkolonien eine bestimmte Bakterienart zu isolieren und damit eine Reinkultur (Kultur einer einzigen Bakterienart) anzulegen. Möglich ist auch das Filtrieren von Flüssigkeiten durch ein Membranfilter. Das Filter wird auf einen festen Nährboden gelegt. Die zurückgehaltenen Bakterien entnehmen die Nährstoffe dem Nährboden und wachsen zu sichtbaren Kolonien aus.

Züchtungsverfahren dienen hauptsächlich der Bestimmung von Bakterien und damit der Diagnose bakterieller Erkrankungen. Vorteile sind: hohe Spezifität und Sensitivität, Resistenzbestimmung möglich. Nachteile sind: hoher Zeit- und Materialaufwand.

Die moderne Mikrobiologie kennt außerdem eine große Anzahl von Selektivnährböden, die bestimmte Bakterien selektiv fördern und Begleitbakterien dagegen hemmen, so z. B. bei Stuhluntersuchungen auf krankmachende Darmkeime (Salmonellen u. a.). Hierbei werden die Begleitkeime (Kolibakterien) im Wachstum gehemmt, während die pathogenen Keime ungehemmt wachsen können. Den charakteristischen Bedürfnissen einzelner Bakterien kann Rechnung getragen werden, z. B. durch Zugabe von einzelner Kohlenhydraten, Aminosäuren, Mineralstoffen, Eiern und Blut. Aus der Form der Kolonie oder der Veränderung des Nährbodens durch die Bakterien lassen sich wesentliche Rückschlüsse auf die Bakterienart ziehen.

In besonderen Züchtungsverfahren kann auch die Sauerstoffspannung (aerobe oder anaerobe Züchtung) den optimalen Bedürfnissen des gesuchten Bakteriums angepaßt werden. Streng anaerob wachsende Bakterien vermehren sich nur bei völligem Fehlen von Sauerstoff.

Da bei Aufbringen eines Untersuchungsmaterials auf ein Kulturmedium nur vermehrungsfähige Bakterien als Kolonien sichtbar werden, gibt man heute meist die sog. KBE/ml, d. h. die koloniebildenden Einheiten pro Milliliter an.

1.1.10 Färbung der Bakterien

Seit der Entdeckung der Bakterien wurden immer wieder neue Färbemethoden zur Differenzierung von Bakterien entwickelt. Unsere heute üblichen Labormikroskope vergrößern 100–1000fach. Das zu untersuchende
Material oder eine Bakterienaufschwemmung wird auf den Objektträger
gebracht, fixiert und gefärbt. Die Bakterien werden dadurch deutlicher erkennbar und durch unterschiedliche Farbaufnahme differenzierbar. Häufig
praktizierte Färbemethoden sind:
- die Fuchsinfärbung,
- die Methylenblaufärbung,
- die Gram-Färbung (zur Untersuchung grampositiver und gramnegativer
  Bakterien),
- die Ziehl-Neelsen-Färbung (für Tuberkelbakterien),
- die Neisserfärbung (für Diphtheriebakterien),
- die Giemsafärbung (für Protozoen),
- die Sporenfärbung (für Bazillen und Clostridien).

Eine Weiterentwicklung brachten die Dunkelfeldmikroskopie, die Fluores-
zenzmikroskopie, die Phasenkontrastmikroskopie. Mit dem Elektronenmikroskop lassen sich auch Viren darstellen.

Eine Übersicht häufig angewandter Diagnostikmöglichkeiten durch mikrobiologische und serologische Methoden sowie durch Tierversuche gibt
Tabelle 1.2 (Kap. 1.5) für die einzelnen Gruppen der Krankheitserreger.

1.1.11 Typisierung von Bakterien

Die Typisierung von Krankheitserregern ist eine wertvolle Ergänzung der
üblichen Laboruntersuchung, wenn die Identifikation des Erregers notwendig und epidemiologische Fragestellungen gegeben sind.

Die Typisierung von Bakterien ist angebracht bei:
- der Feststellung der klinischen Bedeutung von Erregern (z. B. *E. coli*-
  Serotypen),
- der Identifizierung von Bakterien, bei Reinfektionen,
- epidemiologischen Untersuchungen zur Erkennung bestimmter Infektketten,
- der Identifizierung bestimmter virulenter Klone.

Hierzu werden folgende Methoden angewandt:
- Antibiogramm (s. Kap. 1.13)
- Serotypisierung,
- Bestimmung bestimmter Stoffwechselleistungen,
- Phagentypisierung mit Testphagen (s. Kap. 1.2),
- Proteinanalyse,

- Plasmid-Fingerprinting,
- Bestimmung von DNA-Fragmenten durch enzymatische Prozesse (RFLP = Restriktionsfragmentlängen-Polymorphismus),
- Ribotyping durch RNA-Sonden.

Tabelle 1.1 gibt Auskunft über das Vorkommen wichtiger pathogener und nicht-pathogener Mikroorganismen (Bakterien und Pilze).

1.1.12 Gentechnologische Untersuchungsmethoden

Die gentechnologische Methode zur Identifizierung von Bakterien, aber auch anderer Erreger, beruht auf einer Polymerase-Kettenreaktion (PCR). Es können damit aus einem Untersuchungsmaterial geringste Mengen des Erregergenoms vermehrt und anschließend analysiert werden. Zur beachten ist die Spezifität und Sensitivität des jeweiligen Testes, um falsch „positive" oder falsch „negative" Ergebnisse zu vermeiden. Zusätzlich ist noch eine klinische Interpretation erforderlich, denn geringste Mengen des Erregers, auch nicht vermehrungsfähige Partikel, werden miterfaßt (= „positives" Testergebnis).

Der Vorteil der gentechnologischen Methoden ist die schnelle Befunderstellung und die meist hohe Sensitivität.

1.1.13 Resistenz gegen Antibiotika

Die nach der Entdeckung des Penicillins durch **Alexander Fleming** gehegten Hoffnungen, ein stets wirksames Mittel gegen krankheitserregende Bakterien zur Hand zu haben, sind einer Ernüchterung gewichen. Immer häufiger zeigen Antibiogramme Resistenzen gegen bestimmte Wirkstoffe auf. Ein Antibiogramm ist das Ergebnis verschiedener Untersuchungen, um die Resistenzbildung von Bakterien zu bestimmen.

Man kann von einem Wettlauf zwischen der Entdeckung immer neuer Antibiotika und der sich gleichzeitig vollziehenden Resistenzentwicklung bestimmter Bakterienstämme und deren Verbreitung sprechen.

Resistenzen können entstehen:
- durch Konjugation
- während einer Antibiotika-Therapie,
- durch Mutation,
- über Plasmide (s. Kap. 1.1.14),
- über Transposons-Transduktion,
- über biochemische Veränderungen (z. B. Veränderung des Rezeptors, Enzymatische Inaktivierung, Einschränkung der Penetrationsfähigkeit),
- durch steigende Toleranz gegen Antibiotika,
- durch Selektion (resistente Keime vermehren sich, sensible werden unterdrückt).

Tab. 1.1: Vorkommen pathogener und nicht-pathogener Mikroorganismen

Mikroorganismen	Mund/Nasen/Rachenraum, Sputum	Gehörgang (äußerer)	Bindehaut	Vagina Cervix	Harnröhre, Urin	Darm, Stuhl
Mikrokokken	N	N	N	(N)	N	
Staphylococcus aureus	(K)	(K)	(K)		K	K
Streptokokken (vergrünende)	N			(N)	(N)	
Enterokokken				(N)	(N)	(N)
A-Streptokokken	K		K			
Diplococcus pneumoniae	K					
Neisserien (apathogen)	N		N			
Neisseria meningitidis	K		K			
Neisseria gonorrhoeae			K	K		
Corynebacterium diphteriae	K		K			
Enterobacteriaceae (z. B. *E. coli,* Proteus, Klebsiella, Salmonellen)	(K)		(K)	(N)	(K)	N
Shigellen						K
Campylobacterarten						K
Pseudomonas auerginosa	(K)	(K)	(K)			(K)
Laktobakterien	N			N		N
Haemophilusarten	(K)		(K)			
Haemophilus influenzae	K					
Bordetella pertussis	K					
Mycobacterium tuberculosis	K				K	K
Mykobakterien (apathogen)					(N)	
Listeria monocytogenes				K		
Bacteroides-Arten						N
Clostridien						(N)
Clostridium perfringens / difficile						K
Bacillus cereus				(K)		
Schimmelpilze		(K)				
Candida	(K)	(K)	(K)	(K)	(N)	(N)
Aktinomyzeten	(K)					

N   = normale Besiedelung (normale Keimflora)
K   = Krankheitserreger
(N) = in geringer Menge als normal einzustufen
(K) = in größerer Menge als pathogen einzustufen

Bei multiresistenten Keimen sind strikte Bekämpfungsmaßnahmen nötig (Isolierung, Desinfektionsmaßnahmen). Zu beachten sind multiresistente Keime bei *Staphylococcus aureus* (MRSA), Enterokokken (VRE), Sproß-pilzen, koagulase negative Staphylokokken sowie Enterobacteriaceen.

Die zunehmende Resistenz von Bakterien gegen Antibiotika gibt Anlaß zur Sorge. Die Resistenz-bestimmung ist die Grundlage einer gezielten Chemotherapie; ungezielte Antibiotikagaben sind in der Regel abzulehnen.

1.1.14 Plasmide

Plasmide sind ringförmige kleine Doppelstrang DNS-Moleküle (Desoxyri-bonukleinsäure), die neben den Chromosomen in einer Zelle vorkommen können.

Bei der Zellvermehrung replizieren sie sich gleichzeitig mit dem Bakte-rienchromosom und gehen auf die Tochterzellen über.

Plasmide sind von einer Bakterienzelle auf eine andere übertragbar. Die genetische Information für die unterschiedlichsten Funktionen einer Zelle können auf einem Plasmid lokalisiert sein. So sind für die Humanmedizin wichtige plasmidbedingte Fähigkeiten von Bakterien z. B. die Toxinbildung, die Antibiotikaresistenz, Kolonisationsfaktoren (Ort der Ansiedlung im menschlichen Organismus) sowie die Fähigkeit zur Konjugation von Zellen (s. unten).

1959 wurden die sog. R-Plasmide anläßlich einer Ruhrepidemie in Japan entdeckt. R-Plasmide besitzen Gene, die die Resistenz gegen Antibiotika steuern. Durch die Anwesenheit von R-Plasmiden können Bakterien gegen ein Antibiotikum oder mehrere resistent sein und diese Resistenz mittels ih-rer Resistenzgene auf andere Bakterien übertragen. Dieser Gentransfer er-folgt auch zwischen unterschiedlichen Spezies. So z. B. von Shigellen auf *E. coli*.

Bei den gram-negativen Bakterien erfolgt die Übertragung vornehmlich durch die sog. Konjugation; hierbei kommt es zur Zusammenlagerung von Bakterien und zum Austausch des genetischen Materials zwischen den Zel-len. Bei den gram-positiven Bakterien erfolgt die Übertragung vorwiegend durch Bakteriophagen. Die Plasmid-DNS wird hierbei, geschützt durch die Proteinhülle des Bakteriophagen, in eine andere Bakterienzelle übertragen. Diesen Vorgang bezeichnet man als Transduktion.

Plasmide sind aus epidemiologischer Sicht vor allem bei Enterobacteria-ceae, *Pseudomonas aeruginosa, Staphylococcus aureus* und Streptokokken von Bedeutung. Für epidemiologische Untersuchungen wird daher neben
• der Stoffwechselleistung von Bakterien,
• dem Resistenzspektrum,

- der Phagentypisierung,
- die Plasmiddiagnostik herangezogen.

1.1.15 Rickettsien, Chlamydien, Mykoplasmen

Rickettsien: nahmen früher eine Mittelstellung zwischen Bakterien und Viren ein, werden heute zu den Bakterien gerechnet. Sie sind sehr klein und ihre Vermehrung findet nur innerhalb der lebenden Zelle statt. In ihrem Aufbau enthalten sie alle strukturellen Besonderheiten der Bakterien, Bauelemente der Bakterienzellwand und die meisten Enzyme, die für den Zellstoffwechsel erforderlich sind. Da sie auf die lebende Zelle angewiesen sind, gelten sie als obligate Parasiten.

- Die Rickettsiales, deren natürliches Reservoir Arthropoden sind und zu denen die Erreger des Fleckfiebers, des Q-Fiebers und des Wolhynischen Fiebers gehören.

Chlamydiales: zu ihnen gehört der Erreger der Ornithose, des Trachoms und der Einschlußblenorrhö (Schwimmbadkonjunktivitis). Es handelt sich um obligat intrazelluläre, mit Bakterien verwandte, jedoch sicher von Viren abgrenzbare Mikroorganismen.

Mykoplasmen: sind in ihrem Aufbau den Bakterien ähnlich, haben jedoch keine Zellwand. Sie gehören zur normalen Flora des Mundes. Erreger von Tiererkrankungen z. B. Pleurapneumonie, bei Menschen: Rachenkatarrh, primär atypische Pneumonie.

1.2 Viren

Viren sind wesentlich kleiner als Bakterien. Die kleinsten haben einen Durchmesser von 18 nm (Nanometer = 1 millionstel Millimeter). Sie können jedoch mit der starken Vergrößerung des Elektronenmikroskops sichtbar gemacht werden. Viren sind zu ihrer Vermehrung auf lebende Zellen angewiesen, also obligate Zellparasiten. Sie haben einen komplizierten Vermehrungsmechanismus: Nach dem Eindringen der Viruspartikel in die Zelle steuert die Virusnukleinsäure den Stoffwechsel der Zelle in der Weise, daß diese Viruseiweiß und Virusnukleinsäure aufbaut. Dadurch werden neue Viren (Nukleinsäurepartikel) gebildet. Die Zelle stirbt ab, und die Viren werden frei. Diese Vermehrung kann auch in Bakterienzellen stattfinden. Durch die hohe Spezifität solcher Virenarten (= Bakteriophagen) werden diese zur Bakteriendiagnostik verwendet, was zu wichtigen epidemiologischen Erkenntnissen geführt hat (Phagentypisierung).

Im Gegensatz zu den Bakterien benötigen Viren, wie oben dargestellt, zur Vermehrung lebende Zellen. Daher sind für Viren andere Diagnostikmethoden als in der Bakteriologie erforderlich. Verwendet werden zur Züchtung Versuchstiere (z. B. Affen, Babymäuse) und in Nährlösungen weiterlebende isolierte Zellen, z. B. von Affennieren oder man verwendet die Allantoismembran von Bruteiern. Die Schwierigkeit liegt vor allem darin, eine mögliche Verunreinigung des Untersuchungsmaterials durch Bakterien oder chemische Substanzen, die eine Zellschädigung bewirken könnten, zu vermeiden.

Die Einteilung der Viren ist schwierig. Eine Grobeinteilung unterscheidet solche mit DNS (Desoxyribonukleinsäure) und RNS (Ribonukleinsäure). Beispiele für **DNS-Viren** sind: Adeno-Viren (z. B. Typen, die den Respirationstrakt infizieren), Herpes-Viren (z. B. Herbes simplex). Zu den **RNS-Viren** gehören: Retro-Viren (z. B. HIV), Arboviren (z. B. Gelbfieber-Virus, Frühsommer-Meningoenzephalitis-Virus), Picorna-Viren (z. B. Poliomyelitis-Viren), myxoähnliche Viren (Röteln-, Masern-Virus). Die hohe Affinität der Viren zu bestimmten Organen hat früher auch zu einer Einteilung nach Organbefall geführt.

1.3 Pilze

Pilze, die als Krankheitserreger in Frage kommen, sind als Einzelzellen mit bloßem Auge nicht mehr sichtbar, können aber Zellverbände bilden und Fruchtformen entwickeln. Die Fortpflanzung von Pilzen ist gegenüber den Bakterien variabler. Die einfachste Form ist der Zerfall ausgewachsener Hyphen in einzelne Abschnitte, von denen jeder zu einem neuen Myzel auswachsen kann. Weiterhin ist es möglich, daß bestimmte Hyphenabschnitte sich zur Bildung sogenannter Pilzsporen (Konidien) umwandeln (hier Vermehrungsformen im Gegensatz zu Sporen als Dauerformen bei den Bakterien!). Eine weitere Möglichkeit der Fortpflanzung ist die Sprossung, die sich vorwiegend bei den Hefen findet. Einige einzellige Pilze vermehren sich ähnlich wie Bakterien durch Teilung.

Bei den Pilzinfektionen unterscheidet man zwischen oberflächlichen Mykosen, bei denen Haut, Haare und Nägel befallen sind und tiefen oder generalisierten Mykosen, bei denen verschiedene Organe betroffen sind.

Sproßpilze können bei Schwerkranken z. B. auf der Zunge, im Rachen, in den Bronchien und in der Speiseröhre auftreten. Es gibt außerdem seltene gefährliche Erkrankungen der Lunge und der Hirnhaut z. B. bei immungeschwächten Menschen (Aspergillose). Hautpilze gehören verschiedenen Arten an und sind wie Sproßpilze sehr schwer zu bekämpfen. Pilzerkrankungen sind in der Bevölkerung weit verbreitet.

Pilze vermehren sich gerne an feuchten Stellen z. B. in Badeanstalten, Wohnungen und Klimaanlagen.

Pilze können auch Abwehrstoffe gegen Bakterien, sogenannte Antibiotika, z. B. Penicillin, bilden. In der Lebensmittelhygiene haben Giftstoffe, die von manchen Pilzen gebildet werden z. B. Aflatoxine (karzinogen) eine zunehmende Bedeutung gewonnen.

1.4 Protozoen (Einzellige Tiere)

Sie sind von unterschiedlicher Größe, die größten mit 300 Mikrometer an der Grenze der Sichtbarkeit. Die meisten sind für den Menschen nicht von Bedeutung. Viele leben frei in Gewässern. Andere sind gefährliche Krankheitserreger, insbesondere tropischer Krankheiten:
• Plasmodien als Erreger der Malaria,
• Trypanosomen als Erreger der Schlafkrankheit,
• Amöben als Erreger der Amöbenruhr,
• Toxoplasmen als Erreger der Toxoplasmose,
• *Trichomonas vaginalis* als Erreger von Entzündungen im Genitalbereich.

Die Übertragung der Protozoen geschieht nicht nur von Mensch zu Mensch, sondern häufig über einen Zwischenträger, z. B. die Anophelesmücke bei Malaria, die Tsetsefliege bei Schlafkrankheit (s. Kap. 1.6).

Einige Protozoen (z. B. Amöben und Toxoplasmen) können Zysten bilden, in denen sie sich mit einer festen Hülle umgeben. Dadurch können sie längere Zeit im Freien überleben.

1.5 Untersuchungsmethoden im Überblick

In der Tabelle 1.2 wird eine schematische Übersicht der in den vorangegangenen Kapiteln erläuterten Untersuchungsmethoden auf Krankheitserreger (Protozoen, Pilze, Bakterien, Viren) gegeben.

1.6 Übertragung von Krankheitserregern durch Gliederfüßler

Gliederfüßler (Arthropoden) können Überträger von Krankheitserregern sein (s. dazu auch Kap. 9). Dies kann passiv durch Verschleppen von Keimen geschehen. Aber auch aktiv beim Blutsaugen, wodurch die Krankheitserreger in die Blutbahn des gestochenen Opfers gelangen. Beispiele sind: passives Verschleppen von pathogenen Keimen durch die Stubenfliege; aktive Übertragung des Malaria-Erregers durch *Anopheles*-Arten, des Frühsommer-Meningoenzephalites-Virus durch Zecken, der Fleckfieber-Rickettsien durch Läuse.

Gliederfüßler als eigentliche Schädlinge werden in Kapitel 9 besprochen.

Tab. 1.2: Übersicht über die Untersuchungsmethoden auf Krankheitserreger und die durch sie verursachte Immunantwort

	Protozoen	Pilze	Bakterien	Viren
I. Allgemein mikrobiologische Methoden (Morphologie und Physiologie)				
1. Lichtmikroskop				
a) ungefärbt	+	+	+	
b) gefärbt	+	+	+	
c) Dunkelfeldmikroskopie	–		+	
d) Floureszenzmikroskopie	+	+	+	
2. Elektronenmikroskop	+	+	+	+
3. Züchtung auf künstlichen Nährböden				
a) flüssige	+	+	+	
b) feste	+	+	+	
c) halbfeste	+	+	+	
4. Züchtung auf lebenden Zellen				
a) Allantoismembran				+
b) Zellkultur				+
5. Beweglichkeitsprüfung				
a) mikroskopisch	+		+	
b) auf Nährböden			+	
6. Prüfung auf physiologische Eigenschaften				
a) Sauerstoffbedarf		+	+	
b) Farbstoffbildung		+	+	
c) Enzymeigenschaften (Enzymspektrum)		+	+	
II. Serologische Methoden				
1. Agglutination[1]				
a) Objektträger			+	
b) Widalsche Reaktion			+	
c) Grubersche Reaktion			+	
2. Komplementbindung[1]	+	+	+	+
3a) Haemagglutinationshemmungstest			+	+
3b) direkte Hämagglutination	+	+	+	
4. Präzipitation		+	+	
5. Neutralisationstest[2]				+

Tab. 1.2: Fortsetzung

	Protozoen	Pilze	Bakterien	Viren
6. Immobilisationstest			+	
7. Immunfluoreszenztest	+		+	+
8. Immundiffusionstest			+	+
9. Radioimmuntest	+	+	+	+
III. Tierversuch 1. Lokalreaktion		+	+	+
2. Allgemeinreaktion	+	+	+	+
3. Mäuseschutzversuch (z. B. bei Gelbfieber)[3]				+
IV. Nachweis von Erreger-Genomabschnitten			+	+

[1] Titeranstieg und -abfall beachten.
[2] Nachweis von Virus- und Rickettsien-neutralisierenden Antikörpern
  (z. B. mit Hilfe der Gewebekultur).
[3] Quantitativer Neutralisationstest; es werden verschiedene Virus-Serum-Mischungen einer Anzahl von Mäusen injiziert.

1.7 Endoparasitische Würmer (Helminthen)

Obgleich es sich nicht um Mikroorganismen handelt, sei hier die Gruppe der endoparasitischen Würmer genannt. Je nach Art können Mensch und Tier befallen werden. Die Parasiten besitzen häufig sehr spezifische Entwicklungsstadien, die eine Weiterverbreitung an einen bestimmten Zwischenwirt notwendig machen. Die Tiere verbreiten sich über Ausscheidungen (z. B. Eier bei Eingeweidewürmern) oder bei Aufnehmen roher Speisen (Fleisch, Fisch), aber auch beim Baden über die intakte Haut. In Europa verbreitet: Madenwürmer (Oxyuris), Spulwurm (Ascaris), Bandwurm (Taenia).

2 Infektionslehre und Immunologie

Bei der Auseinandersetzung zwischen Mikro- und Makroorganismen kommt es zu bestimmten Reaktionen und Abwehrmechanismen.

Für das Infektionsgeschehen und dessen Prognose sind folgende Faktoren maßgebend:
- Pathogenität des Erregers,
- Virulenz des Erregers,
- Infektionsdosis,
- Art der Übertragung,
- Resistenz des Infizierten,
- Immunität.

2.1 Resistenz

Resistenz ist die angeborene, unspezifische (natürliche, physiologische) Widerstandsfähigkeit eines Individuums gegen Infektionserreger und deren Toxine. Sie entsteht nicht durch die Einwirkung eines Erregers auf das Individuum, sondern ist bedingt durch natürliche innere Schutzvorrichtungen des Organismus. Da sich die Resistenz gegen viele verschiedene Erreger richtet, ist sie unspezifisch. Die einzelnen Resistenzvorgänge können getrennt oder gemeinsam wirksam werden.

Die natürliche Resistenz ist gegen einzelne Krankheiten unterschiedlich. Mehr als 99% der Menschen sind gegen Lepra, 90% gegen Diphtherie und bakterielle Ruhr, dagegen weniger als 10% gegen Pocken und Masern resistent. Gegen Gonorrhö und Lues gibt es keine angeborene Resistenz.

Die Resistenz kann je nach Rasse, Alter, Individuum und Gesundheitszustand verschieden sein. Daher ist eine Infektion immer eine Interaktion zwischen dem Erreger und dem sich damit auseinander setzenden Individuum. Es spielen dabei spezifische und unspezifische Faktoren eine große Rolle. Die „Abwehrkräfte" einer Person hängen ab von ihrem Immunstatus, ihrem Alter (bei älteren Personen häufig Immunschwäche vorhanden), von etwaigen hormonellen Störungen, von psychischen Belastungen, der Ernährung, von einer möglicherweise vorhandenen körperlichen Überbelastung sowie von ihrem Impfstatus.

2.1.1 Haut-Schleimhaut-Barrieren

Die Außenhaut einschließlich ihrer Sekrete, aber auch Schleimhäute im Körperinneren bilden eine mechanische Barriere gegenüber Krankheitserregern. Von Bedeutung sind:

- der physiologische Säuremantel der Haut (Schweiß- und Talgdrüsensekrete),
- die Säurebarriere des Magens (Magensäure),
- der Schutz durch Schleimproduktion,
- der Schutz durch gerichtetes Flimmerepithel,
- proteolytische Enzyme (Lysozym),
- der Schutz durch die „normale" Mikroben-Ökologie (Vaginalflora, Smegmabakterien).

2.1.2 Schutzzellen

Mikrophagen (Leukozyten) und Makrophagen (Zellen des retikulo-endothelialen Gewebes) nehmen körperfremde Partikel sowie Abfallstoffe und Abbauprodukte des Körpers auf. Sie haben „Polizeifunktion".

2.1.3 Schutzstoffe in Blut- und Lymphflüssigkeit

Es handelt sich um unspezifische Abwehrstoffe des Körpers. Wichtige Stoffe sind:

- **Komplement-Faktoren:** notwendig für das Wirksamwerden bestimmter Antikörper (s. u.),
- **Properdin:** Es ist ein Makroglobulin („natürlicher Antikörper"), das z. B. mit Komplement und Magnesiumionen (als Katalysator) gram-negative Bakterien töten kann,
- **unspezifische Immunglobuline.**

2.1.4 Schutzstoffe der Körperzellen

Als Beispiel sei Interferon genannt. Es ist ein Eiweiß, das in allen Zellen vorkommen kann, bzw. nach der Adsorption oder dem Eindringen von Viren gebildet wird und die Zelle vor der Synthese von Virusnukleinsäuren schützt.

2.2 Immunität

Immunität bedeutet die spezifische erworbene Unempfänglichkeit nach zweitem, bzw. wiederholtem Kontakt mit den gleichen ursächlichen Krankheitserregern und/oder deren Giften (Immunantwort). Die Immunität wird nach dem ersten Kontakt mit dem Erreger bzw. Toxin nach einer bestimmten Sensibilisierungsdauer ausgebildet.

2.2.1 Natürlich erworbene Immunität

Lebende oder tote Stoffe wirken, wenn sie vom Menschen aufgenommen werden, als sogenannte Antigene, gegen die vom Körper bestimmte Abwehrstoffe, die sogenannten Antikörper, gebildet werden. Antigene können verschiedener Natur sein, z. B. Blütenstaub, Bakterien, Eiweißstoffe u. a. Bei den Bakterien kann nicht nur das gesamte Bakterium ein Antigen sein, sondern auch isoliert der Bakterienleib, die Bakterienkapsel, die Bakteriengeißeln und die Toxine. Es handelt sich hierbei um verschiedene Antigene, die verschiedene Antikörper hervorrufen: Antitoxine, Agglutinine, Präzipitine, Lysine, Opsonine, Neutralisierende Antikörper, Komplementbindende Antikörper, etc. Durch Überstehen gewisser Infektionskrankheiten mit Bildung spezifischer Antikörper (Immun[o]globuline) bildet sich ein dauerhafter Schutz gegen eine zweite Erkrankung gleicher Ursache.

Die Reaktionen zwischen Antigen und Antikörper sind spezifisch

Diese hochgradige Spezifität hat dazu geführt, daß man Antigen und Antikörper bildlich mit dem Aufeinanderpassen von Schlüssel und Schloß vergleicht. Über die Bildung der Antikörper wurden viele Theorien entwickelt, z. B. das Modell von **Paul Ehrlich,** die Paulingsche Faltentheorie und die „klonale Selektionstheorie". Die Antikörper sind sowohl in den Körperzellen (zelluläre Immunität) als auch in den Körperflüssigkeiten (humorale Immunität) präsent. Den chemischen Aufbau der Antigene wie auch der Antikörper kennt man heute meist sehr genau. Die Antikörper werden beim Auftreten der Antigene im Überschuß gebildet. Auf dieser Tatsache beruht, daß bestimmte Krankheiten nur einmal im Leben durchgemacht werden. Daher sagt man auch, man sei gegen eine Krankheit immun. Die Antikörper werden in unterschiedlicher Konzentration gebildet und verschieden schnell abgebaut.

2.2.2 Künstliche Immunisierung

Passive Immunisierung
Es werden dem Erkrankten Antikörper, die von einem Tier oder einem Menschen gegen bestimmte Infektionskrankheiten gebildet wurden, injiziert. Da bei der Immunisierung auch körperfremdes Eiweiß (Serum des Tieres) vorhanden ist, kommt es bei wiederholter Injektion zum anaphylaktischen Schock. Außerdem kann es zur Serumkrankheit acht Tage nach der ersten Injektion kommen. Auch sie beruht auf einer Antigen-Antikörperreaktion. Ein weiterer Nachteil liegt in der kurzen Dauer des Schutzes. Der wesentlichste Vorteil der passiven Immunisierung – auch Serumtherapie oder Serumprophylaxe genannt – ist die sofortige Wirksamkeit.

Eine passive Immunisierung gibt es u. a. gegen Tetanus und Diphtherie. Ferner werden Immunglobuline bzw. Hyperimmunglobuline zum Schutz gegen Röteln, Virushepatitis u. a. gegeben.

Aktive Immunisierung (Schutzimpfung)
Es werden dem Körper entweder lebende abgeschwächte Erreger, abgetötete Erreger oder abgeschwächte Toxine eingegeben. Der Körper wird dadurch gezwungen, Antikörper gegen diese Antigene zu bilden. Die Gefahren liegen in einem eventuellen gesundheitlichen Schaden, der durch die Impfung entstehen kann. Die Schutzimpfung hat den Vorteil des meist langanhaltenden Schutzes gegen eine Infektion. Aktive Impfungen werden durchgeführt gegen Diphtherie, Frühsommermeningoenzephalitis, Keuchhusten, Masern, Mumps, Paratyphus, Poliomyelitis, Röteln, Tetanus, Tuberkulose, Typhus, Virushepatitis u. a. Von der Ständigen Impfkommission (STIKO) werden in regelmäßigen Abständen Impfempfehlungen für die Bevölkerung im Bundesgesundheitsblatt veröffentlicht. Für das Jahr 1997 wurden Impfungen empfohlen gegen: Diphtherie, Pertussis, Tetanus, Haemophilus influenza Typ b, Poliomyelitis, Masern, Mumps, Röteln, Hepatitis B

Indikationsimpfungen: Cholera (Reiseimpfung), Frühsommermeningoenzephalitis (A = bei akuter Gefährdung, RS = Reiseimpfung in Sonderfällen), Gelbfieber (R), Hepatitis A und B (A), Influenza (A), Meningokokkeninfektion (RS), Pneumokokken (A), Tollwut (A), Tuberkulose (A), Typhus (A), Varicellen (A).

2.3 Allergie

Allergie bedeutet ursprünglich nur die veränderte, meist gesteigerte Reaktionsbereitschaft des Organismus nach wiederholter Berührung bzw. Kontakt mit Allergenen. (Allergene sind meistens körperfremde Eiweiß-Stoffe, wie sie z. B. in Blütenpollen und Hausstaub-Milbenkot vorkommen. Nach der ersten Berührung des Organismus mit dem Allergen (auch Antigen) ist der Organismus sensibilisiert. Die Sensibilisierung bewirkt die Bildung spezifischer Antikörper gegen das Allergen. Beim zweiten Kontakt mit dem Allergen kommt es nun zur Allergie (im engeren Sinn), das heißt zur Überempfindlichkeit. Es ist zu unterscheiden zwischen Hautirritation und Allergie.

> Allergie ist ein krankhafter Zustand, der auf einer verstärkten Reaktion des Immunsystems beruht

Ursachen für Allergien:
- Allergikerfamilie
- beschädigte Haut
- Wirksamkeit des Allergens

- Intensität, Dauer und Häufigkeit der Einwirkung
- Expositionspfad z. B. Atemwege, Haut, Verdauungsorgane,

Allergie-Reaktionen:
- Sofort-Typ-Reaktion (Typ 1):
  IGE-Reaktion mit Entzündung
  (Anaphylaktischer Schock I–IV)
- Spät-Typ-Reaktion (Typ 4):
  T-Lymphozytenreaktion
  = Enzymtyp
  bei kontaktallergischen Hautveränderungen

2.4 Nachweis von Antikörpern

Der Nachweis von Antikörpern kann wichtig sein für die Diagnose einer Krankheit (z. B. sind bei einem Typhuskranken vom 10. Tag der klinischen Erkrankung an Antikörper im Serum nachweisbar) oder zum Nachweis einer erfolgreichen Impfung. Ein Überblick von gebräuchlichen serologischen Untersuchungsmethoden gibt Tabelle 1.2. (Kap. 1.5.).

2.4.1 Agglutinationstest

Beim Zusammenbringen von antikörperhaltigem Serum und den entsprechenden Bakterien kommt es zur Zusammenballung der Bakterien (Gruber-Reaktion, Widal-Reaktion).

2.4.2 Präzipitationsreaktion

Lösliche Antigene und ihre Antikörper bilden in gelöstem Zustand Komplexe, die von einer gewissen Größe und Menge an sichtbar werden. An der

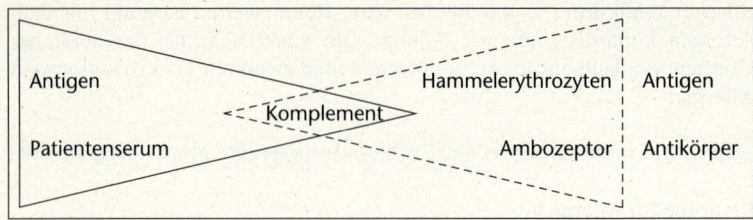

Abb. 2.1: Schematische Darstellung einer Komplementbindungsreaktion.

▷ eigentliche Reaktion   ◁--⌉ sichtbar gemachte Reaktion

Grenzfläche zwischen Antigen und Serum kommt es zu einer Präzipitation, die mit dem Auge erkennbar ist.

2.4.3 Komplementbindungsreaktion

Hier laufen zwei Reaktionen nebeneinander ab, die beide nur in Anwesenheit von Komplement möglich sind. Bei negativem Ausfall der Komplementbindungsreaktion kommt es zu einer Haemolyse der Hammelerythrozyten. Bei positivem Ausfall bleiben die Hammelerythrozyten erhalten.

3 Epidemiologie

Der Epidemiologiebegriff, der früher auf die übertragbaren Krankheiten beschränkt war, wird heute umfassender angewendet. Danach ist Epidemiologie die Lehre von der Erforschung der kausalen Bedingungen gehäuft auftretender Krankheiten.

Definition Allgemeine Epidemiologie: Epidemiologie im engeren Sinn: bezieht sich auf Infektionskrankheiten und Parasitosen.
Epidemiologie im weiteren Sinn: bezieht sich auf alle somatischen und psychischen Krankheiten, einschließlich der Unfälle.

Die Epidemiologie der Infektionskrankheiten bemüht sich um die Aufklärung der von der Infektionsquelle über den Infektionsweg zum Ausbruch einer Epidemie führenden Kausalkette, der sogenannten Infektkette. Hierzu sind besonders wichtig Kenntnisse über die Erreger-Wirt-Beziehungen und eine Analyse der epidemiologischen Umwelt, des Seuchenmilieus.

In der Epidemiologie werden folgende Methoden angewandt: deskriptive, analytische, experimentelle Epidemiologie.

3.1 Fachbegriffe

Folgende Begriffe werden u. a. in der Epidemiologie der Infektionskrankheiten gebraucht:

Ansteckung: Ist Voraussetzung für eine Infektion. Nicht jede Ansteckung führt zur Krankheit. Nicht jede „Infektionskrankheit" ist ansteckend.

Ausscheider: Es handelt sich hierbei um einen übergeordneten Begriff. Bei passageren Ausscheidern werden Krankheitserreger nur für kurze Zeit ausgeschieden. Der Ausscheider braucht nicht krank zu sein oder er scheidet die Bakterien während einer Erkankung aus.

Daneben können Krankheitserreger während und nach der klinischen Erkrankung über einen kurzen oder längeren Zeitraum ausgeschieden werden.

Endemie: Wenn ständig eine bestimmte Anzahl von Kranken in einem Gebiet vorhanden und eine Durchseuchung der Bevölkerung gegeben ist, z. B. bei uns Masern, Scharlach, Keuchhusten.

Epidemie: Gehäuftes Auftreten einer Infektionskrankheit innerhalb eines umschriebenen Gebietes und eines begrenzten Zeitraumes.

Man unterscheidet: Kleinepidemien, Tardivepidemien (langsame Entwicklung), Explosionsepidemien (rasche Ausbreitung z. B. Trinkwasserinfektion).

Erregerreservoir: Erreger, von denen immer wieder Infektionen ausgehen können (s. Kap. 3.2.1).

Infektion: Eindringen und Vermehrung von Krankheitserregern in einen Organismus. Infektion ist Voraussetzung für Infektionskrankheit, sofern empfängliche Individuen von Krankheitserregern befallen werden.

Infektionsquellen können sein:
- der infizerte oder erkrankte oder ausscheidende Mensch,
- das infizierte, erkrankte oder ausscheidende Tier,
- Erreger-übertragende-Arthropoden,
- mit Erregern kontaminierte (verunreinigte) Gegenstände und Lebensmittel.

Infektkette: umfaßt alle Glieder, die für die Weiterverbreitung von Krankheitserregern in Frage kommen.

Inkubationszeit: Man versteht darunter die Zeit, die zwischen der Infektion und dem Auftreten der ersten Krankheitserscheinungen verstreicht. Sie liegt für bestimmte Infektionskrankheiten in fixierten zeitlichen Grenzen.

Inzidenz: Anzahl der Personen, die in einem bestimmten Zeitraum an einer bestimmten Krankheit **neu** erkranken (Erkrankungshäufigkeit).

Kontamination: Verunreinigung von Gegenständen, Lebensmitteln, Räumen oder Personen mit Mikroorganismen.

Letalität: Zahl der Sterbefälle, bezogen auf die Zahl der Erkrankungen (Angabe in Prozenten).

Morbidität: Zahl der Erkrankungen, bezogen auf die Zahl der Einwohner während eines bestimmten Zeitabschnitts.

Mortalität: Zahl der Todesfälle, bezogen auf die Zahl der Einwohner während eines bestimmten Zeitabschnitts.

Pandemie: Die Infektion zieht über weite Gebiete, evtl. über die ganze Welt, z. B. Grippe-Pandemie.

Pathogenität: Man versteht darunter die Eigenschaft von Mikroorganismen (z. B. Salmonellen), eine Krankheit beim Menschen oder Tier hervorrufen zu können. Ein Bakterium kann für den Menschen pathogen, d. h. krankmachend sein, muß es aber nicht sein.

Prävalenz: Alle Krankheitsfälle (Neuerkrankungen und vorhandene Erkrankungen während eines bestimmten Zeitabschnitts bezogen auf die Bevölkerungszahl.

Quarantäne: Befristete Absonderung von Personen, die verdächtig sind, angesteckt zu sein. Die Absonderung dauert so lang an, wie die längste Inkubationszeit der Krankheit, derentwegen die Quarantäne verhängt wurde.

Seuchen: sind schwere, ansteckende Krankheiten, die in kurzer Zeit oder allmählich zahlreiche Lebewesen befallen. Es gibt Seuchen bei Menschen, Tieren und Pflanzen. Der Begriff „Seuchen" wird jedoch kaum noch verwendet.

Virulenz: Man versteht darunter das Maß der Fähigkeit eines einzelnen Krankheitserregers, eine Krankheit hervorzurufen. Es ist eine erworbene, veränderliche Eigenschaft, die sich u. a. in der Fähigkeit der Invasion und Toxinbildung ausdrückt.

Wirtsspektrum: s. Kap. 3.2.2.

3.2 Möglichkeiten der Übertragung von Infektionskrankheiten

Die nachfolgenden Kapitel nennen die Faktoren, die die Übertragung von Infektionskrankheiten bzw. ihrer Erreger beeinflussen.

3.2.1 Das Erregerreservoir

Als Erregerreservoire kommen in Frage:
- der Mensch: z. B. bei Typhus, Tuberkulose, Malaria, Cholera, Lues, Kinderlähmung etc.

- verschiedene Tierarten: z. B. bei Brucellosen, Tollwut, Pest, Tularämie, Milzbrand, Enteritis.
- die unbelebte Natur (z. B. Boden): z. B. bei Tetanus, Botulismus, Gasbrand.

3.2.2 Das Wirtsspektrum

Als Wirtsspektrum werden all diejenigen Lebewesen verstanden, bei denen ein bestimmter Erreger vorkommen kann, z. B. bei der Tollwut alle Säugetiere.

3.2.3 Die Austrittspforte

Als Austrittspforte kommen in Frage: Mund, Nase, Genitalorgane, Harnröhre, Darm, Haut u. a.

3.2.4 Das Schicksal der Krankheitserreger in der Außenwelt

Krankheitserreger sind unterschiedlich empfindlich gegenüber Temperatur, Austrocknung, UV-Licht, pH-Wert des Milieus u. a.

3.2.5 Die Eintrittspforte

Eintrittspforten von Krankheitserregern können sein:
- der Nasen-Rachenraum, die Luftwege, z. B. für die Erreger von Grippe, Erkältungskrankheiten, Diphtherie, Scharlach, Tuberkulose,
- der Magen-Darm-Trakt, z. B. für die Erreger von Typhus, Paratyphus, Enteritis, Poliomyelitis, Ruhr,
- die unverletzte Haut, z. B. für die Erreger von Brucellosen, Tularämie, Leptospirosen,
- die verletzte Haut, z. B. für Erreger von Lues, Eiterungen, Tetanus, Gasbrand, Tollwut,
- die Konjunktiva, z. B. für die Erreger von Eiterungen, Trachom, Chagaskrankheit.

3.2.6 Übertragungsmodus

Man unterscheidet folgende Arten der Übertragung von Krankheitserregern:
- Kontaktinfektion: z. B. beim Händegeben, Geschlechtsverkehr,
- Tröpfcheninfektion: Anniesen, Ansprechen, Anhusten, z. B. bei der Tuberkulose,
- Übertragung durch Gegenstände (Schmierinfektion) oder Lebensmittel: z. B. Typhus, Paratyphus, Enteritis, Diphtherie u. a.,

- Staubinfektion: z. B. Milzbrand, Papageienkrankheit,
- hämatogene Übertragung: z. B. Lues, Virushepatitis, HIV,
- Tiere als Überträger (Zwischenträgerinfektionen):
  Tiere zwingend als Überträger: z. B. bei Malaria, Bilharziose;
  Tiere in der Regel als Überträger: z. B. bei Gelbfieber, Fleckfieber;
  Tiere als häufige Überträger: z. B. bei Pest.

3.2.7 Infektketten

Mögliche Infektketten bei der Übertragung von Erregern:
- Mensch ↔ Mensch,
- Tier ↔ Mensch,
- Mensch → Tier → Mensch,
- Mensch → Nahrungsmittel → Mensch,
- Mensch → Gegenstand → Mensch,
- Tier → Gegenstand → Mensch,
- Mensch → Insekt → Nahrungsmittel → Mensch,
- Mensch → Insekt (als passiver Vektor) → Nahrungsmittel → Mensch,
- Mensch → Insekt (als aktiver Vektor) → Tier → Mensch.

3.3 Bekämpfung von Infektionskrankheiten

Wenn Infektionskrankheiten auftreten, sind folgende Schritte einzuleiten:
1. Erregerfeststellung, Diagnose
2. Quellenermittlung (wo stammt Erreger her)
3. Quellensanierung
4. Desinfektion und Entwesung
5. Isolierung der Kranken, Krankheitsverdächtigen und Ausscheider
6. Meldepflicht
7. Überwachung von Ausscheidern
8. Überwachung von Kontaktpersonen
9. Eventuell Schließung von Schulen, Kindergärten und Heimen
10. Eventuell Verbot öffentlicher Veranstaltungen.

3.4 Verhütung von Infektionskrankheiten

Um das Auftreten von Infektionskrankheiten zu verhindern, sind wichtig:
- Schaffung der Möglichkeit für allgemeine und persönliche Hygiene,
- Überwachung des Trinkwassers, der öffentlichen Bäder, des Abwassers
  und der Abfallbeseitigung,
- hygienische, bakteriologische und parasitologische Überwachung der
  Lebensmittelherstellung, -verteilung und -vorratshaltung,
- Bekämpfung tierischer Zwischenwirte,

- Durchführung von Schutzimpfungen,
- Überwachung und Berufsbeschränkung von Ausscheidern von Krankheitserregern,
- Überwachung des Reiseverkehrs, der Impfvorschriften,
- internationale Abmachungen (z. B. Quarantänevorschriften),
- gesetzliche Regelungen der Leichenschau,
- epidemiologische Beobachtungen von rhythmisch verlaufenden Infektionskrankheiten und Endemieherden.

3.5 Krankenhausinfektionen

1976 wurden vom Bundesgesundheitsamt die Richtlinien zur Krankenhaushygiene und Infektionsprävention (s. Kap. 12.3.1) (Gustav Fischer Verlag, Stuttgart 1976) veröffentlicht. Inzwischen sind über 35 Anlagen zur Richtlinie erschienen, die sich mit einzelnen Bereichen und Tätigkeiten im Krankenhaus befassen.

Im Vorwort der Richtlinien wird darauf hingewiesen, daß im Krankenhaus erworbene Infektionen sich über viele Wege, z. B. Personal, Instrumentarium, Raumluft, Wäsche und Lebensmittel verbreiten können. Diese zusätzlichen Infektionen, deren Häufigkeit von Klinik zu Klinik in Abhängigkeit von jeweiligen Fachgebieten, der Ausstattung und des Hygienestandes schwankt, können 5–10% der stationär aufgenommenen Patienten treffen.

In dem von der Weltgesundheitsorganisation herausgegebenen Technical Report Nr. 39 (1968) heißt es bereits: „Der Vorbeugung und Bekämpfung des Staphylokokken-Hospitalismus kommt besondere Bedeutung zu." Als ebenso gefährliche Hospitalismuskeime gelten heute: Keime aus der Klebsiella- und der Enterobacter-Gruppe, Pseudomonas aeruginosa, pathogene Kolitypen, Proteus-Gruppe, Candida albicans, Serratia marcescens, Streptokokken und Keime aus der Bacteroides-Gruppe. Das Ziel muß sein, potentielle Krankheitserreger zu hindern, an Orte zu gelangen, wo sie eine Infektion erzeugen können. Dies schließt die Bekämpfung der Verbreitung von Krankheitserregern innerhalb des Krankenhauses mit ein.

In Krankenhäusern werden viele Patienten behandelt, die laufend Krankheitserreger ausscheiden. Wenn sich diese Krankheitserreger durch Schmier-, Kontakt- und Staubinfektionen im Krankenhaus verbreiten und an bestimmten Stellen festsetzen, sind sie eine große Gefahr für andere Kranke, die bisher frei von diesen Erregern waren. Da die Patienten im Krankenhaus durch Schwäche oder Krankheit nur eine geringe natürliche Resistenz gegen Krankheitserreger haben, können schon kleine Infektionsdosen zu schweren Erkrankungen führen (z. B. auf Intensivstationen).

Hauptursachen von Krankenhausinfektionen
1. Fehler in der Diagnostik, Therapie und Pflege:
   Ohne Zweifel dürften diese Fehler den höchsten Prozentsatz der Infektionen ausmachen. Durch systematische Schulung und Kontrolle kann hier vieles verbessert werden (Qualitätsmanagement).
2. Fehler in der Organisation:
   Dies kann sowohl Verkehrswege, Personalwechsel und Patientenverlegung betreffen wie fehlende Festlegungen der Aufgaben und Kompetenzen (z. B. Reinigungsdienst, Desinfektion etc.).
3. Komplizierte Eingriffe: Sie bedingen längere Operationszeiten und höhere Keimarmut (Transplantationen, Knochenoperationen).
4. Vermehrte stationäre Aufnahme von Schwerstgeschädigten, älteren Menschen und Operationen in hohem Alter.
5. Erhöhtes Operationsrisiko gegenüber früher.
6. Verstärkte Möglichkeiten der Erhaltung des Lebens:
   Als Beispiel sei die Pflege in der Intensivmedizin genannt. Gerade diese Station bringt meistens große Probleme in der Krankenhaushygiene und die Gefahr einer Krankenhausinfektion mit sich.
7. Vermehrte Technik mit Fehlermöglichkeiten:
   Als Beispiel seien die raumlüftungstechnischen Anlagen (RLT-Anlagen), die AWT-Anlagen, usw. genannt.
   Personelle Fehler können durch die Technik meist nicht ausgeglichen werden.
8. Kritiklose Verwendung von Antibiotika:
   Die ungezielte, prophylaktische Gabe von Antibiotika ist heute unüblich. Sie führte nicht nur zur Verbreitung von resistenten Keimen im Krankenhaus, z. B. MRSA, VRE, sondern häufig auch zur Vernachlässigung hygienischer Regeln in der Pflege und Behandlung.
9. Baulich-funktionelle Fehler:
   Diese bleiben als ständige Gefahrenquelle über Jahrzehnte bestehen.
10. Verstärkte Konzentration von Technik, Personal und Patienten in Kliniken.

Verhütung und Bekämpfung von Krankenhausinfektionen
1. Einhaltung hygienischer Regeln in der Pflege und Behandlung.
2. Nur gezielte Anwendung von Antibiotika in ausreichender Dosierung.
3. Rechtzeitige Mitbeteiligung des Krankenhaushygienikers, Hygiene-Beauftragten, der Hygienefachkraft oder des Desinfektors bei allen hygienerelevanten Fragen.
4. Berücksichtigung hygienischer Gesichtspunkte bei der Organisation im Krankenhaus.
5. Berufung eines Krankenhaushygienikers bzw. Hygiene-Beauftragten.
6. Einstellung einer Hygiene-Fachkraft.

7. Berufung und regelmäßiges Zusammentreten der Hygiene-Kommission.
8. Infektionskontrolle und Auswertung bakteriologischer Befunde (z. B. Keimart und Resistenzspektrum).
9. Gezielte bakteriologische Untersuchungen (RKI-Richtlinie Anlage 5.6), z. B. zur Ermittlung von Infektionswegen oder als Kontrolle nach Desinfektion und Sterilisation.
10. Hygienische Überwachung technischer Anlagen, z. B. Klimaanlage.
11. Vermehrte Information des gesamten Krankenhauspersonals über Probleme der Krankenhaushygiene und Infektionsprophylaxe.
12. Regelmäßige Desinfektion bestimmter Bereiche und Gefahrenpunkte (z. B. Gegenstände, Flächen, Betten, Wäsche), unabhängig vom Auftreten einer Infektionskrankheit.

In jedem Krankenhaus sollten vorhanden sein:
• Krankenhaushygieniker (hauptamtlich, nebenamtlich),
• Hygiene-Beauftragter (Arzt/Ärztin mit besonderer Fortbildung),
• Hygiene-Fachkraft (Krankenschwester oder -pfleger mit besonderer Weiterbildung),
• Hygiene-Kommission.

Teil II

4 Allgemeines zur Desinfektion und Sterilisation

4.1 Regeln

Für die Desinfektion und Sterilisation gibt es zwei Möglichkeiten:
* die physikalische Desinfektion und Sterilisation,
* die chemische Desinfektion und chemisch-physikalische Sterilisation.

Die Wirkung einer Desinfektion und Sterilisation ist abhängig von:
* der angewandten Temperatur,
* dem angewandten Verfahren,
* dem chemischen Mittel,
* der Einwirkungszeit,
* dem Durchdringungsvermögen der Desinfektionsmittel,
* der Durchdringungsmöglichkeit des Desinfektions- oder Sterilisationsgutes,
* der Zahl und Art der Mikroorganismen.

Diese sieben Punkte sind z. T. abhängig voneinander. Je höher z. B. die angewandte Temperatur ist, desto kürzer kann die Einwirkungszeit sein. Oder: Je höher das Durchdringungsvermögen, desto geringer darf die Konzentration des Desinfektionsmittels sein.

Bei der Anwendung aller Verfahren und Mittel sind ihre mikrobiologischen Wirkungsbereiche zu berücksichtigen. In der Liste der vom (ehemaligen) Bundesgesundheitsamt bzw. Robert Koch-Institut geprüften und anerkannten Desinfektionsmittel und -verfahren werden die Wirkungsbereiche A, B, C und D unterschieden, die den internationalen Resistenzstufen von Mikroorganismen entsprechen.

Wirkungsbereiche von Desinfektionsmitteln:
A: zur Abtötung von vegetativen bakteriellen Keimen einschließlich Mykobakterien sowie von Pilzen einschließlich pilzlicher Sporen geeignet.
B: zur Inaktivierung von Viren geeignet.
C: zur Abtötung von Sporen des Erregers des Milzbrandes geeignet.
D: zur Abtötung von Sporen der Erreger von Gasbrand, Gasödem und Wundstarrkrampf geeignet.

4.2 Fachbegriffe

Antisepsis: Maßnahmen zur Bekämpfung vorhandener oder erwarteter Infektionen, so z. B. Maßnahmen der Abtötung, Schädigung oder Reduzierung von Keimen (z. B. Behandlung der Wunde mit Antiseptika).

Asepsis: Hierunter versteht man alle Maßnahmen zur Verhütung einer Infektion mit Mikroorganismen, z. B. bei der Operation, bei der Herstellung von Medikamenten usw., durch Händedesinfektion, Desinfektion des Operationsfeldes, Tragen von Mund-/Nasenschutz u. a.

Bakterizidie: Die Bakterien werden abgetötet.

Bakteriostase, Fungistase, Virostase: Mikroorganismen werden nicht abgetötet, sondern im Wachstum stark gehemmt, z. B. im Kühlschrank, in der Tiefkühltruhe, durch Konservierungsmethoden, Sulfonamide.

Chemotherapie: hier: Bekämpfung von Krankheitserregern im kranken Menschen durch chemische Mittel.

Desinfektion: Für die Praxis bedeutet Desinfektion Abtötung oder weitgehende Reduzierung der Zahl von Erregern übertragbarer Krankheiten, so daß eine Infektion nicht zu befürchten ist. Das theoretische Ziel, die Abtötung aller Infektionskeime, wird in der täglichen Praxis nicht immer erreicht; daher sind Maßnahmen der Desinfektion in bestimmten Fällen, z. B. bei ärztlichen Eingriffen, nicht ausreichend, sondern erfordern Maßnahmen der Sterilisation.

Unterscheide:
• zeitlich: Laufende Desinfektion und Schlußdesinfektion;
• nach Art der Desinfektion: Händedesinfektion, Flächendesinfektion (Scheuerdesinfektion), erweiterte Desinfektion (früher „Raumdesinfektion").

Eiweißfehler: Wirksamkeit eines Desinfektionsmittels kann durch das Vorhandensein von Eiweiß herabgesetzt sein.

Entkeimung: Bedeutet Abtrennung aller Mikroorganismen, auch der toten Formen. Dies wird erreicht durch die sogenannte Sterilfiltration, z. B. bei Arzneimitteln, Seren. Das Wort „Entkeimung" wird häufig an Stelle von „Sterilisation" verwendet. Dies ist jedoch nicht korrekt.

Entwesung: Entfernung bzw. Abtötung von tierischen Schädlingen und Lästlingen.

Fungistase: siehe Bakteriostase.

Fungizidie: Abtötung von Pilzen.

Germizidie: Zerstörung der Fortpflanzungsmöglichkeiten.

Konservierung: Die Vermehrung vorhandener Mikroorganismen wird unterdrückt. Dazu gehören Tiefkühlung, Kühllagerung, Räuchern, Trocknung, Säuern, Zusatz von Konservierungsmitteln.

Mikrobizidie: Abtötung von Mikroorganismen.

Pasteurisierung: Bedeutet Abtötung der Mikroorganismen, die schon bei geringen Hitzegraden und kürzeren Einwirkungszeiten abgetötet werden. Hierdurch wird eine beschränkte Haltbarkeit hitzeempfindlicher Flüssigkeiten erreicht.

Resistenzstufen: Mikroorganismen leisten sehr unterschiedlichen Widerstand gegen feuchte Hitze. Wir können die Mikroorganismen verschiedenen Thermoresistenzstufen zuordnen.
- Resistenzstufe I: Nichtsporenbildende Bakterien und vegetative Formen der Sporenbildner. Abtötung durch Wasser oder Dampf von 100 °C in kurzer Zeit (wenige Minuten).
- Resistenzstufe II: Sporen, die in strömendem Dampf innerhalb von 10–20 Minuten, in Dampf von 105 °C innerhalb weniger Minuten abgetötet werden, z. B. Milzbrandsporen, Hoffmann-Sporen.
- Resistenzstufe III: Natürliche Erdsporen (native Sporen). Die Resistenz dieser Sporen gegen strömenden Wasserdampf beträgt mehr als 20 Stunden; Abtötung bei gespanntem, gesättigtem Wasserdampf bei 121 °C in 5–20 Minuten.
- Resistenzstufe IV: Höchstresistente Sporen thermophiler Bakterien. Sie können im strömenden Dampf nicht abgetötet werden. Bei 134 °C Abtötung in 30 Minuten.

Bei der Sterilisation müssen alle Mikroorganismen der Resistenzstufe I–III abgetötet sein.

Die Resistenzstufe IV kann im medizinischen Anwendungsbereich in der Regel außer Betracht bleiben, da die Keime dieser hochresistenten Sporen apathogen sind.

Sanitation: Zu unterscheiden von der Desinfektion als verschärfte Reinigung unter Zuhilfenahme von keimhemmenden oder keimtötenden Stoffen. Ziel ist eine Keimreduzierung. Es können dabei auch vorbeugende Maßnahmen gegen Keimverschleppung oder Keimansiedlung mit einbezogen sein.

Sensibilität: Bedeutet Empfindlichkeit des Mikroorganismus gegen bestimmte gegen ihn gerichtete Verfahren und Wirkstoffe.

Sporizidie: Abtötung von Sporen.

Sterilisation: Bedeutet Abtötung aller Mikroorganismen, also auch Abtötung der Bakteriensporen. Nach der Definition des Deutschen Arzneibuches (DAB 7) ist Sterilisation „das Freimachen eines Gegenstandes von vermehrungsfähigen Organismen". Dies bedeutet, daß die abgetöteten Mikroorganismen noch vorhanden sein, aber nicht mehr infizieren dürfen.

Tyndallisation: Eine Form der fraktionierten Sterilisation sporenhaltigen Materials durch mehrmaliges Erhitzen entsprechend der Resistenzstufe I an mehreren aufeinanderfolgenden Tagen. Dabei sollen nach dem Erhitzen die Sporen zum Auskeimen gebracht werden. Die vegetativen Formen werden dann durch Wiederholung des Erhitzens abgetötet (unsicheres Verfahren).

Uperisation: Versprühen von Milch in heißem Dampf von 150 °C und sofortige Kühlung.

Virostase: Siehe Bakteriostase.

Viruzidie: Abtötung von Viren.

5 Physikalische Methoden der Desinfektion und Sterilisation

Die physikalischen Methoden der Desinfektion und Sterilisation werden im folgenden gemeinsam besprochen.

5.1 Einführung

5.1.1 Methoden im Überblick

Verbrennen, Ausglühen, Abflammen (5.2)

Filtration (5.3):
– Filtration von Gasen
– Filtration von Flüssigkeiten

Anwendung von Wärme (Erhitzen):
• Desinfektionsverfahren (5.4, 5.5):
  – Kochen

- Strömender Dampf
- Pasteurisieren (Teildesinfektion)
• Sterilisationsverfahren (5.6):
- Trockene Hitze
- Gespannter Dampf
- Fraktionierte Sterilisation und Tyndallisierung
- Sterilisation mit Gasen
- Plasmasterilisation

Anwendung von Strahlen (5.7.):
- UV-Strahlen
- Ionisationsstrahlung (Sterilisation)
- Desinfektion durch Mikrowellen

5.1.2 Einflußfaktoren der Methodenwahl

Allgemeine Faktoren, die das jeweilige Verfahren zur Desinfektion bzw. Sterilisation beeinflussen (Ablauf unter Normalbedingungen s. Abb. 5.1):
• Art der Keime,
• Resistenz und Zustand der Keime (vegetativ oder Sporen),
• Ausgangskeimzahl,

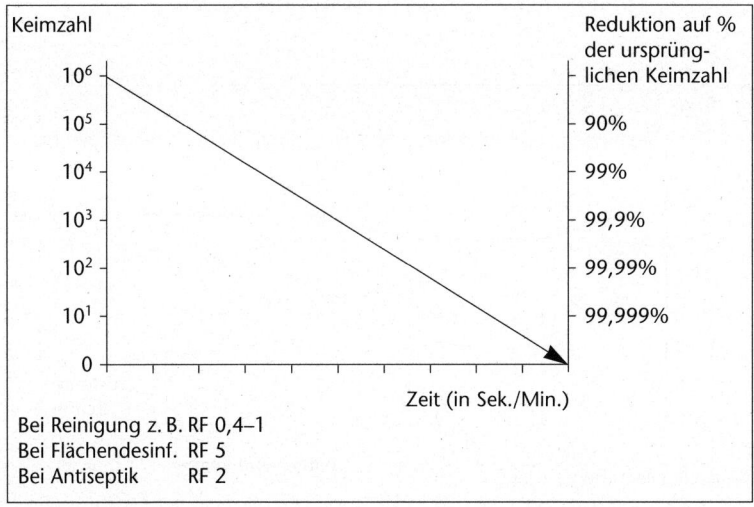

Abb. 5.1: Reduktionsablauf unter Normalbedingungen. Beachtet werden muß dabei die natürliche Absterberate durch Umwelteinflüsse wie z. B. UV-Strahlen, Temperatur, Feuchte etc.

- Temperatur,
- Einwirkungszeit,
- Durchdringung (Vakuum, Druck), Feuchte, Gase),
- Umgebungsbedingungen (Schmutz, Feuchte, Reinigung etc.) siehe dazu Abbildung 5.2.

5.1.3 Der D-Wert

Bei der Keimabtötung sterben innerhalb einer bestimmten Zeitspanne jeweils 90% der noch vermehrungsfähigen Keime ab = D-Wert (Angabe in Minuten). Dieser ist von den in Kapitel 5.1.2 angegebenen Faktoren abhängig (Abb. 5.3). Der D-Wert eines Bioindikators soll für das bestimmte Verfahren, z. B. Dampfsterilisation bei 121 °C, angegeben sein (s. Abb. 5.4 a und b). Die unterschiedliche Resistenz gegen feuchte Hitze ist aus den Tabellen 5.1 und 5.2 ersichtlich.

Kommentar: Dampf ist effektiver als siedendes Wasser;
mit zunehmender Temperatur verringert sich überproportional die Einwirkungszeit;
bei 130 °C und darüber erfolgt die Abtötung innerhalb von Sekunden.

Desinfektion und Reinigung sind wichtige Voraussetzungen für die Sterilisation. Daher ist die regelmäßige Kontrolle der Desinfektion erforderlich: Wirkstoffkonzentration, Einwirkungszeit und Temperatur müssen eingehalten, der Verschmutzungsgrad berücksichtigt werden.

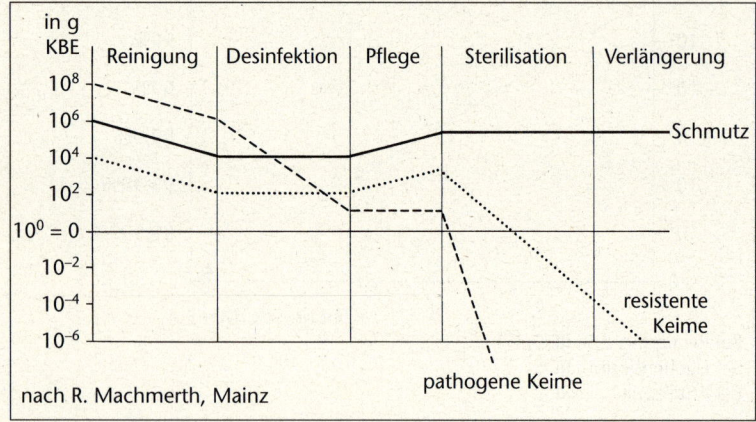

Abb. 5.2: Schmutz, pathogene und resistente Keime: Reduktion bzw. Wiederaufkeimung bei verschiedenen Arbeitsschritten und unterschiedlichen Umgebungsbedingungen.

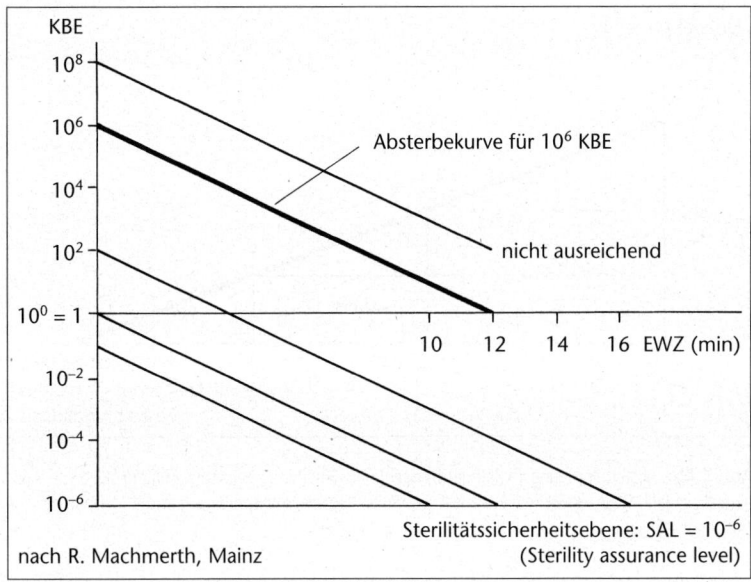

Abb. 5.3: Erforderliche Sterilitätssicherheitsebene. Je nach Ausgangskeimzahl und Belastung kann die notwendige Einwirkzeit unterschiedlich sein.

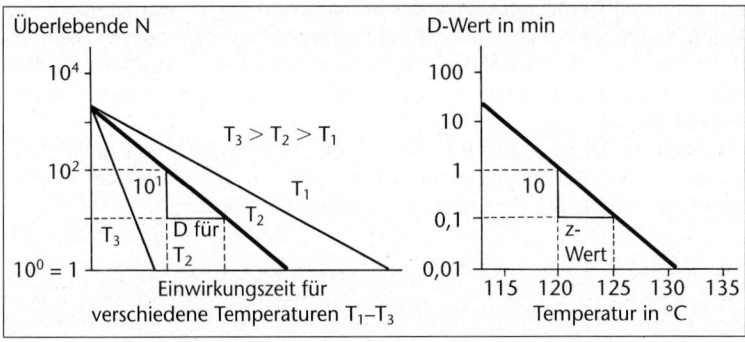

Abb. 5.4a: D-Wert bei bestimmten Parametern (Zeit und Temperatur): Bei höherer Temperatur kann die Einwirkzeit verringert werden.

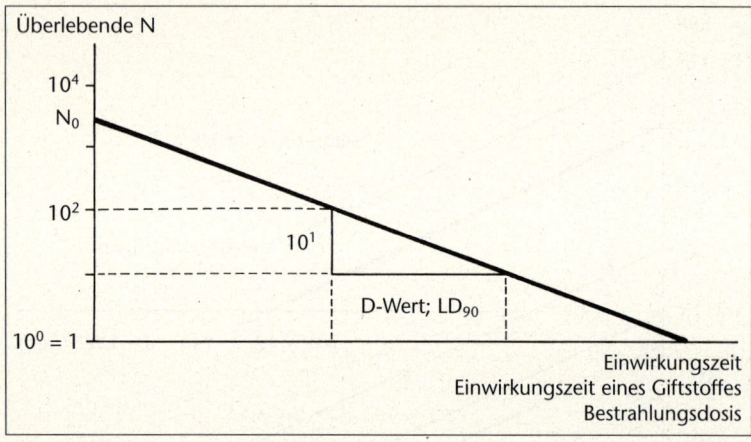

Abb. 5.4b: Absterbeordnung (halblogarithmisch). Die Abbildung zeigt die Abhängigkeit von Ausgangskeimzahl, Dosis und Einwirkzeit in Form einer Regressionsgeraden durch die Meßpunkte. N_0: Ausgangskeimzahl.

Die regelmäßige Wartung der Maschinen und ggf. Validierung der Verfahren garantieren Betriebsbereitschaft und Effektivität. Die Kontrolle der Reinigung erfolgt visuell und erfordert große Erfahrung.

Die Abtötung von Sporen folgt einer Reaktion 1. Ordnung: In gleichen Zeiteinheiten werden gleiche %-Sätze inaktiviert. Dabei werden nicht alle Keime abgetötet, sondern nur ein sehr hoher %-Satz (10^6 oder 99,9999%). Befinden sich am Gut vor der Sterilisation mehr Keime, muß der %-Satz größer sein, um zu demselben Ergebnis zu kommen. **Direkt ist dieser %-Satz nicht erfaßbar!**

Für die Inaktivierung sind Dampf, Temperatur und Einwirkungszeit erforderlich. Aus der Messung dieser Größen kann der %-Satz der Keime, der durch den Prozeß inaktiviert wird, berechnet werden.

Der Erfolg einer Maßnahme zur Keimreduktion kann berechnet werden nach:
$\log N = \log N_0 - G$
N = Keimzahl noch vorhanden; N_0 = Ausgangskeimzahl;
G = ist die durch Maßnahme erreichte Keimzahlreduktion
Damit ergibt sich:
G kleiner als N_0 = es sind nach der Maßnahme noch Keime auf dem Gut zu erwarten
G = N_0 = die Ausgangskeimzahl wird gerade eliminiert
G größer als N_0: zusätzliche Sicherheit für das Reduktionsverfahren
G sehr viel größer als N_0 = Overkill; Sicherheitsmarge für die Maßnahme sehr hoch

Tab. 5.1: Resistenz relevanter Keime.
Angabe der D_{10}-Werte (10% der Keime sind abgestorben) für einige Bakteriensporen unter dem Einfluß von feuchter Hitze im Autoklaven (zusammengestellt nach den Ergebnissen verschiedener Autoren)

Mikroorganismus (Sporensuspension in Wasser)	D_{10}-Wert bei einer Temperatur von	
	115 °C in Min.	121 °C in Min.
Bacillus stearothermophilus	10,0–24,0	1,5–4,0
Bacillus subtilis	2,2	0,4–0,7
Bacillus megaterium	0,025	0,04
Bacillus coagulans		3,0
Bacillus cereus		0,0065
Clostridium sporogenes	2,8–3,6	0,8–1,4
Clostridium botulinum		0,204
Clostridium tyrobütyricum		0,012
Clostridium histolyticum		0,011

Tab. 5.2: Einwirkung feuchter Hitze auf *Bacillus globigii*

Temperatur (°C)	100	109–113	113–116	122–123	126	127	130
Einwirkungszeit (Min.)	5,5–6 h	45	25	10	3	2	augen-blicklich
Versuchsergebnis	∅	+	∅	∅	∅	∅	∅

∅ Abgetötet
+ Überlebt

Tab. 5.3: Thermoresistenzstufen

Mikroorganismen der einzelnen Thermoresistenzstufen für feuchte Hitze sind:	
I. Alle vegetativen Bakterien, Pilze, Pilzsporen, die meisten Viren	Wasserdampf von 80–100 °C 5–10 Min.
II. Sporen von Bacillus anthracis, Bacillus subtilis, Hepatitisvirus A, Hepatitisvirus B, Pockenvirus, Hoffmannsporen	Wasserdampf von 100–105 °C ca. 5–10 Min.
III. native Erdsporen, Sporen von Bacillus stearothermophilus, Sporen von Clostridien	Wasserdampf von 134 °C 1–2 Min.
IV. Sporen thermophiler Sporenbildner	Wasserdampf von 134 °C länger als 30 Min.

Die seltenen Sporen der Resistenzstufe IV werden bei Sterilisationsverfahren für medizinische Zwecke nicht berücksichtigt.

5.1.4 Definition der Desinfektion und Sterilisation

In der Literatur finden sich u. a. folgende Definitionen der **Desinfektion:**

- Desinfizieren heißt, totes oder lebendes Material mit germiziden Mitteln oder Verfahren in den Zustand zu versetzen, daß es nicht mehr infizieren kann (Weuffen u. a. 1969, 1970).
- Aufgabe der Desinfektion ist die Abtötung bzw. irreversible Inaktivierung von krankheitserregenden Keimen an und in kontaminierten Objekten. Sie dient der Unterbrechung von Infektionsketten (Bundesgesundheitsamt, 1980)
- Ziel der Desinfektion ist es, die Zahl an Infektionserregern auf einer Fläche oder einem Gegenstand so weit zu reduzieren, daß eine Infektion davon nicht mehr ausgehen kann, bzw. eine Übertragung von Infektionserregern nicht mehr möglich ist (Gundermann, Rüden und Sonntag, 1991)
- Reduktion verschiedener Testkeime von mindestens 5 $\log_{10}$-Stufen:
  Reduktionsfaktor RF = $\log_{10}KBE_{Kontrolle}$-$\log_{10}KBE_{Exposition} \geq 5$
  (KBE = Koloniebildende Einheiten)
  (Prüfung und Bewertung chemischer Desinfektionsverfahren; Desinfektionsmittelkommission der DGHM, Stand 12. 7. 1991)

5.2 Verbrennen, Ausglühen und Abflammen

Verbrennen als Methode der gefahrlosen Beseitigung wird angewendet bei infektiösen Tierkadavern, wertlosem Material (Zeitungen, wertlosen Spielsachen und Büchern, unbrauchbaren Decken und Kleidungsstücken).

> Vorher immer Einverständnis der Besitzer, auch bei anscheinend wertlosen Gegenständen, einholen!

Ausglühen und Abflammen wird auch in bakteriologischen Laboratorien angewandt, um den Rand von Reagenzgläsern steril zu machen. Entnahmegefäße für bakteriologische Untersuchungen sollten am Rand abgeflammt werden. Allerdings ist die Methode unsicher, da unklar bleibt, ob die Abflammzeit genügend lang war, um alle Bakterien abzutöten. Daher Notbehelf. Beim Ausglühen von Ösen besteht die Gefahr des Absprengens von infektiösem Material durch Dampfdruck. Daher entweder Einmalösen oder Sicherheitsgläser verwenden.

5.3 Filtrieren

Es handelt sich um eine Entkeimung, da es dabei zu einer Abtrennung auch der abgetöteten Mikroorganismen kommt (Druck- und Vakuum-Filtration). Diese Methode der Entkeimung wird besonders häufig bei der Herstellung von Arzneimitteln oder Impfstoffen angewandt. Bei diesem Verfahren spricht man auch von Sterilfiltration, obgleich die Viren die üblichen bakteriendichten Filter passieren. Für die Abtrennung von Viren sind sog. Ultrasterilfilter nötig. Die Filtration kommt außer für Flüssigkeiten auch für Gase in Frage, z. B. als Luftfilter bei Klimaanlagen für Operationssäle, Infektions-, Intensiv-, Frühgeborenenstationen und Arzneimittelherstellungsbetriebe. Die Luftfilter werden je nach Abscheidungsgrad in verschiedene Klassen eingeteilt (siehe DIN 24 184; für Krankenanstalten EU4, EU7 und evtl. Schwebstoff-Filter).

Die Filtration von Flüssigkeiten findet Anwendung, wenn die Flüssigkeit nicht erhitzt oder höheren Temperaturen ausgesetzt werden kann, da durch Wärmeeinwirkung eine Änderung der chemischen Zusammensetzung befürchtet werden muß.

Als Filterschichten verwendet man u. a. **gesintertes Glas, Kolloidmembranen, Porzellan, Keramik und Kieselgur** je nach Bedarf mit unterschiedlich großen Porenweiten.

Häufig verwendete Filter:
• Kieselgurfilter und Porzellanfilter (Berkefeldfilter): Es kann sich dabei z. B. um Filterkerzen handeln, die in der zu filtrierenden Flüssigkeit stehen. Sie werden über einem leeren Behälter, z. B. Erlenmeyerkolben, angebracht. Saugt man die Luft vom Erlenmeyerkolben ab, so strömt die Flüssigkeit durch die Filterkerze nach. Hauptanwendungsgebiet ist die Wasseraufbereitung (meist kleinere Mengen) (s. Abb. 5.5).

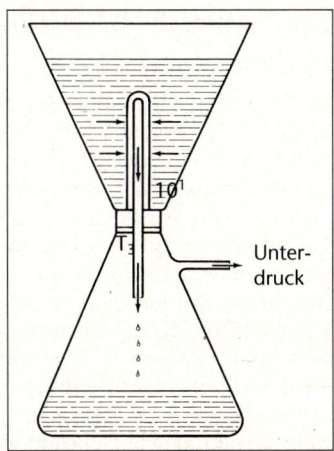

Abb. 5.5: Schematische Darstellung einer Filtration.
oben: ungefilterte Flüssigkeit
unten: gefilterte Flüssigkeit.

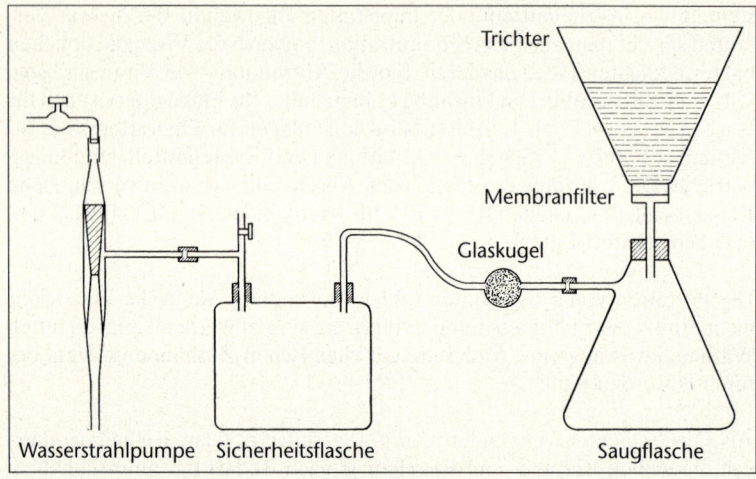

Abb. 5.6: Schematische Darstellung einer Filtration durch Membranfilter mittels Wasserstrahlpumpe durch Erzeugen eines Unterdrucks.

- Membranfilter: Diese Filter haben den Vorteil, daß man die Porengröße sehr gering halten kann, so daß mittelgroße Viren nicht hindurchgehen (Ultrafilter). Außerdem sind Filter unterschiedlicher Qualität und Porengröße im Handel. Häufig verwendet für Bakterienbestimmung, z. B. bei Wasseruntersuchungen oder zur Luftkeimbestimmung (s. Abb. 5.6).

5.4 Thermische Desinfektionsverfahren mit Wasser und Dampf

In der Anlage „Durchführung der Desinfektion" in der Richtlinie „Krankenhaushygiene und Infektionsprävention" des Bundesgesundheitsamtes (s. Kap. 12.3.3) heißt es: „Bei den thermischen Desinfektionsverfahren werden die Krankheitserreger durch die Einwirkung von Wärme unschädlich gemacht. Die Wirksamkeit der Verfahren ist um so größer, je höher die Temperatur und je länger die Einwirkungsdauer ist. Je nach An- oder Abwesenheit von freiem Wasser wird in der Anwendungspraxis zwischen ‚Trockener Wärme' und ‚Feuchter Wärme' unterschieden." Für die Bekämpfung von Krankenhausinfektionen ist nur die „Feuchte Wärme" von Bedeutung. Im zeitlichen Ablauf der thermischen Desinfektionsverfahren werden verschiedene Zeitphasen unterschieden".

Tabelle 5.3 (s. S. 43) nennt die Thermoresistenzstufen verschiedener Mikroorganismen bei feuchter Hitze.

Die zu desinfizierenden Objekte werden in speziellen Apparaten der Einwirkung von gesättigtem Wasserdampf ausgesetzt. Um sicherzustellen, daß alle zu desinfizierenden Oberflächen dem Wasserdampf ungehindert ausgesetzt sind, muß die Luft aus der Desinfektionskammer **und** dem Gut entfernt oder das in der Kammer enthaltene Dampf-Luft-Gemisch umgewälzt werden. Die Desinfektionsanlagen sind regelmäßig auf Funktionstüchtigkeit zu prüfen. Außerdem ist für die verschiedenen Verfahren die Liste des Bundesgesundheitsamtes zu beachten. Anforderungen an die Geräte sind in DIN-Vorschriften oder EN-Normen präzisiert (z. B. Vakuumleitungen, Abluft, Rekontamination, Belüftung, Wasser- und Dampfqualität, Entwässerung, Bedienungsanweisungen und Prüfungen der Wirksamkeit).

Es muß damit gerechnet werden, daß Verunreinigungen in das Desinfektionsgut „einbrennen". Sichtbar verschmutzte Stellen sind deshalb vorzubehandeln.

5.4.1 Desinfektion durch Auskochen

Der Siedepunkt des Wassers ist druckabhängig und beträgt in Meereshöhe 100 °C. Durch Einbringen in kochendes Wasser lassen sich die meisten Krankheitserreger abtöten (z. B. Typhusbakterien in 3–5 Minuten). Wichtig ist, daß das kochende Wasser Zugang zu den Keimen hat und diese nicht durch Schleim- oder Eiweißflocken bzw. Luft geschützt sind. Nach der Liste des BGA ist ein Auskochen mit Wasser mindestens 3 Minuten für die Wirkungsbereiche A + B und mindestens 15 Minuten für den Wirkungsbereich A, B, C (s. Kap. 4.1.) erforderlich.

Die Sporen der Sporenbildner sind gegen Kochen weitgehend unempfindlich.

Kochen ist stets nur eine Desinfektion, nie eine Sterilisation. Es gibt z. B. Sporen, die ein 24stündiges Kochen überleben.

5.4.2 Desinfektion mit Wasserdampf

Desinfektion mit strömendem Dampf

Erhitzt man Wasser in einem nicht dicht schließenden Gefäß bis zum Siedepunkt, so hat der dabei entstehende Wasserdampf eine Temperatur von 100 °C. Der Dampf „strömt" ab, bis kein kochendes Wasser mehr vorhanden ist. Man verwendet z. B. den „Kochschen Dampftopf" (nach **Robert Koch**).

Der Vorteil gegenüber dem einfachen Kochen besteht vor allem darin, daß der Dampf tiefer in das Desinfektionsgut (z. B. Textilien, Matratzen) eindringen kann und damit eine höhere und sicherere Desinfektionswirkung erzielt wird. Die Einwirkungszeit soll mindestens 15 Minuten betra-

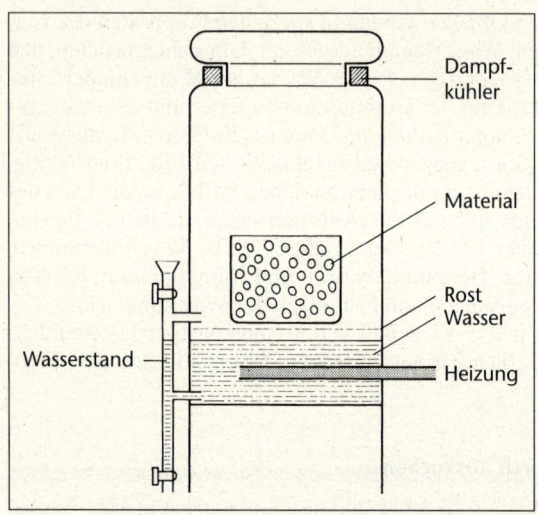

Abb. 5.7: Desinfektion im Kochschen Dampftopf.

gen. Die Desinfektionszeit hängt davon ab, wie gut und schnell die Luft aus dem Gut verdrängt wird. Daher ist die Dauer vom jeweiligen Gut abhängig und kann z. B. bei porösem Material bis zu 1 Stunde betragen. Prüfung mit Bioindikatoren notwendig. Wirkungsbereich ABC. Technische Verbesserungen können durch zusätzliche Einschaltung von Vakuum oder trockener Hitze erzielt werden.

Vakuum-Verfahren

Das V-D-V-Verfahren (Vakuum-Dampf-Vakuum) (System Dirsche, System Getinge, System Goedecker-Kleindienst, System Sauter, System Stiefenhofer, System MMM, System Webeco) ist gekennzeichnet durch:

- Entfernung der Luft aus Kammer und Desinfektionsgut (evtl. mehrmals),
- Einströmenlassen von Sattdampf (mehrmals),
- Desinfektion durch Sattdampf,
- Trocknung durch Evakuieren.

Zur Durchführung dieser Verfahren ist Dampf erforderlich, der frei von Luft oder Fremdgasen ist. Die Desinfektionskammer muß vakuumdicht sein.

Es ist ein automatisch gesteuertes Dampfdesinfektionsverfahren mit in der Regel 75 bzw. 105 °C Sattdampf.

Man unterscheidet: Vorvakuumverfahren, Hochvakuumverfahren und fraktioniertes Vakuumverfahren.

Vakuumverfahren werden insbesondere zu Desinfektion von porösem Gut z. B. Matratzen oder Decken eingesetzt. Wirkungsbereiche: A, AB, ABC (je nach Temperatur und Zeit).

Bei der Dampftemperatur von 75 °C beträgt die Einwirkungszeit 20 Minuten bei Infektionskrankheiten außer Milzbrand.

Bei der Dampftemperatur von 105 °C sind es 5 Minuten.

H-D-H-Verfahren

Eine weitere Möglichkeit ist das H-D-H-Verfahren (trockene Hitze-Dampf-trockene Hitze)

Hierbei handelt es sich um ein automatisch gesteuertes Dampfdesinfektionsverfahren mit 105 °C Sattdampf.

Das locker gepackte Desinfektionsgut wird mit bewegter Heißluft in der Regel 120–130 °C erwärmt. Verdrängen der Luft aus der Desinfektionskammer durch Sattdampf von 105 °C. Zum Schluß wird mit Heiß- und Frischluft nachgetrocknet.

Dampf-Kreislauf-Verfahren

Bei diesem Verfahren wird das Desinfektionsgut einem Gemisch aus Dampf und Luft ausgesetzt, das mit Hilfe einer mechanischen Einrichtung umgewälzt wird. Um eine ausreichende Tiefenwirkung sicherzustellen, muß das Gut in der Desinfektionskammer locker angeordnet sein. Die Temperatur des Dampf-Luft-Gemisches muß mindestens 95 °C, höchstens 105 °C betragen, die Einwirkungszeit mindestens 15 min.

Wirkungsbereich: AB

Das Verfahren wird vorwiegend zur Desinfektion von Matratzen verwendet.

5.5 Desinfektion durch Pasteurisierung

Darunter wird unterschiedlich langes Erhitzen von Flüssigkeiten auf verschiedene Temperaturstufen und anschließender schneller Abkühlung verstanden.

Es handelt sich hierbei nur um eine **Teildesinfektion**, d. h., es sollen nur bestimmte Bakterien, die in einer Flüssigkeit vorhanden sind, abgetötet werden. Bei der Pasteurisierung der Milch sollen die darin möglicherweise vorkommenden Krankheitserreger, z. B. Tuberkelbakterien, Brucellen,

Scharlachstreptokokken, Staphylokokken, Typhus- und Paratyphuserreger abgetötet werden. Damit können gesundheitliche Gefahren für den Konsumenten ausgeschaltet oder verringert werden. Sporenbildner bleiben vermehrungsfähig.

> Pasteurisierung ist keine Sterilisation.

Die Problematik der Pasteurisierung liegt darin, daß einerseits Krankheitserreger mit genügender Sicherheit abgetötet werden sollen, andererseits Qualität und Geschmack z. B. der Milch möglichst unverändert bleiben; die Vitamine A, B und C bleiben bei der Pasteurisierung der Milch wegen der kurzen Hitzeeinwirkung überwiegend erhalten. Auch wird der Geschmack wenig verändert.

Methoden (Anhaltswerte):
- Dauermethode: 30 min. bei 62–65 °C
- Kurzzeitmethode: ca. 40 Sek. bei 71–74 °C
- Hocherhitzung: ca. 10–15 Sek. bei 85 °C
- Ultrahocherhitzung: Bruchteile von Sekunden bei 135–150 °C.

Die Einwirkungszeiten können deshalb kurz gehalten werden, weil die zu pasteurisierende Flüssigkeit in extrem dünner Schicht der Hitze ausgesetzt wird. Anschließend erfolgt sofortige Kühlung (zur Vermeidung einer Keimvermehrung, der Geschmacks- und Vitaminerhaltung).

Für die Pasteurisierung von Bier und Wein sind meist kürzere Zeiten und niedrige Temperaturen erforderlich.

Es handelt sich bei der Pasteurisierung um eine Kurzzeitkonservierung von Milch, Obstsäften, Bier u. a.

5.6 Sterilisation

5.6.1 Allgemeine Anforderungen und Definitionen

Sterilisation ist die durch Abtötung bewirkte Verminderung der Anzahl der in Stoffen, Zubereitungen und an Gegenständen vorkommenden lebensfähigen Mikroorganismen bis zu einem prüfbaren, für die Anwendung der Güter am Menschen notwendigen Grade. Sie erfolgt in sterilhaltender Verpackung.

Hauptanforderung an den Erfolg der Sterilisation ist die Keimzahlreduktion um mindestens 10^6 für die dem Verfahren gegenüber hochresistenten humanpathogenen Mikroorganismen, deren Resistenz durch D-Werte und z-Werte zu charakterisieren ist (D-Wert: s. Kap. 5.1.3; Hz-Wert: erforderliche Temperaturdifferenz zur Änderung von D um eine Zehnerpotenz).

Für das Endprodukt darf auch im klinischen Bereich – wie bei industrieller Produktion üblich – die Wahrscheinlichkeit für das Auftreten einer mikrobiellen Kontamination nicht größer als 10^{-6} sein. Wenn nach maschineller Reinigung und Desinfektion sowie Einhaltung hygienischer Prinzipien bei Trocknung, Inspektion und Verpackung noch 10^2 Mikroorganismen am Gut angenommen werden können, ist eine Keimzahlreduktion durch den nachfolgenden Sterilisationsprozeß von 8 Zehnerpotenzen gegenüber den vorhandenen Mikroorganismen ausreichend (s. Abb. 5.2).

Beispiele:
- Dampfsterilisation bei 121 °C: $\quad$ D = 2,5 min und z = 10 K, damit Einwirkungszeit: $\quad\quad\quad$ 2,5 min × lg 10^6 = 15 min.
- Heißluftsterilisation bei 180 °C: $\quad$ D = 3,3 min und z = 20 K, damit Einwirkungszeit: $\quad\quad\quad$ 3,3 min × lg 10^6 = 20 min.

Unter **Praxisbedingungen** muß die Keimzahlreduktion auch dann erreicht werden, wenn die Keime in Rückständen physiologischer Flüssigkeiten eingehüllt sind und sie sich am **geschlossenen** Ende eines z. B. 1,5 m langen Metallrohres von 2 mm Innendurchmesser befinden.

Ist die **Wirkung** eines neuen Prinzips oder Wirkstoffes gegenüber Sporenerde, Bakterien, Pilzen, Protozoen, Viren und ggf. Prionen nicht bekannt, ist sie zu prüfen.

Das **wirksame Prinzip** oder der **Wirkstoff** muß physikalisch-chemisch charakterisiert sein und in einem einzigen Betriebszyklus zur Anwendung kommen.

Für das zu sterilisierende Gut ist eine einwandfreie Reinigung eine Grundvoraussetzung für eine sichere Sterilisation. Dies gilt vor allem für Hohlräume.

Nach der Reinigung ist das zu sterilisierende Material zu verpacken. Die Verpackung ist einerseits auf das Sterilisierverfahren abzustimmen, andererseits soll es das Sterilgut vor Kontaminationen schützen. Die Verpackungseinheiten müssen gekennzeichnet sein (Chargen Nr., Datum, Verfallsdatum, Inhalt). Physikalische, biochemische und biologische Kontrollen sind erforderlich.

Bewahrung der Sterilität: Im Ergebnis des Zyklus müssen trockene Gegenstände innerhalb sterilhaltender Verpackung vorliegen.

5.6.2 Sterilisation durch trockene Hitze

Bakterien können in ausgetrocknetem Zustand sehr hitzeresistent sein. Dies ist durch die Resistenz von trockenem Eiweiß gegenüber Hitze erklärbar.

So ist die Hitzekoagulation von Hühnereiweiß abhängig vom Wassergehalt des Eiweißes und der Temperatur. Bei einem Wassergehalt von:

- 50% erfolgt Koagulation bei 56 °C,
- 18% erfolgt Koagulation bei 80–90 °C,
- 6% erfolgt Koagulation bei 150 °C,
- 0% erfolgt Koagulation bei 160–170 °C.

Trockene Luft ist ein schlechter Wärmeleiter.

Wenn man mit trockener Hitze sterilisieren will, muß man hohe Temperaturen zur Anwendung bringen (s. Tab. 5.4).

Sicher sterilisierend wirken erst Temperaturen ab 180 °C (160 °C). Es besteht dabei eine deutliche Beziehung zwischen Temperatur und Einwirkungszeit.

Bei der Heißluftsterilisation ist die Luftbewegung im Gerät von Bedeutung, da sonst Kaltluftinseln entstehen sowie größere Temperaturdifferenzen (warme Luft steigt nach oben). Luftbewegung entsteht durch das natürliche Temperaturgefälle, gerichtete mechanische Luftumwälzung sowie durch Luftdurchwirbelung.

Entscheidend ist die an allen Stellen der Sterilisierkammer einzuhaltende Temperatur.

Nach dem zeitlichen Ablauf setzt sich die Chargenzeit (nach DIN 58 947) zusammen aus der (s. Abb. 5.8):

1. Erwärmungszeit = Zeitspanne vom Beginn der Wärmezufuhr bis zum Erreichen der Betriebstemperatur an der Meßstelle des Thermometers,
2. Sterilisierzeit bestehend aus
   - Ausgleichszeit = Zeitspanne zwischen dem Erreichen der Betriebstemperatur an der Meßstelle des Thermometers und dem Erreichen der Sterilisiertemperatur an allen Stellen des Sterilisiergutes.
   - Abtötungszeit = Zeitspanne, in der bei der jeweiligen Sterilisiertemperatur alle Keime abgetötet werden.
   - Sicherheitszuschlag = eine Zeitspanne zur Kompensation einer erhöhten Resistenz der abzutötenden Keime und auftretender Schwankungen der Ausgleichszeit.
   - Einwirkzeit = Abtötungszeit + Sicherheitszuschlag. Sie muß bei 180 °C mindestens 30 Minuten, bei 160 °C mindestens 200 Minuten betragen.

Tab. 5.4: Abtötungszeit von Bakterien in Heißluft

	120°C	140°C	160°C	180°C
Staphylococcus aureus	30′	15′	8′	
Escherichia coli	30′	10–15′	8′	
Salmonella typhi	20′	10′	5′	
Milzbrandsporen	120′	60′	15–30′	10′
Tetanussporen	–	30′	12′	1′
Erdsporen	–	–	30–90′	15′

Aus Wallhäußer, K. H.: Sterilisation – Desinfektion – Konservierung. 5. Auflage, G. Thieme, Stuttgart 1995.

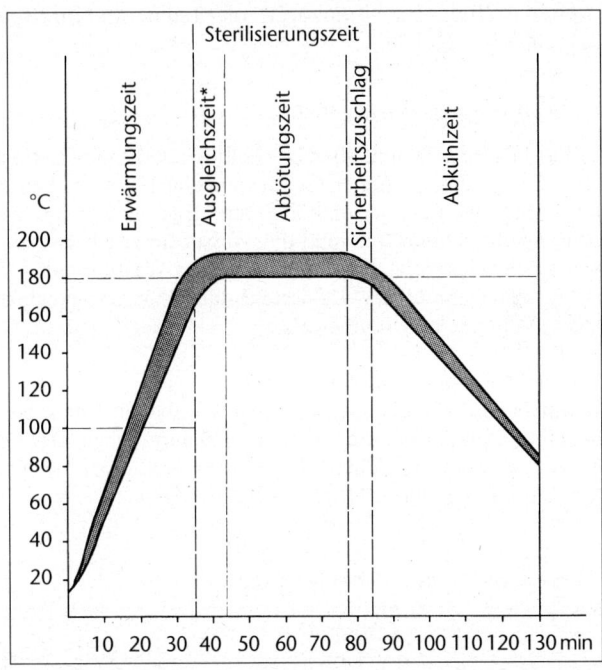

Abb. 5.8: Schematische Darstellung der Chargenzeit bei Heißluftsterilisation
(beispielhaft, kann unterschiedlich sein)
* Die Ausgleichszeit kann bei der Heißluftsterilisation wesentlich länger dauern als in der Abbildung
dargestelllt.

3. Abkühlzeit = Zeitspanne vom Abstellen der Energiezufuhr nach beendeter Sterilisierzeit bis zum Abfall der Temperatur auf 80 °C am Thermometer.

Beachtet werden müssen die DIN-Vorschriften 58947 Teil 1, Heißluft-Sterilisat.: Begriffe; Teil 5 Klein-Sterilisatoren: Anforderungen; Teil 6 Betrieb von Heißluftsterilisatoren.

Im Heißluftsterilisator können Geräte, Instrumente, Glaswaren, Pulver und Öle u. a. sterilisiert werden, nicht jedoch Gummiwaren, Textilien, Kunststoffe, Papierwaren und Flüssigkeiten.

Der Heißluftsterilisator muß so beschickt werden, daß eine einwandfreie Luftzirkulation gewährleistet ist. Weiter muß das Sterilisiergut trocken sein, um Verdunstungskälte und damit lokale Temperaturdifferenzen zu vermeiden. Außerdem ist darauf zu achten, daß das Sterilisiergut sauber ist. Organisches Material (Blut, Eiter) verzögert die Temperatureinwirkung auf darin eingeschlossene Keime.

5.6.3 Sterilisation durch feuchte Hitze

Erhitztes Wasser geht in Dampf über. Der Siedepunkt ist vom Luftdruck abhängig (Tab. 5.5). In einem offenen Gefäß kann eine Flüssigkeit nur bis zum Siedepunkt erhitzt werden, der dem äußeren Druck entspricht. Wenn die Temperatur erhöht werden soll, muß das Wasser im geschlossenen Gefäß erhitzt werden. Dabei steigt die Temperatur des Wassers, des erzeugten Dampfes und der Dampfdruck. Es besteht daher eine Abhängigkeit zwischen Druck, Volumen und Temperatur.

Man unterscheidet 4 Arten von Dampf:
• Gesättigter Dampf (Sattdampf): In einem gegebenen Raum bildet sich bei konstanter Temperatur eine bestimmte Dampfmenge. Der Druck ist nur von der Temperatur abhängig. Mit steigender Temperatur nimmt der Druck aufgrund vermehrter Molekularbewegung zu.

Tab. 5.5: Siedepunkt des Wassers in Abhängigkeit von der Meereshöhe

Höhe m u. M.	Barometerstand mmHg	Siedepunkt
0	760	100 °C
500	714	98 °C
1000	671	96 °C
2000	591	93 °C

- Gespannter Dampf: Wasser in einem geschlossenen Behältnis, über 180 °C erhitzt.
- Ungesättigter Dampf: Ist kein Wasser mehr vorhanden, bevor eine Dampfsättigung im Raum erreicht wurde, oder wird der wasserdampfgesättigte Raum vergrößert, so wird die Spannung niedriger, da der vergrößerte Raum mehr Dampf aufnehmen könnte.

> Ungesättigter Dampf ist für die Sterilisation nicht so wirksam wie gesättigter Dampf.
> Im Dampfsterilisator (Autoklaven) wird gesättigter und gespannter Dampf verwendet.

- Überhitzter Dampf: Er entsteht bei weiterer Wärmezufuhr in einem gegebenen Raum, wenn keine Flüssigkeit mehr vorhanden ist, die verdampfen kann. Dies muß bei der Sterilisation vermieden werden.
  Dies würde einer Sterilisation mit trockener Luft entsprechen, wobei höhere Temperaturen erforderlich sind.

Beim Abkühlen von gesättigtem Dampf kondensiert ein Teil zu Wasser, das sich niederschlägt und zur Durchnässung des Sterilisiergutes führen kann.

Im Dampfsterilisator sind folgende Relationen bei gesättigtem Dampf gegeben:
100,0 ° entspricht 0,0 atü* Dampfdruck = 0,981 bar* = 98,1 kPa
109,7 ° entspricht 0,4 atü Dampfdruck = 1,373 bar = 137,3 kPa
120,6 ° entspricht 1,0 atü Dampfdruck = 1,961 bar = 196,1 kPa
133,9 ° entspricht 2,0 atü Dampfdruck = 2,942 bar = 294,2 kPa
144,0 ° entspricht 3,0 atü Dampfdruck = 3,923 bar = 392,3 kPa

Im Dampfsterilisator setzt sich die Chargenzeit (s. Abb. 5.9) zusammen aus:
1. Anheizzeit = Zeitspanne vom Beginn der Wärmezufuhr bis zum Erreichen der Temperatur von 97 bis 100 °C am Strömungsthermometer.
2. Entlüftungszeit = Zeitspanne, in der die Luft bis zum Beginn der Steigezeit aus der Sterilisierkammer entfernt wird.
3. Steigezeit = Zeitspanne von der Beendigung der Entlüftungszeit bis zum Erreichen der Betriebstemperatur.
4. Sterilisierzeit bestehend aus:
   - Ausgleichszeit = Zeitspanne zwischen dem Erreichen der Betriebstemperatur an der Meßstelle **und** dem Erreichen der Sterilisiertemperatur an allen Stellen des Sterilisiergutes.
   - Abtötungszeit = Zeitspanne, in der bei der jeweiligen Sterilisiertemperatur alle Keime abgetötet werden.

---

* Nach der Ausführungs-VO zum Gesetz über Einheiten im Meßwesen vom 26. 6. 1970 (BGBl. I S. 981) ist diese Bezeichnung nicht mehr gebräuchlich.

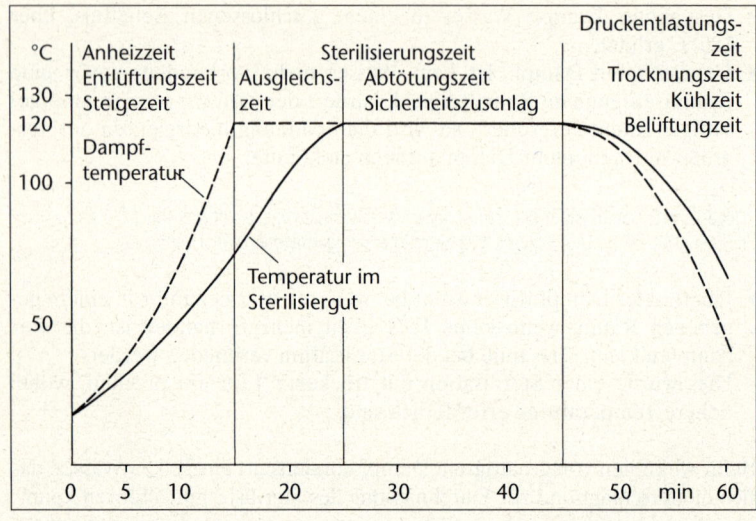

Abb. 5.9: Schematische Darstellung der Betriebszeit für einen Dampfsterilisator. Unterschiedliche Temperaturkurven für Raum und Sterilisiergut. Für jeden Dampfsterilisatortyp und jedes Sterilisiergut muß der zeitliche Ablauf angepaßt werden. Dies gilt insbesondere für die Ausgleichszeit.

– Sicherheitszuschlag = Anteil der Sterilisierzeit, der den nicht kalkulierbaren Risiken Rechnung tragen soll.
– Einwirkzeit = Ab Erreichen der Solltemperatur im Kern des Gutes bis zum Abschalten der Dampfzufuhr bzw. des Heizaggregats (Abtötungszeit + Sicherheitszuschlag). Sie soll bei 120 °C mindestens 20 Minuten, bei 134 °C mindestens 5 Minuten betragen.
5. Druckentlastungszeit = Zeitspanne, in der der Dampfdruck nach der Sterilisierzeit bis auf atmosphärischen Druck absinkt.
6. Trocknungszeit = Zeit zum Trocknen des Sterilisiergutes in der Sterilisationskammer.
7. Kühlzeit = Zeitspanne vom Ende der Sterilisierzeit bis zur Abkühlung von flüssigem Sterilisiergut auf eine festgelegte Temperatur.
8. Belüftungszeit = Zeitspanne, in der nach der Trocknungszeit die Druckdifferenz zwischen dem Unterdruck in der Sterilisierkammer und dem örtlichen Atmosphärendruck ausgeglichen wird.

Zunächst strömt Dampf mit 100 °C ein und die vorhandene Luft wird verdrängt. Der oben eingeführte Dampf verdrängt die Luft durch das unten angebrachte Ventil, da Luft schwerer ist als Dampf (ein Liter Luft wiegt bei Zimmertemperatur 1,2 g, 1 Liter Dampf bei 100 °C dagegen nur 0,6 g).

Nach einiger Zeit wird das Ventil leicht gedrosselt, dadurch steigen Temperatur und Druck auf die gewünschten Werte. Das Abströmventil kann geschlossen werden, wenn die während der Ausgleichszeit noch vorhandenen Luftinseln beseitigt sind. Besonders in porösem Gut bleiben Luftinseln lange erhalten, da der Dampf die bequemeren Wege um die Inseln herumgeht. Es ist daher falsch, anzunehmen, daß alle Luft entfernt ist, wenn das Thermometer am Luftventil 100 °C anzeigt.

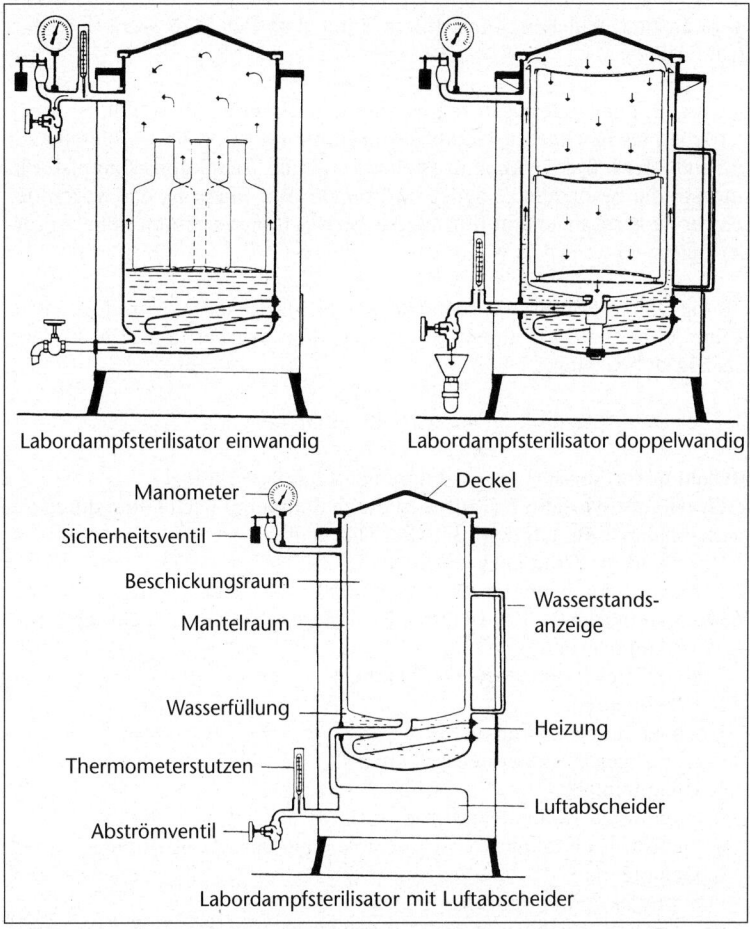

Labordampfsterilisator einwandig

Labordampfsterilisator doppelwandig

Manometer

Deckel

Sicherheitsventil

Beschickungsraum

Mantelraum

Wasserstands-anzeige

Wasserfüllung

Heizung

Thermometerstutzen

Abströmventil

Luftabscheider

Labordampfsterilisator mit Luftabscheider

Abb. 5.10: Die verschiedenen Dampfsterilisatortypen. Aus Wallhäußer, Schmidt: Sterilisation, Desinfektion, Konservierung, Chemotherapie. G. Thieme, Stuttgart 1967.

Bereits 15% Luft im Nutzraum bedeutet eine Verdoppelung der Abtötungszeit, 35% eine Verdreifachung gegenüber Sporen der Resistenzstufe III. Der Restluftgehalt darf daher 5% nicht überschreiten.

Mit steigender Überhitzung des Dampfes und Abnahme des relativen Wassergehaltes sinkt seine Abtötungskraft.

Der Dampfsterilisator hat ein größeres Anwendungsgebiet als der Heißluftsterilisator. Außer Wolle, empfindlichen Textilien, Leder, optischen Geräten und manchen Kunststoffen kann praktisch alles sterilisiert werden.

Großraum-Dampfsterilisatoren werden je nach ihrem Verwendungszweck betrieben als Hochdruck-Dampfsterilisatoren (vorwiegend für Gefäße mit Flüssigkeiten), frakt. Vakuumverfahren oder als Vorvakuum-Dampfsterilisatoren, die besonders geeignet sind für poröses Material, das wegen der schwer zu verdrängenden Luft an das Sterilisationsverfahren hohe Anforderungen stellt.

Für die Dampf-Sterilisatoren sind die derzeit gültigen DIN-Vorschriften der Reihe 58 946 und vor allem die europäischen Vorschriften EN 285 und EN 554 zu beachten:

Bei der Dampfsterilisation unterscheidet man folgende Verfahren:

Strömungsverfahren (Luft wird durch Sattdampf verdrängt):
– Gravitationsverfahren (Luft wird durch Sattdampf nach unten durch ein Strömungsventil aus dem Behälter gedrängt).
– fraktioniertes Strömungsverfahren
  (Luft wird durch mehrere Satt-Dampfstöße aus dem Behälter gedrängt)
Vakuumverfahren (Luft wird durch Evakuieren aus dem Behälter entfernt)
– Vorvakuumverfahren:
  a. einmaliges Evakuieren (20–70 mbar)
  b. Dampfeinlaß.
– Hochvakuumverfahren
  a. einmaliges Evakuieren (< 20 mbar)
  b. Dampfeinlaß.
– fraktioniertes Vakuumverfahren
  a. mehrfaches Evakuieren (< 130 mbar) mit Dampfeinströmung
  b. Dampfeinlaß.
– Dampfinjektionsverfahren
  a. einmaliges Evakuieren bis < 70 mbar) bei gleichzeitigem Dampfeinströmen
  b. Dampfeinlaß.

In EN 285 werden Festlegungen für
Großsterilisatoren fixiert.
Beispiele für Anforderungen: Reindampf; Steuerung des Betriebsablaufs;
Druckbehälter; Anzeigemeßinstrumente; Trocknung; Automatik.

DIN 58 946 Teil 5 nennt die Anforderungen für
Kleinsterilisatoren (ab zylindrischen Nutzraum von 150 mm Durchmesser,
350 mm Tiefe; quaderförmiger Nutzraum 120 mm Höhe × 140 mm Breite
× 350 mm Tiefe).
Beispiele für Anforderungen: Meßgeräte, Entlüftung, Trocknung muß
sichergestellt sein, Belüftung, Eigendampferzeugung.

Angaben in der EN 554: Sterilisation von Medizinprodukten – Validierung
und Routineüberwachung für die Sterilisation mit feuchter Hitze.
Angaben zur Ausrüstung, Validierung, Beladung, Produktfreigabe etc.

Das Bundesgesundheitsamt hat in der Richtlinie: Krankenhaushygiene u.
Infektionsprävention unter „Durchführung der Sterilisation" (Anlage 7.1)
ausgeführt:
- „Häufigste Störungsursache ist bei der Dampfsterilisation der Einschluß
  von Luft-‚Inseln' im Gut. In den Luft-‚Inseln' werden die zur Sterilisation
  erforderlichen Bedingungen nicht erreicht."
- Die **Verpackung** darf das Austreiben der Luft aus dem Gut und den
  Zutritt des Dampfes zum Gut nicht behindern (Abb. 5.11). In der Verpackung ist das Gut so anzuordnen, daß sich keine Luft-„Inseln" bilden
  können; dies gilt vor allem für Gravitationsverfahren. Die Schutzfunktion
  der Verpackung und die spätere Trocknung des Gutes dürfen durch Kondensat nicht beeinträchtigt werden. Die zu sterilisierenden Objekte sind
  erforderlichenfalls auf Siebschalen oder saugfähige Einlagen zu legen.

Das zu sterilisierende Gut sollte doppelt verpackt werden. Ist beabsichtigt,
das Gut auf Vorrat zu halten, oder ist damit zu rechnen, daß das Gut beim
Transport besonderen Beanspruchungen oder Kontaminationsrisiken ausgesetzt ist, so ist es mindestens dreifach zu verpacken.
Als Verpackung können Behälter, Papier, Tuch oder spezielle wasser-
dampfdurchlässige Folien verwendet werden:
- Die **Behälter** müssen das Gut allseitig umschließen; sie müssen in ausrei-
  chendem Maße mit Öffnungen für den Durchtritt von Dampf und Luft
  versehen sein. Die Öffnungen müssen mit Einlagen oder mit einem Ventil versehen sein, die das sterilisierte Gut vor einer mikrobiellen Rekontamination schützen. Die Filtereinlagen sind in angemessenen Zeitabständen durch neue zu ersetzen. Für Gravitationsverfahren dürfen nur
  Behälter verwendet werden, die sowohl an ihrer Oberseite als auch an
  ihrer Unterseite mit Öffnungen versehen sind, so daß die im Behälter und
  im Gut befindliche Luft in senkrechter Richtung verdrängt werden kann.

Art der Verpackung		Dampfsterilisationsverfahren nach DIN 58946 Teil 1 (Mai 76)		
Beschreibung	Symbolische Darstellung	Gravitations- verfahren	Vorvakuum- verfahren	Fraktioniertes Vakuum- verfahren
Sterilisierbehälter mit Ventilen an Deckel und Boden nach DIN 58 952, Teil 1		–	O	+
Sterilisierbehälter mit Ventil im Deckel nach DIN 58 952, Teil 1		–	–	+
Sterilisierbehälter mit Filter nach DIN 58 952, Teil 1 Deckel u. Boden perforiert		+	+	+
Sterilisierbehälter mit Filter nach DIN 58 952, Teil 1 Deckel perforiert		–	–	+
Sterilisierbehälter mit Filter nach DIN 58 952, Teil 1 Boden perforiert		O	+	+
Behältnisse nicht perforiert		–	–	O
Sterilisationspapier nach DIN 58 953, Teil 2 einfach verpackt		+	+	+
Sterilisationspapier nach DIN 58 953, Teil 2 zweifach verpackt		O	+	+
Tuch einfach verpackt		O	+	+
Tuch zweifach verpackt		O	+	+
Klarsicht - Sterilisierverpackung [1] einfach		O	+	+
Klarsicht - Sterilisierverpackung [1] zweifach		–	O	+
Kunststoff - Folie einfach verschlossen		–	–	O[2]
Kunststoff - Folie zweifach verschlossen		–	–	–

In den Fällen, in denen sich die Sterilisationseinrichtung in unmittelbarer Nähe des Verwenders des sterilisierten Gutes befindet und das sterilisierte Gut zum unmittelbaren Verbrauch nach der Sterilisation verwendet wird, dürfen Sterilisierbehälter als einzige Verpackung verwendet werden. Für einen angemessenen Staubschutz des Behälters ist dabei Sorge zu tragen.

• Es dürfen **Sterilisationspapier** oder **Baumwolltücher** verwendet werden, letztere in mehrfacher Schicht. Sterilisationspapiere gewährleisten einen besseren Schutz vor Kontaminationen als Tücher. Die Objekte dürfen auch in Papierbeutel o. ä. verpackt werden. Werden sog. Sichtverpackungen verwendet, so soll zumindest eine der Seiten aus Sterilisationspapier bestehen. Normblätter über Anforderungen an Sterilisationspapier u. ä. Verpackungsmaterialien befinden sich in Vorbereitung. Die Papiere, Beutel u. ä. dürfen nur einmal verwendet werden.

– Für die **Anordnung des Gutes** in der Sterilisierkammer gilt, daß der Zutritt des Dampfes nicht behindert und das Austreiben der Luft erleichtert wird. Die Zwischenböden müssen perforiert sein. Hohlkörper müssen, sofern nicht Vakuumverfahren verwendet werden, mit abwärts gerichteter Öffnung stabilisiert werden. Die Pakete sollen die Innenwand der Sterilisierkammer nicht berühren.

– **Nachbehandlung** des Sterilisiergutes: Während der Sterilisation scheidet sich am Gut Wasser ab; das Gut muß daher nach der Sterilisation in der Sterilisierkammer getrocknet werden, gegebenenfalls durch Evakuieren. Die der evakuierten Kammer zugeführte Luft muß keimfrei filtriert worden sein. Das sterilisierte Gut darf der Kammer nur in trockenem Zustand entnommen werden, da Feuchtigkeit die Schutzfunktion der Verpackung beeinträchtigt und die mikrobielle Rekontamination des Gutes begünstigt.

5.6.4 Fraktionierte Sterilisation und Tyndallisation

Diesen Methoden haftet ein gewisser Unsicherheitsfaktor an. Sie werden dort Anwendung finden, wo man Lösungen oder Chemikalien nicht über 100 °C erhitzen darf. Dabei wird angenommen, daß die bei der geringen Erhitzung nicht abgetöteten Sporen während der Zwischenzeit auskeimen

---

Abb. 5.11: Eignung der Verpackungsarten für Dampfsterilisierungsverfahren. Die Tabelle wurde in Anlehnung an DIN 58 946 Teil 5, Tabelle 3, aufgestellt.
Zeichenerklärung: + anwendbar; – nicht anwendbar; ○ bedingt anwendbar.
[1] Kombinationsverpackung, bei der eine Seite aus Sterilisationspapier und die andere Seite aus durchsichtiger Folie besteht.
[2] Geeignet ist nur Polyamid-Folie ausreichender Festigkeit, ausreichender Wasserdampf- und Luftdurchlässigkeit.
Aus: Richtlinie für Krankenhausinfektion und Infektionsprävention. Gustav Fischer Verlag, Stuttgart 1979.

und dann als vegetative Formen bei der erneuten Erhitzung vernichtet werden können.

Bei der **fraktionierten Sterilisation** erhitzt man dreimal auf 100 °C für 30 Minuten. Zwischen den Erhitzungsperioden wird jeweils eine Auskeimzeit für Sporenbildner von mindestens 16–24 Stunden eingelegt, wobei die erhitzten Materialien bei Temperaturen von 15–25 °C aufbewahrt werden.

Bei der **Tyndallisation** (von **Tyndall** 1882 eingeführt) wird das Material 2–4 mal auf 70–80 °C erhitzt, dazwischen eine Auskeimzeit von 16–24 Stunden eingelegt.

5.6.5 Sterilisation mit Gasen

Obgleich nach Möglichkeit stets ein thermisches Sterilisationsverfahren angestrebt werden sollte, sind bei thermolabilen Gütern bzw. Instrumenten Gas-Verfahren erforderlich.

Zu beachten ist jedoch die jeweils gültige Gefahrstoff-Verordnung in der Ethylenoxid und Formaldehyd als gefährliche Stoffe aufgeführt sind.

In dieser Verordnung ist u. a. festgelegt, daß nur noch derjenige Begasungen durchführen darf, der hierzu eine Erlaubnis besitzt. Nach der TRGS 513 (Technische Regeln für Gefahrstoffe) sind Gassterilisationen erlaubnispflichtig;
sie darf nur von Personen durchgeführt werden die sachkundig sind;
die Räume für den Gassterilisator nicht dem ständigen Aufenthalt von Menschen dienen.
Die Räume müssen be- und entlüftbar sein;
Ausgasung erfolgt in Gas-Sterilisator (Ausgasungsprogramm);
jährliche sicherheitstechnische Überprüfung.

Weiteres zur **Ethylenoxid**-Sterilisation in Kapitel 6.14 und zur Formaldehyd-Sterilisation in Kapitel 6.8.4.

5.6.6 Plasma-Sterilisation

Bei der Plasma-Sterilisation wird eine 50% Wasserstoffperoxid-Lösung eingesetzt, wobei eine Komponente aus ionisiertem Gas, d. h. Plasma besteht.
   Plasma ist neben festem, flüssigen und gasförmigen Zustand eines Stoffes möglich (vgl. Leuchtstoffröhre) der durch ein elektrisches Feld aufgebaut wird; es wirkt mikrobizid.
   MAK-Wert 1 ppm (1,4 mg/m^3).

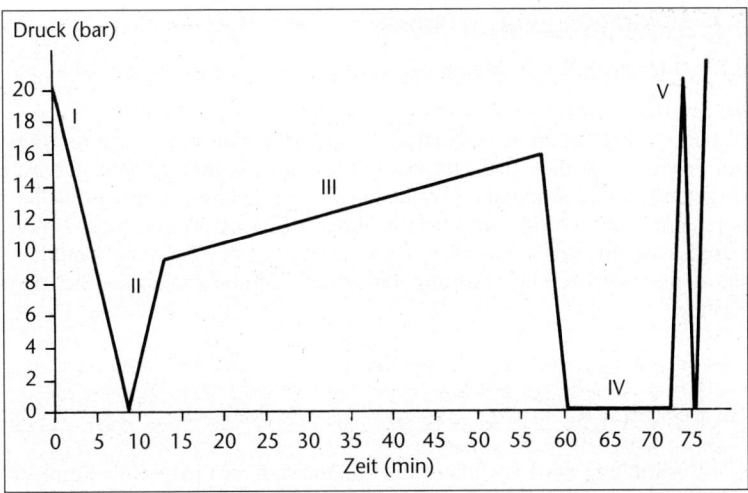

Abb. 5.12: Phasen bei der Plasma-Sterilisation. Nach: Prospekt Fa. Johnson und Johnson.
I Vakuumphase, II Injektionsphase, III Diffusionsphase, IV Plasmaphase, V Belüftungsphase.

Bei der Plasma-Sterilisation werden folgende Verfahrensschritte vorgenommen (Abb. 5.12):
- hohes Vakuum erzeugen bis 0,26 mbar: dadurch sollen verbliebene Wasserreste abgetrocknet werden.
- Injektion von H_2O_2, dadurch Druckerhöhung auf über 5 mbar.
- länger dauernde Diffusionsphase über 40 Minuten, dadurch Eindringen von H_2O_2 in Sterilisiergut.
- Plasmaphase ca. 10 Minuten.
- Belüftungsphase.

Es ist eine geeignete Verpackung für das zu sterilisierende Gut notwendig.

Vorteile der Plasmasterilisation sind: niedrige Temperaturen, Rückstandsproblematik entfällt weitgehend, geringe Installationsvorgaben

Nachteile: Probleme bei Sterilisation langer und enger Lumina, Feuchtigkeit und organische Belastungen wie Blut stören die Sterilisationswirkung.

Die Deutsche Gesellschaft für Krankenhaushygiene hat zur Plasmasterilisation eine kritische Stellungnahme abgegeben.

Gefordert wird eine Abklärung, welche Geräte und Materialien durch die Plasmamethode einwandfrei und validierbar sterilisiert werden (Positiv-Liste) und bei welchen Probleme (Negativ-Liste) auftreten können.

5.7 Anwendung von Strahlen

5.7.1 Ultraviolettbestrahlung

Wegen des geringen Eindringungsvermögens der UV-Strahlen wird eine Keimabtötung nur an der Oberfläche von festen Körpern oder Flüssigkeiten erreicht und dies auch nur bei genügender Strahlungsintensität. Am wirksamsten sind Strahlen im Wellenbereich um 254 nm. In diesem Wellenbereich besteht die stärkste Wirkung auf die Eiweißstrukturen der Bakterien. Es kommt zu strukturellen Veränderungen der Desoxyribonukleinsäure; dies führt zu einer Störung der Proteinsynthese und schließlich zum Zelltod.

> UV-Strahlen dringen nicht in die Tiefe; es werden nur die Mikroorganismen geschädigt, die der Strahlenwirkung mit genügender Intensität direkt ausgesetzt sind. Es kommt daher nur zu einer Keimverminderung.

UV-Bestrahlung wird vor allem dort angewandt, wo man eine Keimverminderung der Luft oder einer Flüssigkeit erreichen möchte. UV-Bestrahlung kann außerdem noch bei der Trinkwasseraufbereitung Anwendung finden, und die notwendigen physikalischen und technischen Bedingungen hierfür gegeben sind.

Für die Abtötung entscheidend ist die Strahlendosis, die absorbiert wird. Die Strahlendosis einer 15-Watt-UV-Lampe beträgt bei einem Abstand von 30 cm ca. 400 Mikro-Watt/cm^2. Da UV-Lampen „altern", muß die Dosis laufend kontrolliert werden.

Zur Abtötung notwendige Dosis für verschiedene Mikroorganismen und Viren:
Staphylococcus aureus 2180–4950 Mikro-Watt $\times$ sec/cm^2
Escherichia coli 2100–6400 Mikro-Watt $\times$ sec/cm^2
Bacillus subtilis-Sporen 10000–60000 Mikro-Watt $\times$ sec/cm^2
Hepatitisvirus 34000 Mikro-Watt $\times$ sec/cm^2

Die zur Abtötung notwendige Strahlendosis ist abhängig von der Pigmentbildung von Mikroorganismen, der Luftfeuchtigkeit (die benötigte Dosis ist bei trockener Luft erhöht) und der Gegenwart von Strahlenschutzstoffen (z. B. Antioxydantien).

Die durch UV-Strahlen geschädigten Mikroorganismen können wieder reaktiviert werden. Einerseits geschieht dies durch sichtbares Licht (Fotoreaktivierung), andererseits kann die „Reparatur" im Dunkeln erfolgen. UV-Lampen in Räumen und Eingängen werden wegen der geringen Wirkung kaum mehr verwendet. Wegen der Gefahr der Augenschädigung und aus kanzerogenen Gründen dürfen sich keine Menschen bei eingeschalteten Lampen in den Räumen aufhalten.

Als wichtige Voraussetzungen für den Einsatz von UV-Bestrahlung zur Trinkwasserdesinfektion sind zu beachten:

1. Das Rohwasser muß **stets** für eine UV-Bestrahlung geeignet sein (Filterung, geringer Gehalt an Eisen, Mangan, Huminstoffen).
2. Laufende Trübungsmessung.
3. UV-Strahler müssen stets strahlendurchlässig sein.
4. Transmissionswerte müssen kontinuierlich gemessen werden.
5. Dauerbetrieb muß gewährleistet sein.
6. Die Betriebsstunden müssen registriert werden.
7. Durchwirbelung des Wassers im Strahlendurchgang.
8. Konstante Verweilzeit.
9. Automatisches Abschalten der Anlage bei Störung.
10. Umgehungsleitung, Entnahmestellen vor und nach der UV-Bestrahlung, zuverlässiger Wartungsdienst.

Es müssen daher die physikalischen Bedingungen und die biologischen Voraussetzungen aufeinander abgestimmt sein (siehe Abb. 5.13 und 5.14).

Die UV-Bestrahlung kann zur Keimverminderung eingesetzt werden:
• Bei der Trinkwasseraufbereitung vor allem bei Eigen-, Einzelanlagen und kleineren Ortswasserversorgungen.
• Bei der Sprühbefeuchtung in raumlufttechnischen Anlagen (Klimaanlagen) bei denen es meist zu einem erheblichen Keimgehalt (bis 100 000 KBE/ml) des Befeuchtungswassers kommt.
• Bei Abwassereinleitungen in Oberflächengewässern die als Trinkwasser-Reservoire oder als Badegewässer genutzt werden.

5.7.2 Ionisationsstrahlung

Für die Sterilisation können angewendet werden:
• Alphastrahlen (α-Strahlen) = Heliumkerne (entstehen beim Zerfall z. B. von Uran).
• Betastrahlen (β-Strahlen) = schnelle Elektronen (aus radioaktiven Elementen oder von einer Kathode ausgestrahlt).
• Röntgenstrahlen: Beim Auftreffen der Kathodenstrahlen auf ein Hindernis aus Metall werden die schnellen Elektronen absorbiert und ein Teil der Energie in elektromagnetische Strahlen geringerer Wellenlänge (Röntgenstrahlen) umgewandelt.
• Gammastrahlen (γ-Strahlen): Von natürlichen oder künstlichen radioaktiven Elementen ausgesandt. Sie entsprechen den kurzwelligen Röntgenstrahlen. Für die Sterilisation werden meist Gammastrahlen verwendet, als Strahlungsquelle dient Cobalt 60.

Vorteile: Hohe Eindringtiefe. **Das Sterilisationsgut wird nicht radioaktiv.**

Wesentlicher Faktor der Sterilisation ist die Halbwertsdicke, d. h., die Dicke einer Schicht, die noch 50% der Strahlung durchläßt.
Sie beträgt für Betastrahlen 0,5 mm Aluminium
Gammstrahlen 50,0 mm Aluminium.

Weiter ist bestimmend für die Sterilisation mit Ionisationsstrahlung die Letaldosis für Mikroorganismen.

Verschiedene Faktoren beeinflussen die Sterilisationswirkung von Strahlen:
- Die Keimdichte: hohe Keimzahl = geringe Abtötungsquote.
- Das Alter der Bakterien-Kultur.
- Der Sauerstoffeffekt: In Gegenwart von Sauerstoff sind Bakterien empfindlicher gegen Strahlen.

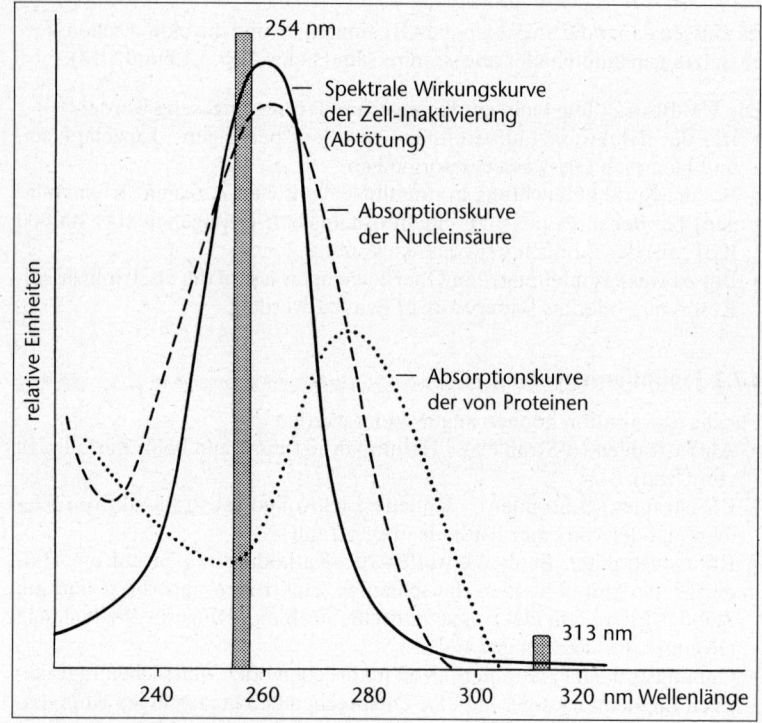

Abb. 5.13: Spektrale Wirkungskurve der Zell-Inaktivierung und Absorptionskurve der Nukleinsäure.

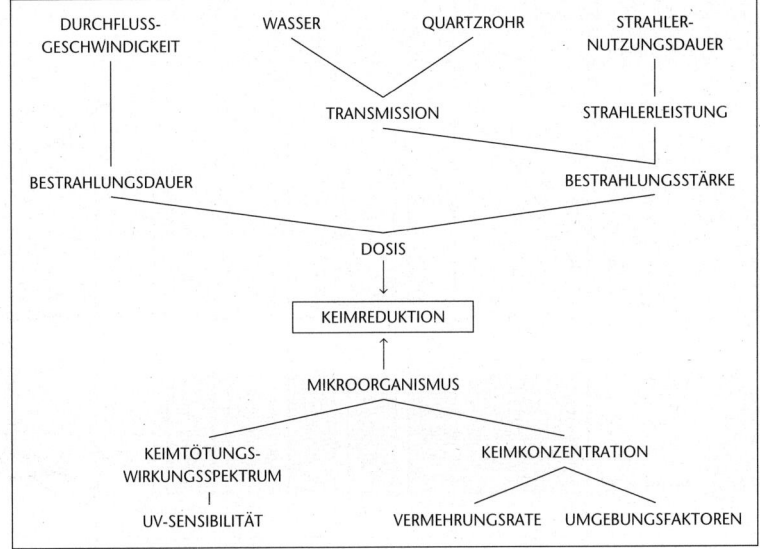

Abb. 5.14: Einflußgrößen bei der UV-Desinfektion.

- Die Strahlenschutzwirkung bestimmter Stoffe.
- Die Feuchtigkeit: Trockene Zellen benötigen zur Abtötung höhere Dosen.
- Reaktivierung: Entstandene Enzymdefekte können wieder „repariert" werden.

Nachteil: die Kosten für eine solche Anlage sind sehr hoch (ca. $\frac{1}{2}$ Mio DM).

Das Sterilisiergut wird in bakteriendichte Folien verpackt und auf einem Fließband unter der Strahlenquelle vorbeigeführt. In Frage kommen vor allem Einwegmaterialien für den ärztlichen Bedarf sowie Medikamente. In den USA und einigen europäischen Ländern außerdem noch bestimmte Nahrungsmittel.

5.7.3 Desinfektion durch Mikrowellen

In den letzten Jahren sind insbesondere für die **Desinfektion** der Krankenhaus-, Labor- und Küchenabfälle vermehrt Mikrowellen angewendet worden. Hierbei werden die Erfahrungen auf dem Lebensmittelsektor genutzt und z. T. in großtechnischem Maßstab eingesetzt. Durch Mikrowellen kön-

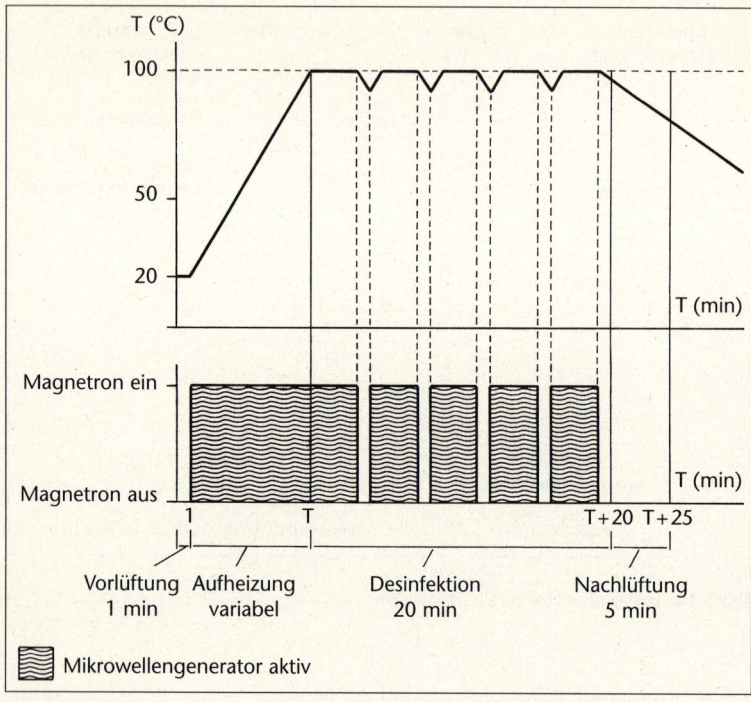

Abb. 5.15: Desinfektion durch Mikrowellen, Beispiel für einen gerätetypischen Zyklus. Aus: Technische Information der Fa. Meteka, A-8750 Judenburg.

nen bei vorhandener Flüssigkeit bzw. Feuchtigkeit durch Reibung Kochtemperaturen und damit Wirkungsstufen ABC erreicht werden (s. Abb. 5.15). Inzwischen wurden Mikrowellenverfahren z. B. Medister der Fa. Meteka in die ÖNORM S 2104 aufgenommen und vom Robert Koch-Institut als Verfahren zur Desinfektion von Naßabfällen z. B. Laborabfällen anerkannt.

- Vorteile: keine Zerkleinerung der Abfälle erforderlich; Desinfektion am Ort des Abfallanfalls möglich;
  geringe Installationskosten;
  geringe Energiekosten;
  Einsparung hoher Abfallkosten;
  dezentrale Aufstellung möglich;
  keine Rückstandsprobleme und damit geringe Sicherheitsprobleme;
  permanente Temperaturmessung.

- Nachteile: Feuchtigkeit muß vorhanden sein;
  bestimmte Verpackung notwendig;
  keine Metallteile (ausgenommen Nadelbox);
  keine Säuren, Laugen einbringen (Dämpfe!).

6 Chemische Desinfektion und Sterilisation

6.1 Übersicht

Allgemeines (6.2):
Anforderungen, Prüfungen, Art der Wirkung

Oxidationsmittel (6.3):
Ozon, Kaliumpermanganat, Wasserstoffperoxid

Halogene (6.4):
Chlor, Chlorkalkmilch, Jod, Brom

Metalle (6.5):
Quecksilber, Silber

Laugen (6.6):
Natronlauge, Kalilauge, Kalkmilch, Soda

Alkohole (6.7)

Formaldehyd (6.8)

Peressigsäure und andere organische Säuren (6.9)

Phenol und seine Abkömmlinge (6.10)

Guanidine und Diguanidine (6.11)

Oberflächenaktive Verbindungen (6.12)

Triethylenglykol (6.13)

Ethylenoxid (6.14)

Praktische Anwendung (6.15)

In den einzelnen Kapiteln werden die Wirkstoffgruppen dargelegt. Präparatenamen, Firmenbezeichnungen und Konzentrationen sowie Einwirkungszeiten der nach den „Richtlinien für die Prüfung chemischer Desinfektionsmittel" geprüften und von der Deutschen Gesellschaft für Hygiene und Mikrobiologie als wirksam befundenen Desinfektionsmittel sind in der jeweils gültigen Liste abgedruckt.

6.2 Allgemeines

Unter chemischer **Desinfektion** verstehen wir die Abtötung oder Inaktivierung von Krankheitserregern oder anderer unerwünschter Mikroorganismen mit Mitteln bestimmter chemischer Zusammensetzung. Eine chemische **Sterilisation**, also auch eine Abtötung der Bakteriensporen, ist nur mit wenigen chemischen Substanzen unter bestimmten Voraussetzungen möglich (s. Ozon, Chlor, Formaldehyd und Ethylenoxid).

Nicht alle chemischen Stoffe, die Krankheitserreger abtöten können und mit denen daher eine Desinfektion erreichbar wäre, sind für die Praxis geeignet. Gründe, die einer Verwendung als Desinfektionsmittel entgegenstehen, können unangenehm störende oder toxische Nebenwirkungen, Aggressivität gegenüber Haut oder Materialien, hohe Kosten u. a. sein.

Anforderungen an ein Desinfektionsmittel:
1. Das Mittel muß bestimmte Mikroorganismen abtöten oder irreversibel schädigen.
2. Das Mittel muß wirtschaftlich sein.
3. Das Mittel muß licht- und sauerstoffbeständig sein.
4. Das Mittel darf sich beim Stehen über längere Zeit nicht zersetzen, in seiner Wirkung nachlassen oder unwirksam werden.
5. Das Mittel sollte nach Möglichkeit wenig geruchsintensiv sein und wenig haut- und schleimhautreizend sein.
6. Das Mittel sollte in gewissen Grenzen ungiftig sein.
7. Das Mittel sollte wasserlöslich und benetzend sein (Desinfektionsmittel müssen eine benetzende Eigenschaft haben, um auf Bakterien einwirken zu können). Außerdem sollte das Mittel trotz rauher und poriger Oberfläche von Gegenständen in die Tiefe eindringen.
8. Das Desinfektionsmittel sollte keinen oder nur einen geringen Eiweißfehler haben, d. h., es sollte bei Vorhandensein von Eiweiß seine Wirksamkeit weitestgehend erhalten bleiben, weil ein großer Teil der Gegenstände, die desinfiziert werden müssen, mit Eiweiß behaftet sind.
9. Das Desinfektionsmittel sollte möglichst einen geringen sogenannten Seifenfehler haben, d. h., bei Kontakt mit Seife nicht unwirksam werden.
10. Die Mittel sollten für Material wenig aggressiv sein.
11. Die Desinfektionsmittel sollten biologisch abbaubar sein. Die Umweltbelastung sollte so gering wie möglich gehalten werden.

Tab. 6.1: Eigenschaften verschiedener Desinfektionswirkstoffe: Wirkungsspektrum, Materialverträglichkeit, Geruch, Hautempfindlichkeit, Ökologie und Preis/Leistungsverhältnis

Wirkstoffe	Spektrum				Material-verträgl.	Geruch	Haut			Ökologie	Preis/Leistung
	Viren	Tbc	Pilze	Bakterien			Irritation	Allergie			
Aldehyde	+	+	+	+	+	–	+	–		+	+
Phenole	(+)	+	+	+	(+)	–	–	–		+	–
Quats			(+)	+	+	○	+	–		+	–
Biguanide			(+)	+	+	○	+	–			–
Chlor	+		+	+	–	–	–	○		(+)!	+
Persäuren	+	+	+	+	–	–	–	○		+	–

Die Reihenfolge der Aufstellung ist willkürlich gewählt. Auch wenn ein Desinfektionsmittel nicht alle Anforderungen erfüllt, kann es trotzdem geeignet sein. Tabelle 6.1 gibt Auskunft über Eigenschaften verschiedener Wirkstoffe.

> Chemische Desinfektionsmittel sollen in möglichst hoher Verdünnung rasch wirksam sein, in ihrer Wirkung durch Lagerung nicht nachlassen und möglichst ungiftig oder unschädlich sein.

6.2.1 Prüfung der Wirksamkeit

Bei der Überprüfung einer Desinfektionswirkung chemischer Mittel sind bestimmte Vorschriften zu beachten. Solche Prüfungsvorschriften wurden z. B. von der Deutschen Gesellschaft für Hygiene und Mikrobiologie herausgegeben. Die Prüfung von Desinfektionsmitteln verlangt viel Erfahrung und Fachkenntnis. Manche chemischen Substanzen können z. B. noch in einer Verdünnung von 1 : 1 Million zwar das Wachstum der Bakterien hemmen, die Bakterien jedoch nicht abtöten. Dadurch können falsche Ergebnisse vorgetäuscht werden. In die Desinfektionsmittellisten der Deutschen Gesellschaft für Hygiene und Mikrobiologie sowie des Bundesgesundheitsamtes bzw. des Robert Koch-Institutes werden daher nur Mittel aufgenommen, die nach den Prüfvorschriften erfolgreich getestet wurden. Alle Desinfektionsmittel müssen daher auf folgende Eigenschaften geprüft werden:
* Bakteriostase (Hemmung der Vermehrung),
* Bakterizidie (Abtötung der Bakterien),
* Eiweißfehler,
* Seifenfehler,
* Wirkung auf vegetative Formen,
* Wirkung auf Sporen,
* Wirkung auf Viren,
* Wirkung auf Pilze,
* Toxizität,
* Kombinationsmöglichkeit mit Reinigungsmitteln (die unkontrollierte Zumischung von Reinigungsmitteln zu einem Desinfektionsmittel ist nicht statthaft).

> Desinfektionsmittel können ohne Prüfung nicht mit einem Reinigungsmittel kombiniert werden, da dadurch die Desinfektionswirkung beeinträchtigt werden kann.

6.2.2 Wirkungsmechanismen der Desinfektionsmittel

Die verschiedenen Desinfektionsmittel weisen gewisse gleichlaufende Reaktionsprozesse hinsichtlich ihrer Wirkungsweise auf. Es sind dies:
* die Adsorption, deren Art z. B. wahrscheinlich von der Anzahl der reaktiven Gruppen an den Molekülen des Desinfektionsmittels abhängig ist,

- Störungen im Wachstum mit verlangsamtem Wachstum und Veränderung der Wachstumskurve,
- morphologische Veränderungen an den Mikroorganismen (Entstehung von Langwuchsformen = L-Formen),
- Hemmung von Enzymen; die einzelnen Enzyme sind unterschiedlich empfindlich,
- Zerstörung der Permeabilität der Zytoplasmamembran, was dazu führt, daß Zytoplasma austritt und das Desinfektionsmittel eindringen kann,
- Koagulation des Zytoplasmas, wobei vorwiegend die Eiweiße und Nukleinsäuren verändert werden.

Bei niedrigen Konzentrationen der Desinfektionsmittel werden diese mit Transportenzymen in die Zelle transportiert, bei hohen Konzentrationen wird die Zytoplasmamembran zerstört und das Desinfektionsmittel dringt direkt in das Zytoplasma.

6.2.3 Resistenzentwicklung gegen Desinfektionsmittel

Mikroorganismen können nach Untersuchungsergebnissen verschiedener Autoren gegen Desinfektionsmittel eine gewisse Resistenz entwickeln, und zwar dann, wenn niedrige Dosen eines Desinfektionsmittels über längere Zeit (mehrere Kulturpassagen) auf das Bakterium einwirken. Die Resistenzmechanismen sind nur teilweise geklärt:
- Umwandlung des Wirkstoffes in ein unwirksames Derivat,
- Herabsetzung der Permeabilität der Zelle für den Wirkstoff, wahrscheinlich durch eine Vermehrung der Lipide in oder an der Zellwand.

Auch die Selektion primär resistenter Formen derselben Mikroorganismenart infolge Abtötung empfindlicher Formen kann zu einer dadurch bedingten ungehemmten Vermehrung der gegen bestimmte Desinfektionsmittel resistenten Keime führen (s. dazu auch Kap. 1.1.13 u. 1.1.14).

6.2.4 Wirkungsspektrum chemischer Desinfektionsmittel

Das Wirkungsspektrum der verschiedenen chemischen Desinfektionsmittel ist gegenüber verschiedenen Mikroorganismen unterschiedlich. Es besteht eine deutliche Abhängigkeit vom jeweiligen pH-Wert und vom gegebenen Milieu (siehe Tab. 6.2.).

6.3 Oxidationsmittel

Die Wirkung beruht wahrscheinlich auf einer Oxidation der Proteine und zwar nicht nur der Strukturproteine der Zelle, sondern besonders auch der Enzymproteine. Die SH-Gruppen (Sulfhydrilgruppen) werden oxidiert.

Tab. 6.2: Wirkungsspektrum und pH-Abhängigkeit der wichtigsten Desinfektionsmittel; s = schnell wirksam, l = langsam wirksam, ll = sehr langsam wirksam. Aus: Wallhäußer, K. H.: Sterilisation, Desinfektion, Konservierung. 5. Auflage, Verlag Georg Thieme, Stuttgart, New York, 1995

Desinfektionsmittel	Reaktionsgeschwindigkeit	optimaler pH-Bereich	Sporen	vegetative Formen	Mykobakterien	gramneg. Bakterien	Hefen	Schimmelpilze	Viren	Beeinflussung durch das Milieu
Peressigsäure	s		++	++	++	++	++	++	++	stark
Chlor (Na-Hypochlorit)	s		++	++	+	++	+	+	++	stark
Chlorabspalter	s		++	++	+	++	+	+	++	stark
Jod	s		++	++	+	++	+	+	++	stark
Formaldehyd	l		++	++	++	++	+	+	+-	stark
Formaldehydabspalter	ll		++	++	+	++	+	+	+-	stark
Glutaraldehyd	s		++	++	++	++	+	+	+-	stark
Phenol und Derivate	s		-	++	++	++	+	+	+-	gering
Alkohole	s		-	++	++	++	+	+	+-	gering
quaternäre Verbindungen	l		-	++	-	+	++	++	+-	stark
Guanidine	s		-	++	-	++	++	+	+-	stark
amphotere Verbindungen	l		-	++	+	++	++	++	+-	mäßig

Überschriften Wirkungsspektrum: Bakterien (gram-positive), Pilze

pH-Einfluß:
- ⬠ gute Wirksamkeit, abnehmend
- ▨ nur noch schwache Wirkung
- ++ gute Wirksamkeit
- + mäßig wirksam
- - unwirksam
- +- selektiv wirksam

Dadurch steht die SH-Gruppe für weitere Reaktionen, besonders bei den Enzymen, nicht mehr zur Verfügung:

$$
\begin{array}{ll}
R - SH & R - S \\
\quad\quad \text{Oxidation} & \quad\quad | \\
R - SH \rightarrow & R - S \\
\text{Thiolverbindung} & \text{Disulfid}
\end{array}
$$

Es folgen weitere Oxidationsstufen.

6.3.1 Ozon

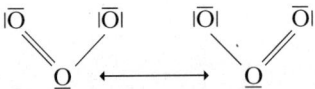

Ozon (O_3) ist ein Gas von charakteristischem Geruch, das sich in Wasser besser löst als Sauerstoff. Ozon wird durch elektrische Entladungen in Sauerstoffgas gewonnen. Es ist ein höchst reaktiver Stoff. Reines Ozon ist stark explosiv. Auch der Luft beigemischtes Ozon ist für den Menschen in höheren Konzentrationen toxisch: es führt zur Verätzung der Atemwege. Daher müssen bei der Gewinnung und Anwendung Sicherheitsvorschriften gegen das Freisetzen und Eindringen von Ozon in Arbeitsräume beachtet werden.

Ozon findet Anwendung bei der Desinfektion von Trinkwasser und Badewasser. Es wirkt in der notwendigen Konzentration für den Menschen toxisch. Der MAK-Wert (Maximale Arbeitsplatz Konzentration) liegt bei $0,2\,mg/m^3$ (Einsatzkonzentration 0,5–4,0 ppm). Bei einer Konzentration von 5 µg/ml werden die meisten Keime (auch die Sporen) nach weniger als einer Minute abgetötet. Die Verweilzeit des Ozons hängt von der Ozonzehrung durch organische Verbindungen sowie vom Lichteffekt ab. Obgleich Ozon sich in Wasser rasch zersetzt, muß das überschüssige Ozon durch Aktivkohlefilter aus dem Wasser entfernt werden. Noch in einer Verdünnung von 1:1 Million ist der typische Geruch wahrnehmbar. Zur Desinfektion von Räumen ist Ozon ungeeignet.

6.3.2 Kaliumpermanganat

Die kleinen schwarz-braunen Kristalle des Kaliumpermanganats ($KMnO_4$) lösen sich mit violetter Farbe leicht in Wasser. Kaliumpermanganat wurde früher zu Wundspülungen benutzt. Wegen der nur geringen Desinfektionswirkung heute von anderen Mitteln verdrängt.

6.3.3 Wasserstoffperoxid

Wasserstoffperoxid (H_2O_2) ist wegen Abgabe von atomarem Sauerstoff (besonders leicht in neutraler oder alkalischer Lösung) ein Oxidations- und Bleichmittel. Wasserstoffperoxid zerfällt sehr schnell und kann nicht stabil gehalten werden. Wegen seiner Unbeständigkeit ist es für die Flächendesinfektion ungeeignet. Es wird in der zahnärztlichen Praxis in konzentrierter Form sowie gelegentlich zu Wund- und Mundspülungen verwendet. In der Lebensmittelindustrie wird H_2O_2 zur Vordesinfektion von Verpackungsmaterial angewandt, aber auch sonst in der Lebensmittelindustrie und in Küchen wegen der Geruchsfreiheit und Ungefährlichkeit. Der MAK-Wert beträgt 1 ppm (1,4 mg/m³). Es wird auch zum Durchspülen von Leitungen und zur Wasserdesinfektion als Ersatz für Chlorpräparate verwendet.

Wasserstoffperoxid wird auch bei der Plasmasterilisation eingesetzt (s. Kap. 5.6.6).

6.4 Halogene (eigene Gruppe der Oxidationsmittel)

6.4.1 Chlor und seine Verbindungen

Chlor wird zur Desinfektion sowohl als Gas als auch in seinen anorganischen und organischen Verbindungen verwendet. Die keimtötende Wirkung (Viren, Bakterien, Pilze) beruht auf der Oxidation lebensnotwendiger Gruppen an den Eiweißmolekülen.

Chlor wird in großem Umfang zur Desinfektion von Trinkwasser und Badewasser eingesetzt. Dabei ist die Chlorzehrung und die Bildung von Haloformen, die vom Verschmutzungsgrad des Wassers durch organische Substanzen abhängig ist, zu beachten. Diese Substanzen binden das Chlor, das dann für die Desinfektion nicht mehr zur Verfügung steht. Zur Trinkwasseraufbereitung werden Chlorgas (Cl_2) (MAK-Wert für Chlor-Gas = 0,5 ppm), oder Chlorverbindungen, z. B. Chlordioxid (ClO_2) und Natriumhypochlorit (NaClO) verwendet. Auch bei starker Verdünnung mit Luft wirkt Chlor schädigend und reizend auf Schleimhäute und Atemorgane. Atemschutz mit Gasmaske (Filter B) ist beim Umgang mit Chlorgas erforderlich. Bei der Einleitung von Chlorgas in Wasser entsteht unterchlorige Säure und Salzsäure:

$$Cl_2 + H_2O \longleftrightarrow HClO + HCl$$

Die stärkste abtötende Wirkung haben das Chlormolekül und die undissoziierte unterchlorige Säure.

Trinkwasser, das durch Chlorung aufbereitet wird, soll nach der Chlorung 0,1 mg/l freies Chlor aufweisen (s. TrinkwasserVO in der Fassung vom

12.12.1990, BGBl. I, S.2613). Bei den in der Trinkwasserdesinfektion gebräuchlichen Chlorkonzentrationen können verschiedene Mikroorganismen, insbesondere Sporen der sporenbildenden Bakterien überleben.

Neben der Trinkwasseraufbereitung spielt die Chlorung auch bei der Badewasserdesinfektion eine besondere Rolle. Hierbei ist vor allem die rasche Wirksamkeit des Chlors innerhalb von 30 Sekunden für die Abtötung von freigesetzten Mikroorganismen im Beckenwasser von Bedeutung.

Durch die Chlorung von Trink- und Badewasser können Chlorkohlenwasserstoffe, deren Mengen von der organischen Belastung des Wassers abhängt, entstehen.

Nach dem Entwurf zur VO über die Qualität des Badebeckenwassers soll der Wert von 20 Mikrogramm/Liter für Trihalogenmethane nicht überschritten werden.

Hypochlorite

Hypochlorite entstehen aus Chlor und Alkali- oder Erdalkalihydroxiden nach der allgemeinen Formel:

$$Cl_2 + 2\,OH^- \longrightarrow ClO^- + Cl^- + H_2O$$

oder

$$Cl_2 + 2\,NaOH \longrightarrow NaClO + NaCl + H_2O$$

Verwendet werden:
- Kaliumhypochlorit = $KClO$
- Calciumhypochlorit = $Ca(ClO)_2$
- Natriumhypochlorit = $NaClO$

Eine wäßrige Lösung von Natriumhypochlorit wird auch Chlorbleichlauge genannt und für die Trinkwasserdesinfektion verwendet. Die Hypochlorite sind starke Oxidationsmittel. Sie zerfallen in Lösung schon beim Stehen am Licht langsam in Chlorid und naszierenden Sauerstoff. Hypochlorite wurden von Semmelweis zur Händedesinfektion eingesetzt. Heute verwendet als Mundwasser und zur Desinfektion von Säuglingsflaschen, wobei darauf zu achten ist, daß die Flaschen gereinigt sind (wegen Eiweißresten).

Chlorkalk

Chlorkalk $Ca^{2+}[ClO]^--Cl^-$ entsteht aus $Ca(OH)_2$ und Chlor. Es wirkt desinfizierend und geruchsbindend. Chlorkalk enthält 30–39% verfügbares Chlor. Bereits durch das Kohlendioxid der Luft wird unterchlorige Säure freigesetzt. Chlorkalk soll dunkel, kühl, trocken und in einem fest verschlossenen Gefäß gelagert werden. Es muß streng darauf geachtet werden, daß bei der Entnahme kleinerer Mengen keine Feuchtigkeit in das Gefäß gelangen kann, da es sonst zu chemischen Reaktionen mit Gasentwicklung kommt. Ist dies nicht garantiert, sollte der Deckel nur lose aufgelegt werden. Allerdings kommt es dann auch zum unerwünschten Entweichen des Chlors.

Chlorkalkmilch enthält 1 kg Chlorkalk auf 5 Liter Wasser. Bei der Anwendung von Chlorkalk muß man die Chlorzehrung beachten. Chlorkalk wird zur Grobdesinfektion, zur Desinfektion der Abortgruben und bei Katastrophen zur Trinkwasserentseuchung eingesetzt.

Chloramine

Chloramine haben gegenüber Chlorgas den Vorteil, daß sie langsam und ständig unterchlorige Säure und damit auch Chlor freisetzen (sogenannte „Chlorabspalter"). Dies macht sie für Desinfektionszwecke besonders geeignet. Die allgemeine Formel der Chloramine und der Freisetzung unterchloriger Säure ist:

$$\begin{matrix} R_1 \\ \diagdown \\ N-Cl + H_2O \\ \diagup \\ R_2 \end{matrix} \longrightarrow \begin{matrix} R_1 \\ \diagdown \\ N-H + HOCl \\ \diagup \\ R_2 \end{matrix}$$

oder

$$R_1-N\begin{matrix} \diagup Cl \\ \diagdown Cl \end{matrix} + H_2O \longrightarrow R_1-N\begin{matrix} \diagup Cl \\ \diagdown Cl \end{matrix} + HOCl$$

Chloramin T =
p-Toluolsulfonchloramid-Natrium

$$H_3C-\text{⟨Ring⟩}-SO_2N\begin{matrix} \diagup Cl \\ \diagdown Na \end{matrix} \cdot 3\,H_2O$$

Anwendungskonzentration und Einwirkungszeit sind entsprechend den Anwendungen unterschiedlich. Anwendungsbereiche: Antiseptikum, Händedesinfektion, Flächendesinfektion, Wäschedesinfektion.

6.4.2 Jod

Jod wird in der Medizin schon sehr lange als Desinfektionsmittel eingesetzt, vor allem zur Haut- und Wunddesinfektion. Jod reagiert direkt mit dem Zelleiweiß. Jod hat eine gute keimtötende Wirkung auf Bakterien, inaktiviert aber auch Viren. Es besitzt ein breites mikrobizides Spektrum. Wirksam auch gegen Hautpilze. Die 0,5%ige* alkoholische Jodlösung wird zur Desinfektion der Haut verwendet, z. B. des Operationsfeldes vor Operationen oder bei kleineren Verletzungen (beachte jedoch mögliche Jodallergien und Schilddrüsenerkrankungen!). Da Jod in Gegenwart von Kaliumjodid (KJ) besser wasserlöslich ist, setzt man dieses zu, wodurch jedoch die Wirkung etwas beeinträchtigt wird. Daher verwendet man inzwischen andere Lösungsvermittler, z. B. Polyvinylpyrrolidon, die zugleich eine entfärbende Wirkung haben. Diese sogenannten Jodophoren werden für Schleimhaut und Hautdesinfektion verwendet (siehe Liste der Deutschen Gesellschaft für Hygiene und Mikrobiologie). Organische Substanzen schränken die Wirkung des Jods vor allem bei niedrigen Anwendungskonzentrationen ein (gilt nicht für Jodtinktur). Jodophore finden in zunehmendem Maße in der Veterinärhygiene Anwendung zur Desinfektion von Brutanlagen, Stallungen, in der Lebensmittelindustrie u. a. Für diese Anwendungsgebiete werden sie mit waschaktiven Stoffen kombiniert.

6.4.3 Brom

Brom wirkt wie Chlor und Jod stark desinfizierend, hat jedoch auch eine Reizwirkung. 8,7%ige alkoholische Bromlösung wird als Jodersatz verwendet (Sepso-Tinktur), um Jodallergien zu vermeiden.

Brom wird vor allem in den USA zur Trinkwasser- und Badewasserdesinfektion eingesetzt. Allerdings ist darauf hinzuweisen, daß Brom nicht als Aufbereitungsverfahren für Badewasser nach DIN anerkannt ist. Die vorliegenden Berichte und eigene Untersuchungen haben jedoch gezeigt, daß Brom eine ausreichende Desinfektionswirkung bei Badewasser besitzt.

Beachtet werden muß jedoch die Bildung von Bromoform im Wasser und der Bromoformgehalt in der Raumluft bei Bädern.

6.5 Metalle

Die oligodynamische Wirkung ist durch die in Lösung gehenden Metallionen bedingt. Bestimmte Metallionen wirken in wäßrigem Milieu auf Mikroorganismen abtötend oder wachstumshemmend. Die Metallionen reagieren wie die Oxidationsmittel auch mit den Sulfhydrilgruppen. Für Quecksilberchlorid ergibt sich folgende Reaktion:

---

* Bei den Prozentangaben für Flüssigkeiten sind Volumprozente zu Grunde gelegt.

$$R — SH \qquad\qquad R — S$$
$$\qquad\qquad\qquad\qquad\qquad \searrow$$
$$+ HgCl_2 \longrightarrow \qquad\qquad Hg + 2\,HCl$$
$$\qquad\qquad\qquad\qquad\qquad \nearrow$$
$$R — SH \qquad\qquad R — S$$

Da bereits sehr geringe Konzentrationen von Metallionen eine Wirkung entfalten können, spricht man auch von „oligodynamischer" Wirkung (gr. oligos = wenig). Am wirkungsvollsten ist Cadmium. Es folgen Silber, Messing, Kupfer, Quecksilber.

Für Desinfektionszwecke wird hauptsächlich Silber verwendet.

6.5.1 Quecksilber

Quecksilber wird gebraucht als Sublimat = Mercurichlorid = $HgCl_2$. Es wirkt noch in einer Verdünnung von 1:1000. Die stark eiweißfällende Wirkung hat den Nachteil, daß dadurch die Bakterien, z.B. in eitrigem Material, geradezu wie in eine Kapsel eingeschlossen werden und nicht mehr angegriffen werden können.

Sublimat war früher von großer Bedeutung, wird jedoch heutzutage kaum mehr verwendet. Es darf nur stark verdünnt gebraucht werden. Die anorganischen Quecksilberverbindungen sind sehr toxisch und haben erhebliche Eiweißfehler. Organische Hg-Salze sind weniger toxisch und hautverträglicher. Bei den organischen Verbindungen ist das Quecksilber meistens an einen Phenolring gebunden, z.B. Phenylquecksilberazetat.

6.5.2 Silber

Silber kann als Konservierungsmittel von Trinkwasser verwendet werden. Mit Hilfe von elektrischem Gleichstrom wird Silber aus Spezialelektroden an das vorbeiströmende Wasser abgegeben (Elektrokatadynverfahren). Man kann auch leicht lösliches Silbergranulat mit Wasser in Verbindung bringen: Mikropur, Plasmadyn. Da lange Einwirkungszeiten erforderlich sind, ist das Verfahren zur Wasseraufbereitung nur bei nicht systematischem Gebrauch im Ausnahmefall (Trinkw.VO) zugelassen.

Silbernitrat = $AgNO_3$, das stark ätzend wirkt, findet als Höllenstein Verwendung in der Wundbehandlung und in Augentropfen zur Credéschen Prophylaxe (vorbeugende Desinfektion des Neugeborenen gegen Gonorrhöaugeninfektion).

Dünne Silberfolien werden in der Wundbehandlung verwendet, und zwar zum Abdecken großer Wunden, z.B. bei Verbrennungen.

6.5.3 Kupfer

Es wirkt gegenüber verschiedenen Pilzen stark fungizid. Auch zur Bekämpfung von Algen verwendet.

6.6 Laugen (Alkalien)

Besonders gramnegative Bakterien sind gegen Laugen empfindlich. Grampositive Bakterien werden weniger beeinflußt. Wirksam ist die Hydroxylgruppe (OH^-).

6.6.1 Natronlauge, Kalilauge

Natronlauge ($NaOH$) und Kalilauge (KOH) haben in hoher Konzentration einen keimtötenden Effekt. Sie werden hauptsächlich zum Reinigen von Gefäßen verwendet; hier wird ihre fettlösende Eigenschaft ausgenutzt.

6.6.2 Kalkmilch

Kalkmilch sollte immer frisch hergestellt werden. Dies geschieht in folgender Weise:
• 1 Teil gebrannter Kalk (= Ätzkalk = CaO) wird mit ½ Teil Wasser in einem großen Gefäß vorsichtig und langsam gleichmäßig besprengt (Augen schützen!), so daß er zu Pulver zerfällt, d. h., es ist „gelöschter Kalk" = $Ca(OH)_2$ entstanden. Gelöschter Kalk wird meist fertig gekauft.
• Zu je 1 Teil des gelöschten Kalkes werden unter Umrühren je 3 Teile Wasser gegeben.

Diese frisch bereitete Kalkmilch ist geeignet zur Desinfektion von Fäkalien. Dabei müssen allerdings für 1 Teil Ausscheidungen 2 Teile Kalkmilch berechnet werden. Wichtig ist homogenes Verrühren und eine Einwirkungszeit von 6 Stunden. Kalkmilch kann auch zur Desinfektion von Grubeninhalt verwendet werden. Dabei sollte man für 4 Teile Grubeninhalt 1 Teil Kalkmilch berechnen.

Tuberkelbakterien werden durch Kalkmilch nicht abgetötet.

6.6.3 Soda

Soda (Na_2CO_3) hat nur eine schwache desinfizierende Wirkung. Es wird jedoch empfohlen, Soda beim Auskochen von Instrumenten dem Wasser zuzusetzen (0,5%ige Sodalösung). Es wirkt zudem als Quellungsmittel für organische Verunreinigungen.

6.7 Alkohole

Ethylalkohol (C_2H_5OH) = Ethanol wird auch als Spiritus oder Weingeist bezeichnet. Dabei ist: Spiritus dilutus = verdünnter Ethylalkohol (70 Vol.%ig), Spiritus absolutus = Alcoholus absolutus (99,5 Vol.%ig); Spiritus denaturatus ist vergällter Alkohol.

Alkohol wird als Konservierungsmittel benutzt. Die konservierende Wirkung beginnt bei 15%. Daher haben alkoholische Getränke wie Bier oder Wein keine konservierende Wirkung.

Für medizinische und technische Zwecke wird der Alkohol vergällt, damit er nicht mißbräuchlich für die Herstellung von Spirituosen benützt wird (Alkoholsteuer). Es werden zu diesem Zweck Substanzen, die nur schwer extrahierbar sind und zudem toxisch wirken, zugegeben, z.B. Kampfer (0,5%), Petrolbenzin (1%), Phenol, Chloroform oder Methylethylketon.

Brennspiritus ist Ethylalkohol, der mit Holzgeist (unreiner Methylalkohol) und Pyridinbasen im Verhältnis 9:1 vergällt ist. Brennspiritus ist zur Desinfektion nicht geeignet.

Zur Desinfektion wirksam ist nur der 70–80%ige Alkohol. Niederprozentiger Alkohol ist ebenso unwirksam wie höherprozentiger Alkohol.

Alkohol wirkt besonders rasch keimtötend. Er hat die Eigenschaft, schnell in die Bakterien einzudringen, auch dort, wo eine Fettschicht das Eindringen anderer Mittel erschwert.
- Methylalkohol = CH_3OH wirkt schwächer desinfizierend und sollte nicht benutzt werden, da er ein starkes Augengift ist.
- Iso-Propylalkohol = $(CH_3)_2CHOH$ wirkt ebenso desinfizierend wie Ethylalkohol.
- n-Propylalkohol wirkt ähnlich desinfizierend.

Alkohol tötet keine Sporen

Spritzen dürfen daher unter keinen Umständen zur Aufrechterhaltung der Sterilität in Alkohol aufbewahrt werden. Nicht sterilisierter, z.B. nicht keimfrei filtrierter Alkohol kann Sporen von Tetanus- und Gasbranderregern enthalten. Aus diesem Grunde dürfen Alkohol-Desinfektionsmittelspender nur ohne Refluxmöglichkeit verwendet werden; z.B. dürfen Tupfer zur Desinfektion der Haut nicht aus einer offenen Flasche mit Alkohol getränkt werden.

Bei der Hautdesinfektion vor intravenösen, intramuskulären, intrakutanen und subkutanen Injektionen muß eine Einwirkungszeit von mindestens 15 Sekunden eingehalten werden.

Händedesinfektion: 70%iger Alkohol sowohl für chirurgische wie hygienische (30 Sek.) Händedesinfektion. Wurden die Hände vorher mit Wasser und Seife gewaschen, muß vor der Desinfektion eine Trocknung erfolgen. Durch Alkohol kann es leicht zu einer Entfettung und Sprödewerden der Haut kommen. 2%iger Glycerinzusatz wirkt rückfettend.

Desinfektion bei Tuberkulose: Bei Tuberkulose ist Alkohol ein wichtiges Desinfektionsmittel. Tuberkelbakterien werden mit Alkohol abgetötet. Daher wird in Laboratorien, in denen mit Tuberkelbakterien gearbeitet wird, für die Händedesinfektion und die Desinfektion der Arbeitstische häufig Alkohol verwendet.

Operative Eingriffe: Bei operativen und invasiven Eingriffen darf nur Alkohol verwendet werden, der durch Filtration sporenfrei gemacht wurde.

Beim Trinken von hochprozentigem Alkohol wird die Konzentration von 70–80% nicht erreicht. Es tritt also keine desinfizierende Wirkung ein.

Sicherheitsbestimmungen: Bei Anwendung auf größeren Flächen können sich aufsteigende Dämpfe entzünden. Der Fachausschuß „Gesundheitsdienst und Wohlfahrtspflege" hat daher zur Minderung der Risiken Sicherheitsregeln aufgestellt, (Ausgabe 1979) deren wesentlicher Inhalt im folgenden (bis S. 85) wiedergegeben wird:

Einsatz alkoholischer Desinfektionsmittel

3.1. Allgemeines
3.1.1. Die zu desinfizierenden Flächen sind gezielt zu behandeln. Ungezieltes Versprühen alkoholischer Desinfektionsmittel ist unzulässig.
3.1.2. Nach Verschütten alkoholischer Desinfektionsmittel sind unverzüglich Maßnahmen gegen Brand und Explosionen zu treffen.
Geeignete Maßnahmen sind z. B. das Aufnehmen der verschütteten Flüssigkeiten, das Lüften des Raumes sowie das Beseitigen von Zündquellen.

3.2. Raumdesinfektion
Alkohole als Verdünnungsmittel oder Trocknungshilfen sowie alkoholische Desinfektionsmittel sind für die Raumdesinfektion unzulässig; ausgenommen hiervon ist die TAG-Verdampfung (Triethylenglykol).

3.3. Flächendesinfektion
3.3.1. Zur Flächendesinfektion sind vorrangig wässrige Gebrauchslösungen mit nicht mehr als 10 Gew.% Alkohol zu verwenden.
3.3.2. Alkoholische Desinfektionsmittel dürfen nur verwendet werden, wenn eine schnellwirkende Desinfektion notwendig ist oder die zu desinfizierenden Oberflächen durch andere Desinfektionsmittel angegriffen würden. Hierbei ist folgendes zu beachten:

– Es dürfen nur alkoholische Desinfektionsmittel mit einem Flammpunkt nach DIN 51755 von 24 °C oder höher verwendet werden. Noch zu verdünnende alkoholische Desinfektionsmittel (Konzentrate) müssen den Vorschriften des Herstellers entsprechend verdünnt werden.

– Für alkoholische Desinfektionsmittel in Druckgasdosen, die 600 ml Behältervolumen nicht überschreiten, gilt die Beschränkung des Flammpunktes nicht. Diese Desinfektionsmittel dürfen jedoch nur zur Desinfektion von Flächen bis 2 m^2 und von höchstens Körpertemperatur (37 °C) eingesetzt werden.

– Die ausgebrachte Menge der Gebrauchslösung des Desinfektionsmittels darf 50 ml je m^2 zu behandelnde Fläche nicht überschreiten. Die ausgebrachte Gesamtmenge pro Raum darf nicht mehr als 100 ml je m^2 Raumgrundfläche betragen.

– Mit der Desinfektion darf erst begonnen werden, wenn keine brennbaren Dämpfe oder Gase (z. B. Benzin, Äther) in der Raumluft vorhanden sind.

– Bei der Anwendung alkoholischer Desinfektionsmittel sind Maßnahmen des sekundären Explosionsschutzes entsprechend der Zone M (siehe „EXRL") zu treffen. Insbesondere gilt hier:
Wenn die elektrische Anlage des Raumes nicht vollständig spannungslos gemacht werden kann, ist sicherzustellen, daß während der Desinfektion keine Schaltvorgänge, insbesondere automatische, vorgenommen werden oder ablaufen.
Heiße Flächen – auch solche innerhalb von Geräten – müssen vor der Desinfektion abgekühlt sein.

– Während des Versprühens von alkoholischen Desinfektionsmitteln muß der Raum durch Klima-/Lüftungsanlage oder natürliche Lüftung ausreichend be- und entlüftet werden.

3.4. Gerätedesinfektion

3.4.1. Zur Gerätedesinfektion sind vorrangig wässrige Gebrauchslösungen mit nicht mehr als 10 Gew.% Alkoholen zu verwenden.

3.4.2. Wenn Geräte oder andere Gegenstände (z. B. Betten, Matratzen) mit alkoholischen Desinfektionsmitteln behandelt werden, sind die Regeln des Abschnittes 3.3.2. sinngemäß anzuwenden.

In der Umgebung ist während des Aufbringens und Trocknens der Desinfektionsmittel mit explosionsfähiger Atmosphäre zu rechnen, insbesondere wenn die abdampfende Oberfläche groß oder warm ist. Bei der Desinfektion nicht völlig geschlossener Geräte ist auch damit zu rechnen, daß sich im Inneren der Geräte explosionsfähige Dampf-Luft-Gemische ansammeln und über längere Zeit halten.

3.4.3. Räume zur zentralen Bettendesinfektion mit alkoholischen Desinfektionsmitteln von Hand unterliegen den Anforderungen der „EX-RL" für die Zone 2. Insbesondere müssen Zündquellen ausgeschlossen sein und elektrische Betriebsmittel VDE 0165/8.69 § 22 entsprechen.

3.4.4. In Räumen und Anlagen zur automatischen Bettendesinfektion mit alkoholischen Desinfektionsmitteln darf von den Regeln des Abschnittes 3.3.2. abgewichen werden, wenn die Anforderungen der „EX-RL" für die Zone 0 erfüllt sind.

3.5. Instrumentendesinfektion

Gefäße mit alkoholischen Desinfektionsmitteln zur Instrumentendesinfektion sind abgedeckt zu halten.

3.6. Hautdesinfektion

Vor dem Einsatz elektrischer Geräte ist die Abtrocknung des alkoholischen Desinfektionsmittels auf der Haut abzuwarten, da auch bei Verwendung geringer Mengen alkoholischer Desinfektionsmittel Brand- und Explosionsgefahr bestehen.

3.7. Händedesinfektion

Die Händedesinfektion mit alkoholischen Desinfektionsmitteln ist in der Nähe von Zündquellen unzulässig.

Im übrigen ist bei bestimmungsgemäßer Verwendung der Desinfektionsmittel hier mit Brand- und Explosionsgefahren nicht zu rechnen.

Sprühgeräte

Alkoholische Desinfektionsmittel dürfen nur mit Geräten ausgebracht werden, die die Dämpfe und Nebel nicht entzünden können.

Die in einem Raum eingesetzten Sprühgeräte (Flüssigkeitsstrahler)
– dürfen keine Zündquellen, z.B. elektrisch betriebene Teile, enthalten
oder
– müssen explosionsgeschützt (mindestens Ex eG3 nach VDE0171) ausgeführt
oder
– während des Sprühens spannungslos sein.

Auf nicht explosionsgeschützten Geräten muß folgender Benutzungshinweis angebracht sein:
Nicht explosionsgeschützt!
Nur in spannungslosem Zustand zum Ausbringen brennbarer Flüssigkeiten geeignet!

Kennzeichnung von alkoholischen Desinfektionsmitteln

Alkoholische Desinfektionsmittel müssen mindestens mit folgenden Angaben gekennzeichnet sein:
a) Konzentration in Gew.% und Art der enthaltenen Alkohole
b) Flammpunkt nach DIN 51755
c) Ausbringung max. 50 ml pro m². Siehe Produktinformation
d) Entzündlich! Nicht in offene Flamme sprühen!

Beispiel:
(Bezeichnung des Desinfektionsmittels)
65 Gew.% n-Propanol
30 °C Flammpunkt nach DIN 51755
Ausbringung max. 50 ml/m²
Siehe Produktinformation
Entzündlich! Nicht in offene Flamme sprühen!
Auf die Kennzeichnung nach Arzneimittelgesetz wird hingewiesen.

Schlußbemerkung

Diese Sicherheitsregeln sind gültig ab 1. Oktober 1979, sofern nicht Bestimmungen dieser Sicherheitsregeln nach geltenden Rechtsnormen oder als anerkannte Regeln der Technik bereits zu beachten sind.

6.8 Formaldehyd

6.8.1 Allgemeine Hinweise

Strukturformel von Formaldehyd (CH_2O):

$$H-C\overset{\displaystyle O}{\underset{\displaystyle H}{\big<}}$$

Formaldehyd entsteht durch Oxidation von Methylalkohol:

$$CH_3OH + O \longrightarrow HCHO + H_2O$$

oder durch Reduktion von Kohlenmonoxid:

$$CO + H_2 \longrightarrow HCHO$$

Formaldehyd ist ein Gas, das bei $-21\,°C$ flüssig wird. Seine wäßrige Lösung wurde 1885 von **Oscar Loew** unter dem Namen Formalin (= Formol) als Desinfektionsmittel eingeführt. Formalin ist vor Licht geschützt (braune Flaschen), nicht unter $9\,°C$ (DAB 7) aufzubewahren, da sonst unlöslicher Paraformaldehyd ausfällt, ein Gemisch verschiedener Polyoximethylen-dihydrate ($HOCH_2 \times O\,[CH_2]\,x \times CH_2OH$). Neuerdings wird Formalin so hergestellt, daß es sich auch in durchsichtigen Gefäßen nicht zersetzt. Formaldehyd macht das Eiweiß der lebenden Zellen unlöslich, schädigt die Nukleinsäuren und wirkt auf diese Weise keimtötend.

Formaldehyd ist wirksam, wenn seine wäßrige Lösung (Formalin) zusammen mit Wasser verdampft wird und sich dieses Formaldehyd-Wasser-dampf-Gemisch auf Oberflächen niederschlägt. Bei der Flächendesinfektion mit Formalin ist es wichtig, daß es zu einer lückenlosen Benetzung der Fläche kommt. Formaldehyd gehört zu den wichtigsten Desinfektionsmitteln. Bei entsprechend hoher Konzentration und langer Einwirkungszeit tötet er auch Bakteriensporen.

6.8.2 Raumdesinfektion (Erweiterte Schlußdesinfektion)

Präparate auf Aldehydbasis werden vor allem verwendet bei der erweiterten Schlußdesinfektion oder Raumdesinfektion (lt. TRGS 522), Flächendesinfektion, Wäschedesinfektion und Sonderdesinfektionen.

Formalin kann durch Erhitzen verdampft werden; dadurch strömt Formaldehyd in den Raum. **Formalin besteht zu 37% aus Formaldehyd.** Dies ist für die praktische Berechnung wichtig. Für 1 m³ Rauminhalt benötigt man 5 g Formaldehyd = 15 g Formalin (s. Kap. 8.4.)

Beispiel: Für einen Raum von 25 m³ benötigt man 125 g Formaldehydgas = 375 g Formalin.

1 m³ benötigt 5 g Formaldehyd = 15 g Formalin.

Das Formaldehyd schlägt sich mit Wasser auf allen Flächen nieder. Daher handelt es sich um keine Desinfektion der Luft sondern der Flächen. Sind viele Möbel im Raum benötigt man eine größere Menge Formalin.

Mit dem Flügge-Apparat wird eine Erwärmung von Formalin durch Spiritusverbrennung herbeigeführt. Für einen Raum von 25 m³ benötigt man etwa 350 ml Spiritus. Neuere Geräte werden durch Stromanschluß erhitzt. Die Einwirkungszeit beträgt mindestens 6 Stunden (unbedingt einhalten). Da der Formaldehyd einen außerordentlich stechenden Geruch hat und zu Schleimhautreizungen führt, beseitigt man ihn durch Einströmenlassen von Ammoniakgas:

$$4\,NH_3 + 6\,CH_2O \longrightarrow (CH_2)_6N_4 + 6\,H_2O$$

Es entsteht Hexamethylentetramin = Urotropin, ein geruchloses Pulver. Bei der praktischen Durchführung der Raumdesinfektion kann man nach der Einwirkungszeit für das Formaldehyd das Ammoniakgas durch Erhitzen von Ammoniak in den Raum bringen und läßt es 1 Stunde einwirken.

Bei hochinfektiösen Krankheiten (z. B. Cholera, Pest, Pocken, Lassafieber) und/oder zum Schutz des Desinfektors z. B. bei offener ansteckungsfähiger Tuberkulose wird zuerst eine Raumdesinfektion mit Formaldehyd und anschließend eine Scheuerdesinfektion vorgenommen.

Die Vorteile des Formaldehyds sind in der großen Wirksamkeit und leichten Anwendbarkeit zu sehen. Die Nachteile des Formaldehyds liegen darin, daß das Gas oft nicht genug in die Tiefe dringt, sondern an der Oberfläche haften bleibt.

Bei der Raumdesinfektion mit Formaldehyd sollte die Luftfeuchtigkeit nicht zu gering sein. Eine relative Luftfeuchtigkeit von 80–90% gilt als optimal. Die Temperatur sollte nicht unter 18 °C liegen (Beachte TRGS 522). Der Anwender benötigt einen Befähigungsnachweis.

6.8.3 Flächendesinfektion

Die starke Reaktionsfähigkeit von Formaldehyd mit Eiweiß bedingt, daß die Mikroorganismen ohne Schutz durch Eiweißsubstanzen der Einwirkung ausgesetzt sein sollten.

Formaldehyd ist zur Desinfektion von Sputum oder Fäkalien nicht geeignet.

Bei der Schlußdesinfektion soll die Flächendesinfektion (Scheuerdesinfektion) die Eiweißhüllen „aufbrechen". Zum Schutze des Personals wird die vorausgehende Raumdesinfektion durch Vernebeln oder Verdampfen z. B. bei offener ansteckungsfähiger Lungentuberkulose empfohlen.

Die maximale Arbeitsplatzkonzentration (MAK-Wert) beträgt für Formaldehyd 0,5 ppm. Für die Innenluft hat das Bundesgesundheitsamt einen MIK-Wert von 0,1 ppm empfohlen.

Außer Formaldehyd werden auch Mittel auf der Basis von Glutaraldehyd verwendet.

$$\text{Glutaraldehyd: } OHC - CH_2 - CH_2 - CH_2CHO$$

Durch Zusatz von 0,3% $NaHCO_3$ wird es zur 2%igen Lösung „aktiviert". Die bakterizide Wirkung ist auf den pH-Bereich von 7,5 bis 8,5 beschränkt. Eine 2%ige „aktivierte" Lösung ist etwa 10mal so wirksam wie eine 4%ige Formaldehydlösung (**Wallhäußer**, 1995). Glutaraldehyd wird vor allem zur Instrumentendesinfektion verwendet.

Beim Vernebeln oder Verdampfen von Formaldehyd oder bei großflächiger Anwendung von formaldehydhaltigen Desinfektionsmitteln in höheren Konzentrationen ist das Tragen von Schutzmasken erforderlich.

Formaldehyd wurde von der Deutschen Forschungsgemeinschaft in die Liste der Stoffe aufgenommen, bei denen ein krebserzeugendes Potential zu vermuten ist und die der weiteren Abklärung bedürfen. Dies ist eine Vorsichtsmaßnahme. Versuchsergebnisse zeigten bei extrem hohen, in der täglichen Praxis nicht gegebenen Konzentrationen (15 ppm) im Tierversuch karzinogene Veränderungen. Die Ergebnisse stehen allerdings im Widerspruch zu epidemiologischen Untersuchungen an besonders exponierten Berufsgruppen wie Pathologen, Anatomen, Desinfektoren, bei denen sich keine Hinweise auf eine karzinogene Wirkung des Formaldehyds ermitteln ließen.

Im gemeinsamen Formaldehydbericht des Bundesgesundheitsamtes, der Bundesanstalt für Arbeitsschutz und des Umwelt-Bundesamtes von 1984 ist zusammenfassend zur Frage der Kanzerogenität festgestellt:
- Die vorliegenden epidemiologischen Studien geben keinen Hinweis auf eine erhöhte Gesamttumorrate oder auf eine Erhöhung der Rate einzelner Tumorarten bei formaldehydexponierten Menschen.
- Alle bisher mit Formaldehydexposition durchgeführten Tierversuche sind nach Anlage, Durchführung oder Ergebnis nicht geeignet die Annahme einer Kanzerogenität beim Menschen zu begründen. (Nochmals in Mitteilung des BGA vom Sept. 1992.)

- Eine lokale gentoxische Wirkung ist nicht nachgewiesen bzw. ungeklärt.
- Nach dem gegenwärtigen Stand des Wissens bestehen auch keine sonstigen hinreichenden Anhaltspunkte, daß Formaldehyd beim Menschen Krebs erzeugt.
- Da nicht alle **Verdachtsmomente** ausgeschlossen werden können, bleibt ein **Verdacht** auf ein krebserzeugendes Potential bestehen.

Untersuchungen haben gezeigt, daß der Aldehydgehalt von Desinfektionsmitteln wie sie derzeit auf dem Markt angeboten werden und in der Liste der DGHM aufgenommen sind, fast ausnahmslos einen Aldehydgehalt von unter 10% aufweisen.

Der 4-Stunden-Wert nach der DGHM-Liste beträgt 0,25% bis 1%. Dies bedeutet, bei einer Gebrauchs-Desinfektionslösung, einen Formaldehydgehalt von 0,025% bis 0,1% in der Desinfektionsflotte (lt. BGA ist bei Konzentrationen unter 0,05% auch bei sensibilisierten Personen kein Kontaktekzem mehr auslösbar).

Für die praktische Desinfektion von Flächen ergibt sich als Beispiel folgende Rechnung:

Ein Desinfektionsmittel hat im Konzentrat in 100 ml ca. 4 g Formaldehyd. Laut DGHM-Liste ist eine 0,5%ige Gebrauchslösung notwendig, dies entspricht 0,02 g = 20 mg CH_2O pro 100 ml Gebrauchslösung.

Ein Zimmer mit 20 m^2 und 3 m Höhe hat einen Rauminhalt von 60 m^3. Pro m^2 werden ca. 20 ml Desinfektionslösung für die Naßdesinfektion = 400 ml der Gebrauchslösung ausgebracht. Bei einem üblichen Verfahren der desinfizierenden Reinigung werden davon 90% im zweiten Reinigungsgang wieder aufgenommen. Es verbleibt ein Rest von 40 ml. 40 ml = 8 mg Formaldehyd auf der Gesamtfläche.

8 mg auf 60 m^3 entspricht 0,13 mg pro m^3 = ca. 0,1 ppm. Diese Rechnung ist ohne Berücksichtigung eines natürlich gegebenen Luftwechsels im Raum vorgenommen. Dieser beträgt ca. 1–2 pro Stunde ohne Öffnen von Fenstern und Türen. In der Praxis kann daher davon ausgegangen werden, daß die 0,1 ppm, wenn überhaupt, nur sehr kurzzeitig erreicht werden und bereits nach einer kleinen Zeitspanne Werte weit unter 0,1 ppm im Raum gegeben sind (MAK-Wert 0,5 ppm).

Weiter sei auf folgende Vergleichsrechnung (nach **Remmer,** Deutsches Ärzteblatt 4, 1985) hingewiesen: In einem Raum mit 1 ppm werden in 8 Stunden Aufenthalt etwa 4–5 mg Formaldehyd über die Atemluft aufgenommen. Beim Inhalieren von 20 Zigaretten werden etwa 30 mg Formaldehyd, beim Konsum von 1 Apfel ca. 5 mg, einer Tasse Kaffee ca. 3–7,5 mg und in einem Kilo Gemüse zwischen 4–20 mg Formaldehyd konsumiert.

Wesentlich ist, daß alle erforderlichen Quellen einer Formaldehydbelästigung beseitigt werden wie z. B. Anstriche, Imprägnierungsmittel, Bauschäume, Preßplatten, Kleber usw. In diesen Bereichen kann das Formaldehyd durch andere Stoffe ersetzt werden.

Technische Regeln für Gefahrstoffe
Da ein Verdacht auf ein krebserzeugendes Potential nicht ausgeschlossen werden kann, hat der Ausschuß für Gefahrstoffe die Technischen Regeln für Gefahrstoffe (TRGS 522) veröffentlicht, die einschneidende Schutzmaßnahmen für die Raumdesinfektion mit Formaldehyd festlegen (s. Kap. 13.3).

6.8.4 Formaldehyd-Sterilisation

Formaldehyd-Wasserdampfgemische sind für die Sterilisation geeignet, dies vor allem bei thermolabilem Gut, da die Anwendung bei Temperaturen zwischen 60°–75 °C liegen. Nach Abschluß der Sterilisation muß eine Ausgasung durch ein Vakuumverfahren erfolgen (s. Abb. 6.1). Da Formaldehyd nach der Gefahrstoffverordnung als gefährlicher Stoff eingestuft ist, gelten die Regeln der TRGS 512 (s. Kap. 13.3) und 513. Dies bedeutet, daß eine behördliche Erlaubnis und ein Sachkunde-Nachweis vorhanden sein müssen.

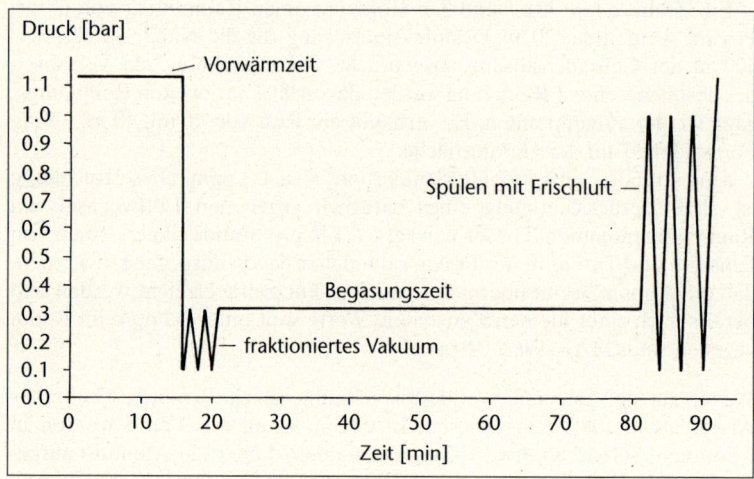

Abb. 6.1: Druckverlauf einer Formaldehyd-Sterilisation. Aus: A. Jordy: Krankenhaushygiene und Infektionsverhütung 12 (1990), 167.

Begasungszeit	= Einwirkungs-/Sterilisationsphase
Spülen mit Frischluft	= Desorptionsphase zur Beseitigung des Formaldehyds, 15–20maliger Druckwechsel in der Kammer

TRGS 512: regelt allgemeine Begasung.

TRGS 513: Begasung mit Ethylenoxid und Formaldehyd in Gas-Sterilisatoren mit einem Nutzraum bis 1000 dm^3 und zur Desinfektion
mit Formaldehyd in Begasungsanlagen in medizinischen und
sonstigen Bereichen.

TRGS 513a: Empfehlungen des BMA zur Durchführung der Eignungsun-
tersuchung von Befähigungsscheinbewerbern für Begasungen
gem. § 25 Abs. 4. Nr. 2 Gef.StoffV.

Zu beachten sind die DIN-Vorschriften, soweit sie nicht durch europäische
Normen (s. auch Kap. 5.6.5 und 15.20) ersetzt wurden z. B.:

EN 866-5 (Biolog. Systeme für den Gebrauch in Sterilisatoren mit Nieder-
temperatur, Dampf und Formaldehyd) u. a.

Heute sind folgende Verfahrensparameter gegeben:
• FO-Konzentration 20–30 mg/L
• rel. Feuchte > 60%
• Temperatur ca. 60 °C
• Einwirkzeit mindestens 60 Minuten
• FO-Rückstand auf dem Gut bei Anwendung 50 mg/kg oder 0,1–1,0
Mikrog./cm^2

6.9 Persäuren

6.9.1 Peressigsäure

$$H_3C - C - O - OH$$

mit Doppelbindung O am C

Peressigsäure ist wie Wasserstoffperoxid ein starkes Oxidationsmittel, jedoch wesentlich wirksamer als Wasserstoffperoxid. Die Peressigsäure ist als
10–40%ige Lösung im Handel. Wegen der leichten Zersetzbarkeit ist die
Lösung nicht lange haltbar. Außerdem muß wegen der leichten Brennbar-
keit vorsichtig hantiert werden. Es besteht eine mikrobizide Wirkung gegenüber Bakterien, Viren und unter bestimmten Voraussetzungen auch gegenüber Sporen. Geeignet ist Peressigsäure vor allem zur Desinfektion von
Instrumenten (DGHM-Liste 60 Min.), aber auch zur Desinfektion von
Flächen (DGHM-Liste). Allerdings entwickelt sich ein starker Geruch nach
Essig, und es muß mit einer stärkeren korrosiven Wirkung gerechnet werden. Die Gebrauchsverdünnungen werden mit 0,25–1,5% angegeben. Per-

bernsteinsäure und Perbenzoesäure werden ebenfalls zur Flächendesinfektion verwendet. Diese organischen Säuren können jedoch nur in Pulverform in den Handel gebracht werden. Die Lagerzeit ist auf ein Jahr beschränkt. Zur Desinfektion werden jeweils frische wäßrige Gebrauchslösungen hergestellt.

6.9.2 Andere Persäuren

Um die Nachteile der Peressigsäure zu vermeiden, wurden weitere Persäureverbindungen entwickelt und auf ihre Wirksamkeit geprüft. Hierbei handelt es sich um Mischungen verschiedener Persäuren, z.B. Perbenzoesäure, Perbernsteinsäure und Perglutarsäure, die im Wasser ein Gleichgewicht mit den ihnen zugrunde liegenden organischen Säuren und mit Wasserstoffperoxid bilden. Dieses Gleichgewichtssystem ist durch Abspalten von Sauerstoff für die Desinfektionswirkung verantwortlich.

Beispiel Percarbonsäure:

$$R-C-O-O-H + H_2O \leftrightharpoons R-C-\bar{O}-H + H-\bar{O}-\bar{O}-H$$
$$\underset{O}{\|} \qquad\qquad\qquad \underset{O}{\|}$$

Percarbonsäure   Carbonsäure   Wasserstoffperoxid

Diese neueren Verbindungen sind weniger korrosiv, beständiger und mit einer höheren mikrobiziden Wirkung ausgestattet als Peressigsäure.

6.10 Phenol und seine Derivate

Phenol = Karbolsäure (früher Karbol genannt)
= C_6H_5OH = Hydroxybenzol

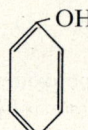

ist ein bei 181 °C siedender Anteil des Steinkohlenteers. Reines Phenol ist kristallinisch. Es löst sich in Wasser bei Erwärmung über 65,3 °C leichter als bei tiefen Temperaturen. Da das Phenol in der Desinfektionspraxis nur bei Zimmertemperatur und etwas darüber angewendet wird, sei darauf hingewiesen, daß Phenol bei diesen Temperaturen nur in einer Konzentration von circa 5% in Wasser löslich ist. Phenol ist eine schwache Säure. Phenol ist ein starkes Protoplasmagift, das nach Adsorption an die Zelloberfläche rasch in die Zelle eindringt und mit Proteinen und dem Protoplasma reagiert. Phenole greifen auch die Zellwand an. Je nach Konzentration wirkt es bakterizid oder bakteriostatisch (konservierend). Bereits 1867 wurde Phenol von **Lister** zur Antisepsis benutzt. Im Bereich der Desinfektion wurde es inzwischen von seinen stärker wirksamen Derivaten verdrängt:

Alkyl-Phenole: entstehen durch Substitution eines H-Atomes am Phenolring durch ein Alkylradikal (z. B. CH_3, C_2H_5, C_3H_7). Durch Verlängerung der Alkylkette bis zum Heptyl (C_7H_{15}) wird die desinfizierende Wirkung verstärkt.

Als **Kresole** werden die drei isomeren Hydroxytoluole bezeichnet.

Kresole sind in Wasser schlecht löslich, lassen sich aber mit Seife gut emulgieren. Daher Kresolseife und Lysol. Sie zeigen auch bei Gegenwart von organischem Material gute Desinfektionskraft. Kresolseife wird hergestellt aus Kresol und der gleichen Menge Kaliseife (Liq. cresoli saponatus).

o-Kresol	m-Kresol	p-Kresol

Alkalysol ist ein durch Natronlauge (NaOH) stark alkalisch wirkendes Rohkresol, das Sputumschleim verflüssigt und Tuberkelbakterien abtötet. Es wird nicht mehr verwendet.

Phenol- und Kresolabkömmlinge werden zur Scheuerdesinfektion und Wäschedesinfektion auch in Verbindung mit Seifen verwendet.

Bei halogenierten Phenolen ist ein H-Atom am Phenolring durch ein Halogenatom (Jod, Brom oder Chlor) substituiert. Damit steigt die Wirksamkeit, welche abhängig ist von der Halogenart und der Stellung des Halogenatoms im Molekül. Die desinfizierende Wirkung erhöht sich mit zunehmendem Atomgewicht (J > Br > Cl). Die p-Stellung des Halogens ist die wirkungsvollste. Außerdem wird die Desinfektionswirkung durch eine Mehrfachsubstitution mit Halogenatomen und durch zusätzliche aliphatische oder aromatische Gruppen gesteigert. Solche Verbindungen werden zur Hände-, Fein- und Flächendesinfektion verwendet.

Diskutiert wird eine mögliche Leberschädigung durch Phenol und seine Derivate.

6.11 Guanidine und Diguanidine

Guanidine sind Verbindungen der allgemeinen Formel:

$$X - NH - C \begin{matrix} \nearrow NH \\ \searrow \\ Y - R \end{matrix}$$

wobei X ein Wasserstoffatom oder Guanylrest, Y dagegen Sauerstoff, Schwefel oder NH_2 und R einen aliphatischen Rest von 10–16 C-Atomen darstellt (**Domagk, G., DRP 679787**).

Das antimikrobielle Wirkungsspektrum ist breit, die Wirkung gegen Mykobakterien, Pilze und Viren schwankt jedoch bei den einzelnen Präparaten.

Eine Untergruppe der Guanidin-Derivate sind die Biguanidine. Hierzu gehört das Chlorhexidin, für das im Ames-Test eine Punktmutation nachgewiesen wurde.

Diguanidine sind Verbindungen der allgemeinen Formel:

$$H_2N \diagdown \qquad \qquad NH_2 \diagup$$
$$C - N - (CH_2)_n - NH - C$$
$$HN \diagup \quad | \qquad \qquad \diagdown NH$$
$$\qquad \quad R$$

Sie sind besonders geeignet zum Einsatz bei Verwendung von sehr hartem Wasser. Ihr Wirkungsspektrum gegenüber Bakterien und Pilzen ist breit, über die Anwendung gegen Viren liegen noch keine sicheren Informationen vor. Sie haben wahrscheinlich keine Wirkung gegenüber hydrophilen Viren (unbehüllte Viren z. B. das Poliovirus).

Die Guanidinderivate gehören in die Gruppe der kationenaktiven Verbindungen und haben daher eine oberflächenaktive Wirkung (s. Kap. 6.12). Es wird angenommen, daß sie mit den Lipiden der Zellwände reagieren und darüber hinaus die Funktion der Zytoplasmamembran stören.

6.12 Oberflächenaktive Verbindungen

Es sind Verbindungen, die als Netzmittel, Emulgatoren oder Detergentien wirken und beim Schütteln der Lösung zur Schaumbildung führen. Da diese Verbindungen nur eine eingeschränkte Desinfektionswirkung aufweisen (s. u.), sind sie für „angeordnete Desinfektionen" (BSeuchG) nicht geeignet. Ihre Hauptanwendung finden sie bei der Sanitation. Die drei wichtigsten Gruppen werden im folgenden besprochen.

6.12.1 Anionische Verbindungen

Hierher zählen Seifen und Detergentien. Sie haben die allgemeine Formel:

$R - X^- \, Na^+$
R (Radikal) = langkettige Paraffine,
alkylsubstituierte Benzole oder Napthole (X^-)

| | Carboxyl | Sulfat | Sulfonat | Phosphat |

z. B. Seife: $CH_3 - (CH_2)_n - C - O^- Na^+$ $n = 10–16$ Glieder

Sie enthalten fettlösliche (hydrophobe) und wasserlösliche (hydrophile) Gruppen im gleichen Molekül. Die Kombination von Phenolen und Seifen ist für die Flächendesinfektion geeignet. Seifen mit 8–14 C-Atomen steigern die bakterizide Wirkung von Phenolen. Die handelsüblichen Seifen haben meist keine desinfizierende Eigenschaft, unterstützen aber als Netzmittel und Emulgatoren Desinfektionsmaßnahmen. Das Wirkungsoptimum der anionischen Verbindungen liegt im sauren Bereich.

6.12.2 Kationische Verbindungen

Kationische Verbindungen (= quartäre Verbindungen) haben eine positiv geladene hydrophile Gruppe. Für die Desinfektion sind die quartären Ammoniumsalze von Bedeutung. Sie haben die allgemeine Formel:

z. B. Zephirol:

Da im Gegensatz zu den gewöhnlichen Seifen ein organisches Kation vorliegt, nennt man diese Verbindungen auch Invertseifen. In den USA spricht man von „wetting agents" und „detergents" (nicht zu verwechseln mit den oben genannten anionischen Detergentien).

Domagk fand 1935, daß quartäre Ammoniumverbindungen nur dann baterizid wirken, wenn mindestens eines der vier Radikale eine Kettenlänge von 8–18 C-Atomen aufweist.

Myxal ist eine quartäre Verbindung, aber keine Ammonium-, sondern Phosphoniumverbindung mit der Formel:

Dodecyl-triphenyl-phosphoniumbromid

$$\left[H_{25}C_{12} - \overset{+}{P} \underset{}{\overset{}{=}} \bigcirc \right] Br^-$$

Die quartären Verbindungen haben einige Eigenschaften, die ihren Gebrauch als Desinfektionsmittel einschränken:

• Quartäre Ammoniumverbindungen wirken in der Regel gegen grampositive Bakterien in niedrigen Konzentrationen; bei gramnegativen Bakterien müssen im allgemeinen höhere Konzentrationen verwendet werden. Empfohlen wird, die Wirkstofftypen bei laufender Desinfektion immer wieder zu wechseln (Selektion resistenter Keime).
• Eiweißverbindungen (z. B. Serum, Milch) führen zu einer starken Verminderung der Desinfektionskraft.
• Seifen und Detergentien – also die anionischen Verbindungen – machen sie unwirksam.
• Hartes Wasser führt zu einer starken Reduzierung der Desinfektionswirkung.
• Die Wirkung nimmt im alkalischen Bereich zu und im sauren Bereich ab und fehlt ab pH 3 ganz.
• Mykobakterien (hierzu gehören die Tuberkelbakterien) und Sporen werden nicht abgetötet.
• Nicht alle Viren werden sicher inaktiviert.

Die quartären Verbindungen werden zur „Sanitation" in Lebensmittelbetrieben und in Kombination mit anderen Wirkstoffen bei der Hände- und Flächendesinfektion eingesetzt. Darüber hinaus auch als Wäschenachspülmittel, zur Konservierung und als Algenbekämpfungsmittel in Bädern verwendet.

6.12.3 Amphotere Verbindungen

Sie bilden als Aminosäuren in Wasser Kationen, Anionen und Zwitterionen (positiv und negativ geladen).
Die allgemeine Formel lautet:

$$R - NH - CH_2 - COOH$$

Man nennt diese Verbindung auch **Tenside**.

Auch die amphoteren Verbindungen sind mit Seifen und Detergentien nicht verträglich. Sie haben aber im Gegensatz zu den quartären Verbindungen nur einen geringen Eiweißfehler (Def. s. Kap. 4.2), der bei ihrer Anwendung als Desinfektionsmittel vernachlässigt werden kann.

Bei längerer Einwirkungszeit (60 Minuten) werden auch Tuberkelbakterien abgetötet. Sie haben auch eine gute Wirkung gegen Pilze. Viren werden jedoch nicht inaktiviert.

Das sehr hohe Benetzungsvermögen führt zu der für die Desinfektion günstigen Filmbildung auf Oberflächen. Vorteile sind ferner fehlende Toxizität und fehlende Geruchsbelästigung. Sie werden zur Hände-, Flächen- und Wäschedesinfektion sowie zur „Sanitation" in Lebensmittelbetrieben verwendet.

Detergentien und Tenside sind Verbindungen, die die Eigenschaft haben, sich an Oberflächen anzureichern, sie sind „oberflächenaktiv". Da sie sowohl eine fettlösliche als auch eine wasserlösliche Gruppe besitzen, lagern sie sich zwischen der lipidhaltigen Zellwand der Bakterien und dem wäßrigen Medium an. Langkettige Kohlenwasserstoffe sind sehr stark fettlöslich, während Ionen stark wasserlöslich sind. Eine Verbindung, die beide Strukturen besitzt, reichert sich an der Oberfläche der Bakterienzelle besonders an.

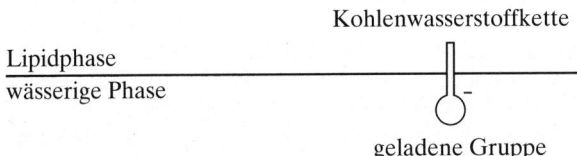

6.13 Triethylenglykol

$$HO - CH_2 - CH_2 - O - CH_2 - CH_2 - O - CH_2 - CH_2 - OH$$

Die Substanz kann zur Raumdesinfektion benützt werden. Es handelt sich um eine Flüssigkeit, die verdampft wird und noch in einer Konzentration bis 1:250 Millionen rasch keimtötend wirkt. Triethylenglykol ist völlig unschädlich, geschmacklos und geruchlos.

6.14 Ethylenoxid

$$H_2C \underset{O}{\overset{\textstyle\diagup\,\diagdown}{\text{------} CH_2}}$$

Ethylenoxid ist ein Gas, das mit Luft explosible Gemische bildet (Explosionsgefahr bereits bei 3 Vol. %).

Ethylenoxid hat eine ausgezeichnete mikrobizide Wirkung, ist aber leider auch für Mensch und Tier hochtoxisch. Ethylenoxid reizt die Haut und die Atemwege, führt zu Nekrosen und wirkt bei entsprechenden Konzentrationen in der Atemluft in wenigen Augenblicken tödlich. Kein MAK-Wert! Krebserzeugend! Explosiv!

Das Ethylenoxid-Verfahren zu Sterilisation sollte nur dann angewendet worden, wenn eine Sterilisation mit Dampf oder Heißluft nicht möglich ist. Es wird vor allem bei hitzeempfindlichem Sterilisationsgut angewendet.

Ethylenoxid ist seit 1985 als krebserzeugender Arbeitsstoff in der Liste der gefährlichen Arbeitsstoffe (Deutsche Forschungsgemeinschaft) unter Abschnitt III A 2 Verdacht auf krebserzeugende Wirkung eingeordnet. In der GefahrstoffVO ist es in die Gruppe III der Liste der krebserzeugenden Stoffe eingereiht. Mutagenität ist ebenfalls gegeben. Etwa bei 100–200 mg Ethylenoxid/Liter Atemluft kommt es zur sofortigen tödlichen Vergiftung beim Menschen. Diese Werte sind um so mehr zu beachten, als der Geruchsschwellenwert wesentlich höher (ca. 700 ppm) liegt.

Um die *Explosionsgefahr* herabzusetzen, werden Gemische mit inerten „Beigasen" hergestellt, z. B. 90% Ethylenoxid und 10% CO_2 (auch andere Mischungsverhältnisse sind im Handel, z. B. 15% Ethylenoxid und 85% CO_2).

Ethylenoxidgas reagiert mit dem Zelleiweiß (wahrscheinlich mit den funktionellen Gruppen in Seitenketten von Proteinen). Möglicherweise wird jedoch auch die DNS und RNS angegriffen. Viren werden irreversibel geschädigt, ebenso die Sporen von Sporenbildnern. Die Wirkung und die erforderliche Sterilisierzeit hängt ab von der Ethylenoxidkonzentration, dem Druck, der Temperatur und der relativen Luftfeuchtigkeit. Die schnellste Wirkung wird erreicht bei einer Temperatur von etwa 55 °C und einer relativen Luftfeuchtigkeit von 20–60%. In Wasser und feuchter Luft hydrolysiert das Ethylenoxid zum unwirksamen Ethylenglykol. Mit steigendem Druck verringert sich die Sterilisierzeit. Allerdings kann auch mit Unterdruck gearbeitet werden. Man unterscheidet daher: Vakuumverfahren (s. Abb. 6.2), Gleichdruckverfahren, Überdruckverfahren (s. weiter unten): Das Sterilisiergut muß für die Gassterilisation in besonderer Weise vorbereitet sein.

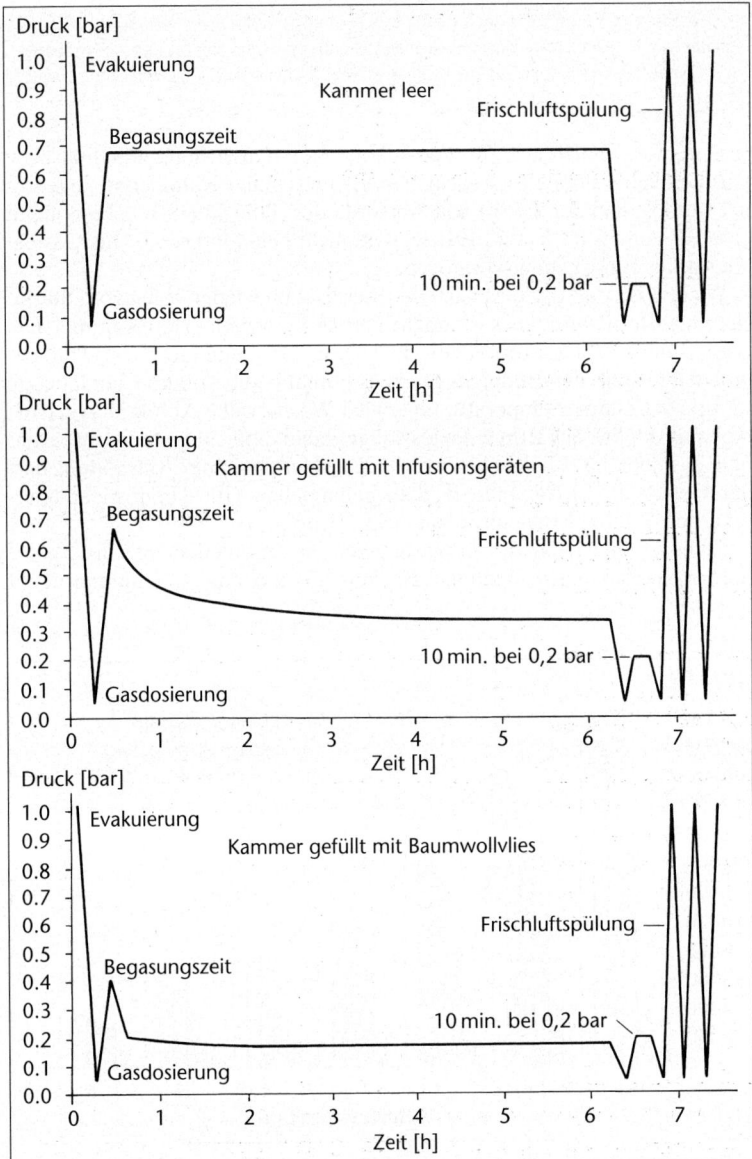

Abb. 6.2: Druckverlauf einer Ethylenoxid-Sterilisation im Unterdruck. Aus: A. Jordy: Krankenhaus-hygiene und Infektionsverhütung 12 (1990), 167.

Das Sterilisiergut muß für die Gassterilisation in besonderer Weise vorbereitet sein: Es ist eine gründliche Reinigung mit entmineralisiertem Wasser erforderlich; das Sterilisiergut muß in speziellen Folienbeuteln, die sowohl das Sterilisiergas wie Wasserdampf, der für die Wirkung notwendig ist, ein- und austreten lassen, verpackt sein.

Andererseits muß die Folie von rekontaminationssicherer Qualität sein. Das Gut sollte doppelt verpackt sein. Es muß in der Kammer so angeordnet werden, daß der Zutritt von Wasserdampf (DIN 58948 Teil 2 empfiehlt eine RF von 55–85%) und Ethylenoxid nicht behindert wird. Das Gas hat ein starkes Eindringungsvermögen.

Wichtig ist, daß das Gas nach der Sterilisation wieder völlig vom Sterilisiergut entfernt wird. Dies ist möglich durch Verweilen in der Kammer. Die Ausgasungszeit (Desorptionszeit) hängt von der Temperatur, vom Material und den technischen Bedingungen ab (optimal 30–60 Minuten, bei PVC ca. 12 Std.; bei Zimmertemperatur mehr als 1 Woche; siehe Abb. 6.3). Auch die Abbauprodukte des Ethylenoxids sollen dabei entfernt werden, insbesondere das toxische Ethylenchlorhydrin. Zum Zeitpunkt der Anwendung darf der Gehalt an Ethylenoxid in dem behandelten Gut 1 ppm nicht überschreiten und bei Ethylenhydrine nicht 150 ppm.

Zu beachten ist, daß die Ausgasungszeit für verschiedene Sterilisiergüter unterschiedlich lang sein kann, z. B. bleiben Rückstände in Gummiartikeln

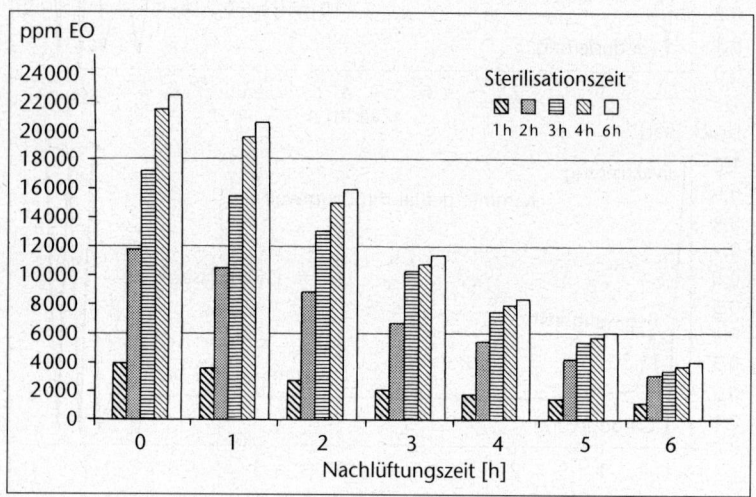

Abb. 6.3: Ethylenoxid-Desorptionsgeschwindigkeit bei Gummikathetern, abhängig von der Sterilisationszeit [sterilisiert mit 1250 g EX/m³]. Aus: A. Jordy: Krankenhaushygiene + Infektionsverhütung 12 (1990), 167.

länger haften als dies bei anderen Materialien der Fall ist. Rückstände von Ethylenoxid können bei Einsatz in der Medizin an Haut und Schleimhäuten (z. B. beim Intubieren) zu Nekrosen führen. Ethylenoxid läßt sich mit Gasspürgerät z. B. Drägerröhrchen nachweisen. Rückstandskontrollen sollten durchgeführt werden.

Ethylenoxid wurde früher in der Lebensmittelindustrie, vor allem zur Entkeimung von Trockengewürzen verwendet. Dies ist mit Rücksicht auf die Toxizität des Gases nicht mehr statthaft.

Entsprechend der Gefahrstoffverordnung („Verordnung über gefährliche Stoffe"), darf mit Ethylenoxid nur arbeiten, wer an einem Sachkundelehrgang teilgenommen hat und auf Grund der bestandenen Prüfung einen Befähigungsschein erhalten hat.

Nach TRGS 513 (Technische Regeln für Gefahrstoffe) ist folgendes zu beachten:

- Ethylenoxid darf nur in Begasungsanlagen verwendet werden,
- eine behördliche Erlaubnis ist notwendig,
- ein Sterilisationsleiter ist zu bestellen,
- ein Sachkundenachweis ist erforderlich,
- Gerät nicht in Räumen für ständigen Aufenthalt (gilt für Entnahmeseite) aufstellen,
- Räume müssen ausreichend be- und entlüftbar sein,
- Ausgasung erfolgt grundsätzlich im Gas-Sterilisator, Ausgasung in Räumen ist nicht zulässig,
- Sterilisiergas-Ableitung,
- jährliche technische Kontrolle der Gerätschaften.

Die Sicherheitsanforderungen leiten sich aus folgenden Vorschriften ab: GefahrstoffVO und Technische Regeln, Chemikaliengesetz, TA-Luft, ArbeitsstättenVO, technische Regeln Druckgase, Gerätesicherheitsgesetz, Gewerbeordnung, Immissionsgesetz, DIN 58 948, EN 866-8 (biolog. Systeme für die Prüfung). Es ist zu erwarten, daß in Kürze weitere europäische Normen veröffentlicht werden.

Für die Durchführung der Sterilisation mit Ethylenoxidgas werden Geräte benötigt, die besonderen Sicherheitsvorschriften entsprechen. Früher verwendete Kleingeräte sind nicht mehr statthaft. Um eine notwendige Ethylenoxidkonzentration (über 1000 mg/l) auch bei niedrigem Ethylenoxidgehalt zu erreichen, muß Überdruck angewendet werden. Mit Unterdruck kann nur bei Verwendung von reinem Ethylenoxidgas gearbeitet werden. Beim Vakuumverfahren wird das Sterilisiergut und die Kammer evakuiert und damit ein besseres Einströmen des Inertgases (CO_2) und des Ethylenoxids bewirkt. Beim Überdruckverfahren arbeitet man mit einem Sterilisiergas, das lediglich 10% Ethylenoxid und 90% CO_2 enthält. Zeitlicher Ablauf des **Überdruckverfahrens:**

- Vor- und Anwärmzeit für Sterilisierkammer und Sterilisiergut,
- Entlüftungszeit,
- Befeuchtungszeit (Befeuchtung des Gutes auf 30–60% relative Feuchte),
- Druckanstiegszeit,
- Sterilisierzeit (Ausgleichszeit, Abtötungszeit und Sicherheitszuschlag),
- Druckentlastungszeit,
- Gasentfernungszeit (Ausspülen des Sterilisiergases mittels Luft).

Die Geräte und Druckflaschen müssen in eigens hierfür vorgesehenen Räumen, vorteilhaft mit Druckabsaugung, untergebracht sein. Wegen der Toxizität des Gases und der Explosionsgefahr sollten folgende Sicherheitsmaßnahmen getroffen werden: Fluchttür, einwandfreie Abgas-Einrichtung, Beatmungsgerät in erreichbarer Nähe.

Es sind ferner besondere **Schutz- und Überwachungsmaßnahmen** notwendig. Hierzu gehören:

- die regelmäßige Kontrolle der Luft am Arbeitsplatz mit ausreichend empfindlichen Analysenmethoden,
- die besondere ärztliche Überwachung exponierter Personen,
- zusätzliche technische Verbesserungen, damit die toxischen Stoffe nicht in die Luft am Arbeitsplatz gelangen und so direkt auf die hier tätigen Personen einwirken.

Durch den Einbau einer zeitbegrenzten Sterilgut-Entnahmesperre wird diesem Umstand Rechnung getragen.

Biologische Kontrolle mittels Bioindikatoren siehe Kapitel 7.2.

6.15 Praktische Anwendungen chemischer Substanzen für Desinfektion und Sterilisation

Mit wenigen Substanzen kann bei richtiger Anwendung auch eine Abtötung von Sporen erreicht werden:

- Formaldehyd, jedoch nur bei langer Einwirkungszeit,
- Ethylenoxid,
- Ozon bei der Wasseraufbereitung,
- Chlor, bei ausreichend langer Einwirkungszeit.

Eine sichere Inaktivierung aller Viren wird nach den heute vorliegenden Erfahrungen ebenfalls mit den oben genannten Substanzen erreicht.

Bei Überlegungen zur Verwendbarkeit bestimmter Desinfektionsmittel sollte man stets auf die Zusammensetzung der Handelspräparate achten. Man sollte sich dabei klarmachen, zu welcher Stoffgruppe das Präparat zu rechnen ist und wofür es demnach geeignet ist (Wirkungsbereich siehe auch Kap. 6.2, Tab. 6.1 und 6.2). Auch ist zu beachten, ob ein Präparat für den erforderlichen Zweck preiswert ist. Man wird z. B. ein teures Händedesinfektionsmittel nicht für eine Scheuerdesinfektion benützen.

Das Bundesgesundheitsamt (RKI) hat eine „Liste der vom Bundesgesundheitsamt geprüften und anerkannten Desinfektionsmittel zur Anwendung in Seuchenfällen auf Anordnung" herausgebracht. Diese Liste wird laufend ergänzt (s. Kap. 13.1.1).

Das Bundesgesundheitsamt bzw. Robert Koch-Institut hat bestimmte Prüfungsmethoden vorgeschrieben und nur diejenigen Desinfektionsmittel, die diesen Prüfungsmethoden standhalten und den erforderlichen Effekt haben, in die Liste aufgenommen. Für die behördlich vorgeschriebenen Desinfektionsmittel dürfen nur Mittel, die in der Liste aufgeführt sind, verwendet werden.

Nach § 10c des BSeuchG (Bundesseuchengesetz) dürfen für behördlich angeordnete Desinfektionen nur Mittel und Verfahren Verwendung finden, die in der Liste des Bundesgesundheitsamtes bzw. Robert Koch-Instituts aufgeführt sind. Die dafür vorgeschriebenen Konzentrationen und Einwirkungszeiten sind unbedingt einzuhalten.

Neben der Liste des Bundesgesundheitsamtes gibt die Deutsche Gesellschaft für Hygiene und Mikrobiologie laufend Listen geprüfter Desinfektionsmittel bekannt. Die Listen werden in Zeitabständen ergänzt und veröffentlicht. Sie enthalten Angaben über Handelsnamen, Hersteller, Wirkstofftyp, Anwendungsbereiche, Anwendungskonzentrationen, Einwirkungszeit und allgemeine Hinweise. Die Wirkstoffe werden auch auf ihre Toxizität für Mensch und Tier geprüft, jedoch nicht auf eine allergene Wirkung, da dies im Hinblick auf die individuelle Reaktion nicht praktikabel ist.

Da heute viele Desinfektionsmittel aus mehreren Komponenten bestehen, sollte sich der Nichtfachmann an die herausgegebenen Listen halten.

Überblick über die Anwendungsgebiete chemischer Desinfektion

Hautdesinfektion:
- Erforderlich: vor chirurgischen Eingriffen, Injektionen, Infusionen und Blutentnahmen.
- Wirkstoffe: Alkohol, Jodabspaltende Verbindungen, quarternäre Verbindungen, Phenolderivate, Guanidinverbindungen, Peroxidverbindungen.
- Unterscheide: zwischen talgdrüsenarmer und -reicher Haut wegen der verschiedenen Einwirkzeiten von 15 Sekunden bis mindestens 10 Minuten. Es werden nur Konzentrate verwendet. Siehe jeweils aktuelle Liste DGHM.

Hygienische Händedesinfektion:
- Einwirkungszeit: Alkohol und konzentriert anzuwendende alkoholhaltige Präparate $\frac{1}{2}$ Minute; andere Substanzen 1–2 Minuten; Hände müs-

sen während der Desinfektionszeit mit Desinfektionsmittel befeuchtet sein;
- Anwendungskonzentration: Alkohol 70–80%ig, andere Substanzen meist konzentriert als Handelspräparat;
- Anforderungen: hautverträglich, möglichst lufttrocknend, angenehmer Geruch.

Chirurgische Händedesinfektion:
- Einwirkungzeit: mindestens 3–5 Minuten;
- Anwendungskonzentration: 70–80%ig, andere Substanzen hinsichtlich Konzentration und Zeit nach der Angabe der Herstellerfirma;
- Anforderungen: Hautverträglichkeit.

Flächendesinfektion (Scheuerdesinfektion):
- Einwirkungszeit: 15 Min.–4 Std.;
- Anwendungskonzentration: verschieden, Listenangaben beachten (Liste der DGHM);
- Anforderungen: gute Benetzungsfähigkeit, Wirtschaftlichkeit.

Desinfizierende Reinigung:
- Einwirkungszeit: 15 Min.–4 Stunden;
- Anwendungskonzentration: verschieden, Listenangeben beachten (Liste der DGHM):
- Anforderungen: sichere Desinfektionswirkung, Wirtschaftlichkeit.

Erweiterte Schlußdesinfektion (Raumdesinfektion):
- Einwirkungszeit: 6 Stunden;
- Anwendungskonzentration: z. B. Formaldehyd: 5 g/m^3;
- Anforderungen: hohe Wirksamkeit, leicht verdampfbar oder für Aerosolversprühung geeignet;
- Möglichkeiten der Eliminierung des ausgebrachten Desinfektionsmittels.

Sputumdesinfektion:
- Einwirkungszeit: 4 Stunden;
- Anwendungskonzentration: meist 5–6%;
- Anforderungen: möglichst geringer Eiweißfehler, Zerstörung der die Bakterien schützenden Schleimsubstanzen.

Stuhldesinfektion:
- Einwirkungszeit: 6 Stunden;
- Anwendungskonzentration: 5%ig (Kalkmilch 20%, jedoch nicht bei Tuberkulose geeignet);
- Anforderungen: möglichst geringer Eiweißfehler, gutes Durchdringungsvermögen.

Wäschedesinfektion:
- Einwirkungszeit: 2–12. Std (chemische Verfahren) bei chemothermischen Verfahren 10–20 Min. (Liste der DGHM).
- Anwendungskonzentration: wechselnd, je nach verwendeter Substanz. Wirkstoffe: Peroxidverbindungen, Phenolderivate, chlorabspaltende Verbindungen, Aldehyde, quarternäre Verbindungen, Guanidinderivate.
- Anforderungen: textilfreundlich, evtl. hitzebeständig, möglichst geringer Eiweißfehler (bei Wolle).

Bei den Anwendungskonzentrationen und -zeiten sollten stets neben der Anweisung der Herstellerfirma auch die Liste des Robert Koch-Instituts (§ 10c BSeuchG) und andere anerkannte Listen beachtet werden (siehe Kap. 13).

7 Überprüfung der Wirksamkeit der Sterilisation und Desinfektion

Nachfolgend werden nur Prüfmethoden für Geräte angegeben.

Alle geschilderten Maßnahmen und Geräte müssen immer wieder auf ihre sichere Wirkung überprüft werden.

Geräte zur Sterilisation und Desinfektion sollten in mindestens halbjährlichen Abständen bzw. 400 Chargen (siehe Anlage zur Richtlinie des Bundesgesundheitsamtes über die Erkennung, Verhütung und Bekämpfung von Krankenhausinfektionen, Bundesgesundheitsblatt 22, 1979, 193), vor Inbetriebnahme und nach jeder Reparatur überprüft werden.

7.1 Physikalisch-chemische Methoden

7.1.1 Filterpapiertest

Zur groben Orientierung dient bei der Heißluftsterilisation als einfache Methode die Zugabe von Filterpapierstreifchen an verschiedenen Stellen des Sterilisationsgutes. Bei Hitze von 160 °C kommt es zur Bräunung des Filterpapierstreifens.

Zur Überprüfung von Dampf-Sterilisatoren nach DIN 58946 Teil 3 wird ein Wäschepaket empfohlen: Testpaket für den Dampf-Durchdringungstest (**Bowie-Dick-Test,** Abb. 7.1): Als Testpaket werden glatte Tücher aus 100% Baumwolle so gefaltet, daß die Grundfläche des Pakets 22 cm × 30 cm beträgt, Stapelhöhe 25 cm. Auf die mittlere Tuchlage wird ein Indikator-Testbogen gegebenenfalls Bioindikatoren oder Thermoelemente gelegt. Das Paket wird in ein Tuch gleichen Materials eingeschlagen (Gewicht insgesamt 7 kg ± 10%). Vergleiche auch EN 867.

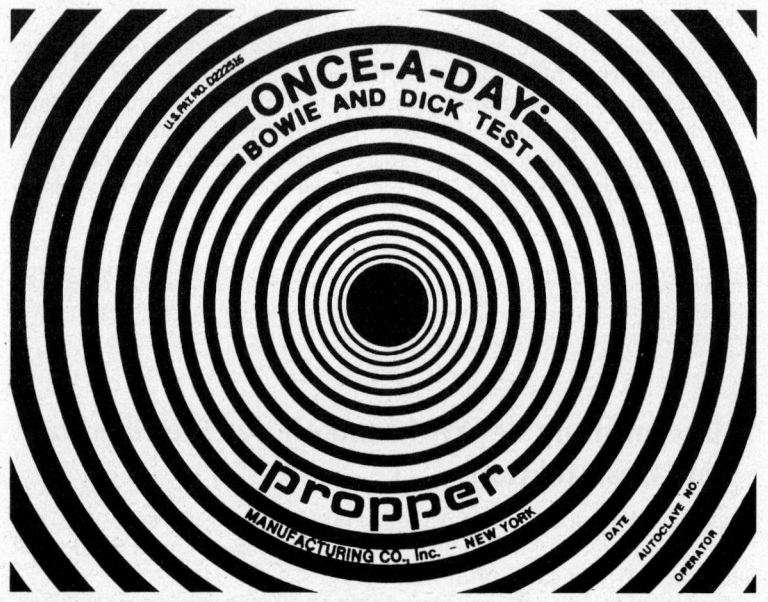

Abb. 7.1: Dampfdurchdringungstest (Bowie-Dick-Test).

Der Test weist nach, daß kondensierter Dampf das Sterilgut gleichmäßig durchdringt.

Die Sterilisierkammer wird ohne Zusatzbeladung nur mit dem Testpaket beschickt. Dampfdurchdringungstest zu Beginn eines jeden Tags, an dem der Sterilisator verwendet wird.

7.1.2 Browne-Teströhrchen

Der rotgefärbte Inhalt von Browne-Teströhrchen schlägt beim Erhitzen nach einer gewissen Einwirkungszeit über umbra nach grün um.

7.1.3 Schmelzröhrchen

Die Schmelzröhrchen enthalten einen Stoff (Phenanthren) mit einem bestimmten Schmelzpunkt. Die Röhrchen müssen hängend (Umschlagstoff oben) angebracht werden. Nach beendeter Sterilisation muß die Füllung des Röhrchens am unteren Ende sein. Dafür sind mindestens 10 Minuten bei 100 °C nötig, damit die Wärme vom äußeren zum inneren Röhrchen überwandert. Es gibt Röhrchen mit verschiedenen Schmelzpunkten.

7.1.4 Farbschreibstifte und Indikatortestbogen

Die mit einem Indikator versehenen Farbschreibstifte bzw. Indikatortestbögen schlagen bei bestimmten Temperaturen in ihrer Farbe um. Ähnliches wird auch mit Farbpapierstreifen vorgenommen, z. B. Bowie-and-Dick-Test.

7.1.5 Maximalthermometer

Mehrere Maximalthermometer werden mit dem Sterilisationsgut verpackt. Man kann am Ende der Sterilisation ablesen, welche maximale Temperatur im Sterilisationsgut erreicht werden konnte. Es kann damit jedoch keine Aussage über die Einwirkungszeit gemacht werden.

7.1.6 Indikatorkärtchen

Beispiele für Indikatorkärtchen sind z. B. ATJ-Steam Clox 121 °C oder 134 °C, Propperstreifen, Brownecontrol-Tube und Steri-Gage. Normierung ist vorgesehen (EN 867). Der Indikator ist z. B. ein Chromchloridkomplex, der in Anhydritform blaßviolett und durch Wasseraufnahme bei der Dampfsterilisation und bei entsprechender Temperatur nach grün umschlägt. Hierfür sind unterschiedliche Fabrikate im Handel, die alle auf ähnlichem Prinzip beruhen. Zur rechtlichen Sicherheit und Nachprüfbarkeit sind Indikatoren bei der Sterilisation beizupacken und mit Datum, Chargen-Nummer versehen aufzubewahren (Abb. 7.2).

7.1.7 Thermoelemente

Thermoelemente werden an mehreren Stellen im Gerät eingelegt und mit einem Registriergerät, z. B. Mehrpunktschreiber, verbunden, so daß für jede einzelne Meßstelle die Temperatur laufend angezeigt wird. Dadurch ist es möglich, die erreichte Temperatur in den einzelnen Phasen an den verschiedenen Stellen im Gerät abzulesen (s. Abb. 7.3).

7.2 Biologische Prüfmethoden

Anforderungen an biologische Systeme (u. EN 866-1)
- Herstellungskontrolle (Qualitätssicherungssystem)
- Beschriftung (z. B. Datum)
- festgelegte Prüfmethoden
- Kulturbedingungen
- Prüfkeime (Ausgangsinokulum, Kulturmedium, Lebendkeimzahl, Prüfkeimsuspension)

- Keimträger (Gebrauchsfähigkeit, Trocknung, frei von anderen Mikro-organismen, gleiche Menge von Prüfkeimen, Verfallsdatum)
- Verpackung und Beschriftung der Keimträger (Informationen aufge-druckt)

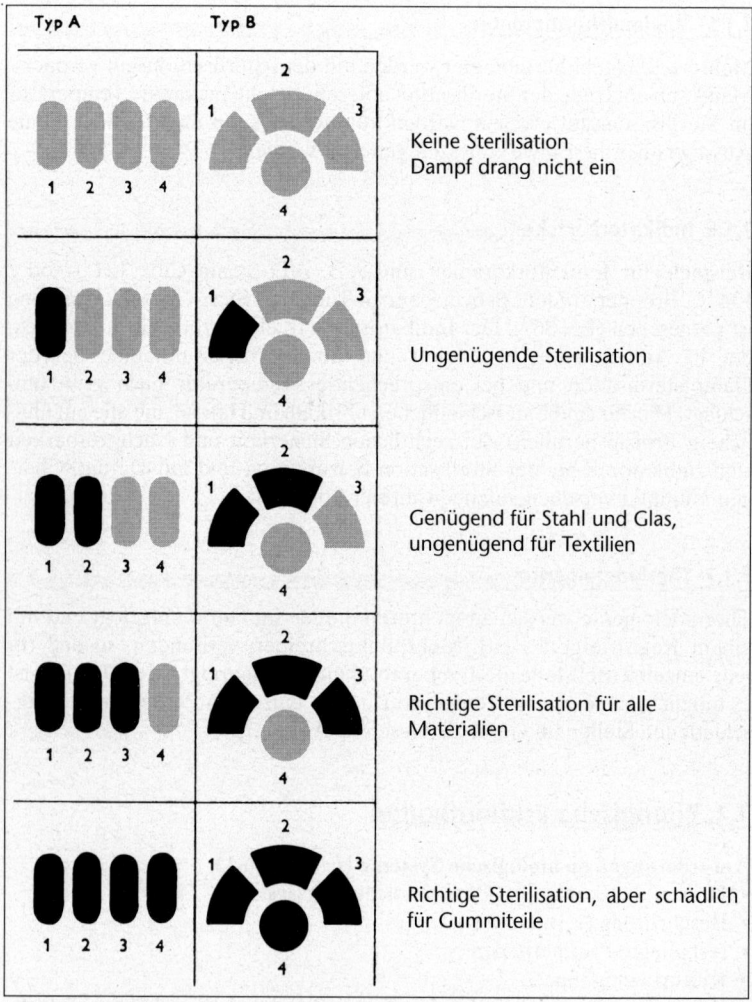

Abb. 7.2: Sterilindikator

- Resistenz des Prüfkeims (D-Wert [dezimaler Reduktionswert], Überlebenskurve)
- Negativkontrolle
- Positivkontrolle

7.2.1 Prüfung von Dampfdesinfektionsanlagen

Die biologische Prüfung erfolgt mit Bakterien oder Sporen (Bioindikatoren). Die Wahl des Testkeimes ist abhängig vom Anwendungsbereich (siehe DIN 58949 Teil 4, 1991 und EN 866ff.).

Anforderungen an die Bioindikatoren
Bioindikatoren müssen Testkeime enthalten, die für die zu prüfenden Temperatur- und Wirkungsbereiche geeignet sind.

Nach der Herstellung sind die Bioindikatoren in Umhüllungen zu verpacken, die eine Rekontamination nach der Desinfektion verhüten.

Bei der Resistenzprüfung der Bioindikatoren sollen bei der Einwirkungsdauer t_a mindestens 95%, bei der Einwirkungsdauer t_b nicht mehr als 5% der Bioindikatoren überlebende Testkeime aufweisen (s. unten).

Bioindikatoren für die Wirkungsbereiche AB
Als Testkeime sind Enterokokken (*Enterococcus faecium*, ATCC 6057 oder DSM 2146) zu verwenden.

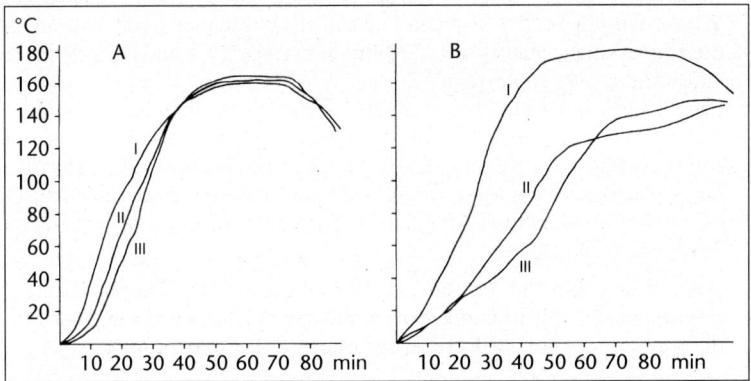

Abb. 7.3: Ausfall einer Messung mit Thermoelementen
I–III = verschiedene Meßfühler
Messung A: An allen Meßstellen wird die geforderte Temperatur in annähernd gleicher Zeit erreicht
Messung B: Sterilisator nicht in Ordnung. An den Meßstellen II und III wird die geforderte Temperatur nicht ereicht.

Die Bioindikatoren sind für ein 75 °C-Verfahren mit einer Einwirkzeit von 20 Minuten (außer Virushepatitis) anwendbar.

- **Anzucht der Testkeime, Herstellung der Keimsuspension:** Von einer Stammkultur des Testkeimes wird eine Caseinpepton-Sojamehlpepton-Lösung (CSL) beimpft und 16 bis 24 Stunden bei 36 ± 1 °C bebrütet. Aus dieser Vorkultur werden Kulturschalen (Durchmesser ≈ 8,5 cm), die Caseinpepton-Sojamehlpepton-Agar (Zusammensetzung CSL + 1,5% Agar) enthalten, dicht beimpft. Nach 46 bis 48 Stunden Bebrütung bei 36 ± 1 °C wird der Bakterienrasen mit je 5 ml defibriniertem Schafblut (sogenanntes Schüttelblut) abgeschwemmt. Die Suspension wird anschließend durch sterilisierte Glaswolle filtriert.

- **Beimpfen der Keimträger:** Die Keimträger werden mit der Testkeimsuspension kontaminiert. Hierzu werden die Keimträger entweder mit der Keimsuspension getränkt, oder es werden gleichgroße Volumina der Suspension auf die Keimträger gegeben. Zum Trocknen werden die kontaminierten Keimträger auf mehrere Schichten Filtrierpapier (z. B. in Drigalskischalen) ausgelegt und 24 Stunden bei Raumtemperatur über $CaCl_2$ aufbewahrt.

Anmerkung: Die Testkeimsuspension muß gegebenenfalls durch Zusatz von defibriniertem Schafblut verdünnt werden, um die Keimzahl je Keimträger der geforderten Resistenz der Bioindikatoren anzupassen. Es empfiehlt sich, Suspensionen unterschiedlicher Keimzahl zu verwenden, um Bioindikatoren mit unterschiedlicher Resistenz zu erhalten und Präparationen mit der erforderlichen Resistenz auswählen zu können.

- **Resistenzprüfung:** Die Resistenz der Bioindikatoren wird mit gesättigtem Wasserdampf von 75 °C geprüft. Die Einwirkungsdauer t_a soll 5 Minuten, die Einwirkungsdauer t_b soll 15 Minuten betragen. Es sind mindestens je 40 Bioindikatoren zu prüfen.

Zur Prüfung der Bioindikatoren auf vermehrungsfähige Keime wird jeder der Bioindikatoren in etwa 5 ml Caseinpepton-Sojamehlpepton-Lösung gegeben und bei 36 ± 1 °C 4 Tage bebrütet. Kulturen mit Anzeichen eines Wachstums von Mikroorganismen sind, soweit erforderlich, mikroskopisch und/oder durch Anlegen von Subkulturen auf Anwesenheit von Testkeimen zu prüfen.

Anmerkung: Bei der Prüfung auf Wirksamkeit von Dampf-Desinfektionsapparaten mit Bioindikatoren muß die gleiche Nährlösung verwendet werden, wie bei der Resistenzprüfung der Bioindikatoren.

Bioindikatoren für die Wirkungsbereiche ABC
Als Testkeime sind Sporen mesophiler Sporenbildner (z. B. *Bacillus subtilis*) zu verwenden.

Die Bioindikatoren sind für ein 105 °C-Verfahren mit einer Einwirkzeit von 5 Minuten anwendbar.

- **Anzucht der Testkeime, Herstellung der Sporensuspension:** Von einer 16stündigen Vorkultur in einem flüssigen Kulturmedium (z.B. Casein-pepton-Sojamehlpepton-Lösung) werden Kulturschalen mit einem Sporulationsmedium (z.B. Weizengrießagar oder Nähragar mit einem Zusatz von 0,03% (Volumenanteil) $MnSO_4 \times H_2O$) beimpft. Die Kulturen werden zunächst 16 bis 24 Stunden bei $36 \pm 1\,°C$ und dann so lange bei Raumtemperatur bebrütet, bis mehr als 70% der Zellen versport sind.

  Die versporten Kulturen werden mit je 5 ml destilliertem Wasser vom Nährmedium abgeschwemmt, durch sterilisierte Glaswolle filtriert und 5 Minuten mit Glasperlen geschüttelt. Zur Abtötung der vegetativen Formen wird die filtrierte Suspension in einem Wasserbad 5 Minuten einer Temperatur von $80\,°C$ ausgesetzt, oder es werden die Testkeime in 80%igem (Volumenanteil) Ethanol suspendiert und mindestens 10 Minuten darin belassen.

- **Beimpfen der Keimträger:** Die Keimträger werden mit einer Suspension der Sporen in destilliertem Wasser kontaminiert. Hierzu werden die Keimträger entweder mit der Sporensuspension getränkt, oder es werden gleichgroße Volumina der Suspension auf die Keimträger gegeben. Zum Trocknen werden die kontaminierten Keimträger auf mehrere Schichten Filtrierpapier (z.B. in Drigalskischalen) ausgelegt und 24 Stunden bei Raumtemperatur über $CaCl_2$ aufbewahrt.

  Anmerkung: Die Sporensuspension muß gegebenenfalls durch Zusatz von destilliertem Wasser verdünnt werden, um die Keimzahl je Keimträger der geforderten Resistenz der Bioindikatoren anzupassen. Es empfiehlt sich, Suspensionen unterschiedlicher Keimzahl zu verwenden, um Bioindikatoren mit unterschiedlicher Resistenz zu erhalten und Präparationen mit der erforderlichen Resistenz auswählen zu können.

- **Resistenzprüfung:** Die Resistenz der Bioindikatoren wird mit gesättigtem Wasserdampf von $100\,°C$ geprüft. Die Einwirkungsdauer t_a soll 5 Minuten, die Einwirkungsdauer t_b soll 15 Minuten betragen. Es sind mindestens je 40 Bioindikatoren zu prüfen.

  Zur Prüfung der Bioindikatoren auf vermehrungsfähige Keime wird jeder der Bioindikatoren in etwa 5 ml Nährlösung gegeben und bei $36 \pm 1\,°C$ 4 Tage bebrütet. Kulturen mit Anzeichen eines Wachstums von Mikroorganismen sind, soweit erforderlich, mikroskopisch und/oder durch Anlegen von Subkulturen auf Anwesenheit von Testkeimen zu prüfen.

  Anmerkung: Bei der Prüfung auf Wirksamkeit von Dampf-Desinfektionsapparaten mit Bioindikatoren muß die gleiche Nährlösung verwendet werden, wie bei der Resistenzprüfung der Bioindikatoren.
  Wird die Resistenzprüfung mit strömendem Wasserdampf vorgenommen (z.B. Gerät nach Ohlmüller), so ist besonders die Abhängigkeit der Siedetemperatur vom örtlichen Atmosphärendruck zu berücksichtigen.

7.2.2 Prüfung von thermischen Sterilisationsanlagen

Bei der Sterilisation werden zur biologischen Prüfung Sporen der Resistenzstufe III (Bioindikatoren) verwendet. Es werden entweder Bazillensporen bestimmter Hitzeresistenz, die an Chromatographiepapier oder andere Trägersubstanz fixiert sind, zur Testung herangezogen. Die in Briefchen verpackten Sporen werden dem Sterilisationsgut beigegeben. Nach der Sterilisation werden die Briefchen entnommen und auf Wachstum von Bazillen geprüft. Bei einwandfreier Sterilisation darf kein Wachstum eintreten.

Biologische Systeme für Dampf-Sterilisatoren

Bei der Testung mit *Bacillus stearothermophilus* muß eine Prüfung mit einer speziellen Nährbouillon mit nachfolgender Bebrütung bei 55–56 °C durchgeführt werden. Für die Prüfung der Dampfsterilisation werden in der EN 866-7, EN 866-1 und EN 554 detaillierte Vorschriften gegeben. Diese Angaben beziehen sich sowohl auf Indikatorkeime, Prüfabstände und Prüfmethoden wie auf das Sterilisiergut bei der Prüfbeladung und Haltbarkeit der Bioindikatoren. Einzelheiten sind diesen Normblättern zu entnehmen. Diese genauen Vorschriften sind nötig, da der Sterilisationseffekt abhängig von der Packung und Lagerung des Indikators ist.

So werden Typ-Prüfungen, Prüfung nach Aufstellung, periodische Prüfungen und außerordentliche Prüfungen vorgeschrieben. Zu beachten ist vor allem EN 866-7:

- **Anwendungsbereich:**
  Diese Norm gilt für Bioindikatoren zur mikrobiologischen Prüfung der Sterilisation von festem und porösem Sterilisiergut sowie von Gummiwaren in Dampf-Sterilisatoren.

  Anmerkung: Bioindikatoren, die bei der Entnahme aus dem Dampf-Sterilisator bzw. Resistometer durchnäßt sind, dürfen nicht zur Prüfung auf vermehrungsfähige Keime verwendet werden.
  Die Zusammensetzung des Kulturmediums, die Bebrütungstemperatur und die Bebrütungsdauer sind abhängig von der Art der Bioindikatoren. Bei der Prüfung auf Wirksamkeit von Dampf-Sterilisatoren mit Bioindikatoren muß das gleiche Kulturmedium bei gleicher Bebrütungstemperatur und gleicher Bebrütungsdauer verwendet werden wie bei der Bestimmung der Dampfresistenz.

- **Begriffe:**
  Biologische Prüfsysteme: sind bestimmte Zubereitungen mit Mikroorganismen, die so beschaffen sind, daß bei Abtötung der Keime durch das Sterilisationsverfahren angenommen werden kann, daß das Verfahren wirksam war.
  Dampfresistenz: Unter Dampfresistenz wird die Widerstandsfähigkeit der Bioindikatoren gegen die Einwirkung gesättigten Wasserdampfes

mit einer Temperatur von 120 °C bei einem Überdruck von 1 bar verstanden.

• **Anforderungen:** (siehe auch S. 109)
Bioindikatoren müssen sich in einer für Wasserdampf durchlässigen Umhüllung befinden. Vom Hersteller der Bioindikatoren ist auf der Umhüllung das Verfalldatum anzugeben.

• **Prüfung:**
Bestimmung der Dampfresistenz: Für einige Einwirkzeiten des gesättigten Wasserdampfes von 120 °C ± 0.5 K, die nicht kürzer als 5 Minuten und nicht länger als 15 Minuten sind, ist die Häufigkeit von Bioindikatoren mit überlebenden Keimen zu bestimmen. Je Einwirkzeit sollten mindestens 5 Bioindikatoren geprüft werden.
Zur Prüfung der Bioindikatoren auf vermehrungsfähige Keime wird jeder der behandelten Bioindikatoren in ein bestimmtes flüssiges Kulturmedium eingebracht und bei einer bestimmten Temperatur eine bestimmte Zeitspanne bebrütet.
Zur Kontrolle wird ein unbehandelter Bioindikator in dem gleichen Kulturmedium bebrütet.

Die Europäischen Normen befassen sich mit der biologischen Prüfung von Dampf-Sterilisatoren. So z. B. EN 866-1, EN 866-3; EN 866-7 gibt z. B. Festlegungen der Prüfkeime (*Bacillus stearothermophilus* ATCC 7953 und ATCC 12 980), Population der Prüfkeime, Keimträger, Materialbeschaffenheit, Resistenz (der Hersteller muß den Überlebens/Abtötungsbereich jeder Charge sowie den D-Wert, der mit trockenem, gesättigten Dampf mit 121 °C, 1,5 Minuten nicht übersteigen darf, angeben).

Biologische Systeme für Heißluft-Sterilisatoren

Die EN 866-6 legt die Leistungsanforderungen an gebrauchsfertig gelieferte biologische Indikatoren fest:
– biologischer Indikator nur für den vom Hersteller angegebenen Prozess verwenden
– Lagerbedingungen beachten
– Verfallsdatum beachten
– Biologische Indikatoren in Verbindung mit physikalischer oder chemischer Überwachung verwenden
– Prüfkeime sind Sporen von *Bacillus subtilis*. ATCC 9372
– Anzahl der Sporen/Indikator = mindestens 1×10^6
– Keimträger für trockene Hitze geeignet
– Resistenzprüfung der Sporen
– D-Wert-Angabe (bei 160 °C nicht geringer als 1,4 Minuten)
– Verpackung und Kennzeichnung.

7.2.3 Prüfung von Gas-Sterilisatoren

Ethylenoxid-Sterilisatoren

Als Testkeim wird *Bacillus subtilis*, var. niger, NCTC 10073 (var. niger) ATCC 9372 verwendet.

Wie bei den Dampf-Sterilisatoren werden Typprüfungen, Prüfung nach Aufstellung, periodische Prüfungen und außerordentliche Prüfungen verlangt.
Weitere Einzelheiten siehe EN 866-2 und EN 866-8.

Danach werden Festlegungen über die Anzüchtung des Testkeimes (Vorkultur, Gewinnung der Sporenstammsuspension) sowie die Herstellung der Gebrauchssuspension gegeben. Zur Prüfung eines Gas-Sterilisators auf Wirksamkeit wird eine erforderliche Anzahl von Bioindikatoren in betriebsüblicher Art für die Sterilisation verpackt. Die Prüfung der Bioindikatoren selbst auf ihre Anwendbarkeit hat ebenfalls nach einem bestimmten Verfahren zu erfolgen (EN 866-8).

Die Arbeitsgruppe des CEN/TC 102 hat für die biologische Prüfung von Ethylensterilisatoren die EN 866-2 veröffentlicht:
• Prüfkeime: *Bacillus subtilis* var.-niger NCTC 10073, ATCC 9372,
• Keimträger: mindestens 10^6 Keime,
• Resistenz (genaue Fixierung des D-Wertes nach Temp./rel. Feuchte in Ethylenoxid,
• Bestimmung der Resistenz.

Außerdem ist EN 550 (Validierung- und Routineüberwachung für die Sterilisation mit Ethylenoxid) und EN 1422 (Sterilisation für medizinische Zwecke) zu beachten.

Formaldehyd-Sterilisatoren
Zur biologischen Prüfung gibt die EN 866-5 Hinweise:
• Prüfungsarten (s. Ethylenoxid),
• Beladung,
• Prüfkörper (s. Abb. 7.4); es sind auch andere Prüfkörper zulässig, beachte: EN 866-1,
• Prüfkeime: *Bacillus stearothermophilus* (ATCC 10149)
• Durchführung,
• Auswertung,
• Population: Anzahl der Sporen nicht geringer als 1×10^6.

7.2.4 Prüfung der Wäschedesinfektion

Für Krankenhauswäsche, die im Krankenhaus oder in gewerblichen Wäschereien gewaschen wird, ist eine gleichzeitige Desinfektion der Wäsche erforderlich. Siehe hierzu auch die Anlage 4.4.3 der Richtlinien zur

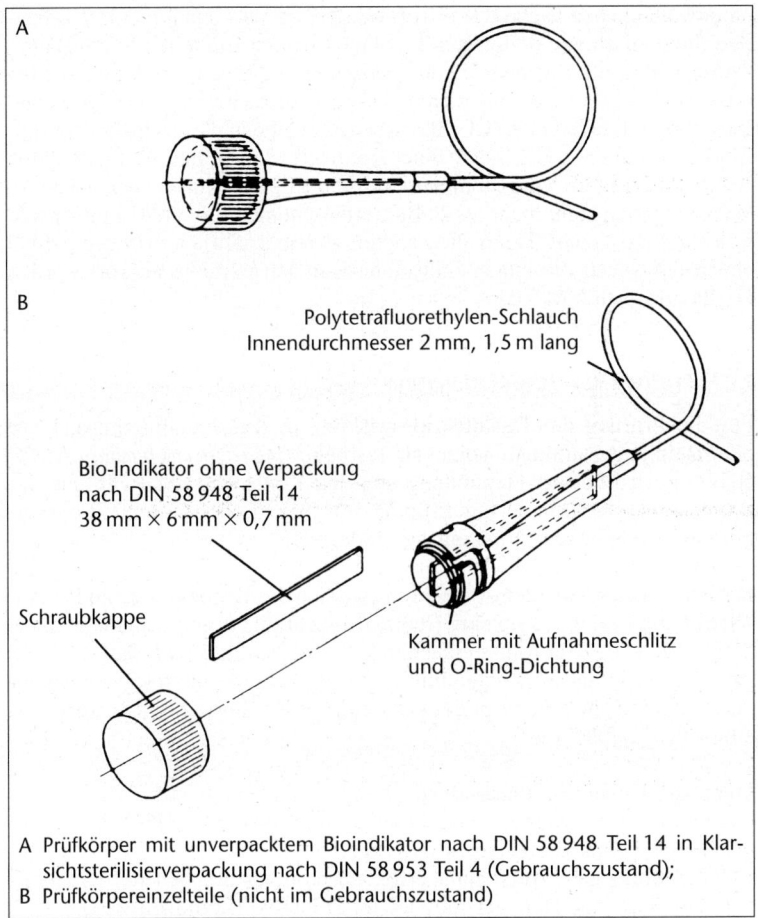

A Prüfkörper mit unverpacktem Bioindikator nach DIN 58 948 Teil 14 in Klarsichtsterilisierverpackung nach DIN 58 953 Teil 4 (Gebrauchszustand);
B Prüfkörpereinzelteile (nicht im Gebrauchszustand)

Abb. 7.4: Prüfkörper zur Überprüfung von Formaldehyd-Sterilisatoren.

Krankenhaushygiene und Infektionsprävention (Anforderungen der Hygiene an die Krankenhauswäsche, die Krankenhauswäscherei und den Waschvorgang), siehe dazu Kapitel 12.3.1 und 13.1.1.

Für Wäsche aus Infektionsabteilungen sind die Waschverfahren in der Liste des Bundesgesundheitsamtes (nach § 10 c Bundesseuchengesetz) festgelegt.

Die biologische Kontrolle erfolgt durch Beigabe von mit Testbakterien (vegetative Keime) beschichteten Textil-Läppchen zur Wäsche. Standardbaumwolläppchen nach DIN 53919 von ca. 1 cm^3 werden mit einem Bakterienblutgemisch von definierten koloniebildenden Einheiten in ein Baumwollsäckchen oder Mullsäckchen gegeben und dieses dem Waschvorgang unterworfen. Als Testkeime dienen Staphylococcus aureus ATCC 6538 und Streptococcus faecium ATCC 6057. Zusätzlich neben dieser Prüfung mittels Indikatorkeimen sollte noch eine Kontrolle der reinen Wäsche durch Abklatschkulturen vorgenommen werden. Hierbei dürfen bei 9 von 10 Wäscheproben nicht mehr als 20 Bakterienkolonien/dm^2 (KBE/dm^2) nachweisbar sein. Solche Kontrollen sollten zweimal jährlich erfolgen, wobei gleichzeitig auch die allgemeinhygienischen Verhältnisse geprüft werden (Hygiene-Zertifikat).

7.2.5 Prüfung der Dekontamination

Für die Prüfung der Desinfektionswirkung in Dekontaminationsgeräten oder Reinigungsautomaten dient als Testkeim *Enterococcus faecium* ATCC 6057. Es wird bei der Herstellung und den Kontrollen die Richtlinie des Bundesgesundheitsamtes zur Prüfung von thermischen Desinfektionsverfahren in Reinigungsautomaten zugrunde gelegt.

Nach der entsprechenden Anzüchtung werden die Testbakterien an Prüfanschmutzungen auf Testobjekte (definierte Schrauben und Schlauchstücke) aufgebracht. In Kontrolluntersuchungen wird sichergestellt, daß die Ausgangskeimzahl an den kontaminierten Prüfobjekten eine festgelegte Mindestzahl hat. Eine Übersicht der verwendeten Prüfkörper und Testorganismen gibt Tabelle 7.1.

Mehrtank-Geschirrspülmaschinen

Für Mehrtank-Geschirrspülmaschinen schreibt die neue DIN 10510 ebenfalls eine regelmäßige Überprüfung vor:
- Überprüfung nach Aufstellung (Abklatschuntersuchungen an 10 Spülgutteilen, KBE und Reinigerflotte letzter Spültank, Bioindikatoren),
- tägliche Prüfung (Temperatur, Sauberkeit, Wasserverbräuche),
- periodische Prüfung (wie nach Aufstellung ohne Bioindikatoren),
- außerordentliche Prüfung (wie nach Aufstellung),
- Bioindikatoren (Edelstahlplättchen mit Prüfanschmutzung und *E. faecium* > 10^7: Halterung in Spülbogen oder Besteckeinsatz, Reduktion von 5 log-Stufen muß erreicht werden),
- Abklatschuntersuchung unter 50 KBE/dm,
- Reinigerflotte: Richtwert 200 KBE/ml; Warnwert 500 KBE/ml.

Diese Überprüfung dient der Qualitätssicherung und ist Teil des HACCP-Konzepts (hazard analysis critical control points) für Lebensmittelbetriebe.

Seit 5. 8. 1997 Verordnung über Lebensmittelhygiene und zur Änderung der LebensmitteltransportbehälterVO (Bundesgesetzbl. 1997, Teil I, S. 2008).

Die DIN 10511 regelt u. a. die Überprüfung und hygienischen Anforderungen von Gläserspülmaschinen beim gewerblichen Gläserspülen.

Die Überprüfungsergebnisse des Landesgesundheitsamtes in Stuttgart zeigen die dringende Notwendigkeit einer regelmäßigen Kontrolle (s. Tab. 7.2 und 7.3).

Tab. 7.1: Überprüfung von Reinigungs- und Desinfektionsgeräten im praktischen Betrieb

Gerätetyp	Prüfkörper	Testorganismus	Anzahl/ Kontamination	Häufigkeit
RDG-chirurgische Instrumente	Schrauben	E. faecium ATCC 6057	10/Blut 10/Grießbrei	2/Jahr
RDG-Utensilien aus Anästhesie und Intensivmedizin	Schrauben Schläuche	E. faecium ATCC 6057	10/Blut 10/Blut	2/Jahr
DA-Bettgestelle und Nachttische	Edelstahlplättchen	E. faecium ATCC 6057	9–15/RAM	1–2/Jahr
RDG-Wäsche	Baumwollläppchen	E. faecium ATCC 6057	10–20/Blut	2/Jahr

Nach: Höller, Krüger, Martiny: Überprüfung von Reinigungs- und Desinfektionsgeräten im praktischen Betrieb. Verlag, G. Fischer, 1994.

Tab. 7.2: Überprüfung von Dampf- und Heißluft-Sterilisation

Jahr	Anzahl	Wachstum	% Beanstandungen
1980	5 596	112	2,0
1983	14 478	281	1,9
1986	48 174	2696	5,6
1988	68 935	2506	3,6
1989	78 952	2236	2,8
1990	86 601	2944	3,4
1991	85 859	6258	7,3
1992	90 174	2606	2,9
1993	80 894	2300	2,8
1994	96 946	2481	2,6
1995	96 724	3319	3,4

Testkeim: *Bacillus stearothermophilus/Bacillus subtilis.*

Tab. 7.3: Ergebnisse der Überprüfung von Sterilisations- und Desinfektionsgeräten durch das Landesgesundheitsamt Baden-Württemberg Stuttgart im Jahre 1993.
Die Überprüfung umfaßt ca. 360 Krankenhäuser und ca. 6000 Arzt- und Zahnarztpraxen

Gerät	Anzahl	% Beanstandungen
Sterilisation Heißluft/Dampf	80 894	2,8
Gassterilisation	2 387	2,4
Desinfektion		
Dampf	4 019	8,2
Formaldehyd	59	11,8
Dekontamination	15 328	1,2
Waschmaschinen	627	6,8
Bettenwaschanlagen	925	9,5

7.3 Überprüfung chemischer Desinfektionsmittel

Hierfür wurde von der Deutschen Gesellschaft für Hygiene und Mikrobiologie (DGHM) herausgegeben:
• „Richtlinien für die Prüfung chemischer Desinfektionsmittel". Gustav Fischer Verlag, Stuttgart.
• „Richtlinien für die Prüfung und Bewertung chemischer Desinfektionsverfahren. Erster Teilabschnitt; I. In vitro-Tests; II. Versuche unter praxisnahen Bedingungen, 1. Hygienische Händedesinfektion, 2. Chirurgische Händedesinfektion". Gustav Fischer Verlag, Stuttgart.
• Hinzugekommen ist die „Richtlinie für die Prüfung und Bewertung von Händedekontaminationspräparaten" (8. Juli 1986).
• Quantitativer Suspensionsversuch mit Mycobacterium Aewae für die Prüfung von Instrumenten-Desinfektionsmitteln (DGHM 1996).
• „Richtlinie der Österreichischen Gesellschaft für Hygiene, Mikrobiologie und Präventivmedizin (ÖGHMP) vom 4. November 1980 zur Prüfung der Desinfektionswirkung von Verfahren für die Hygienische Händedesinfektion."

Die DGHM stellt folgende Anforderungen für die Aufnahme in die Liste:
• Die Bewertung chemischer Desinfektionsverfahren erfolgt aufgrund vollständiger Untersuchungsberichte von zwei neutralen, unabhängigen Untersuchern durch die Desinfektionsmittel-Kommission.
• Die Bewertungsgrundlagen richten sich nach den Anwendungsbereichen, und zwar zur:
1. Händedesinfektion in medizinischen Bereichen
1.1 Hygienischen Händesdesinfektion
1.2 Chirurgischen Händedesinfektion

2. Flächendesinfektion und Flächendesinfektion mit Reinigern
2.1 Flächendesinfektion zur Hospitalismusprophylaxe und in der allgemeinen Praxis
2.2 Flächendesinfektion gegen Pilze auf rohem Holz
3. Chemischen Instrumentendesinfektion
4. Wäschedesinfektion
4.1 Chemischen Wäschedesinfektion
4.2 Chemothermischen Wäschedesinfektion.

8 Praktische Durchführung der Desinfektion

8.1 Allgemeine Regeln

Die **laufende Desinfektion** befaßt sich mit der Desinfektion während der Zeit der Erkrankung. Sie bezieht sich vor allem auf das Krankenzimmer, auf die mit dem Kranken in Berührung gekommenen Gegenstände sowie auf die Ausscheidungen des Kranken.

Die **Schlußdesinfektion** wird vorgenommen nach der Gesundung des Kranken, nach einer Verlegung des Patienten z. B. in ein Krankenhaus oder nach dem Tode des Kranken.

Zu beachten ist bei einer Desinfektion während oder nach einer Erkrankung, daß das Gleichmaß des Familienlebens meist durcheinander gebracht ist. Ansteckende Krankheiten erzeugen Schwierigkeiten im Zusammensein des einzelnen mit seiner Familie und der Familie mit der Umgebung. Aus diesem Grunde ist es notwendig, den Betroffenen Ziel und Zweck der Maßnahmen zu erklären, z. B. daß eine Desinfektion zur eigenen Sicherheit und zur Verhinderung einer Gefahr für die Umgebung unumgänglich ist. Verständnis und Höflichkeit erleichtert die Durchsetzung von notwendigen Maßnahmen.

Zu unterscheiden ist von den obengenannten Maßnahmen sowohl hinsichtlich der verwendeten Mittel und ihrer Konzentrationen als auch der Intensität die **infektionsprophylaktische Desinfektion**, wie sie in Krankenhäusern, Pflegeheimen u. a. durchgeführt wird, um einer möglichen Infektion vorzubeugen.

8.2 Arbeitskleidung für die Desinfektion

Für die Schlußdesinfektion eignet sich folgende Schutzkleidung:
- waschbare Hose mit Gummizug an den Knöcheln,
- hinten geschlossener Kittel oder blusenartiges Hemd, das am Hals fest schließt und an den Hüften und Ärmelbündchen einen Gummizug hat,

- Leinenschuhe oder halbhohe Gummischuhe,
- waschbare Mütze oder Einmalmütze,
- Einmalhandschuhe

(Statt der 1. beiden Punkte kann ein entsprechender Overal getragen werden).

Die Kleidung ist genügend groß zu wählen, damit ausreichend Bewegungsfreiheit gewährleistet ist.

Die Handschuhe sollten wegen der Gefahr der Hautallergie und der Hautschädigung getragen werden.

8.3 Laufende Desinfektion

Für die laufende Desinfektion bei übertragbaren Krankheiten ist zu beachten, daß aus dem Zimmer des Kranken alle überflüssigen Gegenstände (insbesondere Staubfänger) entfernt und für sich desinfiziert oder vernichtet werden.

Der Krankenraum sollte in eine reine und eine unreine Seite eingeteilt werden. Ein Beispiel zeigt Abbildung 8.1, das nach Art der Krankheit oder den örtlichen Gegebenheiten variiert werden kann (vor allem für Krankheiten nach BseuchG, § 3).

Auf der unsauberen Seite sind z. B. der Nachtstuhl, das Sputumglas und der Sack für gebrauchte Wäsche unterzubringen. Das Eßgeschirr sowie das Eßbesteck sind, sofern nicht Einmalgeschirr und Einmalbesteck verwendet wird, nach Gebrauch zu desinfizieren (durch Einlegen in Desinfektionslösung) und danach auf der reinen Seite zu deponieren. Ferner sind in besonderen Fällen Lösungen für die Desinfektion des Auswurfs, bereitzustellen. Das Bettgestell und die nächste Umgebung vom Krankenbett und insbesondere der Nachttisch sind täglich mit einer Desinfektionslösung abzuwaschen. Die gebrauchte Wäsche sollte unbedingt im Krankenzimmer in einem dichten Stoff- und genügend dicken (0,1 mm) Plastiksack gesammelt und in eine Desinfektionslösung über 12 Stunden gelegt werden, ehe sie zur **allgemeinen** Wäsche gegeben wird. Der Kranke selbst muß Gelegenheit haben, vor dem Essen und nach dem Stuhlgang die Hände zu desinfizieren. Desinfektionslösung für die Pflegeperson zur Händedesinfektion ist in der Nähe des Krankenzimmereinganges zu deponieren. Der Fußboden sollte täglich mit einer Desinfektionslösung aufgewischt werden. Im Krankenzimmer darf nicht trocken Staub gewischt oder gekehrt werden. Notwendig ist auch eine ausreichende Fliegenbekämpfung. Unter bestimmten Umständen kann auch ein Schuhwechsel oder das Überstreifen von Plastikschutzhüllen über die Schuhe für das Pflegepersonal notwendig werden.

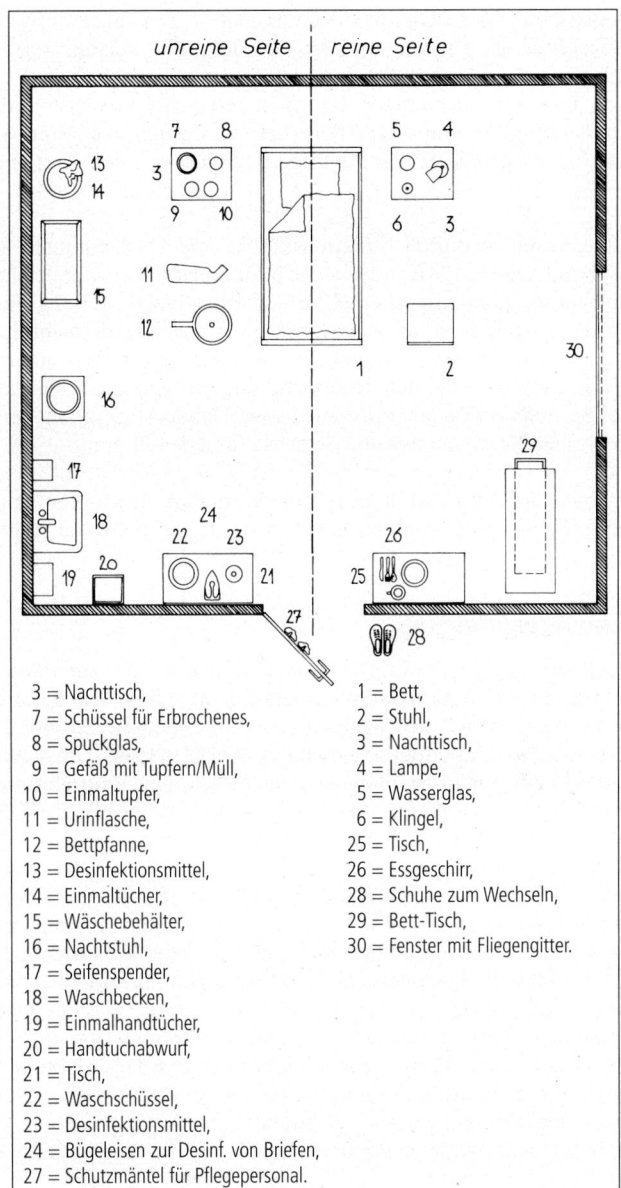

3 = Nachttisch,
7 = Schüssel für Erbrochenes,
8 = Spuckglas,
9 = Gefäß mit Tupfern/Müll,
10 = Einmaltupfer,
11 = Urinflasche,
12 = Bettpfanne,
13 = Desinfektionsmittel,
14 = Einmaltücher,
15 = Wäschebehälter,
16 = Nachtstuhl,
17 = Seifenspender,
18 = Waschbecken,
19 = Einmalhandtücher,
20 = Handtuchabwurf,
21 = Tisch,
22 = Waschschüssel,
23 = Desinfektionsmittel,
24 = Bügeleisen zur Desinf. von Briefen,
27 = Schutzmäntel für Pflegepersonal.

1 = Bett,
2 = Stuhl,
3 = Nachttisch,
4 = Lampe,
5 = Wasserglas,
6 = Klingel,
25 = Tisch,
26 = Essgeschirr,
28 = Schuhe zum Wechseln,
29 = Bett-Tisch,
30 = Fenster mit Fliegengitter.

Abb. 8.1: Zimmer für einen Infektionskranken.

Alle Gegenstände, bei denen mit Kontamination gerechnet werden muß, z.B. Waschbecken, Türklinken oder Schrankgriffe müssen regelmäßig desinfiziert werden. Auch sollte darauf geachtet werden, daß die Zahl der für einen Kranken zuständigen Personen möglichst klein ist und nicht alle Familienmitglieder mit der Pflege betraut werden. Am Eingang zum Krankenzimmer sind Kittel für die Pflegepersonen und den Arzt bereit zu halten.

In Krankenanstalten dürfen Infektionskranke, die an bestimmten Krankheiten leiden (siehe S. 198 ff), nur in der Infektionsstation oder bestimmten dafür geeigneten Zimmern untergebracht werden. Die Betreuung einer solchen Infektionsstation ist besonders verantwortungsvoll, da nicht nur eine Übertragung in die übrigen Abteilungen des Krankenhauses, sondern auch Infektionen innerhalb der Infektionsabteilung (verschiedene Krankheiten auf einer Station) verhindert werden müssen. Daher Abtrennung der Station vom übrigen Krankenhaus und Schleuse für jedes Zimmer.

Der Anstrich der Einrichtungsgegenstände muß so beschaffen sein, daß eine Desinfektion ohne weiteres möglich ist. Keine polierten Möbel benutzen.

8.4 Schlußdesinfektion

Es handelt sich um die Desinfektion eines Bereiches, der zur Pflege oder Behandlung eines Infektionskranken diente. Durch diese Maßnahmen soll erreicht werden, daß für diesen Bereich eine Infektionsgefährdung für andere Personen oder Patienten ausgeschlossen werden kann. Die Schlußdesinfektion schließt nur in besonderen Fällen auch eine Raumdesinfektion durch Verdampfen von Desinfektionsmitteln mit ein. Der Begriff „Raumdesinfektion" ist von dem Begriff der Schlußdesinfektion streng zu trennen.

In der Regel wird zuerst die Raumdesinfektion durchgeführt, anschließend bei bestimmten Erkrankungen wie offene ansteckungsfähige Lungentuberkulose, Lungenmilzbrand und bestimmten Formen der Virusmeningitis die Scheuerdesinfektion (Personalschutz). Bei Cholera, Lassafieber, Pest wird immer zuerst eine Raumdesinfektion mit Formaldehyd, anschließend eine Scheuerdesinfektion und dann erneut eine Raumdesinfektion mit Formaldehyd vorgenommen. Wenn eine Gefährdung des Desinfektors durch Manipulation (Scheuerdesinfektion, Abziehen des Bettes) befürchtet werden muß, kann wie oben verfahren werden.
    Folgende Gegenstände werden eventuell bei der Schlußdesinfektion benötigt:
• Schutzanzug, Overal evtl. Gummischürze,
• Atem-Schutzmaske,

- Gummischuhe, halbhohe Stiefel oder Leinenschuhe,
- Desinfektionslösung für Flächen,
- Meßgefäße,
- Metermaß zum Abmessen des Raumes,
- Klebestreifen zum Abdichten,
- Trichter,
- Bürste, Spatel, Watte,
- Einmaltuch zum Trockenreiben von Möbeln,
- Gerätschaften und Einmaltücher zur Scheuerdesinfektion,
- ein Plastiksack, in dem man den Schutzanzug transportieren und vor allem nachher zur Desinfektion geben kann,
- Sack für schmutzige Wäsche,
- Müllsäcke/Behälter
- Wäscheleine,
- Kleiderbügel,
- Desinfektionsgerät, Eimer,
- Desinfektionsmittel für die Hände,
- Desinfektionsmittel zur Scheuerdesinfektion.

Vor der Scheuerdesinfektion müssen alle wertlosen Gegenstände, die später vernichtet werden können, in einem geschlossenen Behältnis eingesammelt werden. Das Bett muß unter Vermeidung von Staubaufwirbelung abgezogen werden und die gebrauchte Wäsche ebenfalls in einem geschlossenen Behältnis zur späteren Desinfektion bereitgestellt werden. Die Matratzen können mit Desinfektionslösung abgerieben oder abgesprüht werden. Vorhänge werden in Desinfektionslösung gegeben. Mit der manuellen Scheuerdesinfektion sollte an der von der Tür am weitesten entfernten Stelle begonnen werden. Dabei ist grundsätzlich mit zwei Eimern zu arbeiten. Bei der Verwendung von Gerätschaften und Utensilien für die Desinfektion ist darauf zu achten, daß eine Rekontamination und eine Verschmutzung bzw. organische Belastung der Desinfektionslösung vermieden wird. Einmaltücher verwenden. Nach der Desinfektion ist eine Händedesinfektion des Desinfektors erforderlich.

Die Scheuerdesinfektion ist notwendig, weil Krankheitserreger häufig in Schmutzpartikeln eingeschlossen sind und dann nicht mit genügender Sicherheit vom Formaldehydgas oder dem Aerosol erfaßt werden können.

Vor der Raumdesinfektion sind alle zu desinfizierenden Einrichtungsgegenstände so aufzustellen oder vorzubereiten, daß das Aerosol gut eindringen kann; so sind z. B. Schränke und Schubladen zu öffnen, Polster und Matratzen werden hochgestellt und Kleider auf eine Wäscheleine gehängt, alle Flüssigkeiten werden aus dem Raume entfernt und Abläufe von Wasser müssen verschlossen werden. Dies ist erforderlich, da sich sonst Formaldehyd in der Flüssigkeit niederschlägt und die für die Desinfektion erforderliche Konzentration nicht mehr vorhanden ist.

Auch alle Ritzen müssen zugeklebt werden. Bei der Formaldehyddesinfektion durch Verdampfen kann nun das Gerät im Raum aufgestellt werden. Mit dem Formalin wird gleichzeitig Wasser verdampft, so daß sich im Raum ein Formaldehyd-Wasserdampf-Gemisch bildet, das sich auf alle Flächen niederschlägt.

Man benötigt je m³ Raum:
– 5 g Formaldehydgas, das entspricht 15 g Formalin,
– 15 ml Wasser.

Die Erhitzung erfolgt beim Flüggeapparat (Breslauer Methode) mit Spiritus, bei neueren Geräten mit elektrischem Strom.

Zur genauen Berechnung der nötigen Menge an Formalin, Wasser und eventuell Spiritus, muß der Raum ausgemessen werden. Kleinere Räume enthalten meist im Verhältnis zur Größe mehr Möbel und damit mehr Oberflächen.

Aus Sicherheitsgründen muß wenigstens eine Stunde gewartet werden, bis das Formalin verdampft ist. Weitere 6 Stunden sollten als Einwirkzeit beibehalten werden, erst dann ist eine Ammoniakverdampfung erlaubt. Die notwendige Menge für die Neutralisation beträgt zwischen 150–120 ml 25% Ammoniak pro 10 m³.

Neuerdings gibt es Aerosolgeräte. Sie sind lt. TRGS 522 personenunabhängig einzusetzen. Diese Geräte bilden Aerosole (0,01–100 µm). Formalin liegt daher in Form eines feinen Nebels vor (Teilchengröße 1,0–40 µm). Dieser Nebel kann sich nur an denjenigen Flächen niederschlagen, die vom Sprühgerät erfaßt werden. Daher ist bei Verwendung von Sprühgeräten besonders sorgfältiges Arbeiten notwendig, um alle Flächen mit zu erfassen. Das Gerät sollte schräg zur Fläche geführt werden. Wegen der einfachen Handhabung werden Sprühgeräte häufig benützt. Es ist jedoch falsch, ein solches Gerät lediglich in den Raum zu stellen. Man muß jede Fläche direkt ansprühen (Schutzmaske erforderlich). Auch hier ist Stromanschluß notwendig.

8.5 Händedesinfektion

Bei der Händedesinfektion ist zu unterscheiden zwischen hygienischer und chirurgischer Händedesinfektion. Sie dienen unterschiedlichen Zwecken und werden daher auch unterschiedlich vorgenommen. Dieser Unterschied kann sich auf die Methode, die Intensität und die verwendeten Mittel beziehen (s. Abb. 8.2). Bei der Händedesinfektion sollten die Gefäße mit den Mitteln so gehandhabt werden, daß eine Kontamination oder Rekontamination vermieden wird.

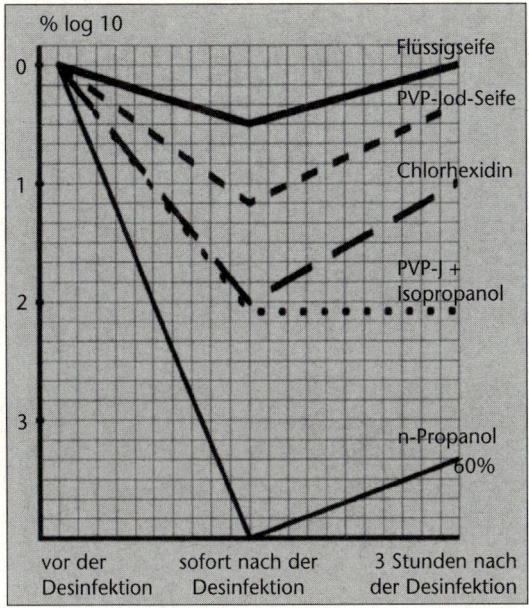

Abb. 8.2: Händewaschen? Händedesinfektion? (nach Rotter et al.; Hyg. Med. 6 [1981]. 425). Aus: W. Steuer, U. Junghannß: Hygiene und Infektionsverhütung, G. Fischer, Stuttgart, 1995.

8.5.1 Hygienische Händedesinfektion

Es soll erreicht werden, daß Mikroorganismen, die auf der Handoberfläche liegen, abgetötet oder entfernt werden. Die Hände sollen gründlich mit einem Desinfektionsmittel gewaschen werden. Bei starker Kontamination und bei Kontamination mit Tuberkulosebakterien ist die Desinfektion zweimal durchzuführen. Kontaminierte Hände dürfen erst nach ihrer Desinfektion mit Wasser und Seife gereinigt werden. Das Desinfektionsmittel wird in die hohle Hand gegeben (Mindestmenge, 3 ml) und anschließend über alle Flächen der Hände verteilt (siehe Abb. 8.3, 8.4). Besonders notwendig ist die Benetzung der Fingerkuppen und des Nagelfalzes. Die vorgeschriebene Einwirkungszeit von $\frac{1}{2}$–1 Minute ist unbedingt einzuhalten. Einwirkungszeit bei Alkohol $\frac{1}{2}$ Min.; andere Substanzen 1 Min. Vorher darf keine Seife oder Seifenlösung und Wasser zugegeben werden. Im Krankenhausbereich sollten nur Einmalhandtücher zum Trocknen der Hände angeboten werden. Bei starker Verschmutzung sollten die Hände mit einem mit Desinfektionsmittel getränkten Papierhandtuch vor der eigentlichen Desinfektion abgerieben werden.

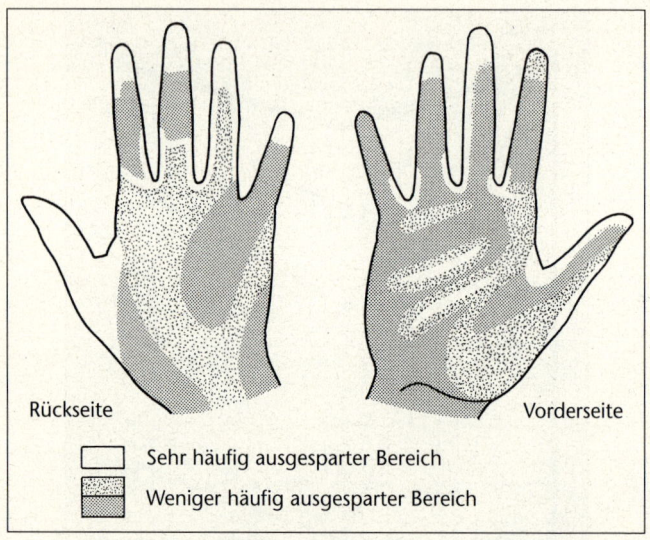

Abb. 8.3: Areale, die bei der Händedesinfektion ausgespart werden (nach L. J. Taylor, SRN, SCM, Nursing Times January 12, 1978).

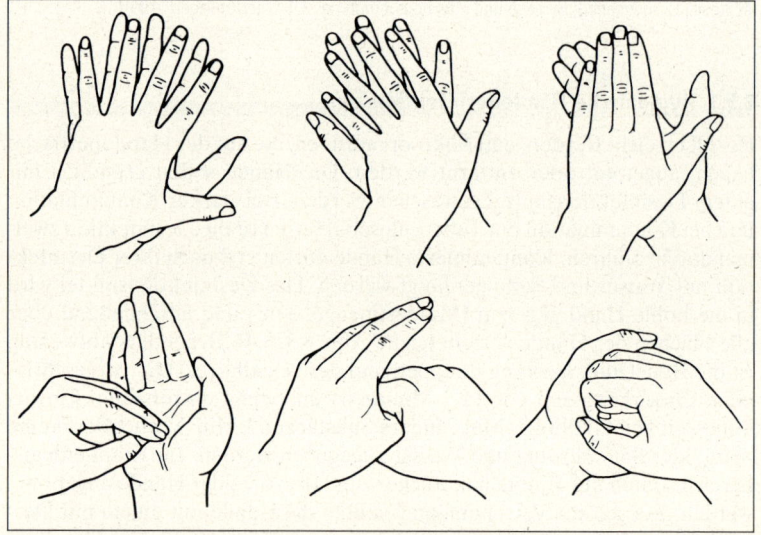

Abb. 8.4: Händedesinfektion nach dem Birmingham-Modell.

Besondere Beachtung muß der richtigen Händedesinfektion gelten. Eine ungenügende Händedesinfektion gefährdet nicht nur die Patienten, sondern auch das Personal selbst.

8.5.2 Chirurgische Händedesinfektion

Während bei der hygienischen Händedesinfektion lediglich diejenigen Mikroorganismen, die bei der Arbeit durch Berührung auf die Hand gekommen sind, vernichtet werden sollen, müssen bei der chirurgischen Desinfektion auch möglichst tiefe Partien der Haut bzw. dort sitzende Mikroorganismen erfaßt werden. Die chirurgische Händedesinfektion umfaßt folgende Maßnahmen:

- **Wasch- und Reinigungsphase:**
  - Reinigung der Fingernägel und Nagelfalze mit Wasser, Seife und sterilisierter Bürste,
  - Reinigung von Unterarmen einschließlich Ellenbogen und Händen mit Wasser und Reinigungsmittel **(Mindestdauer 1 Min.)**,
  - Abspülen mit Wasser, dabei Hände über Ellenbogenniveau halten,
  - Trocknen von Unterarmen und Händen mit keimarmen Handtüchern.
- **Desinfektionsphase** (3–5 Minuten):
  - Desinfektion von Händen und Unterarmen einschließlich Ellenbogen,
  - Desinfektion von Händen und Unterarmen,
  - Desinfektion von Händen einschließlich Handgelenken, dabei Hände über Ellenbogenniveau halten.

Während der vorgeschriebenen Einwirkungszeit müssen die Hände und Unterarme vollständig mit Desinfektionsmittel benetzt sein. Danach dürfen Hände und Unterarme nicht mehr abgetrocknet werden.

Die für die chirurgische Händedesinfektion notwendigen Desinfektionsmittelmengen sind größer als bei der hygienischen Händedesinfektion. Mengen und Einwirkungszeiten müssen unbedingt eingehalten werden. Bei Verwendung von Alkohol ist darauf zu achten, daß er frei ist von Bakteriensporen. Auch eine gründlich durchgeführte chirurgische Händedesinfektion macht die Hände nicht keimfrei. Die sog. Schüsselmethode ist bei der chirurgischen Händedesinfektion nicht mehr zulässig.

8.6 Hautdesinfektion

Bei medizinischen Eingriffen, bei denen die Haut verletzt werden muß (Injektionen und Operationen), ist zur Infektionsprophylaxe eine Hautdesinfektion erforderlich. Es sollen dabei die im Eingriffsbereich angesiedelten Hautbakterien weitgehend reduziert bzw. abgetötet werden. Für die Desinfektionsmittel gelten die gleichen Konzentrationen wie bei der chirurgischen Händedesinfektion. Auch hier müssen die Präparate frei von Sporen sein.

Das Mittel ist mit einem Tupfer auf der Haut zu verreiben. Vor der Desinfektion sollte bei Punktionen oder Operationsschnitten das Hautfeld gereinigt werden. Haare sollten entweder gestutzt oder ohne Verletzung der Haut entfernt werden (elektrische Rasur oder Enthaarungsmittel). Eine mechanische Rasur sollte, falls überhaupt vorgenommen, nur kurzzeitig vor dem Eingriff erfolgen (nur mit Einmalrasiermesser oder sterilisiertem Messer).

Für die notwendigen Einwirkungszeiten gilt:
- bei Injektionen und Blutentnahmen mit sterilisiertem Tupfer 15 Sek.–1 Minute (bei talgdrüsenarmer Haut [Arme, Beine]),
- bei Punktionen von Gelenken, Körperhöhlen und Hohlorganen mit sterilem Tupfer mindestens 1 Minute (RKI: $2 \times 2\frac{1}{2}$ Minuten),
- vor operativen Eingriffen mit sterilem Tupfer $2 \times 2\frac{1}{2}$ Minuten.

8.7 Instrumentendesinfektion

Probleme ergeben sich durch Antrocknen von Blut oder Sekreten an den Instrumenten sowie durch die Infektionsgefahr bei manueller Reinigung von Instrumenten. Daher sollten benutzte Instrumente nach Beendigung des Eingriffs rasch, bei langem Stehen feucht (z. B. Reinigungsmittellösung) entsorgt werden. Der Transport erfolgt in geschlossenen Containern zur mechanischen, automatisierten Reinigung und Desinfektion. Erst dann kann das Sortieren und Verpacken der Instrumente für die Sterilisation vorgenommen werden. Bei thermolabilem Instrumentarium muß bei chemischer Desinfektion darauf geachtet werden, daß das Mittel überall und mit genügend langer Zeit einwirken kann. Das Desinfektionsmittel muß mit sterilem Wasser ausgespült werden.

8.8 Desinfektion von Großgeräten

Zur Bekämpfung des Hospitalismus werden in zunehmendem Maße Desinfektionsmaßnahmen bei Großgeräten, z. B. Anaesthesie- und Beatmungsgeräten, Inkubatoren, Operationstischen erforderlich. Dies um so mehr, als eine thermische Sterilisation als Ganzes in der Praxis nicht durchführbar ist. Die frühere Desinfektion im Sinne einer Raumdesinfektion mit Formaldehydgas wurde meist aufgegeben und durch maschinelle oder manuelle Reinigung/Desinfektion ersetzt. Maschinelle Dekontamination muß möglichst validierbar sein und regelmäßig kontrolliert werden (s. auch Tab. 7.1).

8.9 Stuhl- und Auswurf-Desinfektion

Wichtig ist, daß der Stuhl nach Zugabe des Desinfektionsmittels umgerührt wird, um eine möglichst gründliche Durchmischung mit dem Desinfektionsmittel zu erreichen. Das gleiche gilt bei Anwendung eines Desinfektionsmittels bei geschlossenen Gruben. Auch hier muß der Grubeninhalt mit dem Desinfektionsmittel gründlich vermengt werden. Es können für die Desinfektion von Fäzes Kalkmilch oder Phenole bzw. Phenolderivate verwendet werden. Bei:

- Virusinfektionen: Kalkmilch (mit Einschränkung),
- Tuberkulose: Phenole oder Phenolderivate,
- bakteriellen Infektionen: Kalkmilch oder Phenole oder Phenolderivate.

Die Stuhl- und Auswurfmenge muß mit der doppelten Menge der Gebrauchsverdünnung des Desinfektionsmittels versetzt werden. Einwirkungszeit 6 Stunden.

8.10 Besondere Anwendungsbereiche

8.10.1 Desinfektionsmaßnahmen bei Tuberkulose

Für die Tuberkulose sind besondere Desinfektionsmaßnahmen erforderlich. Diese beziehen sich nicht nur auf die Flächendesinfektion, sondern auch auf die Desinfektion von Ausscheidungen, Wäsche, Eß- und Trinkgeschirr, Hände und die Schlußdesinfektion.
Darlegung der Desinfektionsmaßnahmen siehe Kapitel 11.32.

8.10.2 Desinfektion im Lebensmittelbereich

Bei angeordneter Desinfektion, z.B. beim Auftreten von Lebensmittelinfektionen ist wie bei anderen Schlußdesinfektionen zu verfahren. Mit Desinfektionsmittel kontaminierte Lebensmittel müssen verworfen werden.
Für die tägliche Praxis ist es in Lebensmittelbetrieben notwendig, täglich eine desinfizierende Reinigung durchzuführen. Die EG-Richtlinie über Lebensmittelhygiene vom 14.6. 1993 (93/43/EWG) schreibt in § 3 vor, daß die für die Lebensmittelsicherheit kritischen Punkte im Prozeßablauf festgelegt und entsprechende Sicherheitsmaßnahmen ergriffen, eingehalten und überprüft werden müssen. Mit diesem HACCP-Konzept (Hazard Analysis and Critical Control Points) soll sichergestellt werden, daß negative Qualitätsveränderungen während des Produktionsprozesses vermieden werden. Ziel dieser Maßnahme ist es, eine Keimvermehrung und Keimverbreitung im Lebensmittelbereich soweit als möglich zu verneiden. Überall dort, wo Lebensmittel verarbeitet werden, sind die Lebensbedingungen für Mikroorganismen besonders günstig, so daß es zu einer raschen Vermehrung kommt. Bei diesen Maßnahmen können nur Mittel und Verfahren an-

gewandt werden, bei denen durch unvermeidbare Reste eine Belastung oder Veränderung der Lebensmittel nicht zu befürchten ist. Aus diesem Grunde werden häufig thermische Verfahren, z.B. Dampfreinigungsgeräte eingesetzt. Phenolhaltige und formaldehydhaltige Mittel sind in der Regel nicht geeignet.

Beachte aktuelle Liste von Desinfektionsmitteln der Deutschen Veterinärmedizinischen Gesellschaft für den Lebensmittelbereich sowie BundeshygieneVO für Lebensmittelbetriebe. Außerdem ist die DIN 10510 (Mehrtank Geschirrspülanlagen) und DIN 10511 (Gewerbliches Gläserspülen in Gläserspülmaschinen) zu beachten.

8.10.3 Desinfektionen bei Katastrophenfällen

Da in der Regel in solchen Fällen kein Strom zur Verfügung steht, kann man folgendermaßen vorgehen:

In einem Holzkübel oder Plastikeimer werden pro m^3 Rauminhalt des zu desinfizierenden Raumes 30 ml Formalin, 25 ml Wasser und 25 g Kaliumpermanganat gegeben (Reihenfolge einhalten!) Es kommt zu einer starken Erhitzung, die zu einer Verdampfung des Formalin-Wasser-Gemisches führt. Man kann auch pro m^3 Raum 10 g Paraform, 0,1 g Soda, 30 g Wasser und 20–25 g Kaliumpermanganat nehmen.

8.10.4 Maßnahmen beim Krankentransport und Rettungsdienst

Die Sicherheitsmaßnahmen richten sich soweit bekannt nach der Art der Erkrankung und der Infektionsgefahr (beachte Richtlinie des RKI):
* Reinigung und Desinfektion (desinfizierende Reinigung) des Krankenraumes und der Einrichtung eines Krankentransportwagens (KTW) oder Rettungswagens (RTW) bei gröberer Verschmutzung **nach jedem Transport.**
* Reinigung und Desinfektion des Krankenraumes und der Einrichtung eines KTW oder RTW in bestimmten zeitlichen Abständen nach Einsatzhäufigkeit, Verschmutzungsgefahr und Patienten z.B. täglich, bzw. jeden 2. Tag.
* Reinigung und Desinfektion der am Patienten gebrauchten Gegenstände in kurzen Abständen.
* Wechsel des Lakens nach jedem Patiententransport.
* Desinfektion der Absaugvorrichtungen nach Benutzung.
* Regelmäßige Händedesinfektion nach Krankentransport.
* Scheuerdesinfektion des Krankenraumes und der Einrichtungen nach Transport eines Infektionskranken im Sinne des BSeuchG. Wechsel der Wäsche, Decken und Schutzkittel evtl. Nasenmundschutz (Infektionswäsche) und deren gefahrlose Abgabe (z.B. undurchlässiger, besonders

gekennzeichneter Plastiksack mit 150 μm Dicke und sicher verschlossen), Händedesinfektion.

8.10.5 Desinfektion von Leichen

Beförderung von Leichen nur mit polizeilichem Leichenpaß. Dazu ärztliche Bescheinigung notwendig, daß keine gesundheitlichen Bedenken bestehen; bei Infektionsleichen Genehmigung vom Gesundheitsamt.

Infektionsleichen dürfen ohne Genehmigung nicht gewaschen oder umgekleidet werden. Bis zur Einsargung ist die Leiche mit Tüchern, die mit Desinfektionslösung getränkt wurden, einzuschlagen. Die Leiche soll möglichst bald eingesargt werden. Der Sarg muß fest und gut abgedichtet sein. Er ist sofort zu schließen. Die notwendigen Maßnahmen werden je nach Infektionsgefahr vom Amtsarzt festgelegt.

8.10.6 Desinfektion nach Tierausstellungen

Leider werden nicht selten Räume, die für Turn- oder Vereinszwecke gebaut wurden, für Tierausstellungen benützt. Sie müssen nach einer solchen Ausstellung desinfiziert werden. Über Umfang und Form der Desinfektionsmaßnahmen entscheidet der Amtsarzt bzw. der Amtstierarzt.

8.10.7 Desinfektion von Stallungen

Ablauf:
1. Entfernen des Mistes und Verbrennen.
2. Gründliche Reinigung mit viel Wasser.
3. Mit Grotonat-Lösung abwaschen (vor allem die Futtertröge); Grotonat wirkt eiweißlösend.
4. Mit Desinfektionsmittel abwaschen oder gründlich sprühen.
5. Nach der Einwirkungszeit des Desinfektionsmittels Flächen mit Kalkmilch bestreichen.

Die Desinfektion der Gülle kann Schwierigkeiten bereiten, Absprache mit Amtstierarzt.

Da sich die Formen der Tierhaltung ständig ändern, muß auch die Desinfektion den sich ändernden Bedingungen Rechnung tragen. In der Massentierhaltung und in großen Ställen sollte trotz Schwierigkeiten eine Scheuerdesinfektion in der Regel vorgenommen werden. Das Streichen mit Kalkmilch, das für den herkömmlichen Stall üblich ist, wird sich nicht immer durchführen lassen.

Die seuchenhygienische Überwachung fällt in den Zuständigkeitsbereich des beamteten Tierarztes. Die Desinfektion wird daher von ihm angeordnet.

8.11 Dosierung

Für Flächen-, Instrumenten- und Händedesinfektion sind die in den nachfolgenden Abschnitten beschriebenen Varianten der Dosierung von Desinfektionsmitteln möglich.

Einzeldosierung

- **Fixierte Einzeldosierung:** z. B. Dosierpatrone, Einzelpackung.
  Vorteil: einfache, exakte Handhabung, geringe Fehlerquelle, keine Installation nötig, keine Verkeimung.
  Nachteil: Lagerprobleme, erhöhte Kosten, fixierte Gebrauchsmengen, Abfallprobleme.
- **Manuelle Einzeldosierung:** z. B. Meßbecher.
  Vorteil: meist preisgünstiger als fixierte, variabler einsetzbar, keine Installation, keine Verkeimung.
  Nachteil: Hautschädigung durch konzentriertes Desinfektionsmittel, Gefahr des Verschüttens, Gefahr der falschen Dosierung insbesondere bei unterschiedlicher Anwendung und Konzentrationsmengen bei der Gebrauchslösung, Konzentrationsabfall bei längerer Lagerung.

Dezentrale Mischanlage

- Vorteil: Mischung nicht personalabhängig, Konzentration fixiert, einfache Bedienung, kurze Leitungen (damit verringerte Gefahr der Verkeimung), personeller Dosierfehler reduziert.
- Nachteil: Installation notwendig, Konzentration meist fixiert, Verkeimung möglich.

Zentrale Mischanlage

- Vorteil: kostengünstiger Großeinkauf möglich, Arbeitsersparnis, Entnahme fertiger Gebrauchslösung, Verwendung weniger Mittel (damit Reduzierung der Gefahr falscher Anwendung).
- Nachteil: Weiträumige und weitverzweigte Installation notwendig, Verkeimungsgefahr, Schwierigkeit der Einhaltung fixierter Konzentration im Netzbereich, eventuell weite Wege zu den Zapfstellen, Bindung an ein Desinfektionsmittel und eine Konzentration für den gesamten Versorgungsbereich. Ringleitung statt Stichleitungen empfohlen.

Da in der Fachliteratur mehrfach darauf hingewiesen wurde, daß automatische Desinfektionsmittel-Dosiergeräte häufig unzuverlässig funktionieren, wurde die „Richtlinie der Bundesanstalt für Materialprüfung und des Bundesgesundheitsamtes für Desinfektionsmittel-Dosiergeräte" veröffentlicht. Die Prüfung der Geräte wird nach dieser Richtlinie von der Bundesanstalt für Materialprüfung in Berlin durchgeführt. Die Prüfung umfaßt: sichere Handhabung, Werkstoffe, Gestaltung, Herstellung, Installation, Betrieb.

8.12 Verhaltensregeln für den Desinfektor

In der Praxis haben sich folgende Verhaltensregeln bewährt:
- Die dienstlichen Anweisungen des Amtsarztes und Amtstierarztes sind zu befolgen.
- Den Wünschen des behandelnden Arztes ist möglichst Rechnung zu tragen.
- Die Desinfektion ist in der vorschriftsmäßigen Weise durchzuführen.
- Es sind alle notwendigen Geräte mitzuführen.
- Jede Desinfektion muß gründlich und zweckentsprechend, aber mit möglichster Schonung vorgenommen werden.
- Eine Desinfektion darf nur mit Schutzanzug vorgenommen werden.
- Über die laufende Desinfektion ist das Pflegepersonal eingehend zu informieren. Auch die Betroffenen und gegebenenfalls ihre Angehörigen sollen über die Notwendigkeit der Maßnahmen aufgeklärt werden.
- Es ist ein Tagebuch zu führen (s. u.).
- Jegliche Eingriffe in die Behandlung oder Kritik an ärztlichen Anordnungen müssen unterbleiben.
- Der Desinfektor sollte sich stets der Gefahr sowohl für die eigene Gesundheit als auch der Gefahr der strafbaren Weiterverbreitung von ansteckenden Krankheiten bewußt sein.
- Der Desinfektor unterliegt der Schweigepflicht (§ 203 StGB).

Beispiel für ein Tagebuchblatt

Datum:	10. 3. 19..
Name des Kranken:	N.N.
Familienvorstand:	N.N.
Anschrift:	Ort, Straße
Krankheit:	Tuberkulose
Desinfektion angeordnet:	vom Gesundheitsamt …, am …
Art der Desinfektion:	Schlußdesinfektion
Verwendete Mittel:	X, X
Zeitaufwand:	X Stunden
Fahrtstrecke:	2 × 5 km
Desinfizierte Räume:	1 Krankenzimmer 36 m³
(Anzahl, Art, Größe):	1 Toilette, 6 m³

TEIL III

9 Tierische Schädlinge und Lästlinge

Eine große Zahl der tierischen Schädlinge und Lästlinge gehören zu den Gliederfüßlern (Arthropoden). Unter den Arthropoden sind viele Ektoparasiten des Menschen wie Läuse, Flöhe, Zecken, Wanzen. Die Arthropoden haben Sinnesorgane, mit denen sie Vorgänge in der Umwelt erfassen können, z. B. Tastsinn, Gehör, Sehen, Geruch und Geschmack (sind besonders stark entwickelt), Wärme- und Kältesinn.

Für den Menschen spielen sie als Krankheitsüberträger, als Körperungeziefer, als Wohnungs-, Haus-, Lebensmittel-, Material- und Pflanzenschädlinge eine große Rolle.

Manche Krankheitserreger, die zur Gruppe der Protozoen gehören, machen in den übertragenden Arthropoden (z. B. Anophelesmücke bei Malaria) eine Entwicklung durch, ohne die es nicht zur Infektion beim Menschen kommen kann.

Neben den Arthropoden müssen auch die Kleinnager erwähnt werden.

9.1 Übersicht

Im folgenden seien die wichtigsten Schädlinge genannt:
- **Krankheitsüberträger:** z. B. Anophelesmücke bei Malaria, Aedesmücke bei Gelbfieber, Läuse und Zecken bei Fleckfieber, Zecken bei Frühsommermeningoenzephalitis, Flöhe der Hausratte bei Pest, Raubwanzen bei Chagaskrankheit, Tsetsefliege bei Schlafkrankheit, Fliegen, Schaben und Ameisen durch Verschleppung und als lebender „Nährboden" von Krankheitserregern (z. B. Salmonellen, Shigellen, Choleravibrionen).
  Der Bekämpfung der Krankheitsüberträger kommt große Bedeutung zu.
- **Körperungeziefer:** Krätzmilben, Kleiderläuse, Kopfläuse, Filzläuse.
- **Wohnungsungeziefer:** der Mensch als Wirt von Wanzen, Flöhen, Mücken, Taubenzecken, Vogelmilbe.
- **Wohnungs- und Hausschädlinge:** z. B. Hausstaubmilbe, Messingkäfer, Ameisen, holzzerstörende Insekten, Schaben, Silberfischchen, Asseln.
- **Lebensmittel-, Vorrat- und Speicherschädlinge:** z. B. Kornkäfer, Brotkäfer, Mehlmotten, Kornmotten, Dörrobstmotten, Mehlmilben, Nager wie Mäuse, Ratten.
- **Materialschädlinge:** z. B. Kleidermotten, Pelzkäfer, Speckkäfer, Teppichkäfer.
- **Pflanzenschädlinge:** Blattläuse, Spinnmilben, Käfer, Schmetterlingsraupen u. a.

9.2 Einzelne Krankheitsüberträger, Schädlinge und Lästlinge

9.2.1 Krätzmilbe *(Sarcoptes scabiei)*

Unter Krätze verstehen wir eine Schmutzkrankheit in Kriegs- und Notzeiten. Die Milbe ($\frac{1}{2}$ mm groß) lebt in der Haut. Das Weibchen bohrt bis zu 1 cm lange Gänge in die Haut und legt hier 30–50 Eier ab. Die Männchen verbergen sich in oberflächlichen Spalten der Haut. Nach 3–4 Tagen schlüpfen die Larven aus, die auf der Hautoberfläche in Haarfollikeln und Hautmulden Unterschlupf finden (s. Abb. 9.14, Nr. 11).

Sitz: Haut zwischen den Fingern, Oberarm, Gürtelgegend, Brust, Leistengegend. Gesicht und Rücken sind fast immer befallfrei.

Beschwerden: Juckreiz, vor allem in der Bettwärme, Beginn der Beschwerden meist 10 bis 30 Tage nach der Ansteckung. Da die Milbe selbst wegen ihrer Kleinheit selten gesehen wird, geben die Rötung, der Juckreiz und die ekzemartige Hautveränderung einen Hinweis auf Befall. Die Übertragung erfolgt bei direktem Kontakt von Mensch zu Mensch, daher häufig Familienbefall.

Vorbeugung: Körperhygiene. Besondere Vorschriften bestehen für Schulen und Gemeinschaftseinrichtungen (§ 45 BSeuchG).

Eine ärztliche Behandlung ist erforderlich, da Medikamente nur kontrolliert angewendet werden sollten.

9.2.2 Kleiderlaus *(Pediculus humanus humanus)*

Überträger des Fleckfiebers, Wolhynischen oder Fünftage-Fiebers und des Rückfallfiebers.

Das Weibchen legt in ca. 40 Tagen zwischen 150–300 Eier in Kleiderfalten und Nähte. In ca. 8 Tagen haben sich junge Läuse entwickelt, die nach dem Schlüpfen schon Blut saugen. Beim Blutsaugen wird Kot mit Krankheitserregern abgesetzt. Der Kot wird durch Juckreiz in die Bißstelle eingerieben. Hierdurch entstehen lokale Entzündungen.

Sitz: dichte Gewebe wie Wolle, behaarte Körperstellen, Falten der Kleidung.

Entwicklung (s. Abb. 9.1) der Kleiderlaus (bei 27–30 °C): 1. Tag: Eiablage, 8. Tag: Ausschlüpfen, 13. Tag: 1. Häutung, 18. Tag: 2. Häutung, 24. Tag: 3. Häutung, 25. Tag: geschlechtsreif.

Unter 22 °C stockt die Entwicklung. Bei 20 °C werden keine Eier mehr gelegt.

Vorbeugung: Körperhygiene, häufiges Wechseln und Waschen der Kleidung.

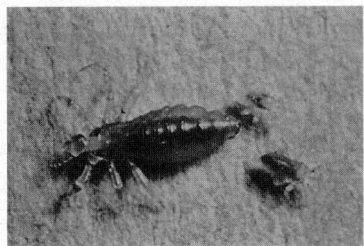

Abb. 9.1: Kleiderlaus-Männchen mit Larven.
Natürliche Größe der Kleiderlaus: 3–4,5 mm.

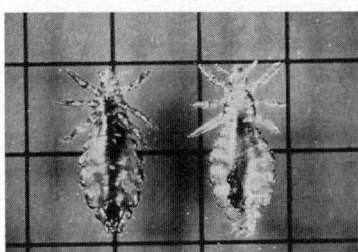

Abb. 9.2: Kopflaus. Rasterlänge 2 mm.

9.2.3 Kopflaus *(Pediculus humanus capitis)*

Auftreten oft bei vernachlässigter Körperpflege, persönliche Hygiene ist jedoch kein sicherer Schutz gegen Kopflausbefall.

Größe: 2,4–3,1 mm (geschlechtsreife Tiere). Drei Larvenstadien vor der Geschlechtsreife (s. Abb. 9.1). Die Kopflaus legt länglich-ovale Eier, die man auch als „Nisse" bezeichnet (s. Abb. 9.2). Die Eier werden vom Weibchen an den Kopfhaaren nahe der Kopfhaut abgelegt und haften dort infolge eines Klebesekretes sehr fest. Sie können durch einfache Haarwäsche nicht entfernt werden und sind dadurch von Kopfschuppen zu unterscheiden. Da sie sehr festsitzen, sind sie nur mit einem Läusekamm zu entfernen. Selbst durch häufiges Haarewaschen ist keine Entlausung möglich. Für eine gezielte Behandlung sind zusätzliche Mittel, deren Anwendung 2× im Abstand von 7–8 Tagen erfolgen muß, nötig.

Beim Auftreten von Kopfläusen in einer Gemeinschaftseinrichtung besteht hohe Gefahr der Übertragung von Mensch zu Mensch. Regelmäßige Kontrollen auf Nissen sind daher erforderlich. Aus diesem Grunde sind im BSeuchG in § 45 Vorschriften für Schulen und Gemeinschaftseinrichtungen bei Verlausung enthalten.

9.2.4 Filz- oder Schamlaus *(Phthirus pubis)*

Überträgt im allgemeinen keine Krankheiten. Erreger von Fleckfieber können sich aber in Filzläusen vermehren. Verschleppung der Filzläuse fast nur von Mensch zu Mensch (z. B. Geschlechtsverkehr) in selteneren Fällen durch Betten in Gemeinschaftseinrichtungen.

Sitz: Scham- und Achselhaare, seltener Kopf- und Barthaare sowie Augenbrauen.

Jedes Weibchen legt rund 25 Eier, die einzeln an die Haare geklebt werden. Die Entwicklung vom Ei zum erwachsenen Tier dauert 3 Wochen.

Beschwerden: Starker Juckreiz; infolge Kratzens unter Umständen Geschwürbildung.

Behandlung: siehe Kopflaus.

Die Hundelaus gleicht sehr der Menschenlaus, ist jedoch streng wirtsgebunden. Eine Übertragung auf den Menschen braucht nicht befürchtet zu werden.

9.2.5 Bettwanze *(Cimex lectularius)*

Die Bettwanze befällt den Menschen hauptsächlich nachts. Ihre Stiche jucken stark und können zu Quaddeln auswachsen. Die Wanze ist 4–8 mm lang, flügellos, dunkel- bis gelblichbraun mit Stinkdrüse. Das Weibchen legt

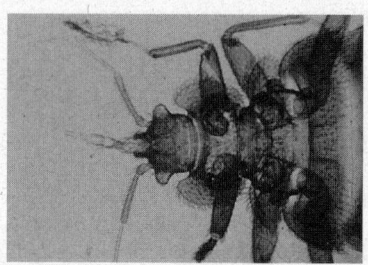

Abb. 9.3: Bettwanze. Junge Wanzen unterscheiden sich von den ausgewachsenen nur in der Größe, nicht im Aussehen.

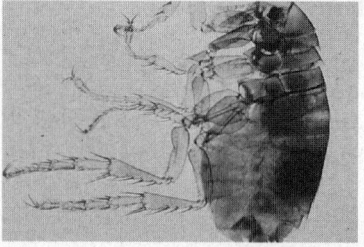

Abb. 9.4: Menschenfloh. Der erwachsene Floh ist frei beweglich und sticht Menschen und Haustiere.

täglich 2–5 Eier, insgesamt 100–200, die festgeklebt werden; nach 14 Tagen schlüpfen die Larven aus, die sich bei ca. 20 °C in 40 Tagen zu geschlechtsreifen Tieren entwickeln (s. Abb. 9.3). Unterhalb von 10 °C werden keine Eier gelegt.

Temperaturen bis –17 °C werden vertragen, bei über 43 °C Abtötung. Wanzen können lange hungern (ca. 20–40 Wochen).

Sitz: Da lichtscheu, tagsüber Aufenthalt an dunklen Stellen, Fugen, Ritzen im Holz sowie hinter Bildern und losen Tapeten. Wenn die Bettwanze nicht mit Blut gefüllt ist, ist ihr Körper papierdünn. Die Wanze besucht ihr Opfer nur, wenn sie hungrig ist. Die ausgewachsene Wanze saugt im Verlauf von 10 Minuten bis zum 7fachen ihres eigenen Gewichts an Blut.

Unterscheide: freilebende und bei Tieren vorkommende Wanzen.

9.2.6 Flöhe

Flöhe sind flügellose Blutsauger an Säugetieren und Vögeln (s. Abb. 9.4). Jede Flohart ist von einem besonderen Wirt abhängig, kann aber gelegentlich auch von anderen Tieren Blut saugen. Der Mensch kann daher auch z. B. von Hunde- und Katzenflöhen gestochen werden.

Floheier sind glatt, oval und grauweiß, circa 0,25 mm lang. Da sie nicht festgeklebt werden, fallen sie zu Boden. Bei Zimmertemperatur entwickeln sie sich in 10 Tagen (s. Abb. 9.4). Die Larven leben von verschiedenen Abfällen im Staub. Die Entwicklungszeit ist von der Temperatur abhängig. Das Puppenstadium dauert eine Woche bis mehrere Monate (im Kokon). Die erwachsenen Flöhe warten im Kokon oft über ein Jahr auf ihr Opfer. Das Schlüpfen wird durch Erschütterungen ausgelöst. Wichtige Arten sind:

- **Menschenfloh** *(Pulex irritans):* 2–4 mm lang. Larven in Fußbodenritzen, Kehricht. Erwachsener Floh ernährt sich durch Blutsaugen; Entzündungen im Bereich der Stiche. Gegenüber früher ist der Menschenfloh selten geworden. Dies in erster Linie, da für die Larven in sauberen und trockenen Wohnungen ungünstige Entwicklungsbedingungen gegeben sind.

Flöhe können durch „Springen" kleinere Distanzen überwinden. Dies spielte bei der raschen Ausbreitung der Pest, übertragen durch den Floh der Hausratte, im Mittelalter eine Rolle.

- **Rattenfloh** *(Xenopsylla cheopis).* Wichtigster Überträger der Pest und des murinen Fleckfiebers.

Sitz: auf der Hausratte und der braunen Wanderratte. Nach Ansaugen des Pestblutes kann der Floh bis zu 6 Wochen infektiös sein. Er infiziert sich erst 36 Stunden vor dem Pesttod des Tieres.

Ohne Nagerpest keine Pestepidemie

Daher ist die Rattenbekämpfung entscheidend für Pestverhütung. Es sind 50 Floharten bekannt, die die Pesterreger von verschiedenen Kleinnagern auf den Menschen übertragen.

- **Hunde- und Katzenflöhe:** Sie können auch den Menschen stechen. Obgleich sie sich mit Menschenblut am Leben halten können, ist eine weitere Vermehrung ohne Hauptwirt nicht möglich. Flohplage ist vor allem bei verwilderten Katzen möglich.
- **Vogelflöhe:** Sie überwintern in ihrem Puppenkokon im Vogelnest und befallen so die neue Vogelbrut.

9.2.7 Schaben

Synonyma: Kakerlaken, Russen, Franzosen, Preußen, Schwaben oder Küchenkäfer (s. Abb. 9.5 und 9.6). Die Schaben haben gut entwickelte Flügel, die jedoch nicht zum Fliegen, sondern lediglich zum Segeln (Überwindung von Höhenunterschieden) benutzt werden. Die Eier werden vom Weibchen einige Tage in einem Eipaket am Hinterleib herumgetragen und später abgesetzt. Schaben halten sich z. B. in Speichern, Bäckereien, Küchen, in der Nähe der Öfen (bevorzugen warme Stellen) und entlang der Heizungsrohre auf. Bei Tage verkriechen sie sich und gehen nachts auf Nahrungssuche aus. Gefahr durch Verschleppen von Bakterien und Verderben der Nahrungsmittel (sind Allesfresser). Der Fraßschaden, den sie verursachen, ist meist gering.

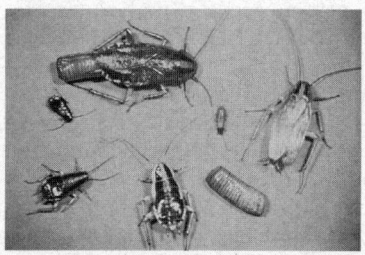

Abb. 9.5: Deutsche Schabe *(Blattella germanica)* in verschiedenen Stadien.

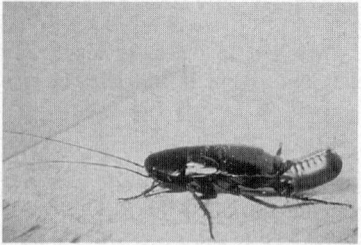

Abb. 9.6: Orientalische Schabe.

- **Deutsche Schabe:** *(Blattella germanica)* Häufigste bei uns vorkommende Schabe: Temperaturoptimum liegt bei 33 °C; geschlechtsreife Tiere 2–3 cm lang. Die Entwicklung bis zum geschlechtsreifen Tier kann 4–8 Monate dauern. Das Eipaket hat 30–40 Fächer mit je einem Ei. Das Weibchen trägt das Eipaket am Hinterleib, bis die jungen Tiere schlüpfen. Reproduktion: ca. 20 000 Tiere pro Jahr. Laufstrecke mehrere 100 m.
- **Braunbandschabe:** Der deutschen Schabe sehr ähnlich, benötigt kaum Flüssigkeit.
- **Orientalische Schabe:** *(Blatta orientalis)* Ihr Wärmeanspruch ist gegenüber der deutschen Schabe höher. Die Eikapsel enthält etwa 15 Eier, die vom Weibchen nur wenige Tage herumgetragen und dann an einer dunklen Stelle abgelegt werden. Kommt in Europa neben der deutschen Schabe sehr häufig vor. Reproduktion ca. 200 Tiere pro Jahr.
- **Amerikanische Schabe:** *(Periplaneta americana)* Sie ist die größte ihrer Art, die man im Haus antreffen kann. Häufig in Gewächshäusern, da sie auf Wärme und hohe Luftfeuchtigkeit angewiesen ist.

9.2.8 Ameisen

Hautflügler, die in Nestern zusammenleben. Männchen und Weibchen geflügelt. Hauptanteil bilden die flügellosen Arbeiterinnen, die auf von ihnen chemisch markierten Wegen, sog. Ameisenstraßen, das Nest zur Nahrungsbeschaffung verlassen und wieder zu ihm zurückkehren. Hygienisch am bedeutsamsten:

- **Pharaoameise** *(Monomorium pharaonis)*. Arbeiterinnen bernsteingelb mit etwas dunklerer Hinterleibspitze, 2–2,5 mm groß. Eingeschleppt in Krankenhäuser, Badeanstalten, Bäckereien, Gastwirtschaften, Zoohandlungen und zentralbeheizte Wohnhäuser, wo sie eiweißreiche Nahrung befallen und lästig werden. In Krankenhäusern kriechen sie unter Wundverbände, quälen Schwerkranke und Säuglinge und verschleppen Bakterien. Legen viele Zweignester an. Bekämpfung, nach Ermittlung des Befalls, mit Ködern.

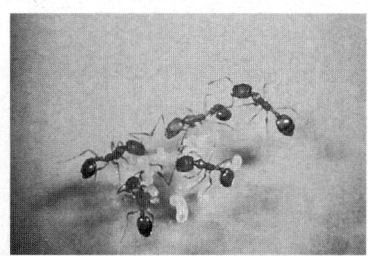

Abb. 9.7: Pharaoameisen-Arbeiterinnen bei der Pflege von Eiern und Larven.

9.2.9 Stechmücken

Hier sind folgende Gruppen zu nennen:
- **Fiebermücken** *(Anophelesarten):* Überträger der Malaria (Protozoen-Erkrankung). Im Herbst befruchtete, überwinternde Weibchen legen im Frühjahr Eier in Pfützen, Tümpel und sonstige stehende und langsam fließende Gewässer ab (s. Abb. 9.14, Nr. 3).
Ei → Larve (4 Stadien mit Häutung) → Puppe → Insekt. Dauer des Entwicklungszyklus ca. 3 Wochen. Größe bis 1 cm. Larven und Puppen leben im Wasser. Wichtigste Bekämpfungsmaßnahme: Vernichtung der Brut durch Beseitigung von stehenden Gewässern, Trockenlegung von Sümpfen oder Vernichtung der Brut durch Kontaktgifte, die in die Gewässer gebracht werden, oder Aufbringung von Öl.
- **Wald- und Wiesenmücken** *(Aedes-Arten):* In tropischen und subtropischen Gebieten lebende Aedesarten sind Überträger des Gelbfiebers (Viruserkrankung), des Dengue-Fiebers (Viruserkrankung) und der Filariasis (Fadenwurmerkrankungen). Einheimische Wald- und Wiesenmücken können Arboviren, z. B. das Tahyna-Virus, übertragen (grippeähnliche Krankheitssymptome). Sie sind Lästlinge im Freien, z. B. in den Rheinauen. Bekämpfung mit Bakterien *(Bacillus thuringiensis)*
- **Hausmücken** *(Culex-Arten):* Eiablage auf stehende, meist Kleinstgewässer (s. Abb. 9.14, Nr. 2). Weibchen überwintern in Kellern und Schuppen. Der Mensch wird vor allem abends am Haus und in Räumen vorwiegend von Hausmücken gestochen.
Ei → Larve (4 Stadien mit Häutung) → Puppe → Insekt. Dauer des Entwicklungszyklus ca. 3 Wochen. Larven und Puppen leben im Wasser.

Wichtige Bekämpfungsmaßnahmen: Vernichtung der Brut durch Beseitigung von stehenden Gewässern (bei Haus- und Fiebermücken), Trockenlegung von Sümpfen (Fiebermücken), Vernichtung der Brut in tiefliegendem, nur zeitweilig durch Schmelz- und Hochwasser überflutetem Gelände (Wald- und Wiesenmücken), mit Hilfe von Kontaktinsektiziden, mit sog. Chitinsynthesehemmern oder mit Hormonen, die in die Gewässer gebracht werden, oder aber durch Überschichten derselben mit oberflächenaktiven Stoffen, die die Atmung der Mückenlarven und -puppen verhindern.

9.2.10 Fliegen

Fliegen sind lästig und störend für Mensch und Haustier (Minderung des Fleisch- und Milchertrages). Infolge ihrer Lebensweise zwischen Unrat und Kot (Eiablageplätze) sowie Lebensmitteln (zur eigenen Nahrung) können sie Krankheitserreger und Fäulnisbakterien übertragen. Eier werden an Stalldünger, Fäkalien oder an Fleisch, Fisch, Käse abgelegt. Aus Eiern entwickeln sich fußlose Maden. Viele Arten.

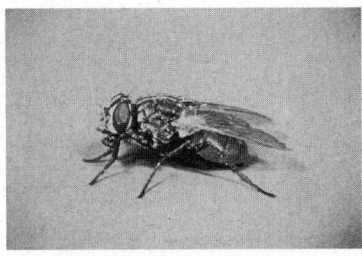

Abb. 9.8: Hausfliege.

Fliegen spielen z. B. für die Übertragung der bakteriellen Ruhr unter unhygienischen Verhältnissen eine Rolle, da sie über ihr Geruchsorgan durch die blutigen Darmausscheidungen angezogen werden.
Bei Eiablage in nekrotisches Gewebe kommt es zur Myosis.

9.2.11 Zecken

Gliederfüßer mit lederartiger Körperhaut und – erwachsen – mit 8 Beinen (s. Abb. 9.14, Nr. 12).

- **Holzbock** *(Ixodes ricinus):* Je nach Entwicklungs- und Sättigungsgrad 1½–14 mm groß, gelblich-, rot- oder graubraun. Die lederartige Haut des Hinterleibs kann stark ausgedehnt werden. Sie sind gegenüber Austrocknung empfindlich und finden sich meist in feuchten Gebieten. Blutsaugender Außenparasit an Wild, Haussäugetieren und Mensch. Befall erfolgt im Freien, wo Zecken an Gräsern und niederem Gesträuch sitzen. Eine hungrige Zecke klettert an die Spitze eines Grashalmes oder Blattes und wartet auf ein vorbeikommendes Tier. Sie saugt an verschiedenen Säugetieren, so auch am Menschen sowie an Vögeln und Kriechtieren. Ihr Saugrüssel ist mit einem Widerhaken versehen. Das Einbohren geschieht unmerklich. Sie bleiben 3–5 Tage festgesaugt und lassen sich dann fallen. Sie können Überträger von durch Arboviren hervorgerufenen Erkrankungen des Zentralnervensystems bei Tier und Mensch sein. In den letzten Jahren hat die Übertragung von Frühsommermeningoenzephalitis und Lyme-Borreliose an Bedeutung gewonnen. Dies trifft jedoch nur für Epidemiegebiete zu, in denen Zecken infiziert sein können. Aktive Schutzimpfung ist möglich.
- **Taubenzecke** *(Argas reflexus):* 4 mm groß, rotbraun. In Taubenschlägen und Nestern verwilderter Haustauben. Saugt gelegentlich auch am Menschen Blut (schwer heilende Stiche) und kann zur Wohnungsplage werden, wenn Taubenschläge nicht mehr von Tauben bewohnt werden.
Man darf das festgesaugte Tier nicht abreißen. Betupfen der Hautstelle mit Benzin, Oel, Petroleum und vorsichtiges Herausdrehen mit einer Pinzette.

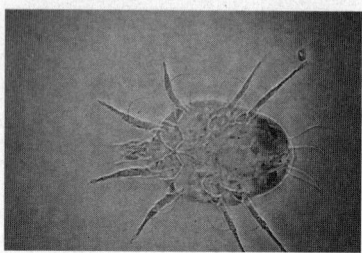

Abb. 9.9: Mehlmilbe.

9.2.12 Milben

Weiße, mit kleinen Borsten versehene 0,5 bis 1 mm große Tiere (s. Abb. 9.14, Nr. 10), die in feuchten Räumen vorkommen und sich auf Nahrungsmitteln vermehren, z. B. Mehlmilbe (s. Abb. 9.9), Backobstmilbe.

- **Hausstaubmilben:** Sie leben von den Schuppen unserer Haut, die regelmäßig abfallen und benötigen hohe Luftfeuchtigkeit und Temperaturen um 25 °C (Bettwärme). Ihre Ausscheidungen können als Allergen z. B. bei Asthma wirken. Vorbeugend ist regelmäßiges und gründliches Staubsaugen von Matratzen mit geeigneten Saugern. Für die meisten Menschen sind Hausstaubmilben unbedeutend.
- **Vogelmilben:** Sie leben vor allem in Hühnerställen und Vogelkäfigen. Sie saugen an den Vögeln Blut und können auch den Menschen stechen.
- **Krätzmilbe:** siehe Kapitel 9.2.1.

9.2.13 Kellerasseln

Rötlich-braune, 1 bis 1,5 cm lange, zehnfüßige Krebschen, die in feuchten Kellern und in Mauerspalten leben. Die Eier werden vom Weibchen herumgetragen. Als Schädlinge keine große Bedeutung.

9.2.14 Motten

Motten sind Kleinschmetterlinge. Einige Arten gehören zu den gefürchtetsten Vorratsschädlingen, so z. B. Mehlmotte, Speichermotte, Dörrobstmotte. Die Motten sind Nachtflügler. Die Körperlänge liegt meist um 1 cm. Die Weibchen legen ihre Eier (meist mehrere hundert) auf die entsprechenden bevorzugten Materialien. Nach dem Schlüpfen beginnen die Raupen zu fressen und gleichzeitig werden Gespinströhren gebildet. Die Verpuppung erfolgt in einem festen Kokon. Die Gesamtentwicklungsdauer ist unterschiedlich und von den Umgebungsbedingungen abhängig.

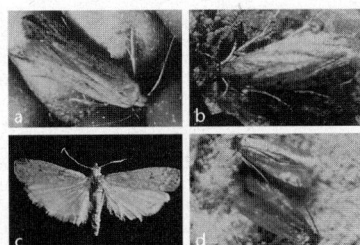

Abb. 9.10a–d: a. Getreidemotte, b. Kakao-/Tabakmotte, c. Mehlmotte, d. Kleidermotte.

9.2.15 Wespen *(Vespidae)*

Sie sammeln für den Winter keine Nahrung: daher als Staatengebilde (oft 5000 Einzeltiere) einjährig; lediglich die Königin überwintert an geschützter Stelle. Im Frühjahr Bau eines kugelförmigen Nestes, in das die Eier gelegt werden. Larven ernähren sich von Fleisch. Mehr Lästlinge als Schädlinge. Da sich Wespen sowohl von Abfällen und Aas als auch von Lebensmitteln ernähren, besteht Gefahr der Keimverschleppung wie bei Fliegen.

Bekämpfung: Abbrennen des Nestes (erst abends) oder Bestreuen des Nestes, vor allem des Flugloches mit Insektiziden. Lichtfallen können ebenfalls angewandt werden.

9.2.16 Holzschädlinge

Eine große Zahl von Schädlingen ernährt sich von Holz. Einige Arten können auch in trockenem Holz leben. In das Haus kommen diese Schädlinge meistens durch Nutzholz oder Brennholz (z. B. Holz für offene Kamine). Sie können erhebliche Schäden an Bau, Möbeln und Einrichtungen verursachen.

- **Holzwurm:** oder gewöhnliche Klopfkäfer (s. Abb. 9.14, Nr. 9) ist in vielen Häusern als Larve zu finden. Die Käfer leben nur einige Wochen. Die Eier werden in Ritzen und Spalten gelegt. Die Larven bohren sich in das Holz (Bohrmehl). Die Entwicklung dauert mehrere Jahre. Weichholz wird bevorzugt.
- **Weitere Schädlinge** (s. Abb. 9.14): Weicher Klopfkäfer (dem Holzwurm ähnlich); Trotzkopf (etwas größer als Holzwurm); Totenuhr (größter Klopfkäfer); Borkenkäfer (selten in Häusern); Haus-Bockkäfer (Larven können in altem, trockenem Holz leben, lange Entwicklungszeit, Dachgebälk häufig befallen).
- **Holzwespen:** meist in das Haus eingeschleppt. Gefährlicher Waldschädling. **Vorbeugung:** Trockenheit, gut durchlüftet, Holz vor Einbau mit Schutzstoffen imprägnieren oder Oberfläche behandeln. Entrindetes Holz verwenden. Vorsicht bei Einbau von altem Holz. Bei Temperaturen

über 55 °C ist das Absterben gewährleistet. Schutzstoffe einpinseln oder in Bohrlöcher mit Injektionsspritze einspritzen. Bekämpfung insgesamt jedoch schwierig (Schlupfwinkel und lange Entwicklungszeit).

9.2.17 Silberfischchen *(Lepisma saccharina)*

Bei uns fast ausschließlich an das Haus gebunden; weit verbreitet; lieben Dunkelheit und hohe Luftfeuchtigkeit. Eier werden in Spalten gelegt. Entwicklungszeit circa ein halbes Jahr bis zur Geschlechtsreife. Bevorzugt werden stärke- und zellulosehaltige Nahrung (z. B. Bücher, Mehl, Brot) (s. Abb. 9.14., Nr. 13).

9.2.18 Spinnen *(Araneae)*

Die bei uns vorkommenden Arten sind für den Menschen ungefährlich. Keine Schädlinge; meist nützlich, da sie Insekten jagen. Z. B. Hausspinne (Körper bis 1 cm lang, Beine bis 6 cm), Fettspinne (schokoladenbraun), Springspinne (kein Fangnetz, sondern jagen ihre Beute).

9.2.19 Ratten

- **Wanderratte:** Schwanz körperlang, kleinohrig, Rücken grau-braun, Bauch weißgrau. Lebt im Freien, in Kanälen und Hafenbauten, auf Müllabladeplätzen, Kompost- und Dunghaufen, Tierstallungen, Schlachthöfen. Kommt heute weltweit vor. Die Anpassungsfähigkeit der Wanderratte ist sehr groß. Sie verdrängt die Hausratte. Die Wanderratte lebt überwiegend von Küchenabfällen.
  Natürliche Feinde: Iltisse, Frettchen, Schleiereulen, Katzen und Hunde
- **Hausratte:** kleiner als die Wanderratte, längerschwänzig, großohrig. Rücken dunkelbraun-schwarz, Bauch gelblich-schwarz.

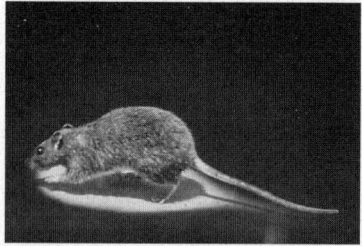

Abb. 9.11: Wanderratte.

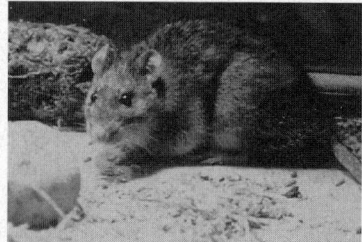

Abb. 9.12: Hausratte.

Lebt in trockenen Speichern von Wohn- und Lagerhäusern; nicht in Kanälen. Kommt in der Bundesrepublik nur noch selten vor. Noch mehr als die Wanderratte an den Menschen gebunden. Da sie einen höheren Wärmebedarf hat, kommt sie nur selten im Freien vor. Allesfresser, bevorzugt jedoch pflanzliche Nahrung.

Die Ratten sind mit 3 Monaten geschlechtsreif, nach 3 Wochen Trächtigkeit 6–9 Junge (6–7mal im Jahr). Ein Rattenpaar kann daher im Jahr ca. 860 direkte und indirekte Nachkommem haben. Lebensalter: ca. 3 Jahre.

Reservoir der Erreger von: Trichinose, Weil'scher Erkrankung, Rattenbißkrankheit, Pest.

9.2.20 Hausmaus

Fellfarbe je nach Standort am Rücken „mausgrau" bis rehbraun, Bauch gelblichweiß.

Lebensweise weitgehend an den Menschen gebunden, in Deutschland nur in Gebäuden vorkommend. Schaden: Die Hausmaus hat als Vorratsschädling in Lebensmittelbetrieben und Kleintierhaltungen (Geflügel!) an Bedeutung zugenommen.

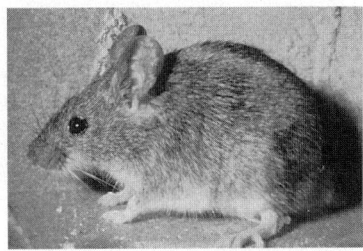

Abb. 9.13: Hausmaus.

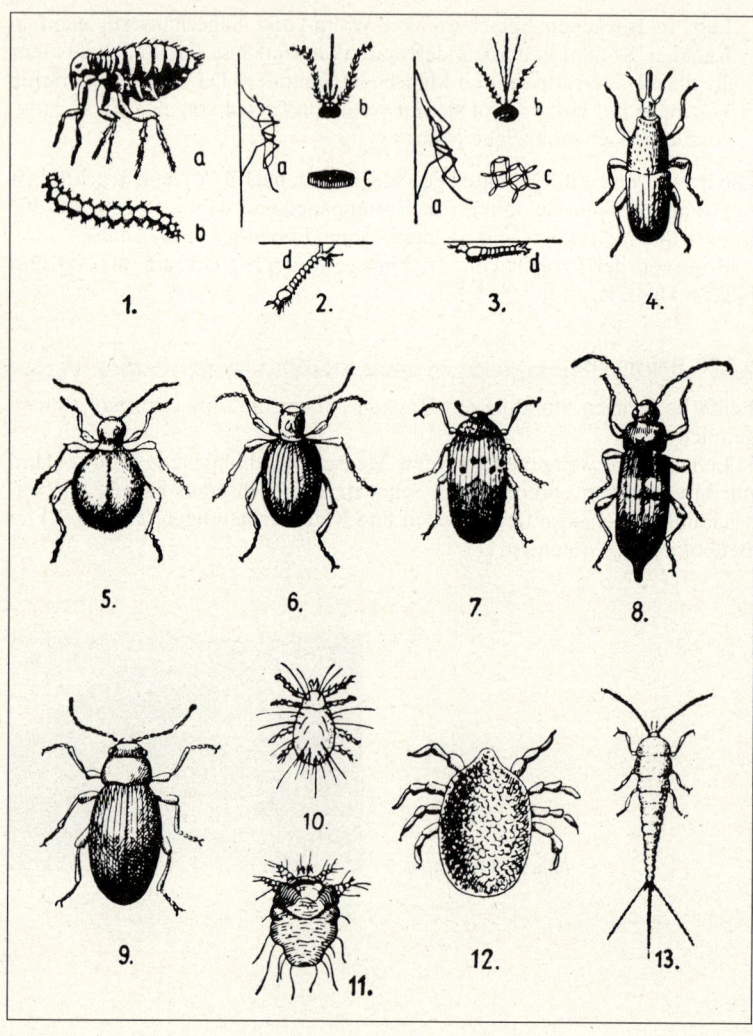

Abb. 9.14: 1.a Floh, 3 mm groß, schwarzbraune Farbe; 1.b Floh-Larve; 2.a Stechmücke (Culex); 2.b Kopf; 2.c Gelege; 2.d Larve; 3.a Fiebermücke (Anopheles); 3.b Kopf; 3.c Gelege; 3.d Larve; 4. Kornkäfer, 3–5 mm lang, dunkle Farbe, auffallend langer Rüssel; 5. Messingkäfer, 5 mm groß, feiner Haarbesatz von messingähnlicher Farbe; 6. Kräuterdieb oder Diebskäfer, 3–4 mm lang, dunkelbraun, Männchen schlank, Weibchen gedrungen; 7. Gemeiner Speckkäfer, 7–9 mm lang, auf der kopfzugewandten Seite der Flügeldecken gelbliche Behaarung mit einigen dunklen Flecken; 8. Hausbock, 10–25 mm lang, schwarzbraun; 9. Klopfkäfer; 10. Milbe, 0,4–0,6 mm groß, weißlich-grau; 11. Krätzmilbe, 0,5 mm groß, weißlich; 12. Zecke, 5–7 mm lang, weißlich-grau; 13. Silberfischchen.

10 Entwesung

10.1 Allgemeines

Entwesung ist die Vernichtung von schädlichen oder lästigen Kleintieren (Insekten, Zecken und Milben, Mäusen, Ratten usw.). Sie ist nicht nur aus seuchenhygienischen, sondern auch aus volkswirtschaftlichen Gründen bedeutsam.

Von Desinsektion spricht man, wenn nur die Vernichtung von Insekten gemeint ist.

10.1.1 Rechtliche Grundlagen

Im Zusammenhang mit der Entwesung sind folgende Gesetze und Verordnungen von Relevanz:

- Bundesseuchengesetz (BSeuchG § 13): greift wenn die Gefahr begründet ist, daß durch Schädlinge Krankheitserreger übertragen werden können (bei angeordneten Bekämpfungen sind Mittel und Verfahren anzuwenden, die laut § 10c BSeuchG gelistet sind; siehe unter Listen).
- EG-Richtlinie für Lebensmittel/Richtlinie 93/43/EG (u. a. Artikel 32 Überwachungsbasis/HACCP-System)
- VO über Lebensmittelhygiene und zur Änderung der Lebensmitteltransportbehälter VO, v. 5. 8. 1997 (BGBl. I, S. 2008)
- Lebensmittel- und Bedarfsgegenständegesetz (LMBG) v. 15. 8. 1994 (BGBl. I, S. 1945)
- Arzneimittelgesetz (AMG) v. 24. 8. 1976 (BGBl. I, S. 2445) sowie v. 16. 8. 1986 (BGBl. I, S. 1296)
- Gesetz über den Verkehr mit DDT (DDT – Gesetz) v. 7. 8. 1972 (BGBl. I, S. 1385)
- Tierseuchengesetz (TierSG) v. 28. 3. 1980 (BGBl. I, S. 386)
  Pflanzenschutzgesetz (PflSchG) v. 15. 9. 1986 (BGBl. I, S. 1505)
  DIN 68800, T 3: Holzschutz im Hochbau
- Fleischhygiene-Verordnung v. 30. 10. 1986 (BGBl. I. S. 1687)
- Gefahrstoffverordnung (GefStoffVO): Verordnung zum Schutz von gefährlichen Stoffen – v. 26. 10. 1993 (BGBl. I, S. 1782), geändert am 10. 11. 1993 (BGBl. I, S. 1870) usw. (siehe unter GefahrstoffVO).

Die Neufassung der Gefahrstoff-Verordnung – zuletzt am 13. 6. 1996 (BGBl. I S. 818) – hat eine Reihe außerordentlich wichtiger Regelungen für die Schädlingsbekämpfung gebracht. Die Vorschriften des Anhang V Nr. 6 dieser Verordnung (hier werden die Details geregelt) gelten nicht nur für die gewerbsmäßige und selbständige Schädlingsbekämpfung bei Dritten, sondern auch für Personen, die Schädlingsbekämpfung nicht nur gelegentlich und in geringem Umfang in Gemeinschaftseinrichtungen wie Krankenanstalten, Schulen, Kindertagesstätten oder im Lebensmittelbereich durchführen. Damit müssen beispielsweise auch Technisches Personal wie Hausmeister, Desinfektoren und sonstiges Personal in Krankenhäusern, Rettungsassistenten im Krankentransport, Gebäudereiniger usw. den besonderen Anforderungen entsprechen.

Die Regelungen gelten für die Schädlingsbekämpfung mit gesundheitsschädlichen (früher: mindergiftigen), giftigen und sehr giftigen Stoffen und Zubereitungen, aber auch für den Fall, daß aus den Zubereitungen solche Stoffe oder Zubereitungen freigesetzt werden. Hierdurch werden auch solche sehr giftigen, giftigen und gesundheitsschädlichen Stoffe genannt, die aus nicht entsprechend kennzeichnungspflichtigen Zubereitungen entstehen. Damit wird der überwiegende Anteil aller professionell angewandten Schädlingsbekämpfungsmittel erfaßt. Im einzelnen:

Seit 1. Mai 1994 besteht eine Anzeigepflicht der Tätigkeit in der Schädlingsbekämpfung gegenüber der nach Gefahrstoff-Verordnung zuständigen Behörde, im allgemeinen ist das das Gewerbeaufsichtsamt (Amt für Arbeitsschutz und Sicherheitstechnik).

Weiter besteht eine Anzeigepflicht für Schädlingsbekämpfungsmaßnahmen in Gemeinschaftseinrichtungen, wie Krankenanstalten, Schulen, Kindertagesstätten etc. 14 Tage vor Durchführung. Die Anzeige ist gegenüber der zuständigen Behörde zu erstatten. Im allgemeinen ist das das Gewerbeaufsichtsamt (Amt für Arbeitsschutz und Sicherheitstechnik).

Anwendungen von Schädlingsbekämpfungsmitteln müssen ausreichend dokumentiert und diese Aufzeichnungen mindestens 2 Jahre aufbewahrt werden.

Schädlingsbekämpfung darf nur noch von Personen durchgeführt werden, die geeignet sind. Eignung bedeutet: 18 Jahre alt, Nachweis der Zuverlässigkeit, Gesundheitszeugnis eines ermächtigten Arztes, Nachweis von Kenntnissen über vorläufige Hilfsmaßnahmen bei Vergiftungen.

Seit 1. November 1995 darf Schädlingsbekämpfung nur noch von Personen durchgeführt werden, die nach den Vorschriften der Gefahrstoffverordnung sachkundig sind. Die Sachkunde kann durch eine spezielle Ausbildung/Prüfung nachgewiesen werden.

Hilfskräfte dürfen nur noch unter der unmittelbaren, ständigen Aufsicht des Sachkundigen eingesetzt werden. Hilfskräfte müssen entsprechend ihrer Tätigkeit nachweislich regelmäßig unterwiesen sein.

10.1.2 Bekämpfungsschema

- **Schädlingsermittlung:** Das ungezielte Ausbringen von Pestiziden gehört der Vergangenheit an. Wo bis vor kurzem zur Vorbeugung, z. B. 1mal pro Quartal, Bekämpfungsmaßnahmen wie Kantenspritzungen gegen kriechendes Ungeziefer durchgeführt wurden, wird heute mit einem Ermittlungs- und Dokumentationssystem gearbeitet.

Die Ermittlung erfolgt durch Spurensuche und -analyse von Schädlingsbefall. So können Kotbröckchen von Mäusen auf deren Anwesenheit hindeuten. Auch die Befallstärke kann der Fachmann visuell ermitteln. Trittsiegel und Nagespuren bestätigen den Verdacht. Nagespuren finden sich vor allem an möglichen Zuwanderstellen und Verstecken. Für Ungeziefer sind spezienspezifische Indikatorfallen im Handel. Sie haben z. B. Klebeflächen, an welchen die Schädlinge haften bleiben. Zusätzlich können Duftstoffe, aber auch Pheromone die Attraktität der Fallen erhöhen.

Es sind nur Indikatoren gezielt für die jeweils vermutete Spezies zu verwenden. Gegebenenfalls ist bei einschlägigen Herstellern nachzufragen.

Eine umfassende Ermittlung, auch in angrenzenden Räumen, in denen Ungeziefer vermutet oder gesichtet wurde, ist zur Prüfung des Befallumfanges unverzichtbar. Zur Dokumentation ist für jeden Raum eine Matrix anzulegen. Darin werden dort ausgebrachte Indikatoren, Kontrollen, Schädlingsbefall und die getroffenen Maßnahmen festgehalten.

Werden bei den Ermittlungen Schädlinge nachgewiesen, so ist ein Schädlingsbekämpfungsfachbetrieb mit deren Beseitigung zu beauftragen. Dieser hat dem Auftraggeber nachzuweisen, daß die Bekämpfung von „geprüften Schädlingsbekämpfern" durchgeführt wird.

Die Schädlingsbekämpfung ist keine Aufgabe des Desinfektors. Dieser kann jedoch die Tilgungskontrolle durchführen.

Er trägt somit zur Qualitätssicherung und Kostendämpfung bei. Dem Desinfektor ist für diese anspruchsvolle Tätigkeit ausreichend Arbeitszeit einzuräumen. Für die Lagerung seiner Ermittlungsutensilien wird ein Raum benötigt. Deren Verderb würde zusätzliche Kosten verursachen.

- **Gefahrenanalyse und Überwachung:** Nach VO über Lebensmittelhygiene v. 5.8.1997 werden Hygieneprinzipien für die gesamte Lebensmittel-Industrie gefordert. Betroffen sind hier Erzeuger und Verarbeiter bis zur Verbraucherabgabe. Gefordert wird die Vermeidung von Kontamination insbesondere durch Schädlinge, Gefahrenanalyse und Überwachung kritischer Punkte:
  - Analyse, wo können Schädlinge in die Produktion eindringen,
  - Auflistung der Arbeitsschritte zur Gefährdungsermittlung,
  - Entscheidung, wo Gefährdungen für das Produkt durch Schädlinge bestehen
  - Festlegen der Stellen, Art und Fristen für Kontrollen,
  - regelmäßige Wiederholung in festen Intervallen und bei Änderungen von Arbeitsabläufen,
  - Durchführung und Dokumentation sind zu überwachen.

- **Ermittlungs- und Bekämpfungsplanung:** Vor einer Ermittlung, sowie bei einer Bekämpfung sind vor Beginn Bauskizzen einzuholen oder zu fertigen. Die in Verdachtszonen ausgelegten Indikatorfallen, Schädlingsspuren und -nachweise sowie geplante Bekämpfungsverfahren sind in leicht verständlicher Form zu dokumentieren.

* **Schädlingsbekämpfung**: Wer Schädlinge gewerbsmäßig oder gegen Entgelt, also auch als Angestellter bekämpft, hat, **sofern Gefahrstoffe lt. Gefahrstoffverordnung zum Einsatz kommen,** den Nachweis die notwendige Sachkunde zu besitzen.

> Eine Schädlingsbekämpfung endet immer mit einem Tilgungsnachweis!

10.1.3 Fachbegriffe

Akarzid: Milben- und spinnentötendes Produkt.

Antikoagulantien: Blutgerinnungshemmer zur Schadnagerbekämpfung. Sie sind mitunter hochtoxisch, (Antidot = Vitamin K1).

Bekämpfung: Verringerung des Ungezieferbefalls (Dezimierung).

Entomophobie: Insekten-, Ungezieferwahn/-angst

Entwesung: Schädlingsbekämpfung.

Exkremente: Ausscheidungen, wie z. B. Stuhl und Urin.

Formulierung: Mischen von Wirkstoffen.

Imago: Erwachsenes, geschlechtsreifes Insekt.

Juvenilhormone: Wachstumsregulatoren, die eine Weiterentwicklung, spätestens zur Geschlechtsreife, hormonell unterbinden.

Kontaktgift: Wirkstoff, der nur bei Kontakt schädigt.

LD: Letaldosis ist Dosis, bei der nach einer bestimmten Zeit der Tod eintritt. Oft: LD_{50} (50% der Schädlinge sind tot).

Metamorphose: Entwicklungsstufen der Insekten vom Ei über das Larven- und Puppenstadium zum geschlechtsreifen Insekt.

Nematoden: Fadenwürmer.

Oothek: Eipaket der Schabe mit je nach Spezies 16–40 Kammern, in welcher sich jeweils eine Larve befindet.

Parasit: Schmarotzer. Entweder Ektoparasit = auf der Körperoberfläche angesiedelt oder Endoparasit = das Gewebe besiedelnd.

Pheromone: Artspezifische Sexuallockstoffe von Insekten, um Geschlechtspartner anzulocken.

Population: Ansammlung/Gesamtheit einer auftretenden Spezies.

Repellens: Arthropodenabweisende Mittel. Verwendung z. B. zum Schutz gegen Insektenstiche auf der Haut.

Repellwirkung: Abwehrende, abweisende Wirkung auf den Schädling (Vergrämung).

Rodentizide: Köder zur Bekämpfung von Ratten und Mäusen.

Sekret: Ein von einer Spezies abgesonderter Stoff wie Speichel, Duftstoffe usw.

Sensibilität: Empfindlichkeit z. B. gegen Wirkstoffe.

Synergieeffekt: Er bewirkt, daß durch Anmischung verschiedener Wirkstoffe eine Verstärkung der Wirkung erzielt wird.

Tilgung: Abtötung der gesamten Population.

Toxisch: giftig.

ULV-Verfahren: Ultra-low-Volume. Bei dieser Zerstäubungsmethode wird der Wirkstoff oft pur in Tröpfchengrößen von 50 bis 70 µm ausgebracht.

Vektoren: Tiere, die Krankheitserreger übertragen können.

10.2 Einfache Maßnahmen der Verhütung und Bekämpfung von Schädlingen

Zwölf vorbeugende Maßnahmen gegen Ungezieferbefall und ihre Bekämpfung seien hier angeführt:

• Regelmäßige Körperpflege, häufiger Wäschewechsel, insbesondere von Tag- und Nachtwäsche.
• Vorratsräume und Küchen müssen so geplant und gebaut werden, daß für Schädlinge ein ungünstiges Milieu gegeben ist (keine Hohlräume, Versteckmöglichkeiten, leichte Reinigung und Übersichtlichkeit), Regale und Schränke müssen entweder staubdicht erstellt werden oder leicht zugänglich sein.
• Sauberkeit in Wohnräumen und Lebensmittelbetrieben. Hier muß vor allem auf die schwer zugänglichen warmen und dunklen Stellen geachtet werden.
• Die Lebensmittel kühl, trocken und verschlossen aufbewahren. Vor allem bei Vorräten sind dicht schließende Behälter ein gewisser Schutz vor Schädlingsbefall. Bei Lebensmittelbetrieben müssen Hohlräume und eventuell Verstecke vermieden werden. Trennung von Rohwaren und Fertigwaren.
• Lebensmittel vor Lagerung auf Schädlingsbefall prüfen.

- Textilien regelmäßig bürsten, absaugen und ausklopfen. Gefährdet sind vor allem Textilien, die ungereinigt oder in dunklen Schränken gelagert sind. Chemische Reinigung, Waschen und Bügeln von Textilien eliminiert die Schädlinge.
- Anwendung trockener Hitze, z. B. Raumtemperatur auf 50–60 °C bringen.
- Textilien auf 80–90 °C erwärmen.
- Anwendung von Kälte: Wanzen und Flöhe können niedrige Temperaturen überleben, Läuse gehen bei –15 °C zugrunde.
- Ställe regelmäßig säubern; keine Dunglager in der Nähe von Lebensmittelvorräten.
- Bei Müllbeseitigung ausreichende Abdeckung der Müllplätze, dicht schließende Müllcontainer.
- Reinigung der Müllbehälter.
- Die Zuwanderung ist durch einfache Maßnahmen wie Fliegengitter, Türbesen, Automatiktore und Metallkragen um Rohrleitungen zu erschweren.

10.3 Biologische Schädlingsbekämpfung

Einige Beispiele für die Methoden der biologischen Schädlingsbekämpfung:
- Einsetzen natürlicher Feinde.
- Züchtung und Aussetzung steriler männlicher Schadinsekten.
- Duftfallen: Pheromonfallen = Fang durch Sexualduftstoffe;
  Köderfallen = Fang durch Gerüche, die dem Schädling Nahrungsangebot signalisieren.

10.4 Chemische Schädlingsbekämpfung

10.4.1 Einführung

Für die Schädlingsbekämpfung werden Substanzen anderer chemischer Zusammensetzung eingesetzt als zur Desinfektion.

Der Ausdruck „Pestizide" wurde aus dem Englischen übernommen und ist gleichbedeutend mit „Schädlingsbekämpfungsmittel". Heute wird auch von „Bioziden" gesprochen.

Viele dieser Substanzen zählen zu den Giften. Gifte sind Stoffe, die schon in niedrigen Dosen durch ihre chemischen Eigenschaften im oder am Körper Funktionsstörungen und sonstige Schädigungen – sogenannte „Vergiftungen" – hervorrufen und unter Umständen den Tod herbeiführen können.

Beim Einsatz von Wirkstoffen ist die Gefahrstoffverordnung zu beachten. Sie verlangt im § 16 Abs. 2, daß vor Einsatz von Produkten grundsätzlich zu prüfen ist, ob es Mittel und Verfahren gibt, bei denen auf die Verwendung von Gefahrstoffen verzichtet werden kann. Zusätzlich wird in dieser Verordnung verlangt, daß, wenn die Verwendung dieser weniger gefährlichen Mittel oder Verfahren zumutbar ist, auf letztere zurückgegriffen werden muß.

Im folgenden werden nur die wichtigsten Anwendungsverfahren und Stoffgruppen dargelegt. Die Zahl der Schädlingsbekämpfungsmittel ist sehr groß. Es wird auf die BGA-Liste: Schädlingsbekämpfungsmittel (siehe Kap. 13) verwiesen.

Nach den **Anwendungs-Zielen** wird unterschieden:
- Akarizid = Milben tötendes Mittel
- Fungizid = Pilze tötendes Mittel
- Herbizid = Unkraut vernichtendes Mittel
- Insektizid = Insekten tötendes Mittel
- Larvizid = Larven tötendes Mittel
- Molluskizid = Schnecken tötendes Mittel
- Nematozid = Fadenwürmer tötendes Mittel
- Ovizid = Eier vernichtendes Mittel
- Rodentizid = Mittel gegen Nagetiere.

Ausbringe-Verfahren: Stäuben, Spritzen, Sprühen, Räuchern, Nebeln, Begasen, Verdunsten und Auslegen von Giften, z. B. in Form von Ködern sowie Anstriche z. B. mit insektiziden Lacken.

Um Unfälle durch ausgelegte Giftköder zum Zwecke der Nagerbekämpfung zu vermeiden – insbesondere Kinder und Haustiere sind gefährdet – verlangt die Biologische Bundesanstalt, daß Giftköder nicht offen ausgelegt werden. Dafür vorgesehene Boxen sind einschließlich den in der Gefahrstoffverordnung verlangten Gefahrenhinweisen im Handel erhältlich.

Nach Art der **Aufnahme von Giften** (Wirkstoffen) durch die zu bekämpfenden Gliederfüßler lassen sich unterscheiden:
- Fraßgifte: Aufnahme durch den Mund über das Verdauungssystem und die Hämolymphe,
- Atemgifte: über die mit Chitin ausgekleideten röhrenförmigen Tracheen oder die als Fächerlungen ausgebildeten Atemorgane,
- Berührungs- und Nervengifte: Berührung mit der Körperoberfläche durch Lösung der Wirkstoffe in der obersten, aus einer lipidähnlichen Substanz bestehenden Schicht, der Epikutikula. Die gelösten Gifte werden durch enge Porenkanäle zur darunterliegenden Hypodermis mit ihren Nervenendigungen und weiter zum Zentralnervensysten geleitet.

10.4.2 Wirkstoffe zur Bekämpfung gesundheits- und hausschädlicher Gliederfüßler

Nach 1945 wurden fast ausschließlich Berührungsgifte (Kontaktinsektizide), die je nach Wirkstoff auch eine Atem- und/oder Fraßgiftwirkung haben können, aus den folgenden Gruppen angewendet:

Chlorierte Kohlenwasserstoffe

- DDT = Dichlor-diphenyl-trichloräthan-$C_{14}H_9Cl_5$:
Es war das früher am meisten angewandte Präparat und hatte große Bedeutung in der Bekämpfung von Überträgern des Fleckfiebers und der Malaria (s. Kap. 1.6, 9.2.2, 9.2.9). Berührungsgift mit Langzeitwirkung. Wird im Fettgewebe von Warmblütern gespeichert. In den letzten Jahren auch in der Muttermilch nachgewiesen. Durch gesetzliche Regelung ist DDT in Deutschland seit 1972 zur Bekämpfung von Gliederfüßlern verboten.
Neuerdings werden DDT-ähnliche Verbindungen wie z. B. Methoxychlor angewendet.

Methoxychlor
(2,2-Bis(p-methoxyphenyl)-1,1,1-trichloräthan)

- „Hexaverbindungen", z. B. Hexachlorcyclohexan = $C_6H_6Cl_6$ (Lindan):
Besonders wirksam gegen Wanzen, Schaben und Freilandschädlinge. Die Präparate können verstäubt, versprüht, vernebelt und verdampft werden. Wasserunlösliches Pulver. Gute Stabilität, Atemschutz nötig. Berührungsgift und Atemgift. Orale LD_{50} je nach Lösungsmittel 90–250 mg/kg Ratte, perkutane LD_{50} ca. 180 mg/kg Ratte (LD = Letaldosis). In öliger Lösung für den Menschen schon in weit geringeren Dosen giftig. Geringere Speicherungstendenz als DDT.
Es gibt eine große Anzahl von Industriepräparaten, die als Pulver- oder Stäubemittel, als Räuchertabletten oder Räucherstäbe Verwendung finden und darüber hinaus als Spritz-, Sprüh- oder Vernebelungsmittel angewandt werden.

Organische Phosphorsäure- und Thiophosphorsäureester

Es sind Kontakt-, Fraß- und Inhalationsgifte, meist wasserunlöslich, gut fett- und lipoidlöslich. Sie hemmen die Cholinesterase und verhindern damit die Spaltung des Acetylcholins und wirken so als Nervengift. Organische Phosphorverbindungen haben unterschiedliche, z. T. hohe Giftigkeit und sind je nach Resorbierbarkeit und Flüchtigkeit unterschiedlich gefährlich.

Es kommt dadurch bei höheren Tieren und Menschen zur Übererregung im Parasympathikusbereich: Schweißausbruch, Cyanose, Atemnot, Krämpfe. Aufgenommene niedrige Dosen werden nicht gespeichert, sondern abgebaut und ausgeschieden. Für Malathion liegt die akute orale LD_{50} zwischen 400–2100 mg/kg Ratte; sehr geringe perkutane Toxizität. Für E 605 ist die akute orale Toxizität von 6–15 mg/kg Ratte und die akute perkutane LD_{50} ist mit 20–60 mg/kg Ratte angegeben. Für den Menschen kann eine orale Aufnahme von 0,1–0,2 g tödlich sein. MAK-Wert = 0,1 g Parathion/m^3 Luft.

Die gebräuchlichen Wirkstoffe sind: Malathion, Parathion (E 605), Fenthion, Fenitrothion, Dichlorphos, Chlorpyrifos, Trichlorphon, Diazinon.

Carbaminsäureester und Carbamate

Sind Cholinesterasehemmer. Carbamate werden im Körper von Warmblütern schneller abgebaut als Phosphorsäureester, Vergiftung von kürzerer Dauer. Die Carbamate besitzen eine unterschiedliche Toxizität. Gefahr durch Fahrlässigkeit, durch Verschlucken, Einatmen oder Hautresorption. Die akute orale LD_{50} für Carbaryl liegt zwischen 500–800 mg/kg Ratte, die akute perkutane LD_{50} bei mehr als 4 g/kg Ratte.

Die gebräuchlichsten Wirkstoffe sind: Carbaryl, Propoxur.

Pflanzliche Insektizide

Pflanzengifte werden seit ältesten Zeiten zum Schutz gegen Schädlinge und Lästlinge verwendet.

Pyrethrum: Pflanzliches Insektizid aus getrockneten *Chrysanthemum*-Blüten. Berührungsgift mit Austreibe- und Niederschlags-Effekt. Kurze Wirkungsdauer, da Pyrethrum bei Einwirkung von Licht und Luft leicht abgebaut wird. Pyrethrum wird deshalb mit Synergisten kombiniert, die den Wirkstoff etwas beständiger machen und in Rückenlage gefallene Insekten sich nicht wieder erholen lassen. Äußerst geringe orale Toxizität für Mensch und Warmblüter. Erbrechen und Durchfall nur bei Aufnahme von großen Mengen. Tödliche Dosis ca. 1 g/kg Körpergewicht. MAK-Wert 5 mg/m^3.

Nikotin: gehört zu den ältesten Pflanzenschutzmitteln. Zubereitung aus Rohnikotin oder Nikotinsulfat. Häufig als Stäubemittel verwendet. Das Alkaloid ist in Wasser leicht löslich. Hohe Flüchtigkeit. Kontaktinsektizid in Form von Spritz-, Stäube- und Räuchermittel. Nikotinpräparate stellen starke Gifte dar. Akute orale LD_{50} beträgt 60–80 mg/kg Ratte. 60 mg Nikotin können für den Erwachsenen tödlich sein. Bei leichten Vergiftungen treten Übelkeit, Erbrechen, Schweißausbruch, Durchfall und Blutdrucksenkung auf. Nichtraucher sind deutlich empfindlicher als Raucher.

Derris und Rotenon: Wurzeln der tropischen Leguminose *Derris elliptica.* Sie sind seit langem als Insektizid bekannt. Wird als Pulver oder in Emulsionsform angewendet. Für Menschen und Warmblüter praktisch ungiftig.

Hochgiftige, gasförmige Präparate

Blausäure, Methylbromid und Phosphorwasserstoff entwickelnde Verbindungen werden im Vorrats- und Pflanzenschutz, in Silos, Speichern, Mühlen, Schiffen und Gewächshäusern zur Abtötung von vorratsschädlichen Gliedertieren (wie Kornkäfer, Khaprakäfer, Tabakkäfer, Mehlmotten und dgl.) sowie zur Bodenentseuchung angewendet und in der Regel *nicht* zur Abtötung von gesundheitsschädlichen Gliederfüßlern. Begasungsmittel dürfen nur von konzessionierten Betrieben unter besonderen Vorsichtsmaßnahmen angewendet werden. Die Vorsichtsmaßnahmen sowie die Vorschriften zur Ausführung der Verordnung über die Schädlingsbekämpfung mit hochgiftigen Stoffen und weitere Vorschriften sind zu beachten. Für die zuvor genannten Wirkstoffe gelten außerdem bestimmte Anwendungsverbote und -beschränkungen (siehe GefStoffV).

- **Cyanwasserstoff** (Blausäure = HCN):

Blausäure ist ein hochgiftiges Gas, das durch Einatmen oder durch Hautresorption rasch in den Körper eindringt. Es führt zur intrazellulären Erstickung durch Zerstörung des gelben Atemferments (Zytochromoxydase).

Frühsymptome: Reizung der Schleimhäute der Atemwege und der Augen, später Angstgefühle, Atemnot.

Die tödliche Menge für Menschen: 1 mg/kg Körpergewicht. MAK-Wert beträgt 10 ppm. Bereits 0,01 mg/l Luft können Gesundheitsstörungen auslösen.

Beachte: Blausäure kann längere Zeit an Nahrungsmitteln haften. Daher müssen Nahrungsmittel vor der Begasung entfernt werden.

Bei Anwendung von Blausäure muß nach der Gasanwendung der Gasrest-Test mit Benzidinkupferazetat bzw. mit Drägerschen Prüfröhrchen durchgeführt werden.

Durch die Giftverordnung ist geregelt, wer berechtigt ist, Personen in der Anwendung von Blausäure auszubilden: Landwirtschaftsämter, Forschungsstellen für den Gartenbau, Gartenbaubetriebe mit besonderer Genehmigung, bestimmte Herstellerfirmen (z. B. Fa. Degesch, Frankfurt/M. und Fa. W. Freyberg, Laudenbach).

Blausäurebegasung darf nur mit besonderem Berechtigungsnachweis angewendet werden.

• **Methylbromid** = $CH_3\text{-}Br$:
Eine bei 3,4 °C siedende, chloroformähnlich riechende Flüssigkeit, bei normaler Temperatur hingegen ein farbloses Gas. In Wasser wenig löslich. Es wird durch Inhalation und durch Hautresorption aufgenommen, besitzt keine eigene Warnwirkung. Mehrfache Einwirkung unterschwelliger Mengen kann beim Menschen zu schweren Schäden führen. Hautreizwirkung und Lungenschädigung (Lungenödem und Lungenentzündung). Frühsymptome: Kopfschmerz, Doppelsehen, Übelkeit, später Krämpfe: Vor allem in Gewächshäusern angewendet. MAK-Wert 20 ppm.

• **Phosphorwasserstoff entwickelnde Verbindungen:**
Der sehr giftige und brennbare Phosphorwasserstoff (PH_3) ist ein nach Knoblauch riechendes Gas. Es wird unter Einwirkung von Wasser aus Phosphorverbindungen (z. B. Aluminium-, Magnesiumphosphid) frei (Tabletten, Begasungsbeutel, Pellets). Zur Bekämpfung von Schädlingen in Silos und Speichern nur unter besonderer Vorsicht anzuwenden.

Vergiftungen durch Einatmen oder Verschlucken. Hautresorption sehr gering. Akute und subakute Vergiftungen. Frühsymptome: Ohrensausen, Übelkeit, Angstgefühl. Später Krämpfe, Zyanose, Bewußtlosigkeit. MAK-Wert 0,1 ml/m^3 Luft.

• **Ethylenoxid** – C_2H_4O (Etox oder T-Gas):
Es ist feuergefährlich; mit 10% CO_2 im Handel. Bei der Einleitung müssen Gasmasken getragen werden. Räume sind durch Warntafeln zu kennzeichnen. Alle Bewohner des Gebäudes müssen benachrichtigt sein (s. Kap. 6.14!). Kann Krebs verursachen!

10.5 Nagerbekämpfungsmittel

• **Antikoagulantien:**
Die Cumarinderivate hemmen durch Blockierung der Prothrombinbildung die Gerinnungsfähigkeit des Blutes und machen Blutkapillaren durchlässig. Es kommt nach mehrmaliger Aufnahme des Giftes zu Blutungen und schließlich zum Verbluten. Ein wirksames Gegenmittel bei rechtzeitiger Anwendung ist Vitamin K_1. Die Gifte (Cumatetralyl, Dicumarol, Pindon, Sulfachinoxalin, Warfarin, Chlorphacinon, Cumachlor, Pyranocumarin) sind allein oder in Kombination miteinander in Streupulvern, Fraßködern oder Giftränken unter zahlreichen Namen als Nagetierbekämpfungsmittel im Handel erhältlich. Die Mittel sind geschützt und sicher vor Kindern und Haustieren auszulegen. Beim Menschen führt im allgemeinen nur mehrmalige Aufnahme zu bedrohlichen Blutungen. Hinweise für Bevölkerung und Tierhalter sind bei Anwendung der Präparate notwendig.

• **Sonstige Nagerbekämpfungsmittel:**
Neben den Antikoagulantien stehen als Akutgifte noch Mittel auf der Grundlage von ANTU (Alpha-Naphthylthioharnstoff), Zinkphosphid und

Thalliumsulfat zur Verfügung. Sie sind nur unter bestimmten Voraussetzungen als Fraß-, Tränk- oder Begasungsmittel anwendbar.

Umweltfreundliche Rattenbekämpfung: Es sind verschiedene Geräte im Handel, die in kanalartiger Form gebaut Ratten anlocken. Das Gift wird in diesen Fallen angebracht. Damit ist der Gefahr der Weiterverbreitung oder der Schädigung von Haustieren vorgebeugt.

Calciferol ist ein Produkt, das auf einer Überdosis von Vitamin D basiert und somit toxisch ist. Es greift in den Calciumhaushalt der Ratte ein.

Für die Bekämpfung geringfügigen Hausmausbefalls hat sich immer noch die Verwendung der bekannten Schlagbügelfallen bewährt. Die jedoch in nicht zu weitem Abstand (max. 3 m) entlang aller festen Gegenstände im Raum aufgestellt. Sie können u. a. mit Haferflocken beködert werden.

Eine Bekämpfung von Hausmäusen mit Ködergiften kann sich wie bei Hausratten über eine lange Zeit hinziehen und besonders in Lebensmittelbetrieben problematisch werden (Verschleppung von Ködern, unkontrollierter Verbleib der Kadaver!). Der Experte ist auch hier gefragt.

Bei öffentlich angeordneten Bekämpfungsaktionen dürfen für die Bekämpfung von Ratte und Hausmaus nur solche Mittel verwendet werden, die in dem von Zeit zu Zeit von der Biologischen Bundesanstalt für Land- und Forstwirtschaft neu veröffentlichten „Pflanzenschutzmittel-Verzeichnis, Teil 5, Vorratsschutz" aufgeführt sind.

• **Anerkannte Listen zur Schädlingsbekämpfung:**
- Liste der vom Bundesgesundheitsamt geprüften und anerkannten Entwesungsmittel und -verfahren zur Bekämpfung tierischer Schädlinge (erhältlich beim Institut für Wasser-, Boden- und Lufthygiene, Corrensplatz 1, 14195 Berlin). Siehe Kapitel 13.1.4.
- Liste der anerkannten Entrattungsmittel ist die „Bekanntmachung über Mittel und Verfahren zur behördlich angeordneten Entrattung" der Biologischen Bundesanstalt für Land- und Forstwirtschaft in Braunschweig (erhältlich bei der Aco-Druck GmbH, Postfach 1143, 38104 Braunschweig). Siehe Kapitel 13.1.7.
- Liste der geprüften Pflanzenschutzmittel sind dem Pflanzenschutzmittelverzeichnis, gegliedert in Bereiche zu entnehmen: Teil 1 (Ackerbau – Wiesen und Weiden – Hopfenbau); Teil 2 (Gemüsebau – Obstbau – Zierpflanzen); Teil 3 (Weinbau); Teil 4 (Forst); Teil 5 (Vorratsschutz); Teil 6 (anerkannte Pflanzenschutz- und Vorratsgeräte); Teil 7 (Wirkung auf Bienen).
  (Alle Pflanzenschutzmittellisten sind erhältlich beim Saphir Verlag, Heike Kramer, Gutstraße 15, 38551 Ribbesbüttel).

Grundsätzlich gilt: Die jeweils aktuelle Ausgabe benützen.
Darüber hinaus muß gemäß § 10 Pflanzenschutzgesetz derjenige, der
- Pflanzenschutzmittel in einem Betrieb der Landwirtschaft, des Gartenbaus oder der Forstwirtschaft anwendet,

- Pflanzenschutzmittel für andere (außer gelegentlicher Nachbarschaftshilfe) anwendet,
- Personen anleitet oder beaufsichtigt, die eine der beiden genannten Tätigkeiten im Rahmen eines Ausbildungsverhältnisses ausüben,

die dafür erforderliche Zuverlässigkeit und die erforderlichen fachlichen Kenntnisse und Fertigkeiten haben.

Neben einem im Gesetz benannten fachverwandten Beruf berechtigt die Prüfung nach § 2 der Pflanzenschutzsachkundeverordnung zum Ausbringen entsprechender Produkte. Berufserfahrung alleine genügt nicht.

10.6 Hinweise auf die Toxizität der Präparate

Jeder der Stoffe „in Verkehr bringt" ist gemäß der Gefahrstoffverordnung verpflichtet, seine Produkte entsprechend der Verordnung zu kennzeichnen. Er hat dem Verbraucher produktbezogene Sicherheitsdatenblätter auszuhändigen. Letzteres auch dann, wenn der Stoff nicht der GefStoffV unterliegt. Gemäß § 20 GefStoffV sind dementsprechend Betriebsanweisungen zu erstellen (siehe Giftstoffverordnung).

Die Toxizität eines Giftes wird als LD_{50} = letale Dosis für 50% der Versuchstiere mit einer bestimmten Menge eines Giftes angegeben. Beispiel: Lindan hat für orale Aufnahme des Giftes eine LD_{50} von 90 mg/kg Ratte; dies bedeutet, daß die Hälfte der Rattenversuchstiere durch orale Aufnahme von 90 mg/kg getötet werden.

Für die Gefährlichkeit von Giftstoffen ist folgende grobe Einteilung üblich:

- **Unterscheidung nach dem Wirkungsort:**
  - orale Toxizität = Aufnahme durch den Mund
  - dermale Toxizität = Aufnahme durch die Haut
  - Schleimhautreizung = Aufnahme über die Schleimhäute
  - Inhalationstoxizität = Aufnahme über die Atemwege
- **Unterscheidung nach der Einwirkungsdauer:**
  - akute Toxizität = Giftigkeit nach einmaliger Verabreichung
  - subakute Toxizität = Giftigkeit bei wiederholter, aber kurzdauernder Verabreichung
  - chronische Toxizität = Giftigkeit bei Verabreichung über einen längeren Zeitraum (bis Jahre)
- **Toxizitätsdaten** (nach **H. Hodge, H. J. Sterner**):
  akute, orale Toxizität:
  - Klasse 1: LD_{50} 1 mg oder weniger/kg = extrem toxisch
  - Klasse 2: LD_{50} 1–50 mg/kg = hochtoxisch
  - Klasse 3: LD_{50} 50–500 mg/kg = mäßig toxisch
  - Klasse 4: LD_{50} 0,5–5 g/kg = leicht toxisch
  - Klasse 5: LD_{50} 5–15 g/kg = praktisch nicht toxisch

- Klasse 6: LD_{50} 15 g/kg und mehr   = relativ harmlos

Hautreiztest
- 0–0,5 Punkte   = nicht reizend
- 0,6–3,0 Punkte = leicht reizend
- 3,1–5,0 Punkte = mäßig reizend
- 5,1–8,0 Punkte = stark reizend

Schleimhautreiztest am Kaninchenauge
- 0–10 Punkte   = nicht reizend
- 11–25 Punkte   = leicht reizend
- 26–56 Punkte   = mäßig reizend
- 57–110 Punkte = stark reizend

• Angabe der Inhalationstoxizität in ppm (parts per million) der zu untersuchenden Substanz in der Luft, bei der nach vierstündiger Inhalation 2 von 6 bis 4 von 6 Versuchstiere sterben (nach **Hodge** und **Sterner**).

Teil IV

11 Infektionskrankheiten

Es soll eine kurze Darstellung derjenigen Infektionskrankheiten (alphabetisch geordnet) gegeben werden, die im Rahmen der Desinfektion und Entwesung für den europäischen Raum besonders wichtig sind (Kap. 11.1–11.36).

In Kapitel 11.37 werden die wichtigsten Angaben zu den besprochenen Infektionskrankheiten wie z. B. Inkubationszeit und Desinfektionsmaßnahmen tabellarisch zusammengefaßt.

11.1 AIDS (Acquired immune deficiency syndrom)

Erreger: Human Immune Deficiency Virus (HIV).

Vorkommen der Erreger: beim Menschen und wahrscheinlich bei Affen (besonders grüne Meerkatze).

Nachweismethoden: Antikörpernachweis mit Hilfe folgender Teste: ELISA, Immunfluoreszenz, Radioimmunopraezipitationassay, Immunoblot (= Western Blot).

Untersuchungsmaterial: Blutserum.

Übertragung: von Mensch zu Mensch bei intimem Kontakt – insbesondere ungeschütztem Sexualkontakt – und bei Kontakt mit Blut von infizierten Personen.

Ausscheidung: insbesondere Blut, Sperma, Vaginalsekret, Muttermilch, Liquor.

Inkubationszeit: Jahre.

Krankheitsbild nach der CDC-Klassifikation (CDC = Centers for Disease Control der USA):
- Stadium I:
  1. Beginn wahrscheinlich 2–6 Wochen nach der Infektion,
  2. Kurzzeitige Schwellungen von Lymphknoten,
  3. Übelkeit, Fieber, Müdigkeit, Gewichtsabnahme,
  4. nächtliche Schweißausbrüche,
  5. Muskel- und Gelenkschmerzen,
  6. das Virus ist im Blut nachweisbar ab dem Nachweis von Antikörpern (4–12 Wochen),
  7. T4-Lymphozyten-Population ist vermindert.

- Stadium II (Latenzphase):
  1. Symptomloses Zwischenstadium (Monate bis Jahre),
  2. meist vollständige Erholung,
  3. Immunabwehr verschlechtert sich langsam.
- Stadium III:
  1. Generalisierte Lymphdrüsenschwellungen (3 Monate–3 Jahre)
  2. Fieber, Müdigkeit, Gewichtsabnahme,
  3. Hautausschläge, Diarrhoeen,
  4. unspezifische Immunglobuline sind erhöht,
  5. T4-Lymphozyten nehmen stark ab.
- Stadium IV (AIDS-Vollbild):
  1. Stadium I–III sind nicht Vorbedingung,
  2. Dauer: Monate–3 Jahre,
  3. generalisierte Lymphdrüsenschwellungen (Adenopathie),
  4. Fieber, vielfältige Hauterscheinungen,
  5. Diarrhoeen, Gewichtsabnahme,
  6. neurologische Symptome,
  7. schwere sekundäre Infektionen, häufig durch Pneumocystis carinii, Kryptosporidien, Tuberkulosebakterien,
  8. bösartige Tumoren, vor allem Kaposi-Sarkom (Haut und Magen-Darm-Trakt).

Isolierung: In der Regel nicht erforderlich. Nur bei Diarrhoeen, Inkontinenz, unkontrollierten Blutungen oder wegen Begleiterkrankungen z. B. offene Tbc, Pneumocystis carinii-Pneumonie erforderlich. Oder zum Schutz des in seiner Abwehr stark geschwächten Patienten.

Dauer der Ansteckungsfähigkeit: während der Inkubationszeit und bei Erkrankung.

Vorbeugung: Infizierte müssen Ärzte und Zahnärzte über ihr Leiden informieren. Bei Intimkontakten mit wechselnden bzw. mit nicht ausreichend bekannten Partnern sind Schutzmaßnahmen (Kondom) dringend zu empfehlen. Infizierte dürfen kein Blut, Samen oder Organe spenden. Personal: Handschuhe, evtl. Schutzkittel, Mund-Nasen-Gesichtsschutz (Aerosol).

Desinfektionsmaßnahmen: Laufende Desinfektion (Wirkungsbereich B der BGA-Liste bei sichtbarer Kontamination mit Blut und Sekreten). Schlußdesinfektion: Instrumentendesinfektion, Hygienische Händedesinfektion, wie laufende Desinfektion.

11.2 Amoebiasis (Amöbenruhr)

Erreger: *Entamoeba histolytica* (Protozoon).

Vorkommen: Weltweit. Zystenträger können überall beobachtet werden. **Die Amöbenruhr als Erkrankung findet man aber nur in den sogenannten warmen Zonen.**

Nachweis: Stuhluntersuchung.

Übertragung: Krankheit wird nur durch die infektionsfähigen Zysten weiterverbreitet. Allein die reifen Zysten bleiben nach Ausscheidung in der Außenwelt längere Zeit lebensfähig. Die Aufnahme erfolgt meist über verunreinigte Lebensmittel, Trinkwasser, mit menschlichen Ausscheidungen gedüngte Gemüse und Salate, die roh gegessen werden. Übertragung auch durch Fliegen (Kontakt: Stuhl–Lebensmittel) möglich. Zysten bleiben im Darm der Fliegen infektionsfähig.

Ausscheidung: Durch den Darm. In den seltenen Fällen einer Hautamoebiasis auch durch die zerfallenden Geschwüre. Der Kranke scheidet überwiegend Gewebsformen aus.

Inkubation: wenige Tage–Wochen.

Krankheitsbild: Charakteristisch sind schwere blutige Diarrhoen.

Dauer der Ansteckungsfähigkeit: Solange Zysten ausgeschieden werden. Der Mensch, sofern er Zysten ausscheidet, ist die Hauptinfektionsquelle.

Isolierung: Einzelunterbringung.

Vorbeugung:
Allgemein: Schaffung günstiger hygienischer Verhältnisse. Keine Düngung mit menschlichen Fäkalien. In warmen Ländern sollte man nur abgekochtes Wasser trinken und bei fragwürdiger Küchenhygiene rohe Speisen meiden. Fliegenbekämpfung.
  Darmausscheidungen vor Fliegen schützen und rasch beseitigen. Persönliche Hygiene.
Individuell: Bei Gefährdung eventuell vorübergehend Chemoprophylaxe. Aktive Schutzimpfung ist nicht möglich.
Personal: evtl. Schutzkittel, Handschuhe.

Desinfektion: Chemische Desinfektion gegen Zysten unzureichend, gründliche Flächenreinigung, Behandlung der Patientenwäsche und -textilien mit thermischen Verfahren, Schlußdesinfektion: nicht erforderlich; Abfall: Gruppe C.

11.3 Anthrax (Milzbrand)

Erreger: *Bacillus anthracis.*

Vorkommen der Erreger: Bei erkrankten Tieren, in den Fellen erkrankter Tiere. Die Erde kann mit Anthraxsporen aus den Leichen verendeter Tiere verseucht sein.

Nachweis: Mikroskopisch, direkter Immunfluoreszenztest. Untersuchungsmaterial: Sekrete, Fäzes, Abstrich.

Übertragung: Der Mensch infiziert sich durch Kontakt mit Tierteilen (Felle, Häute, Haare, Wolle, Fleisch) von erkrankten Tieren oder – seltener – durch direkten Kontakt mit kranken Tieren.

Ausscheidung: je nach Lokalisation (Tröpfchen, Haut, Darm).

Inkubation: wenige Stunden bis Tage.

Krankheitsbild: Beim Menschen tritt der Milzbrand in drei verschiedenen Formen auf:
• Milzbrand der Haut (95% aller Fälle):
  – Milzbrandkarbunkel (Pustula maligna)
  – Milzbrandoedem
• Milzbrand der Lunge,
• Milzbrand des Magen-Darmtraktes.

Isolierung: Einzelunterbringung für die Dauer der Erkrankung, da Ansteckungsfähigkeit hoch!

Vorbeugung:
Allgemein: Veterinärpolizeiliche Maßnahmen im Hinblick auf erkrankte Tiere, Verbrennung der Tierkadaver, Desinfektion der Tierställe, Überwachung der Einfuhr von Häuten, Fellen, Borsten, Wolle, Desinfektion von Gerbereiabwässern.
Individuell: Aktive Schutzimpfung mit abgeschwächten Bazillen (eingeführt durch **Louis Pasteur**) bei beruflicher Gefährdung, Tragen von Schutzkleidung.

Desinfektion: Mittel A und C der BGA-Liste (1 Stunden-Wert DGHM-Liste), Instrumente, Geschirr, Wäsche, Schlußdesinfektion.

11.4 Botulismus

Erreger: *Clostridium botulinum.*

Vorkommen der Erreger: Ubiquitär im Erdboden, im Darm der Warmblüter, in verunreinigten Nahrungsmitteln (Konserven, Schinken, Speck u. a.).

Nachweis: Toxin, Erreger im Untersuchungsmaterial: Mageninhalt, Stuhl, Serum.

Übertragung: Aufnahme botulinustoxinhaltiger Nahrungsmittel. Das Toxin wird von den Clostridien abgegeben.

Krankheitsbild: Augenmuskellähmungen, Schluck- und Sprechstörungen. Tod durch Atemlähmung. Das Toxin wird im Darm resorbiert, gelangt in die Blutbahn und zu bestimmten Nervenendigungen.

Vorbeugung:
Allgemein: Einwandfreie Küchenhygiene, Vollkonserven. Zu Hause eingemachte Nahrung sollte vor dem Verzehr 10 Minuten erhitzt werden (Toxin ist hitzelabil).
Individuell: Keine.

11.5 Brucellosen
(Bangsche Krankheit, Maltafieber, Schweinebrucellose)

Erreger: *Brucella abortus, Brucella melitensis, Brucella suis* u. a.

Vorkommen der Erreger: Die Brucellosen sind in der ganzen Welt verbreitet.
- *Brucella abortus:* Erreger des seuchenhaften Verkalbens der Rinder (beim Menschen Bangsche Krankheit genannt).
- *Brucella melitensis:* Vor allem bei Ziegen in den Mittelmeerländern, nach Süd- und West-Deutschland eingeschleppt.
- *Brucella suis:* Hauptsächlich bei Schweinen in Nordamerika.

Alle 3 Arten kommen bei Mensch und Tier vor, jedoch hat jede Art ihren bevorzugten Wirt.

Nachweis: Blutkultur, serologische Methoden.

Übertragung: Kontakt mit Tieren (Milch, Urin, Stuhl, Fruchtwasser), über Käse, Milch.

Ausscheidung: Blut, Eiter, Muttermilch.

Inkubation: Tage – Monate.

Krankheitsbild: Schleichender Beginn, Fieber, Schwäche, nächtlicher Fieberabfall mit Schweißausbruch, Lymphknoten- und Milzschwellung. An das Initialstadium schließt sich ein chronisches Krankheitsbild mit uneinheitlicher Symptomatik an.

Isolierung: nicht erforderlich.

Vorbeugung:
Allgemein: Kontrolle der Tierbestände, Pasteurisieren der Milch, Ausmerzen infizierter Tiere.

Individuell: Vorsicht beim Umgang mit erkrankten oder bakterienausscheidenden Tieren, Abkochen der Milch.

Desinfektion: patientennahe Flächen (1 Stunden-Wert DGHM-Liste), Wäsche, Schlußdesinfektion evtl. notwendig; Abfall: Gruppe C.

11.6 Cholera

Erreger: *Vibrio cholerae,* tritt in vier verschiedenen Biotypen auf: *cholerae, eltor, proteus, albensis.*

Vorkommen der Erreger: Endemisch in Indien und Südostasien. *Vibrio cholerae,* Biotyp *eltor* breitete sich über den mittleren und vorderen Osten nach Afrika und bis nach Europa aus. Erregerreservoir nur der Mensch.

Nachweis: Mikroskopisch, Kulturell. Untersuchungsmaterial: Erbrochenes, Faezes (frisch).

Übertragung: Direkter Kontakt von Mensch zu Mensch, indirekt über Wasser und Nahrungsmittel. Fliegen. Verunreinigung von Lebensmitteln.

Inkubation: wenige Stunden – Tage.

Krankheitsbild: Zunächst breiige, später reiswasserähnliche Diarrhoeen, Erbrechen, Austrocknung, Kreislaufkollaps.

Isolierung: Einzelzimmer.

Vorbeugung:
Allgemein: Überwachung von Reisenden aus Endemie- und Epidemiegebieten, Erfassung von Kontaktpersonen.
Schutz des Trinkwassers und der Lebensmittel. Desinfektion der Abwässer.
Individuell: Aktive Impfung bei Reisen in Gefahrengebiete, Abkochen des Trinkwassers. Persönliche Hygiene, keine ungekochten Speisen.

Desinfektion: Hyienische Händedesinfektion. Flächendesinfektion, Geschirr, Wäsche, Schlußdesinfektion; Abfall: Gruppe C.

11.7 Diphtherie

Erreger: *Corynebacterium diphtheriae.*

Vorkommen der Erreger: Weltweite Verbreitung.

Nachweis: Mikroskopie der Bakterien-Kultur. Untersuchungsmaterial: Rachenabstrich, Sekrete, Wundsekret.

Übertragung: Meist direkt als Tröpfcheninfektion, auch indirekt durch infizierte Gegenstände. Übertragung auch möglich durch klinisch gesunde Bakterienträger.

Ausscheidung: Sekrete.

Inkubation: 2–5 Tage.

Krankheitsbild: Lokale Infektionskrankheit mit toxischer Wirkung auf verschiedene Organe. Die häufigste Lokalisation ist der Rachen, pseudomembranöse Beläge, mittelhohes Fieber.

Isolierung: Einzelunterbringung, nur von geimpften Personen gepflegt. Ansteckungsfähigkeit: Tröpfcheninfektion.

Vorbeugung:
Allgemein: Umgebungsuntersuchung. Ansteckungsverdächtige von Gemeinschaftseinrichtungen fernhalten.
Individuell: Aktive Schutzimpfung im Säuglings- und Kleinkindalter möglich.

Desinfektion: Hygienische Händedesinfektion, Desinfektion von Flächen, Geschirr, Wäsche; Schlußdesinfektion; Müll: Gruppe C.

11.8 Enteritis infectiosa

Eine große Anzahl von Viren und Bakterien können zur Enteritis führen, z. B.:

- Salmonellen (s. Kap. 11.8.1),
- Rotavirusinfektion (s. Kap. 11.8.2),
- ECHO-Viren, Coxsackieviren (s. Kap. 11.8.3),
- *Yersinia enterocolitica*-Infektion (s. Kap. 11.8.4),
- *Campylobacter*-Infektion (s. Kap. 11.8.5),
- *Staphylococcus aureus*-Infektion (s. Kap. 11.8.6),
- enteropathogene *Escherichia coli*-Stämme (s. Kap. 11.8.7),
- andere: *Proteusbakterien*-Infektion, *Clostridium perfringens* und *difficile, Giardia lamblia, Crytosporidium, Chlamydien, Bacillus cereus* u. a.

Je nach Erreger unterschiedliche Erkrankungsformen, Inkubationszeiten und Dauer der Ausscheidung.

11.8.1 Salmonellosen

Salmonellosen sind Erkrankungen, die durch Bakterien der Gattung *Salmonella* hervorgerufen werden.

Erreger: Eine große Zahl Bakterienarten (> 2000), die zur Gattung *Salmonella* gehören.

Vorkommen der Erreger: Die Salmonellen der Gastro-Enteritis haben ihren natürlichen Wirt bei Tieren (Zoonose).

Nachweis: Kulturell. Untersuchungsmaterial: Fäzes, Eiter, Blut.

Übertragung: Die Infektketten und die Infektionswege vom Tier zum Menschen können äußerst vielfältig sein: Ausscheidungen der Tiere und Menschen, Abwasser, Oberflächenwasser, kontaminierte Lebensmittel. Lebensmittel sowie Futtermittel sind die häufigsten Glieder in der Infektkette.

Ausscheidung: Bei Stuhluntersuchungen nach §§ 17/18 BseuchG (Personal von Lebensmittelbetrieben) werden 0,3–0,4% Ausscheider (Wochen bis Monate) festgestellt.

Inkubation: Stunden – Tage.

Krankheitsbild: Es kommt plötzlich zu einem Brechdurchfall; erhöhte Temperaturen. Häufig sind schweres Krankheitsgefühl und Symptome der Kreislaufschädigung vorhanden.

Isolierung: Wenn der Patient im Krankenhaus aufgenommen ist, sollte, obgleich eine Kontaktinfektion unwahrscheinlich ist, eine Isolierung wegen der Gefahr der Verschleppung im Krankenhaus erfolgen (Kohortenunterbringung möglich). Im Privathaus ist eine Isolierung nicht notwendig. Ausscheider dürfen nicht in Lebensmittelbetrieben arbeiten. Beim Benutzen von Gemeinschaftseinrichtungen muß sorgfältige Toilettenhygiene (Händedesinfektion) gefordert werden. Wiederzulassung in Lebensmittelbetrieben, wenn 3 Untersuchungsbefunde negativ ausfielen.

Vorbeugung:
Allgemein: Nahrungsmittelhygiene, tierärztliche Überwachung der Schlachttiere, Trinkwasserüberwachung, einwandfreie Abwasserbeseitigung.
Individuell: Gute Küchenhygiene, besonders bei tierischen Lebensmitteln.

Desinfektion: Hygienische Händedesinfektion, Flächendesinfektion, Geschirr-, Wäsche-, Scheuer-, Schlußdesinfektion. Fäzes kann in Kanalisation.

11.8.2 Rotavirusinfektionen

Erreger: Rotavirus, zu den Reoviren gehörend.

Vorkommen des Erregers: beim Menschen, hauptsächlich Säuglinge und Kleinkinder.

Nachweismethoden: ELISA, Elektronenmikroskop, Virus-Zellkulturen.

Untersuchungsmaterial: Darmausscheidungen.

Übertragung: Fäkal-oral, vor allem Schmierinfektion aerogen.

Ausscheidung: Darmausscheidungen.

Inkubationszeit: 2–4 Tage.

Krankheitsbild: Das Virus befällt hauptsächlich den Dünndarm, Erbrechen, heftige Diarrhöen, oft begleitet von Fieber, Gefahr der Exsikkose (extremer Wasser- und Mineralienverlust).

Isolierung: erforderlich, wenn der Patient im Krankenhaus ist.

Dauer der Ansteckungsfähigkeit: solange Viren über den Darm ausgeschieden werden.

Vorbeugung: Die Krankheit ist hauptsächlich in Kinderkliniken und auf Säuglingsstationen anzutreffen. Daher ist vorbeugend peinliche Krankenhaushygiene erforderlich. Vermeidung der Übertragung von Kind zu Kind.

Desinfektionsmaßnahmen: Laufende Desinfektion mit Mitteln des Wirkungsbereiches B (s. Kap. 11.8.1). Schlußdesinfektion: gesamtes Zimmer.

11.8.3 ECHO- und Coxsackieviren-Infektion

Erreger: Zu den Enteroviren gehören die Polioviren (s. Kap. 11.25), die Coxsackieviren und die ECHO-Viren.

Vorkommen der Erreger: vorwiegend beim Menschen.

Nachweismethoden: Zellkulturen, Neutralisationstest, Hämagglutinations-Hemmtest und Komplementbindungsreaktion.

Untersuchungsmaterial: Rachenabstrich, Darmausscheidungen, Liquor.

Übertragung: Fäkal-oral, Schmierinfektion, kontaminierte Lebensmittel, Schwimmbäder bei nicht einwandfreier Badewasserqualität.

Ausscheidung: Darmausscheidung, evtl. Nasen-Rachen-Raum.

Inkubationszeit: ca. 2–4 Tage, unsicher, schwankend nach Infektionsdosis und nach Resistenzlage.

Krankheitsbild: wechselnd nach Virus, bei Coxsackie z. B. schmerzhafte Bläschen in Mund und Rachen, Fieber, Krankheitsgefühl, Gliederschmerzen, gelegentlich leichtere Magen-Darm-Symptome.

Isolierung: Einzelunterbringung.

Dauer der Ansteckungsfähigkeit: solange Viren ausgeschieden werden.

Vorbeugung: Lebensmittelhygiene und persönliche Hygiene.

Desinfektionsmaßnahmen: bei Poliomyelitis (s. Kap. 11.25).

11.8.4 Yersiniose

Erreger: *Yersinia*-spezies.

Vorkommen: ubiquitär, häufig bei Schweinen, Hunden, Katzen.

Nachweismethoden: Bakterienkultur. Serologisch: Antikörper, Hämagglutination, Immunblot.

Untersuchungsmaterial: Fäzes, Blut.

Übertragung: Fäkal-oral, kontaminierte Nahrungsmittel, insbesondere tierischer Herkunft, aber auch durch Kontakt mit erkrankten Hunden und Katzen.

Ausscheidung: Darmausscheidungen (nur kurzfristige Ausscheidung).

Inkubationszeit: Tage.

Krankheitsbild:
- Säuglinge, Kleinkinder, Personen über 30 Jahre: Akute fieberhafte Erkrankung von Dünn- und Dickdarm, Darmkoliken, Übelkeit, Diarrhoeen, meist wäßrig, selten blutig, kurzfristig Fieber, oft auch uncharakteristische abdominelle Beschwerden.
- Zwischen dem 10. und 30. Lebensjahr: Es kann zur akuten terminalen Ileitis, zur Entzündung der mesenterialen Lymphknoten und einer akuten bis subakuten Appendizitis kommen.
- Folgekrankheiten können sein: Arthritis, Arthralgien, Erythema nodosum, Morbus Reiter.

Isolierung: nicht erforderlich.

Dauer der Ansteckung: solange Erreger ausgeschieden werden.

Vorbeugung: Küchen- und Lebensmittelhygiene.

Desinfektion: Händedesinfektion und Desinfektion möglicher kontaminierter Flächen (s. Kap. 11.8.1).

11.8.5 *Campylobacter*-Spezies-Infektionen

Erreger: *Campylobacter fetus subspecies fetus, Campylobacter jejuni, Campylobacter coli* u. a.

Vorkommen der Erreger: viele Tierarten, vor allem Geflügel, Wildenten, Kühe, Schafe, Schweine, Hunde, Katzen.

Nachweismethoden: Bakterienkulturen. Serologisch: Antikörper.

Untersuchungsmaterial: Darmausscheidungen, Blut.

Übertragung: über kontaminierte Nahrungsmittel bzw. unzureichend erhitztem Fleisch von Geflügel, Kühen, Schafen, Schweinen und Milch, gelegentlich Trinkwasser, Milch.

Ausscheidung: Fäzes.

Inkubationszeit: 2–11 Tage.

Krankheitsbild: meist stürmischer Beginn mit hohem Fieber, starkem Krankheitsgefühl, schweren, wäßrigen, oft blutigen Diarrhoeen, Gefahr der Exsikkose, heftige Darmkoliken, Gefahr der Sepsis mit Carditis und Menigitis, Kinder und Jugendliche sind überwiegend betroffen.

Isolierung: Kohortenunterbringung möglich.

Dauer der Ansteckungsfähigkeit: solange Bakterien ausgeschieden werden.

Vorbeugung: Küchenhygiene und ausreichendes Erhitzen von Fleisch, Pasteurisieren von Milch.

Desinfektionsmaßnahmen: Händedesinfektion und Desinfektion möglicher kontaminierter Flächen (s. Kap. 11.8.1).

11.8.6 *Staphylococcus aureus*-Infektion

Erreger: *Staphylococcus aureus.*

Vorkommen des Erregers: im Nasen-Rachen-Raum des Menschen und eitrigen Wunden.

Nachweismethoden: Bakterienkultur.

Untersuchungsmaterial: kontaminierte Lebensmittel.

Übertragung: bei unzureichender Küchenhygiene kontaminierte Lebensmittel.

Ausscheidung: Nasen-Rachen-Raum, Wunden.

Inkubationszeit: 1 Stunde – 1 Tag, je nach Toxinbildung.

Krankheitsbild: heftiges Erbrechen, Diarrhoeen, Übelkeit, Kreislaufschwäche. Das heftige Krankheitsbild kommt durch die von den Bakterien abgegebenen Toxinen zustande.

Isolierung: nicht erforderlich.

Dauer der Ansteckungsfähigkeit: solange Bakterien ausgeschieden werden.

Vorbeugung: Küchen- und Lebensmittelhygiene, Personalhygiene.

Desinfektionsmaßnahmen: siehe Kapitel 11.8.1.

11.8.7 Enteropathogene *Escherichia coli*-Bakterien

Erreger: Enterohämorrhagische *Escherichia coli* (EHEC), Enterotoxin bildende Stämme von *Escherichia coli.*

Vorkommen des Erregers: im Darm von Mensch und warmblütigen Tieren.

Nachweismethoden: Bakterienkulturen, biochemische Differenzierung.

Untersuchungsmaterial: Fäzes, tierische Lebensmittel.

Übertragung: Fäkal-oral, kontaminierte Nahrungsmittel, in seltenen Fällen Trinkwasser. Häufig Ursache der sog. „Reisediarrhoe" unzureichend durchgegartes Fleisch oder unzureichend erhitzte Milch.

Ausscheidung: Darmausscheidungen.

Inkubationszeit: 2–10 Tage.

Krankheitsbild: Die Krankheit kommt durch ein cholera-ähnliches Enterotoxin zustande. Heftige wäßrige Diarrhoeen und Erbrechen, Kreislaufschwäche. Gefährdet sind vor allem Säuglinge, aber auch Kinder und Jugendliche, ältere Menschen. Gefahr: Hämolytisch-urämisches Syndrom mit Nierenschädigung.

Isolierung: wenn Patient (Säuglinge) im Krankenhaus, erforderlich.

Dauer der Ansteckungsfähigkeit: solange enterotoxinbildende Escherichia coli-Stämme ausgeschieden werden.

Vorbeugung: in Säuglings- und Kinderstationen ist peinliche Hygiene im Pflegebereich erforderlich. Vermeidung der Übertragungsmöglichkeiten. Küchen- und Nahrungsmittelhygiene.

Desinfektionsmaßnahmen: Laufende Desinfektion aller kontaminierten Flächen, der Wäsche und der Hände (s. Kap. 11.8.1).

11.9 Gasbrand

Erreger: *Clostridium perfringens histolyticum, no yi, septicum.*

Vorkommen der Erreger: In Darm von Mensch und Tier und Erdboden.

Nachweis und Untersuchungsmaterial: Mikroskopisch, Toxine, Abstrich.

Übertragung: Kontamination des Erregers bei Wunden (anaerob), Operationen am Darm.

Ausscheidung: Fäzes, Wunden.

Inkubation: Stunden–wenige Tage.

Krankheitsbild: Wundinfektion, Haut-Emphysem bzw. Ödem, Nekrose, Kreislaufschädigung durch Toxinwirkung, Verfall des Kranken.

Isolierung: nicht erforderlich.

Ansteckungsfähigkeit: Schutz vor Kontaminationen.

Vorbeugung: Sterilisation der chirurgischen Instrumente sowie Injektionsnadeln. Vermeidung der Verunreinigung von Wunden.

Desinfektionsmaßnahmen: Durch die Scheuerdesinfektion können die Sporen mechanisch beseitigt werden. Von Bedeutung vor allem im operativen Bereich eines Krankenhauses Mittel A und D, evtl. Hände- und Instrumentendesinfektion.

11.10 Gonorrhoe

Erreger: *Neisseria gonorrhoeae.*

Vorkommen der Erreger: Weltweit beim Menschen.

Nachweis und Untersuchungsmaterial: Kultur; Antigen-Nachweis; aus Abstrichen Cervix, vaginal, rektal, Urethra, Rachen.

Übertragung: sexuell.

Ausscheidung: s. u. Untersuchungsmaterial.

Inkubation: 1–10 Tage.

Krankheitsbild:
- Akut: Eiterungen und Entzündungen an der Harnröhre, Ausfluß, Brennen beim Wasserlassen.
- Chronisch: Entzündung der Eileiter (Unfruchtbarkeit) sowie chronische Entzündungen von Ovarien, Prostata und Nebenhoden. Gelenkentzündungen.

Isolierung: nicht erforderlich.

Ansteckungsfähigkeit: sexueller Kontakt.

Vorbeugung: Kontrolle der Personen mit häufig wechselndem Geschlechtsverkehr (hwG-P.). Individuell: evtl. Präservativ.

Desinfektion: Hygienische Händedesinfektion, Instrumentendesinfektion.

11.11 Hämorrhagisches Fieber

Erreger: Arenaviren, Filoviren, Hantaviren (Lassafieber, Marburg-Ebolafieber).

Vorkommen der Erreger: Zentralafrika in Nagern, Affen.

Nachweis: Immunfluoreszenztest, Tierversuch, Zellkultur, Serologie.

Untersuchungsmaterial: Blut, Liquor.

Übertragung und Ausscheidung: Übertragungsgefahr vor allem bei Kontakt mit Blut und Körperflüssigkeiten von Kranken sowie durch Kontakt mit infizierten Fäzes. Aufnahme über kleinste Wunden und Schleimhäute. Tröpfcheninfektion.

Inkubation: 1–4 Wochen.

Krankheitsbild: Akute Erkrankung mit Fieber, gastrointestinalen Symptomen, Husten, Exanthem. Durch Gefäßveränderungen im Bereich der Haut und anderer Organe kann es etwa ab dem 5. Krankheitstag zu Hämorrhagien kommen. Hohe Letalität.

Isolierung und Ansteckungsfähigkeit: Sonderisolierung notwendig, hohe Infektionsität.

Vorbeugung: Meidung des Kontaktes mit Kranken, von Blut und Körperflüssigkeiten und Ausscheidungen. Hoher Schutz vor Kontamination: Schutzkittel, Handschuhe, Mund-Nasenschutz, Schuhe, etc.

Desinfektion: Hygienische Händedesinfektion, Flächen, Instrumente, Geschirr, Wäsche im Isolierraum desinfizieren, Schlußdesinfektion (Verdampfen von Formaldehyd); Abfall: Gruppe C.

11.12 Hepatitis

Formen sind Virushepatitis A, B, C und D.

Virushepatitis A

Erreger: Hepatitisvirus A = HAV.

Vorkommen: Weltweit. Der Mensch ist Reservoir.

Nachweis und Untersuchungsmaterial: Anti-HAV, Enzym-Immunassay, (EIA), Radio-Immunassay (RIA); Blut, evtl. Fäzes.

Übertragung: Fäkal-oral, meist Schmutz- und Schmierinfektion. Während der Virämie ist auch eine Übertragung durch Blut möglich. Infektion durch verunreinigte Nahrungsmittel, Abwasser und Wasser (Trinkwasser- und Badewasserinfektion).

Ausscheidung: Stuhl, Urin bereits vor Erkrankung.

Inkubation: 15–45 Tage.

Krankheitsbild: Krankheitsgefühl, Appetitlosigkeit, Erbrechen, Müdigkeit, Fieber, uncharakteristischen Bauchbeschwerden. Ikterus. Die Gelbfärbung der Skleren und der Haut kann jedoch vor allem bei Kindern auch ausbleiben (sogenannte anikterische Hepatitis).

Isolierung: Einzelunterbringung.

Ansteckungsfähigkeit: Höhepunkt der Virusausscheidung in der Spätphase der Inkubation und in der Prodormalphase (2 Wochen vor Ikterus).

Vorbeugung:
- Lebensmittel- und Trinkwasserhygiene, einwandfreie Beseitigung von Abwässern.
- Individuell: Immunglobulingabe, aktive Impfung.

Desinfektion: Wirkungsbereich B. Hygienische Händedesinfektion, Flächendesinfektion, Instrumente, Geschirr, Wäsche, Schlußdesinfektion.
Bei *Hepatitis E* sind die gleichen Maßnahmen wie bei HAV anzuwenden.

Virushepatitis B

Erreger: Hepatitisvirus B = HBV.

Vorkommen der Erreger: Weltweit. Auch klinisch Gesunde können HB-Ag-Träger (Hepatitis B-Antigen-Träger) sein.

Nachweis: Bestimmung von HBV-Markern.

Untersuchungsmaterial: Serum.

Übertragung:
- perkutane Übertragung:
  - durch Transfusion, Nadeln, Schnepper u. a.
  - Virusinfektion durch winzige Hautverletzungen bei Kontamination mit infiziertem Material. Blut von Hepatitiskranken auch noch in Spuren infektiös.
- Orale Aufnahme von Hepatitis B-Ag (z. B. Pipettieren).
- Eindringen von Hepatitis B-Ag über die Schleimhäute (z. B. beim Geschlechtsverkehr).
  Diaplazentar.

Ausscheidung: Blut, Sekret.

Inkubation: 2–6 Monate.

Krankheitsbild: Der Beginn der Erkrankung ist schleichend und uncharakteristisch, Appetitlosigkeit, Krankheitsgefühl, Übelkeit, Leibschmerzen, Ikterus. Chronischer Verlauf mit Leberzirrhose, Leberkarzinom.

Isolierung: in der Regel nicht erforderlich.

Vorbeugung: Einwandfreie Sterilisation aller ärztlichen Instrumente. Regelmäßige Überprüfung der Sterilisatoren. Eingehende „Hepatitis-Anamnese" bei Blutspendern. Verwendung pasteurisierter Plasmafraktionen. Serologische Überprüfung der Blutkonserven oder bzw. Spender. Besondere Vorsichtsmaßnahmen bei Dialyse-Stationen (Früherkennung von

HBs-Ag-Trägern). Hyperimmunglobulingaben bei Gefährdeten. Bei Pflege von Kranken und Krankheitsverdächtigen, insbesondere bei Kontamination mit Blut oder Serum unbedingt Schutzhandschuhe tragen. Aktive Schutzimpfung (öffentlich empfohlen, vor allem Schutz für medizinisches Personal).

Desinfektion: Händedesinfektion, Flächendesinfektion, Instrumente, Wäsche evtl. Schlußdesinfektion wie laufende Desinfektion.

Hepatitis C und D

Erreger: Hepatitisvirus C und Delta-Virus.

Maßnahmen: siehe Hepatitis B.

11.13 Influenza epidemica (Virusgrippe)

Erreger: Influenza-Viren.

Vorkommen der Erreger: Weltweit.

Nachweis und Untersuchungsmaterial: Zellkultur, Ag-Nachweis, AK (Serum).

Übertragung: Tröpfcheninfektion, seltener Kontaktinfektion (Hände, infizierte Gegenstände).

Ausscheidung: Rachen, Nase.

Inkubation: 1–5 Tage.

Krankheitsbild: Meist plötzlich hohes Fieber, das 2–3 Tage anhalten kann, Kopfschmerzen, Gliederschmerzen, Abgeschlagenheit, Komplikationen sind Sinusitis, Otitis, Kreislaufkollaps, Neuritiden, Enzephalitis, Meningitis.

Isolierung: Einzelzimmer, Kohortenbelegung.

Ansteckung: Dauer der Erkrankung.

Vorbeugung:
Individuell: Aktive Immunisierung (vor allem Gefährdeter), möglichst im Oktober.
Personal: Schutzkittel, Handschuhe, Mund-Nasenschutz.

Desinfektion: Hygienische Händedesinfektion, Flächendesinfektion, Wäsche (Einmaltaschentücher verwenden), Schlußdesinfektion wie laufende Desinfektion.

11.14 Legionärskrankheit (Legionellose)

Erreger: *Legionella pneumophila* (verschiedene Serotypen).

Vorkommen der Erreger: In der Natur weit verbreitet, im Wasser lange lebensfähig. Vor allem in Warmwasserbereichen.

Nachweis und Untersuchungsmaterial: Kulturell, Serologisch (AK); Brochialsekret, Serum, Wasser.

Übertragung: aerogene Infektion, z. B. Klimaanlagen, Aerosole von Warmwasseranlagen, daher ist es wichtig, die Infektionsquelle zu finden.

Ausscheidung: Sekrete.

Inkubation: Tage – 1 Woche.

Krankheitsbild: (Pontiac-Fieber oder Legionärskrankheit): Fieber, Husten, Schüttelfrost, Lungenentzündung, Pleuraerguß, Durchfall.

Isolierung: nicht erforderlich, Übertragung von Mensch zu Mensch nicht bewiesen.

Vorbeugung: Desinfektion des Befeuchtungswassers von Klimaanlagen. Erhitzen des Warmwassers auf 60 °C.

Desinfektionsmaßnahmen: Desinfektion von Befeuchtungswasser bei Klimaanlagen. Laufende oder Schlußdesinfektion nicht erforderlich.

11.15 Listeriose

Erreger: *Listeria monocytogenes.* Verschiedene Typen.

Vorkommen der Erreger: Weltweit.

Nachweis: Blutkultur, Vaginalsekret, Serodiagnostik.

Untersuchungsmaterial: Blut, Liquor, Rachensekret, Fruchtwasser, Mekonium. Material möglichst in Kühlbehälter zur Untersuchungsstelle bringen.

Übertragung: Infektionen durch Kontakt mit infizierten Tieren und ihren Ausscheidungen, Fruchtwasser bzw. Lochialsekret. Aufnahme von Listerien enthaltenen Nahrungsmitteln, rohe Milch und deren Produkte, z. B. Käse, rohes Fleisch. Staubinfektionen in Ställen. Die Durchseuchung ist offenbar groß, die klinische Manifestation selten. Während der Schwangerschaft kann es zur intrauterinen Infektion und bei einer Darmbesiedlung zur Infektion der Frucht kommen.

Ausscheidung: siehe Übertragung.

Inkubation: 1–4 Wochen.

Krankheitsbild: Uneinheitliche Symptomatik entsprechend den verschiedenen Formen. Bei Müttern ergaben retrospektive Befragungen häufig als „grippale Infekte" fehlgedeutete Fieberanstiege, Kopfschmerzen, Schmerzen in der Lendengegend. Neonatal: schweres Krankheitsbild; Meningitis, Krämpfe.

Isolierung: Neugeborene einzeln unterbringen.

Ansteckungsfähigkeit: Dauer der Erkrankung.

Vorbeugung: Spez. Prophylaxe nicht möglich. Während der Schwangerschaft Kontakt mit kranken Haustieren sowie Genuß von rohem Fleisch und roher Milch vermeiden.

Desinfektion: Hygienische Händedesinfektion bei Neugeborenen, Flächendesinfektion, Schlußdesinfektion wie laufende Desinfektion.

11.16 Lues (Syphilis)

Erreger: *Treponema pallidum.*

Vorkommen der Erreger: weltweit beim Menschen.

Nachweismethoden: Serologisch durch TPHA-Test, FTA-Absorptionstest. Cardiolipinmikroflockungstest, spezifische IgM-Antikörper. Mikroskopisch: Dunkelfeld.

Untersuchungsmaterial: Serum, Abstrich.

Inkubation: 2–4 Wochen.

Übertragung: Durch Geschlechtsverkehr, auch indirekt durch Schmierinfektion von Mensch zu Mensch, Bluttransfusion.

Ausscheidung: Über Primäraffekt, im Sekundärstadium Treponemen im Blut sowie in den Haut- und Schleimhautveränderungen.

Krankheitsbild: Chronische Erkrankung, unbehandelt in drei Stadien ablaufend.

Isolierung: nicht erforderlich.

Ansteckungsfähigkeit: 1. und 2. Stadium.

Vorbeugung: Serologische Untersuchung vor Bluttransfusionen, regelmäßige Untersuchungen von Prostituierten. Mutterschaftsvorsorgeuntersuchung.

Desinfektion: Hygienische Händedesinfektion, Flächendesinfektion, Schlußdesinfektion wie laufende Desinfektion.

11.17 Malaria

Erreger: *Plasmodium vivax, ovale, malariae, falciparum.*

Vorkommen der Erreger: tropische und subtropische Gebiete, vor allem in Sumpfgebieten, in der Nähe stehender und fließender Gewässer.

Nachweis und Untersuchungsmethoden: „dicker Tropfen", Mikroskopie, evtl. Serodiagnostik; Blut.

Übertragung: Durch Mücken der Gattung *Anopheles.* Durch Blutkonserven und Injektionsnadeln möglich.

Ausscheidung: keine.

Inkubationszeit: 7–40 Tage.

Krankheitsbild: Uncharakteristischer Beginn. Im Vordergrund Schüttelfröste und Fieberschübe: bei M. tertiana im 48-Stunden-Rhythmus, bei M. quartana im 72-Stunden-Rhythmus, bei M. tropica unregelmäßiger Fieberverlauf und schweres Erkrankungsbild.

Isolierung: keine.

Dauer der Ansteckungsfähigkeit: Entscheidend ist die Weiterverbreitungsmöglichkeit durch *Anopheles.*

Vorbeugung: Chemo-Prophylaxe bei Reisen in Endemiegebiete durch Chloroquin- und Proguanilpräparate.

Desinfektion: nicht erforderlich.

11.18 Meningitis epidemica (epidemische Genickstarre)

Erreger: Meningokokken = *Neisseria meningitidis.*

Vorkommen der Erreger: Nasen-Rachenraum des Menschen. Etwa 10% der Bevölkerung (nach anderen Angaben bis zu 50%) sollen gesunde Keimträger sein. Weltweit verbreitet.

Nachweis und Untersuchungsmaterial: Mikroskopie, Kultur; Liquor, Blut.

Übertragung: Meist direkt als Tröpfcheninfektion und zwar weniger durch den Kranken als durch den gesunden Keimträger.

Ausscheidung: Sekrete aus Rachen, Nase.

Inkubation: 2–5 Tage.

Krankheitsbild: Selten besteht zu Beginn eine exsudative Pharyngitis. Die Bakteriämie führt rasch zu hohem Fieber und hämorrhagischem Exanthem. Oft Herpes labialis. Klassische Symptome: hohes Fieber, Erbrechen, starke

Kopfschmerzen, deutliche Nackensteifigkeit, motorische Unruhe, häufig Opisthotonus, Kernig-, Brudzinski-, Laségue-Zeichen positiv. Es kann zu Bewußtseinstrübung, Lähmungen und Krämpfen kommen.

Isolierung: Einzelzimmer.

Ansteckungsfähigkeit: bis 24 Stunden nach spezifischer Therapie.

Vorbeugung:
Allgemein: Vermeidung von Kontakten mit Meningokokkenträgern. Allgemein hygienische Maßnahmen. Aktive Immunisierung.
Individuell: Bei Exposition eventuell Verabreichung von Gammaglobulinen. Als Familienprophylaxe Gaben von Penicillin (Rifampicin).

Desinfektion: Hygienische Händedesinfektion, Flächendesinfektion, Schlußdesinfektion wie laufende Desinfektion.

11.19 Meningoenzephalomyelitis

Im Rahmen vieler Allgemeininfektionen, (viral oder bakteriell) kann es zu einer Manifestation am Zentralnervensystem kommen.

Erreger: Neurotrope Viren aus der Gruppe der Arboviren, *Haemophilus influenzae*-Meningitis, Herpes-simplex, Mumps, Poliomyelitis, Staphylokokken, Streptokokken, Tollwut, Tbc, Windpocken.

Vorkommen der Erreger: Weltweit, hauptsächlich jedoch in tropischen und subtropischen Zonen bei Säugetieren und Vögeln. Zeckenenzephalitis (FSME = Frühsommermeningoenzephalitis), Lyme Borreliose (Borrelien) auch in Europa und Nordamerika.

Nachweis und Untersuchungsmaterial: je nach Erreger Fäzes, Blut, Liquor, Nasen-, Rachensekret.

Übertragung: Die Übertragung ist vielfältig entsprechend dem Erreger, z.B. durch Mücken, Zecken oder Milben von Tier zu Tier, von Tier zu Mensch und von Mensch zu Mensch. Der Mensch kann infiziert werden durch rohe Milch.

Ausscheidung: unterschiedlich.

Inkubation: Tage – Wochen.

Krankheitsbild: Die einzelnen Formen unterscheiden sich in der Schwere des Krankheitsbildes. Meist plötzlicher Beginn mit Kopfschmerz, Schüttelfrost, Fieber, Erbrechen, Krankheitsgefühl. Nach 24–48 Stunden kann es zu Schläfrigkeit bis zur Bewußtlosigkeit kommen. Nach Überstehen der Krankheit können als Dauerschäden Intelligenzdefekte, Blindheit, Taubheit, Epilepsie oder Lähmungen zurückbleiben.

Isolierung und Ansteckungsfähigkeit: je nach Erreger keine bis Einzelunterbringung.

Vorbeugung: Allgemein: In Endemiegebieten, besonders in der warmen Jahreszeit, Bekämpfung der übertragenden Arthropoden.

Impfung: je nach Erreger.

Schutzmaßnahmen: je nach Erreger, wenn nicht bekannt strenge Schutzmaßnahmen: evtl. Handschuhe, Mund-Nasenschutz, Händedesinfektion, Flächendesinfektion, Geschirr, Wäsche, evtl. Schlußdesinfektion; Abfall: Gruppe C.

11.20 Mononucleosis infectiosa (Pfeiffersches Drüsenfieber)

Erreger: Epstein-Barr-Virus (zur Herpesgruppe gehörend).

Vorkommen des Erregers: ubiquitär.

Nachweis und Untersuchungsmaterial: Virusnachweis, Serologische Diagnostik; Serum, Sekret, Tränenflüssigkeit.

Übertragung: Tröpfcheninfektion; Nasen-Rachensekret.

Ausscheidung: Obere Luftwege.

Inkubation: 1–2 Monate.

Krankheitsbild: Subakuter Beginn, Halsschmerzen, Fieber, flächenhafte Beläge auf Tonsillen, Drüsenschwellung.

Isolierung: nicht erforderlich.

Vorbeugung: Meidung von Kontakt mit Kranken.

Desinfektion: Hygienische Händedesinfektion, Spielzeug mit evtl. Mundkontakt, Geschirr, Schlußdesinfektion wie laufende Desinfektion.

11.21 Morbilli (Masern)

Erreger: Masernvirus.

Vorkommen der Erreger: Weltweit beim Menschen und bei Affen.

Nachweismethoden und Untersuchungsmaterial: Isolierung des Virus bis zu 24 Stunden nach Auftreten des Exanthems. Neutralisierende Antikörper, komplementbindende Antikörper, Antikörper in Liquor.

Übertragung: Tröpfcheninfektion, hohe Kontagiosität (= Ansteckungsmöglichkeit). Haupteintrittspforten sind der Respirationstrakt und die Konjunktiven.

Inkubation: 10–12 Tage.

Krankheitsbild: Prodromalstadium mit Fieber, Schnupfen, Tracheobronchitis, Konjunktivitis. Oft gleichzeitig Kopliksche Flecken an der Innenseite der Wangenschleimhaut (weiße kalkspritzerartige Flecken), Lymphopenie. Exanthemstadium: Auftreten des Exanthems, beginnend am Gesicht und hinter den Ohren, zuerst kleinfleckig, später großfleckig und bläulichrot.

Isolierung: Einzelzimmer.

Ansteckungsfähigkeit: bis 4 Tage nach Beginn des Exanthems, beginnt bereits 1–2 Tage vor Beginn des katarrhalischen Vorstadiums und dauert an bis Exanthem die Füße erreicht hat.

Vorbeugung:
Allgemein: Bei gehäuftem Auftreten eventuell Schließen von Schulen, Kindergärten, Bädern und dergleichen.
Individuell: Aktive Immunisierung mit abgeschwächtem Masern-Virus. Bei Exposition eventuell Gaben von Immunglobulin.

Desinfektion: Hygienische Händedesinfektion, Flächendesinfektion, Schlußdesinfektion wie laufende Desinfektion.

11.22 Ornithose

Vorbemerkung:
Früher wurde der Begriff Psittakose oft synonym zu Ornithose verwendet. Jetzt ist **Ornithose** der Überbegriff, und man bezeichnet mit Psittakose nur diejenigen Krankheitsformen, deren Erreger mit Sicherheit ihr Reservoir bei Papageien oder Sittichen haben. Die Ornithose ist unter den Vögeln stark verbreitet.

Psittakose (Papageien-Krankheit)

Erreger: *Chlamydia psittaci*.

Vorkommen der Erreger: Weltweit bei Papageien und Sittichen (andere Ornithoseerreger bei vielen Vogelarten, s. o.). Im Staub der getrockneten Vogelexkremente, angetrocknetem Speichel.

Übertragung: Tröpfcheninfektion, Einatmen erregerhaltigen Staubes (Vogelexkremente), Einatmen von Federteilen. Von Mensch zu Mensch hauptsächlich durch Tröpfcheninfektion.

Krankheitsbild: Die Anfangserscheinungen sind uncharakteristisch. Es kommt zu Temperaturanstieg, Kopfschmerzen, Gliederschmerzen, starker Abgeschlagenheit und Müdigkeit. Meist führt der quälende Hustenreiz dazu, daß überhaupt an eine Psittakose gedacht wird. Es stellt sich ständi-

ges Fieber um 40 °C ein. Dem schleimig-eitrigen Auswurf kann Blut beige-
mengt sein. Hohe Letalität.

Vorbeugung:
Allgemein: Veterinärmedizinische Überwachung von Vogelhandlungen,
Vogelzucht, Einfuhrkontrolle usw.
Individuell: Enger Kontakt mit Ziervögeln (z. B. Füttern aus dem Mund)
vermeiden.

Desinfektion: Hygienische Händedesinfektion, Flächendesinfektion,
Schlußdesinfektion wie laufende Desinfektion.

11.23 Parotitis epidemica (Mumps, Ziegenpeter)

Erreger: Virus der Gruppe der Paramyxoviren.

Vorkommen der Erreger: Weltweit beim Menschen.

Nachweis und Untersuchungsmaterial: Serologisches IgG-IgM; Serum.

Ausscheidung: Speichel.

Inkubation: 2–3 Wochen.

Übertragung: Tröpfcheninfektion, Eintritt im Nasen-Rachenraum und in
den Konjunktiven.

Krankheitsbild: Nur selten ein Prodromalstadium mit leichtem Fieber,
Kopf-Hals-Ohrenschmerzen. Im Vordergrund steht die schmerzhafte
Schwellung der Parotisdrüse (Komplikationen: Orchitis, Ovariitis!).

Isolierung: Einzelzimmer.

Dauer der Ansteckungsfähigkeit: Im Speichel ist das Virus 6 Tage vor und
10 Tage nach Beginn der Parotis-Schwellung zu finden. Eine Übertragung
ist auch bei fehlender Drüsenschwellung möglich.

Vorbeugung:
Allgemein: Bei größeren Epidemien Schließung von Schulen.
Individuell: Bei besonderer Gefährdung: Humanimmunglobulin, aktive
Schutzimpfung.

Desinfektion: Hygienische Händedesinfektion, Flächendesinfektion,
Schlußdesinfektion wie laufende Desinfektion.

11.24 Pertussis (Keuchhusten)

Erreger: *Bordetella pertussis.*

Vorkommen der Erreger: Im Nasen-Rachenraum und auf frisch kontaminierten Gegenständen. Weltweit verbreitet, endemisch-sporadisch.

Nachweis und Untersuchungsmaterial: Kultur, Serologische AK; Sekrete, Serum.

Übertragung: Tröpfcheninfektion und frisch kontaminierte Gegenstände.

Ausscheidung: bis 7 Tage nach spezieller Therapie, sonst 3 Wochen.

Inkubation: 7–30 Tage.

Krankheitsbild: Die Prodromalerscheinungen (Stadium catarrhale) bestehen in Schnupfen, Heiserkeit, uncharakteristischem Husten. In der 2. Woche bildet sich das typische Stadium convulsivum mit Stakkato-Hustenanfällen und ziehender Inspiration. Dauer der Erkrankung 6–12 Wochen.

Isolierung: Einzelzimmer.

Ansteckungsfähigkeit: siehe Ausscheidung.

Vorbeugung:
Allgemein: Verbot des Besuchs von Schulen und Gemeinschaftseinrichtungen für Erkrankte und Erkrankungsverdächtige.
Individuell: Aktive Schutzimpfung ab 3. Lebensmonat.

Desinfektion: Hygienische Händedesinfektion, Flächendesinfektion, Geschirr (maschinelle Aufbereitung), Schlußdesinfektion wie laufende Desinfektion.

11.25 Poliomyelitis (Kinderlähmung)

Erreger: Poliomyelitis-Viren, gehören zu den Enteroviren. Man unterscheidet serologisch die Typen I, II und III.

Vorkommen der Erreger: Weltweit. Die Viren halten sich lange in Abwässern und Oberflächengewässern.

Nachweismethoden: Zellkultur, Komplementbindungsreaktion, Neutralisationsreaktion.

Untersuchungsmaterial: Rachenspülflüssigkeit, Rachenabstrich, Virusnachweis im Stuhl, Untersuchungsmaterial möglichst gekühlt im Thermosgefäß zur Untersuchungsstelle bringen. Antikörpernachweis im Serum.

Übertragung: Tröpfcheninfektion möglich. Am häufigsten ist wahrscheinlich die Schmutz- und Schmierinfektion, wobei das Virus durch den Mund aufgenommen wird.

Ausscheidung: Sekrete, Fäzes (Schwimmbad!).

Inkubation: 6–14 Tage.

Krankheitsbild: abortive Polio mit Fieber, Kopfschmerzen, Gliederschmerzen, präparalytisches Stadium mit einer meningitischen und einer adynamischen Phase. Dauer 2–7 Tage. Paralytisches Stadium (z. B. Lähmung der Atemmuskulatur).

Isolierung: Einzelzimmer.

Ansteckungsfähigkeit: über Fäzes evtl. länger als 6 Monate.

Vorbeugung: Aktive Schutzimpfung mit attenuiertem Lebendimpfstoff nach *Sabin* (oral) oder Impfung mit inaktiviertem Impfstoff.

Desinfektion: Wirkung B; Hygienische Händedesinfektion, Flächendesinfektion, Geschirr, Wäsche, Schlußdesinfektion; Abfall: Gruppe C.

11.26 Rabies (Lyssa, Tollwut)

Erreger: Ein Rhabdovirus, mit besonderer Affinität zum Nervengewebe (neurotropes Virus).

Vorkommen der Erreger: Zoonose: Empfänglich für das Virus sind alle Säugetiere, in geringerem Grad auch die Vögel. Die freilebenden Tiere, vor allem Wölfe, Schakale, Füchse, Mungos, Dachse, Fledermäuse dürften von jeher das primäre Reservoir gebildet haben. In Europa sind heute Fuchs, Dachs und Marder die wichtigsten Reservoire.

Nachweis und Untersuchungsmaterial: Rückenmark und Hirn des für die Ansteckung verdächtigen Tieres, Speichel.

Übertragung: Das Virus wird fast ausschließlich durch den Biß der Tiere übertragen. Außerdem kommt noch das Kratzen tollwutkranker Tiere in Betracht und das Belecken zufällig vorhandener anderer Verletzungen des Menschen. Eine Infektion ist auch durch das Berühren toter Tiere möglich (herausgelaufener Speichel).

Ausscheidung: Speichel erkrankter Tiere.

Inkubation: 14 Tage–Jahr (im Schnitt 30–60 Tage).

Krankheitsbild: Wunde heilt reaktionslos. Es besteht ein 2–4tägiges Prodomalstadium mit leichtem Fieber, Abgeschlagenheit, Erbrechen, Sensibilitätsstörungen, Hyperaesthesie, Empfindlichkeit gegenüber Licht und Lärm. Muskeltonus und Reflexe sind gesteigert. Der Tod tritt meist nach etwa 3 Tagen in einer Erregungsphase ein oder nach etwa 10 Tagen durch Atemlähmung.

Isolierung: Einzelzimmer.

Ansteckungsfähigkeit: Speichel, Tränenflüssigkeit.

Vorbeugung:

Allgemein: Tierseuchengesetze, gefahrlose Beseitigung von an Tollwut gestorbenen Tieren, Tollwutimpfung der Hunde. In Endemiegebieten dürfen Hunde nicht frei herumlaufen.

Individuell: Aufgefundene tote Tiere soll man nicht berühren, sofern die Todesursache nicht eindeutig ist.

Aktive Schutzimpfung, Simultanimpfung.

Die Bißwunde selbst soll man unbedingt ausbluten lassen (nicht nähen!).

Spülen der Wunde mit 20%iger Seifenlauge, Spülen mit Desinfektionslösung, Umspritzen der Wunde mit Immunserum.

Desinfektion: Hygienische Händedesinfektion, Flächendesinfektion, Geschirr, Wäsche, Schlußdesinfektion.

11.27 Rubeolae (Röteln)

Erreger: Virus (zur Gruppe der Toga-Viren gehörend).

Vorkommen der Erreger: Weltweit beim Menschen.

Nachweis: Kultur, Serodiagnostik; Blut, Fruchtwasser.

Übertragung: Kontakt mit kontaminierten Gegenständen, Tröpfcheninfektion. Die Übertragung ist wahrscheinlich nur bei engem Kontakt möglich. Gefürchtet ist auch die diaplazentare Übertragung von der Mutter auf das ungeborene Kind.

Ausscheidung: Sekrete, Blut, Fäzes, Urin.

Inkubation: 14–21 Tage.

Krankheitsbild: Meist uncharakteristische Symptome. Lymphknotenschwellung. Das Exanthem beginnt hinter den Ohren und im Gesicht und breitet sich innerhalb von Stunden über den Rumpf und die Extremitäten aus. Ab 3. Tag bildet es sich bereits wieder zurück. In den ersten Monaten der Schwangerschaft erhebliche gesundheitliche Gefährdung des ungeborenen Kindes (Embryopathie).

Isolierung: Einzelzimmer.

Ansteckungsfähigkeit: bis 4 Tage nach Exanthem.

Vorbeugung:

Individuell: Eine aktive Immunisierung vor allem von Mädchen mit abgeschwächtem Lebend-Impfstoff. Hyperimmunglobulin sollte bei Schwangerschaft und Exposition verabreicht werden. Untersuchung auf Antikörper bei Schwangeren.

Desinfektion: Hygienische Händedesinfektion, Flächendesinfektion, Schlußdesinfektion wie laufende Desinfektion.

11.28 Scarlatina (Scharlach)

Erreger: *Streptococcus pyogenes,* der zur serologischen Gruppe A der Streptokokken gehört. Nur ganz selten (in ca. 1% aller Fälle) sind die Erreger Streptokokken der Gruppe C und G. Diese Streptokokken zeigen auf Blutagar eine Haemolyse vom Beta-Typ (vollständige Haemolyse) und haben unterschiedliche Virulenz.

Vorkommen der Erreger: In den gemäßigten und kälteren Klimazonen.

Nachweis und Untersuchungsmaterial: Kultur, Rachenabstrich.

Inkubation: 2–7 Tage.

Übertragung: Tröpfcheninfektion, kontaminierte Gegenstände und Lebensmittel.

Krankheitsbild: Die Krankheit beginnt meist plötzlich mit Frösteln oder Schüttelfrost, Erbrechen, Fieberanstieg, Schluck- und Kopfschmerzen. Die Tonsillen sind vergrößert und gerötet. Es besteht ein Exanthem und die charakteristische Himbeerzunge. Die Halslymphknoten sind geschwollen. Das Exanthem bildet sich meist nach 12–36 Stunden, selten erst nach 3–4 Tagen aus, beginnt am Hals und breitet sich dann über Rumpf und Extremitäten aus. Das Kinn-Mund-Dreieck bleibt frei. Es kommt zur Schuppung (kleieförmig), die bis zu 6 Wochen anhalten kann.

Durch die heute meist rasch einsetzende antibiotische Behandlung wird das klinische Bild stark modifiziert, so daß man das geschilderte klassische Bild des Scharlachs nur noch sehr selten sieht.

Isolierung: Einzelzimmer.

Dauer der Ansteckungsfähigkeit: Ansteckungsfähigkeit besteht für die Dauer der Krankheit, bzw. bis 48 Stunden nach Beginn der spezifischen Behandlung. Ansteckungsfähig sind auch gesunde Streptokokkenträger.

Vorbeugung:
Allgemein: Expositionsprophylaxe, eventuell Schließung von Kindergärten, Schulen u. a.
Individuell: Schutzimpfungen.

Desinfektion: Hygienische Händedesinfektion, Flächendesinfektion, Geschirr (maschinelle Aufbereitung), Schlußdesinfektion wie laufende Desinfektion.

11.29 Shigellosen (Dysenterie, bakterielle Ruhr)

Erreger: Verschiedene Arten der Gattung *Shigella*: z. B. *Shigella dysenteriae, Shigella flexneri, Shigella boydii, Shigella sonnei.*

Vorkommen der Erreger: Vorkommen nur beim Menschen. Weltweit.

Nachweis und Untersuchungsmaterial: Kultur, Serologisch. IgA; Fäzes, Serum.

Übertragung: fäkal-oral; direkt von Mensch zu Mensch oder über verunreinigte Nahrungsmittel oder Gegenstände. Schmutz- und Schmierinfektion. Bei der Übertragung spielen Fliegen eine besondere Rolle.

Ausscheidung: Fäzes bis 2 Monate nach Erkrankung.

Inkubation: 1–7 Tage.

Krankheitsbild: Gelegentlich bestehen uncharakteristische Prodromalerscheinungen: Uncharakteristisches Fieber, Frösteln, Kopfschmerzen, Gliederschmerzen, die 12–36 Stunden andauern können. Das volle Krankheitsbild kann aber auch plötzlich einsetzen mit Erbrechen, Schüttelfrost, heftigen Leibschmerzen, Diarrhöen, die rasch schleimig und blutig werden. Der Verlauf ist sehr wechselvoll von leichten bis tödlichen Formen. Es kann, allerdings sehr selten, zur chronischen Ruhr kommen.

Isolierung: Einzelzimmer.

Ansteckungsfähigkeit: fäkal-oral, Schmierinfektion.

Vorbeugung:
Allgemein: Überwachung von Wasser, Nahrungsmitteln (besonders Milch), Abwasserbeseitigung, Überwachung aller Personen im Lebensmittelgewerbe nach den Vorschriften des BSeuchG. Überwachung von Ausscheidern. Schaffung günstiger hygienischer Verhältnisse (insbesondere in Gemeinschaftseinrichtungen). Fliegenbekämpfung.
Individuell: Bei Exposition eventuell Chemoprophylaxe.

Desinfektion: Hygienische Händedesinfektion, Flächendesinfektion, Geschirr, Wäsche, Schlußdesinfektion wie laufende Desinfektion.

11.30 Tetanus (Wundstarrkrampf)

Erreger: *Clostridium tetani*. Vermehrt sich nur unter anaeroben Bedingungen.

Vorkommen der Erreger: Ubiquitär, in humusreicher Erde, im Straßenstaub, im Darm von Warmblütern (besonders Pflanzenfressern).

Nachweis und Untersuchungsmaterial: Toxinachweis (Tierversuch); Gewebeproben von Wunden, evtl. auch Bagatellwunden.

Übertragung: Die Infektion erfolgt durch verschmutzte Wunden, vor allem wenn gedüngte Erde in die Wunde dringt. Besonders gefährdet sind tiefe Verletzungen mit starken Gewebszerstörungen (ungenügende Sauerstoffversorgung). Aber auch Bagatellverletzungen können zum Ausgangspunkt der Krankheit werden.

Ausscheidung: Menschliche und tierische Exkremente.

Inkubationszeit: Die Inkubationszeit ist sehr variabel. Die Extreme liegen zwischen 4 und 30 Tagen. Es kann trotz bereits vernarbter Wunden erst nach Wochen plötzlich zu einer Toxinbildung kommen.

Krankheitsbild: Es bestehen meist leichte Prodromalsymptome wie Kopfschmerzen, Rückenschmerzen, Schlafstörungen, Schweißausbrüche. Dann treten die charakteristischen tonischen Krämpfe auf, die im Bereich der Kaumuskulatur beginnen, sich später auf Rückenmuskulatur, Bauchdeckenmuskulatur, Zwerchfell- und Extremitätenmuskulatur ausdehnen und schließlich die für die Atemfunktion so wichtige Interkostalmuskulatur und die Kehlkopfmuskulatur ergreifen. Die Krämpfe erfolgen anfallsweise und sind meist sehr schmerzhaft.

Isolierung: nicht erforderlich.

Ansteckungsfähigkeit: keine.

Vorbeugung:
Allgemein: Keine. In der Medizin: Sterilisation, Verwendung von sporenfreiem Alkohol.
Individuell: Aktive Schutzimpfung mit regelmäßigen Auffrischimpfungen: 2mal Impfung im Abstand von 4–8 Wochen. 3. Injektion nach 6–12 Monaten, Auffrischimpfungen in Abständen von ca. 6–10 Jahren.
Bei Verletzungen vollständig immunisierter Personen sollte, wenn die letzte Auffrischimpfung länger als 1 Jahr zurückliegt, eine Auffrischimpfung erfolgen. Bei Nichtimmunisierten sollte eine Simultanprophylaxe vorgenommen werden (Serumprophylaxe und erster Teil der aktiven Immunisierung).

Desinfektion: Hygienische Händedesinfektion (gegen Sporen nicht wirksam).

11.31 Toxoplasmose

Erreger: *Toxoplasma gondii,* ein Protozoon.

Vorkommen der Erreger: Weltweit bei vielen Säugetier- und manchen Vogelarten. Auch beim Menschen wird mit vielen latenten Erkrankungen gerechnet. Die Durchseuchung in der Altersgruppe der 60–65jährigen kann bis 70% betragen.

Nachweismethoden und Untersuchungsmaterial: Histologisch (Lymphknoten); mikroskopischer Toxoplasmennachweis in Gewebe und Liquorsediment gelingt nur selten, ebenso selten in Vaginalsekret und Menstrualblut, Zellkultur; Serologie: Immunfluoreszenztest (IFT), ELISA, IgM, IgA, Sabin-Feldman-Test. Blut zum Antikörpernachweis. Gewebe, Liquor, Vaginalsekret, Plazenta.

Übertragung: Der spezifische Wirt und zugleich der Endwirt ist die Katze. Im Dünndarmepithel der Katze kommt es zur geschlechtlichen und gleichzeitig zur ungeschlechtlichen Vermehrung. Die aus der geschlechtlichen Vermehrung resultierenden Oozysten werden mit dem Katzenkot ausgeschieden. Sie sind sehr widerstandsfähig und können an der Außenwelt lange infektionstüchtig bleiben. Der Mensch kann sich durch Oozysten (Kontakt mit Katzenkot) und durch Gewebezysten in rohem Fleisch (z. B. Schweinefleisch) infizieren. Transplazentare Infektion.

Ausscheidung: Siehe oben.

Inkubationszeit: Wechselnd, je nach Krankheitsform (etwa 10–14 Tage).

Krankheitsbild: Beim Menschen kommt es zu folgenden Krankheitsbildern:
1. Lymphadenopathie von gutartigem Charakter,
2. Kongenitale Toxoplasmose (schwere Schäden am ZNS),
3. schwere Form der Erkrankung mit Beteiligung verschiedener Organe (selten, gemessen an der hohen Durchseuchung),
4. Uveitis, kongenital oder postnatal erworben, Entzündung der Aderhaut des Auges.

Isolierung: nicht erforderlich.

Ansteckungsfähigkeit: Keine Infektion von Mensch zu Mensch.

Vorbeugung:
Allgemein: Keine Möglichkeiten einer allgemeinen Prophylaxe.
Individuell: Vorsicht im Umgang mit Katzen. Besondere Vorsicht ist für Schwangere geboten. Keine rohen Fleischspeisen (Schweinefleisch) essen. Bei Verdacht auf Infektion Chemotherapie, bzw. Chemoprophylaxe (besonders bei Schwangerschaft).

Desinfektion: Hygienische Händedesinfektion.

11.32 Tuberkulose

Erreger: *Mycobacterium tuberculosis.*

Vorkommen der Erreger: Weltweit bei Menschen und Tieren.

Nachweismethoden und Untersuchungsmaterial: Mikroskopisch (Ziehl-Neelsen) Kultur, evtl. Tierversuch; Röntgen-Untersuchung, Tine-Test (Tuberkulintest); Bronchialsekret, Sputum, Pleurapunktat, Gelenkpunktate, Liquor, Abszeßeiter, Urin, Menstrualblut, Stuhl.

Übertragung: Am häufigsten erfolgt die Infektion von Mensch zu Mensch durch Tröpfcheninfektion. Da Tuberkelbakterien in der Außenwelt an sich schon lange überleben, häufig jedoch durch die ausgeschiedenen Sekrete und Exkrete zusätzlich noch vor Austrocknung geschützt sind, ist eine Staubinfektion möglich.

Ausscheidung: Die Ausscheidung erfolgt entsprechend den befallenen Organen: bei der Lungentuberkulose über Bronchialsekret und Sputum, bei der Nierentuberkulose über den Urin, bei der Darmtuberkulose über den Darm, bei der Hauttuberkulose über lädierte Hautstellen, bei der Genitaltuberkulose über Genitalsekret, Menstrualblut und mit dem Urin.

Inkubation: 4–6 Wochen.

Krankheitsbild: Im Säuglings- und Kleinkindesalter besteht immer die Gefahr der lokalen oder allgemeinen Ausbreitung, wobei es zur akuten Miliartuberkulose mit Meningitis kommen kann. Für das Kindes- und Schulalter ist die starke Beteiligung der Lymphdrüsen charakteristisch. In der Pubertät kann es entweder zum akuten Fortschreiten vom Primärkomplex aus kommen oder zur schleichenden endogenen oder exogenen Reinfektionstuberkulose. Für das höhere Erwachsenenalter ist die mehr stationäre Organtuberkulose typisch. Die Krankheitssymptome sind entsprechend vielfältig: allgemeines Krankheitsgefühl, Schwäche, leichte Ermüdbarkeit, leichte Temperaturerhöhungen. Bei der häufigeren Lungentuberkulose kommt es zu chronischem Husten, in fortgeschrittenem Stadium zu Bluthusten, oft hochgradiger Abmagerung und Atembeschwerden. Weiter kann es zu Nieren-, Darm-, Knochen-, Kehlkopf-, Nebennieren- und Hauttuberkulose kommen.

Isolierung: bei offener Lungen-Tbc: Einzelunterbringung evtl. auch bei urogenitaler, intestinaler oder fistelnder Tbc. Tbc-Patienten sollten nur von tuberkulin-positivem Personal betreut werden.

Ansteckungsfähigkeit: bei wirksamer Therapie nach 4 Wochen Infektiosität stark reduziert, außer Fistel.

Vorbeugung:
Allgemein: Aufrechterhaltung oder Verbesserung gesunder Lebensbedingungen, bei Kindern und beruflich Exponierten Durchführung der Tuberkulinreaktion. Pasteurisierung der Milch. Tbc-freie Viehbestände.
Individuell: Aktive Impfung mit abgeschwächten Tuberkulosebakterien (BCG-Impfung) kann bei gefährdeten Neugeborenen sogleich nach der Geburt durchgeführt werden. Eine Impfung darf nur bei negativer Tuberkulinprobe durchgeführt werden (außer beim Neugeborenen mit gesunder Mutter).

Desinfektion: Hygienische Händedesinfektion, Flächendesinfektion, Geschirr (in der Einheit), Matratzen, Kissen, Wäsche; Schlußdesinfektion mit Formaldehyd-Verdampfung (Liste des BGA B. Phenolderivate oder Perverbindungen); Abfall: Gruppe C. Siehe auch Kapitel 12.3.3.

11.33 Tularämie (Hasenpest)

Erreger: *Francisella tularensis,* kleines gramnegatives Stäbchenbakterium.

Vorkommen des Erregers: Zoonose; bei verschiedenen Säugetierarten, vor allem Kleinnagern und verschiedenen Vogelarten.

Nachweismethoden und Untersuchungsmaterial: Kulturell aus Blutkultur, Serologie AK; Drüsenpunktate, Eiter, Blut, Exzissionsmaterial (meist von Drüsen).

Übertragung: Durch die zahlreichen Ektoparasiten der als Erregerreservior in Frage kommenden Säugetiere, insbesondere durch Milben und Zecken, Staub, Kontakt mit infizierten lebenden und toten Tieren.

Ausscheidung: Lymphknotenulzerationen, Eiter, Blut.

Inkubationszeit: 1–10 Tage, meist 3–5 Tage.

Krankheitsbild: Plötzlicher Krankheitsbeginn mit hohem Fieber, Schüttelfrost, Kopf- und Gliederschmerzen, starkes Schwächegefühl. Schwellung der Lymphdrüsen im Bereich der Eintrittspforte (regionale Lymphdrüsen), Pneumonie, Augenbindehautsentzündung.

Isolierung: Einzelzimmer erforderlich.

Dauer der Ansteckungsfähigkeit: Dauer der Erkrankung.

Vorbeugung: In Endemiegebieten Vorsicht im Umgang mit Kleinnagern, Schutzmaßnahmen gegen Zecken und Milben. Bei unvermeidlichem Kontakt in Gebieten mit en- oder epizootischer Tularämie ist Schutzimpfung (Lebendvakzine) angebracht. Pflegepersonal: Schutzkittel, Mund-Nasenschutz.

Desinfektionsmaßnahmen: Hygienische Händedesinfektion, Flächendesinfektion, Geschirr, Wäsche, Schlußdesinfektion wie laufende Desinfektion; Abfälle Gruppe C. Desinfektion der Ausscheidungen, Schlußdesinfektion.

11.34 Typhus abdominalis und Paratyphus

Typhus abdominalis
Erreger: *Salmonella typhi.*

Vorkommen der Erreger: Weltweit beim Menschen.

Nachweismethoden: Kultur: im frühen Stadium Blutkultur (!), später Fäzes, Urin; Serodiagnostik.

Untersuchungsmaterial: Blut zum Nachweis von Bakterien in der Inkubationszeit und 1. Krankheitswoche mittels Blut-Galle-Kultur, zum Nachweis von Antikörpern ab dem 10. Krankheitstag (Titeranstieg entscheidend), Urin (Erregernachweis ab 1. Krankheitswoche möglich), Stuhl (ab 2. Krankheitswoche). Nicht selten kann der Erreger aus Auswurf und Wundsekreten isoliert werden. Bei Typhusverdacht sollte daher immer Blut, Stuhl und Urin zur Untersuchung eingesandt werden.

Ausscheidung: Fäzes, Urin, Galle, Erbrochenes, Eiter.

Inkubation: 1–3 Wochen.

Übertragung: Die Übertragung erfolgt von Mensch zu Mensch, entweder durch direkten Kontakt oder über infizierte Gegenstände oder infizierte Nahrungsmittel (z. B. via Ausscheider in Lebensmittelbetrieben).

Krankheitsbild: Beginn der Erkrankung meist mit uncharakteristischen Symptomen wie Glieder-, Kopfschmerzen, Abgeschlagenheit. Häufig bestehen Symptome von seiten des Respirationstraktes (Halsschmerzen, Husten). Es kommt zu einem „staffelförmigen" Fieberanstieg (Stadium incrementi), dem in der 2. Krankheitswoche eine hohe Continua folgt. Ab Ende der dritten Krankheitswoche fällt das Fieber staffelförmig ab (Stadium decrementi). Sehr viel häufiger als dieser geschilderte typische Verlauf sind Variationen im Krankheitsbild. In etwa 20% der Fälle kommt es innerhalb der ersten 12 Tage nach Entfieberung zum Rezidiv. Während der Continua sind die Kranken meist benommen. Es besteht ein angedeuteter bis deutlicher Meningismus. Diarrhoeen treten nur sehr selten auf. Komplikationen können an verschiedenen Organen auftreten (Myokarditis, Milzinfarkt, Pneumonie, Enzephalitis, Muskelabszesse).

Isolierung: Einzelzimmer erforderlich.

Ansteckungsfähigkeit: in akuter Krankheitsphase; Dauerausscheider: lebenslange, ohne eigene Krankheitssymptome. Nach Behandlung und negativen Stuhlproben können Schutzmaßnahmen aufgehoben werden (Gesundheitsamt).

Vorbeugung:
Allgemein: Schaffung günstiger hygienischer Verhältnisse. Zentrale Wasserversorgung, einwandfreie Abwasserbeseitigung, Lebensmittelhygiene, Schutz des Grundwassers, Überwachung der Ausscheider. Einstellungsuntersuchung für Lebensmittelbetriebe nach BSeuchG.
Individuell: Bei Gefährdung (Exposition) aktive Schutzimpfung, z. B. bei Reisen in infektionsgefährdete Gebiete.

Desinfektion: Hygienische Händedesinfektion, Flächendesinfektion, Geschirr, Wäsche, Schlußdesinfektion wie laufende Desinfektion; Abfall: Gruppe C.

Paratyphus

Erreger: *Salmonella paratyphi A, Salmonella paratyphi B, Salmonella paratyphi C.*

In Mitteleuropa Paratyphus A und C relativ selten im Gegensatz zu Paratyphus B.

Der Paratyphus unterscheidet sich vom Typhus abdominalis als **Erkrankung** durch den leichteren klinischen Verlauf. Gegenüber der Typhuserkrankung sind gastroenteritische Symptome unterschiedlicher Ausprägung von wenigen dünnen Stühlen bis zu choleraähnlichem Verlauf gegeben. Der Paratyphus kann sowohl als zyklische Infektionskrankheit wie Typhus (Nachweis der Erreger in der ersten Woche in der Blutkultur) als auch als Lokalinfektion mit enteritischen Symptomen (Nachweis der Erreger im Stuhl) verlaufen. Daher **Inkubation** variabel 10 Tage – 3 Wochen.

Symptomlose **Ausscheidung** der Erreger zeitweise oder dauernd, meist über die Gallenwege, nicht selten.

Maßnahmen wie **Isolierung, Vorbeugung** und **Desinfektion** siehe bei Typhus abdominalis.

11.35 Varicellae
(Windpocken, Wasserpocken, Schafblattern)

Erreger: Varizellen-Zoster-Virus, zur Gruppe der Herpes-Viren gehörend.

Vorkommen der Erreger: Weltweit beim Menschen.

Nachweis und Untersuchungsmaterial: Virusnachweis, Immunfluoreszenztest, Serodiagnostik; Abstrich, Serum.

Übertragung: hohe Kontagiosität; am häufigsten ist die Tröpfcheninfektion (aerogener Übertragungsweg). Eintrittspforte sind die Atemwege, Magen-Darmkanal und die Konjunktiven. Eine Ansteckung durch direkten Kontakt ist möglich, indem Bläscheninhalt mit der Hand in Augen und Mund einer Kontaktperson übertragen wird. Indirekter Kontakt ist möglich. Virus bleibt an Gegenständen 2 Tage infektiös.

Ausscheidung: Sekrete, Krusten (bis zum Abtrocknen der Bläschen).

Inkubation: 2–3 Wochen.

Krankheitsbild: Selten bestehen uncharakteristische Prodromalerscheinungen wie Appetitlosigkeit, Mattigkeit, leichte Temperaturerhöhungen, Nasenbluten. Meist beginnt die Krankheit plötzlich mit dem charakteristischen Exanthem und mäßigem Fieber. Das meist juckende Exanthem beginnt am Rumpf und befällt dann innerhalb eines Tages Gesicht, behaarte Kopfhaut, Arme und Beine. Hände und Füße bleiben fast immer frei. Die Effloreszenzen an den Schleimhäuten – meist nur vereinzelt nachweisbar – können sich zu sehr schmerzhaften Aphthen entwickeln. Nach 1–2 Wochen kommt es zum Abfall von gelblich-bräunlichen Krusten. Das anfängliche Fieber besteht oft nur 2–3 Tage. Beim Erwachsenen führt das Virus als Zweitinfektion zum Krankheitsbild des Herpes Zoster (Gürtelrose).

Isolierung: Einzelzimmer erforderlich.

Ansteckungsfähigkeit: bis zum Abtrocknen der Bläschen.

Vorbeugung: aktive Schutzimpfung, Schul- und Kindergartenverbot für Ansteckungsverdächtige.

Desinfektion: Hygienische Händedesinfektion, Flächendesinfektion (Mittel Gruppe B), Geschirr, Wäsche, Schlußdesinfektion wie laufende Desinfektion.

11.36 Zytomegalie (Cytomegalie)

Erreger: Zytomegalie-Virus.

Vorkommen der Erreger: Weltweit endemisch verbreitet.

Nachweis und Untersuchungsmaterial: Virusnachweis, Serodiagnostik; Bronchiallavage, Serum.

Übertragung: Schmier- und Tröpfcheninfektion, Bluttransfusionen, diaplazentar.

Ausscheidung: Sekrete, Blut.

Inkubation: variabel.

Krankheitsbild: Unterschiedliche Verlaufsformen bei intrauteriner Infektion (Embryopathie und Fetopathie), bei Säugling und Kleinkind sowie bei Schulkind und Erwachsenen. Lymphadenopathie, Penumonie, Hepatitis, Meningitis.

Isolierung: nicht erforderlich.

Vorbeugung: Schwierig, da Infektionen häufig inapparent verlaufen.

Desinfektion: keine besonderen Maßnahmen.

11.37 Tabellarische Übersicht der wichtigsten Infektionskrankheiten

Es wird ein Überblick über Inkubationszeit, Dauer der Ansteckung, Meldepflicht, Ausscheidung und Übertragung, Untersuchungsmaterial, Nachweismethoden, Immunität, Isolierung sowie Desinfektionsmaßnahmen der besprochenen Infektionskrankheiten (Kap. 11.1–11.36) gegeben.

Krankheit	Inkuba-tionszeit	Dauer der Ansteckung	Melde-pflicht	Ausscheidung – Übertragung
AIDS	Monate b. Jahre	sol. Erreger nachweisbar	0	Blut, Sekret, Sperma
Amoebiasis	Tage – Wochen	sol. Zysten ausgesch. werd.	0	Darm
Anthrax	Std. – Tage	Dauer der Erkrankung	§ 3/(1)	nach Lokalisierung
Botulismus	12–72 Std.	0	§ 3/(1)	0
Brucellose	Tage – Monate	Dauer der Erkrankung	§ 3 (2)	Bl., U., Milch, Sperma, Fruchtwasser
Cholera	3 Std. – 5 Tage	Dauer der Erkrankung	§ 3 (1–4)	S. Erbrochenes
Diphtherie	2–5 Tage	sol. Bakterien nachweisbar	§ 3 (2)	Nasen-Rachenraum
Enteritis infectiosa	–3 Tage	sol. Erreger ausgeschieden	§ 3 (1–4)	Urin, Erbrochenes
Gasbrand	Std.– Tage	Erkrankungs-zeit	§ 3/(2)	Wu./Eiter
Gonorrhoe	2–10 Tage	Erregernach-weis	GKG	Geschlechtsorgane, Geburt, Waschuten-silien
Hämorrhagisches Fieber	1–4 Wochen	Dauer der Erkrankung	§ 3 (1)	U., Sekret
Hepatitis A u. E	15–45 Tage	vorwieg. in Inkub.-Zeit	§ 3 (2)	S., Bl., U.
Hepatitis B, C, D	60–180 Tage	in Inkub.-Zeit ersten Wo. d. Erkrankung	§ 3 (2)	Bl./Sekret
Influenza epidemica	1–5 Tage	1 Woche nach Krankh.ausbr.	§ 3 (3)	Na./Rachen
Legionärs-krankheit	2–5 Tage	Übertr. von Me. zu Me. ni. gesich.	0	Bronchialsekret
Listeriose	1–4 Wochen	sol. Erreger nachweisbar	§ 3 (2) angeb.	u.a. tierische Fäkalien, Milch, Käse
Lues	2–4 Wochen	bis Ende d. Sekundärstad.	GKG § 3 (2) angeb.	Primäraffekt, Sek.-Effloresz., diaplazentar (Bl.)

Untersuchungs-material	Nachweis-methoden	Immunität	Isolierung	Desinfektion lfd.	Schluß
Bl.	AK	?	•	(+)	(+) (Sch.)
S., Bl.	M., AK.	(+)	+	0	0
Eiter, Bl., S., Sp.	M., Kultur (AK.)	+	+	+ (Sch.)	+ (V. u. Sch.)
Bl., Speisereste, S.	Toxin	0	0	0	0
Bl., G., U., Li.	K., AK.	(+)	0	+ (A, Sch.)	+ (Sch.)
S. (frisch) Er-broches	M., K.	+	+	+ (A, Sch.)	+ (Sch.)
Ra., Na., Wu.	K., To.	+	+	+	+ (Sch.)
S., U., Erbroch., Speiserest.	K., AK.	0	im Kr.H.	+ (A, H.)	+ (Sch.)
Wu., Eiter	M., K., To.,	0	0	+	+ (Sch.)
Rektal-Cervix Urethralabstrich	K., Antigen-ELISA	0	0	0	0
Bl., Ra., U., S., Abstrich	Elektr. Mikr., AK., Gewebe kultur TV	+	+	+	+ (V.)
S., Bl.	Virusnachw., AK.	+	+	+ S. U. Hände	+ (Sch.)
Bl.	AK., AG.	+	0	(+)	(+)
Bl., Rasp.	Virusnach-weis, AK.	ca. 1 Jahr	+	(+)	(+)
Bl., Bronchial-sek.	K., M., AK.	?	0	0	0
Ra., Mek., Bl.	K., AK., TV.	?	Neuge-borene	(+)	(+)
Bl., Li., Ab.	M., AK.	?	0	gezielt	0

Krankheit	Inkuba-tionszeit	Dauer der Ansteckung	Melde-pflicht	Ausscheidung – Übertragung
Malaria	Präpatenz je n. Art 7–40 Tage	•	§ 3 (2)	0
Meningitis epidemica	2–5 Tage	sol. Erreger nachgewiesen	§ 3 (2)	Na./Rachen
Meningoenze-phalomyelitis	unter-schiedl.	während der Erkrankung	§ 3 (2)	Bl., S, Lg, S
Mononucleosis infectiosa	1–2 Monate	Dauer der Erkrankung	0	wahrscheinlich Na./Ra.
Morbilli	10–12 Tage	bis 4 Tage nach Beginn des Exanthems	§ 3 (3)	Na./Ra.
Psittakose (Ornithose)	5–14 Tage	bei akuter Erkrankung	§ 3 (1)	Na./Ra.
Parotitis epidemica	17–21 Tage	bis 10 Tage n. Erkrankung	0	Na./Ra.
Pertussis	7–30 Tage	7–21 Tage	§ 3 (3)	Na./Ra.
Poliomyelitis	6–14 Tage	3 Wochen – 5 Monate	§ 3 (1)	Na./Ra., S.
Paratyphus	1–3 Wochen	sol. Erreger ausgesch. DA.	§ 3 (1+4)	S., U.
Rabies	30–60 Tage	während Erkrankung	§ 3 (1)	Speichel, Tränen-fluß
Rubeolae	14–21 Tage	5–10 Tage	§ 3 (2) angeb.	Na., Ra., Blut, S., U.
Scarlatina	2–7 Tage	bis 48 Std. nach spez. Behand-lung	§ 3 (3)	Na., Ra.
Shigellose	1–7 Tage	bis 2 Monate nach Erkran-kung gesch. werden	§ 3 (1+4)	S.
Tetanus	4–30 Tage	0	§ 3 (2)	0

Untersuchungs-material	Nachweis-methoden	Immunität	Isolierung	Desinfektion lfd.	Schluß
Bl.	M., AK.	stamm-spez. Prä-immunität	0	0	0
Li., Bl., Ra.	M., K.	typspez. Immu-nität	sol. Er-reger nachgew.	0	0
Bl., Fäzes, Ab-strich, Liquor	unterschied-lich	(+)	(+)	(+)	+ (Sch.)
Bl., Sekret	AK., Blut-bild	+	0	(+)	0
Bl., Rasp.	•	+	+ Kr.H. empf.	(+)	(+)
Sp., Bl., Rasp.	K., AK.	+	+	(+)	+ (Sch.)
Sp., Bl., Li.	(K.), AK.	+	+	(+)	0
Ab., Na., Ra.	K., AK.	+	+	(+)	0
S., Bl.	K., AK.	+	+	+	+
Bl., S., U., G.	K., AK., Blutkultur	(+)	+	+	(+)
Sp.	Hist., AK.	Impfung	+	+	+
Bl., Rasp.	K., AK.	+	+	(+)	0
Ra., Bl.	K.	•	+ Kr.H.	b. 24 Std. n. spez. Therapie	in Gemein-schafts-einricht.
S., Bl.	K., AK.	0	+	+	+ (Sch.)
Gewebe, Li.,	K., Toxin	Impfung	0	0	0

Krankheit	Inkubationszeit	Dauer der Ansteckung	Meldepflicht	Ausscheidung – Übertragung
Toxoplasmose	in der Regel 1–3 Wochen	0	§ 3 (2) angeb.	Li, Pla.
Tuberkulose	4–6 Wochen	sol. Erreger ausgesch. werden	§ 3 (2)	Sputum, U., Darm, n. Lokalis, Eiter
Tularämie	1–10 Tage	sol. Bakterien ausgesch. werden	§ 3 (1)	Ulzerationen, Konjunktivalsekr. Sp.
Typhus	1–3 Wochen	sol. Erreger ausgesch. DA.	§ 3 (1+4)	S., U., Galle, Eiter
Varicellae	2–3 Wochen	vor Exanthem b. Eintrocknen d. Effloreszenz.	0	Na., Ra., Borken
Zytomegalie	2–3 Wochen	unterschiedl. bis zu 30 Monate	§ 3 (2) angeb.	Ra., U., Bl.

Erklärung der Abkürzungen:

Dauer der Ansteckung: sol. ausgesch. = solange ausgeschieden, Inkub.-Zeit = Inkubationszeit

Meldepflicht: § 3 (1) = zu melden ist Verdacht, Erkrankung und Tod, § 3 (2) = zu melden ist Erkrankung und Tod, § 3 (3) = zu melden ist Tod, § 3 (4) = zu melden ist Ausscheider, angeb. = angeborene Erkrankung, GKG = Geschlechtskrankengesetz

Ausscheidungen: Bl. = Blut, DA. = Dauerausscheider, Na. = Nase, Ra. = Rachen, S. = Stuhl, U. = Urin

• = siehe ausführliche Beschreibung

Untersuchungsmaterial: Ab. = Abstrich, Bl. = Blut, Fr. = Fruchtwasser, G. = Gallensaft, Li. = Liquor, Mek. = Mekonium, Na. = Nasenabstrich, Pla. = Plazenta, Ra. = Rachenabstrich, Rasp. = Rachenspülflüssigkeit, S. = Stuhl, Sp. = Sputum, U. = Urin, Wu. = Wundabstrich

Nachweismethoden: AK. = Antikörpernachweis, Hi. = histologische Untersuchung, K. = kulturell (bakt. virolog.), M. = mikroskopisch, To. = Toxinnachweis, TV. = Tierversuch

Untersuchungs-material	Nachweis-methoden	Immunität	Isolierung	Desinfektion lfd.	Schluß
Eiter, Bl. Pla., Bl.	(TV.) Hist. Serol.	+	0	0	0
Sp., U., S., Wu.	M., K., Tbc., (TV.)	(+)	+	+	+ V. u. Sch.
Bl., Sp., Punktat, Eiter	Grubersche R., M., K., Immunfl.-Test	(+)	+	+	+
Bl., S., U., G.	K., AK., Blutkultur	(+)	+	+	(+)
Rasp., Li., Bl.	K., AK.	+	+	+	(+)
Bl., U., Speichel	K., AK.	+	0	0	0

Desinfektion: H. = Händedesinfektion, Sch. = Scheuerdesinfektion, V. = Verdampfung (Formalin), + = Desinfektion notwendig, (+) = Desinfektion evtl. notwendig (Umfang, Ausdehnung) z. B. wie lfd. Desinfektion, 0 = Desinfektion nicht notwendig

Isolierung: Angaben gelten für Krankenhaus. Wenn Patient im Krankenhaus untergebracht wird, ist dort eine Isolierung empfohlen.

Teil V

12 Gesetzliche Regelungen, Richtlinien, Vorschriften und Normen

12.1 Gesetz zur Verhütung und Bekämpfung übertragbarer Krankheiten beim Menschen (Bundes-Seuchengesetz)

in der Fassung der Bekanntmachung vom 18.12.1979 (BGBl. S. 2262, ber. 1980, S. 151), in Kraft getreten am 1. Januar 1980.

Erster Abschnitt
Begriffsbestimmungen

§ 1 Übertragbare Krankheiten im Sinne dieses Gesetzes sind durch Krankheitserreger verursachte Krankheiten, die unmittelbar oder mittelbar auf den Menschen übertragen werden können.

§ 2 Im Sinne dieses Gesetzes ist

1. krank eine Person, die an einer übertragbaren Krankheit erkrankt ist,
2. krankheitsverdächtig eine Person, bei der Erscheinungen bestehen, welche das Vorliegen einer bestimmten übertragbaren Krankheit vermuten lassen,
3. ansteckungsverdächtig eine Person, von der anzunehmen ist, daß sie Erreger einer übertragbaren Krankheit (Krankheitserreger) aufgenommen hat, ohne krank, krankheitsverdächtig oder Ausscheider zu sein,
4. Ausscheider eine Person, die Krankheitserreger ausscheidet, ohne krank oder krankheitsverdächtig zu sein,
5. ausscheidungsverdächtig eine Person, von der anzunehmen ist, daß sie Krankheitserreger ausscheidet, ohne krank oder krankheitsverdächtig zu sein.

Zweiter Abschnitt
Meldepflicht

§ 3 (1) Zu melden ist der Krankheitsverdacht, die Erkrankung sowie der Tod an

1. Botulismus,
2. Cholera,
3. Enteritis infectiosa
   a) Salmonellose,
   b) übrige Formen einschließlich mikrobiell bedingter Lebensmittelvergiftung,
4. Fleckfieber,
5. Lepra,
6. Milzbrand,
7. Ornithose,
8. Paratyphus A, B und C,
9. Pest,
10. Pocken,
11. Poliomyelitis,
12. Rückfallfieber,
13. Shigellenruhr,
14. Tollwut,
15. Tularämie,
16. Typhus abdominalis,
17. virusbedingtem hämorrhagischem Fieber.

(2) Zu melden ist die Erkrankung sowie der Tod an

1. angeborener
   a) Cytomegalie,
   b) Listeriose,
   c) Lues,
   d) Toxoplasmose,
   e) Rötelnembryopathie,
2. Brucellose,
3. Diphtherie,
4. Gelbfieber,
5. Leptospirose
   a) Weil'sche Krankheit,
   b) übrige Formen,
6. Malaria,
7. Meningitis/Encephalitis
   a) Meningokokken-Meningitis,
   b) andere bakterielle Meningitiden,
   c) Virus-Meningoencephalitis,
   d) übrige Formen,

8. Q-Fieber,
9. Rotz,
10. Trachom,
11. Trichinose,
12. Tuberkulose (aktive Form)
    a) der Atmungsorgane,
    b) der übrigen Organe,
13. Virushepatitis
    a) Hepatitis A,
    b) Hepatitis B,
    c) nicht bestimmbare und übrige Formen,
14. anaerober Wundinfektion
    a) Gasbrand/Gasoedem,
    b) Tetanus.

(3) Zu melden ist der Tod an

1. Influenza (Virusgrippe),
2. Keuchhusten,
3. Masern,
4. Puerperalsepsis,
5. Scharlach.

(4) Zu melden ist jeder Ausscheider von

1. Choleravibrionen,
2. Salmonellen
   a) S. typhi,
   b) S. paratyphi A, B und C,
   c) übrige,
3. Shigellen.

(5) Zu melden ist die Verletzung eines Menschen durch ein tollwutkrankes oder -verdächtiges Tier sowie die Berührung eines solchen Tieres oder Tierkörpers.

§ 4 (1) Zur Meldung sind verpflichtet

1. der behandelnde oder sonst hinzugezogene Arzt, im Fall des § 3 Abs. 5 auch der Tierarzt,
2. jede sonstige mit der Behandlung oder der Pflege des Betroffenen berufsmäßig beschäftigte Person,
3. die hinzugezogene Hebamme,
4. auf Seeschiffen der Kapitän,
5. die Leiter von Pflegeanstalten, Justizvollzugsanstalten, Heimen, Lagern, Sammelunterkünften und ähnlichen Einrichtungen.

(2) In Krankenhäusern oder Entbindungsheimen ist für die Einhaltung der Meldepflicht nach Absatz 1 Nr. 1 der leitende Arzt, in Krankenhäusern mit mehreren selbständigen Abteilungen der leitende Abteilungsarzt, in Krankenhäusern ohne leitenden Arzt der behandelnde Arzt verantwortlich.

(3) Die Meldepflicht besteht für die in Absatz 1 Nr. 2 bis 5 bezeichneten Personen nur, wenn eine in der Reihenfolge des Absatzes 1 vorher genannte Person nicht vorhanden

oder an der Meldung verhindert ist. Die außerhalb eines Krankenhauses oder eines Entbindungsheimes tätige Hebamme ist in jedem Falle zur Meldung verpflichtet.

§ 5 Die Meldung ist dem für den Aufenthalt des Betroffenen zuständigen Gesundheitsamt unverzüglich, spätestens innerhalb 24 Stunden nach erlangter Kenntnis zu erstatten. Dieses hat das für die Wohnung, bei mehreren Wohnungen das für die Hauptwohnung des Betroffenen zuständige Gesundheitsamt unverzüglich zu benachrichtigen, wenn die Wohnung oder Hauptwohnung im Bereich eines anderen Gesundheitsamtes liegt.

§ 5 a (1) Über die nach den §§ 3 und 8 meldepflichtigen Erkrankungen, Todesfälle, Ausscheider und Ausbrüche werden vierteljährliche Erhebungen als Bundesstatistik durchgeführt; die Erhebungen für die Erkrankung und den Tod an Tuberkulose (§ 3 Abs. 2 Nr. 12) werden nur jährlich durchgeführt.

(2) Der Bundesminister für Jugend, Familie und Gesundheit wird ermächtigt, durch Rechtsverordnung mit Zustimmung des Bundesrates die Erhebungen auf übertragbare Krankheiten auszudehnen, die durch eine Rechtsverordnung auf Grund des § 7 Abs. 1 oder 2 in die Meldepflicht einbezogen sind, sowie die Periodizität der Bundesstatistik zu ändern, soweit die Epidemiologie dies zuläßt oder erfordert.

(3) Auskunftspflichtig ist das für die Wohnung, bei mehreren Wohnungen das für die Hauptwohnung des Betroffenen zuständige Gesundheitsamt.

§ 6 (1) Ausscheider nach § 3 Abs. 4 haben jeden Wechsel der Wohnung und jeden Wechsel der Arbeitsstätte unverzüglich dem bisher zuständigen Gesundheitsamt anzuzeigen.

(2) Die in Absatz 1 genannten Ausscheider sind verpflichtet, bei jeder Aufnahme in ein Krankenhaus oder ein Entbindungsheim oder bei der Inanspruchnahme einer Hebamme dem behandelnden Arzt oder der Hebamme mitzuteilen, daß sie Ausscheider sind.

(3) Im Falle der Geschäftsunfähigkeit oder der beschränkten Geschäftsfähigkeit eines der in Absatz 1 genannten Ausscheider treffen die Verpflichtungen nach den Absätzen 1 und 2 denjenigen, dem die Sorge für die Person des Ausscheiders zugeht. Im Falle des § 1633 des Bürgerlichen Gesetzbuches ist der Minderjährige verpflichtet.

(4) In den Fällen des § 3 sind die Aufnahme der Kranken, Krankheitsverdächtigen und Ausscheider in ein Krankenhaus oder ein Entbindungsheim sowie ihre Entlassung unverzüglich dem Gesundheitsamt anzuzeigen, an das die Meldung nach § 5 Satz 1 zu erstatten war. In der Entlassungsanzeige ist anzugeben, ob der Entlassene geheilt ist oder ob er die Erreger einer übertragbaren Krankheit noch ausscheidet. § 4 Abs. 2 und § 5 Satz 2 gelten entsprechend.

§ 7 (1) Der Bundesminister für Jugend, Familie und Gesundheit wird ermächtigt, durch Rechtsverordnung mit Zustimmung des Bundesrates die Meldepflicht für die in § 3 genannten Krankheiten aufzuheben, einzuschränken oder zu erweitern oder die Meldepflicht auf andere übertragbare Krankheiten auszudehnen, soweit die epidemische Lage dies zuläßt oder erfordert.

(2) In dringenden Fällen kann die Rechtsverordnung ohne Zustimmung des Bundesrates erlassen werden, jedoch ist ihre Geltungsdauer auf längstens drei Monate zu befristen.

(3) Solange der Bundesminister für Jugend, Familie und Gesundheit von der Ermächtigung nach Absatz 1 keinen Gebrauch macht, sind die Landesregierungen zum Erlaß einer Rechtsverordnung nach Absatz 1 ermächtigt, sofern die Meldepflicht nach § 3 hierdurch nicht eingeschränkt oder aufgehoben wird. Sie können die Ermächtigung durch Rechtsverordnung auf andere Stellen übertragen.

Dritter Abschnitt
Meldepflicht in besonderen Fällen

§ 8 Wenn durch Krankheitserreger verursachte Erkrankungen in Krankenhäusern, Entbindungsheimen, Säuglingsheimen, Säuglingstagesstätten oder Einrichtungen zur vorübergehenden Unterbringung von Säuglingen nicht nur vereinzelt auftreten (Ausbruch), so sind diese Erkrankungen unverzüglich als Ausbruch zu melden, es sei denn, daß die Erkrankten schon vor der Aufnahme an diesen Krankheiten erkrankt oder dessen verdächtig waren. § 4 Abs. 2 ist entsprechend anzuwenden.

§ 9 (1) Die Leiter von Medizinaluntersuchungsämtern und sonstigen öffentlichen oder privaten Untersuchungsstellen haben jeden Untersuchungsbefund, der auf einen meldepflichtigen Fall oder eine Erkrankung an Influenza schließen läßt, unverzüglich dem für den Aufenthaltsort des Betroffenen zuständigen Gesundheitsamt zu melden. § 5 Satz 2 gilt entsprechend.

(2) Absatz 1 gilt nicht, wenn die Untersuchungsstelle Teil eines Krankenhauses ist und sich die Untersuchung auf Insassen dieses Krankenhauses bezieht.

Vierter Abschnitt
Vorschriften zur Verhütung übertragbarer Krankheiten
1. Allgemeines

§ 10 (1) Werden Tatsachen festgestellt, die zum Auftreten einer übertragbaren Krankheit führen können oder ist anzunehmen, daß solche Tatsachen vorliegen, so trifft die zuständige Behörde die notwendigen Maßnahmen zur Abwendung der dem einzelnen oder der Allgemeinheit hierdurch drohenden Gefahren.

(2) In den Fällen des Absatzes 1 sind die Beauftragten der zuständigen Behörde und des Gesundheitsamtes zur Durchführung von Ermittlungen und zur Überwachung der angeordneten Maßnahmen berechtigt, Grundstücke, Räume, Anlagen und Einrichtungen sowie Fahrzeuge aller Art zu betreten und diese sowie sonstige Gegenstände zu untersuchen oder Proben zur Untersuchung zu fordern oder zu entnehmen. Der Inhaber der tatsächlichen Gewalt ist verpflichtet, den Beauftragten der zuständigen Behörde und des Gesundheitsamtes Grundstücke, Räume, Anlagen, Einrichtungen und Fahrzeuge sowie sonstige Gegenstände zugänglich zu machen. Personen, die über die in Absatz 1 genannten Tatsachen Auskunft geben können, sind verpflichtet, die erforderlichen Auskünfte zu erteilen und Unterlagen vorzulegen. Der Verpflichtete kann die Auskunft auf solche Fragen verweigern, deren Beantwortung ihn selbst oder einen der in § 383 Abs. 1 Nr. 1 bis 3 der Zivilprozeßordnung bezeich-

neten Angehörigen der Gefahr strafrechtlicher Verfolgung oder eines Verfahrens nach dem Gesetz über Ordnungswidrigkeiten aussetzen würde; Entsprechendes gilt für die Vorlage von Unterlagen.

(3) Ist anzunehmen, daß Tatsachen im Sinne des Absatzes 1 bei Personen vorliegen, so sind diese Personen verpflichtet, die erforderlichen äußerlichen Untersuchungen, Röntgenuntersuchungen, Blutentnahmen, Abstriche von Haut und Schleimhäuten durch die Beauftragten des Gesundheitsamtes zu dulden und Vorladungen des Gesundheitsamtes Folge zu leisten sowie das erforderliche Untersuchungsmaterial auf Verlangen bereitzustellen.

(4) Die Grundrechte der körperlichen Unversehrtheit (Artikel 2 Abs. 2 Satz 1 Grundgesetz), der Freiheit der Person (Artikel 2 Abs. 2 Satz 2 Grundgesetz), der Freizügigkeit (Artikel 11 Abs. 1 Grundgesetz), der Versammlungsfreiheit (Artikel 8 Grundgesetz) und der Unverletzlichkeit der Wohnung (Artikel 13 Abs. 1 Grundgesetz) werden im Rahmen der Absätze 1 bis 3 eingeschränkt.

(5) Wenn die von Maßnahmen nach den Absätzen 1 bis 4 betroffenen Personen geschäftsunfähig oder in der Geschäftsfähigkeit beschränkt sind, hat derjenige für die Erfüllung der genannten Verpflichtung zu sorgen, dem die Sorge für die Person zusteht.

(6) Die Maßnahmen nach Absatz 1 werden auf Vorschlag des Gesundheitsamtes von der zuständigen Behörde angeordnet. Kann die zuständige Behörde einen Vorschlag des Gesundheitsamtes nicht rechtzeitig einholen, so hat sie das Gesundheitsamt von der getroffenen Maßnahme unverzüglich zu unterrichten.

(7) Bei Gefahr im Verzuge kann das Gesundheitsamt die erforderlichen Maßnahmen selbst anordnen. Es hat die zuständige Behörde unverzüglich hiervon zu unterrichten. Diese kann die Anordnung ändern oder aufheben. Wird die Anordnung nicht innerhalb von zwei Arbeitstagen nach der Unterrichtung aufgehoben, so gilt sie als von der zuständigen Behörde getroffen. Eine Anordnung, die zu einer nach den Absätzen 2 oder 3 bestehenden Verpflichtung anhält, kann das Gesundheitsamt auch treffen, wenn die Voraussetzungen des Satzes 1 nicht vorliegen.

(8) Widerspruch und Anfechtungsklage gegen Maßnahmen nach den Absätzen 1 bis 3 haben keine aufschiebende Wirkung.

§ 10 a (1) Wenn Gegenstände mit Erregern meldepflichtiger übertragbarer Krankheiten behaftet sind oder wenn das anzunehmen ist und dadurch eine Verbreitung der Krankheit zu befürchten ist, sind die notwendigen Maßnahmen zur Abwendung der hierdurch drohenden Gefahren zu treffen. Die Vernichtung von Gegenständen kann angeordnet werden, wenn andere Maßnahmen nicht ausreichen. Sie kann auch angeordnet werden, wenn andere Maßnahmen im Verhältnis zum Wert der Gegenstände zu kostspielig sind, es sei denn, daß derjenige, der ein Recht an diesem Gegenstand oder die tatsächliche Gewalt darüber hat, widerspricht und auch die höheren Kosten übernimmt. Müssen Gegenstände entseucht, entwest, entrattet oder vernichtet werden, so kann ihre Benutzung und die Benutzung der Räume, in denen sie sich befinden, untersagt werden, bis die Maßnahme durchgeführt ist.

(2) Bei nicht meldepflichtigen übertragbaren Krankheiten können Maßnahmen nach Absatz 1 getroffen werden, wenn diese Krankheiten in epidemischer Form auftreten oder nicht nur vereinzelt bösartig verlaufen.

(3) § 10 Abs. 4 bis 8 gilt entsprechend.

§ 10 b Erfordet die Durchführung einer Maßnahme nach § 10 a besondere Sachkunde, so kann die zuständige Behörde anordnen, daß der Verpflichtete damit geeignete Fachkräfte beauftragt. Die zuständige Behörde kann selbst geeignete Fachkräfte mit der Durchführung beauftragen, wenn das zur wirksamen Bekämpfung der übertragbaren Krankheiten notwendig ist und der Verpflichtete diese Maßnahme nicht durchführen kann oder will oder einer Anordnung nach Satz 1 nicht nachkommt. Wer ein Recht an dem Gegenstand oder die tatsächliche Gewalt darüber hat, muß die Durchführung der Maßnahme dulden.

§ 10 c Bei behördlich angeordneten Entseuchungen und Entwesungen dürfen nur Mittel und Verfahren verwendet werden, die vom Bundesgesundheitsamt, bei behördlich angeordneten Entrattungen nur solche verwendet werden, die von der Biologischen Bundesanstalt für Land- und Forstwirtschaft auf Brauchbarkeit geprüft und in eine zu veröffentlichende Liste aufgenommen sind.

§ 11 (1) Trinkwasser sowie Wasser für Betriebe, in denen Lebensmittel gewerbsmäßig hergestellt oder behandelt werden oder die Lebensmittel gewerbsmäßig in den Verkehr bringen, muß so beschaffen sein, daß durch seinen Genuß oder Gebrauch eine Schädigung der menschlichen Gesundheit, insbesondere durch Krankheitserreger, nicht zu besorgen ist. Schwimm- oder Badebeckenwasser in öffentlichen Bädern oder Gewerbebetrieben muß so beschaffen sein, daß durch seinen Gebrauch eine Schädigung der menschlichen Gesundheit durch Krankheitserreger nicht zu besorgen ist. Wassergewinnungs- und Wasserversorgungsanlagen und Schwimm- oder Badebecken einschließlich ihrer Wasseraufbereitungsanlagen unterliegen insoweit der Überwachung durch das Gesundheitsamt. Für die Überwachung gilt § 10 Abs. 2 entsprechend. Das Grundrecht der Unverletzlichkeit der Wohnung (Artikel 13 Abs. 1 Grundgesetz) wird insoweit eingeschränkt.

(2) Der Bundesminister für Jugend, Familie und Gesundheit bestimmt durch Rechtsverordnung mit Zustimmung des Bundesrates, welchen Anforderungen das in Absatz 1 bezeichnete Wasser entsprechen muß, um der Vorschrift von Absatz 1 Satz 1 bis 3 zu genügen und regelt die Überwachung der Wassergewinnungs- und Wasserversorgungsanlagen, der Schwimm- oder Badebecken und des Wassers in hygienischer Hinsicht. Er bestimmt in dieser Rechtsverordnung auch, welche Mitwirkungs- und Duldungspflichten insoweit dem Unternehmer oder sonstigen Inhaber einer Wassergewinnungs- oder Wasserversorgungsanlage oder eines Schwimm- oder Badebeckens obliegen, welche Wasseruntersuchungen dieser durchführen oder durchführen lassen muß und in welchen Zeitabständen diese vorzunehmen sind. Ferner kann er in dieser Rechtsverordnung bestimmen, daß für die Aufbereitung von Schwimm- oder Badebeckenwasser nur Mittel und Verfahren verwendet werden dürfen, die vom Bundesgesundheitsamt auf Brauchbarkeit geprüft und in eine zu veröffentlichende Liste aufgenommen worden sind. Die Rechtsverordnung bedarf des

Einvernehmens mit dem Bundesminister des Innern, soweit es sich um die Überwachung von Wassergewinnungsanlagen handelt.

(3) Der Unternehmer oder sonstige Inhaber einer Wassergewinnungs- oder Wasserversorgungsanlage oder eines Schwimm- oder Badebeckens hat die ihm auf Grund der Rechtsverordnung nach Absatz 2 obliegenden Wasseruntersuchungen auf eigene Kosten durchzuführen oder durchführen zu lassen. Er hat auch die Kosten (Gebühren und Auslagen) der Wasseruntersuchungen zu tragen, die die zuständige Behörde auf Grund der Rechtsverordnung nach Absatz 2 durchführt oder durchführen läßt.

(4) Die zuständige Behörde hat die notwendigen Maßnahmen zu treffen, um

1. die Einhaltung der Vorschriften des Absatzes 1 und der Rechtsverordnung nach Absatz 2 sicherzustellen,
2. Gefahren für die menschliche Gesundheit abzuwenden, die von Trinkwasser, von Wasser für Lebensmittelbetriebe oder von Wasser für und in Schwimm- oder Badebecken im Sinne von Absatz 1 ausgehen können, insbesondere um das Auftreten oder die Weiterverbreitung übertragbarer Krankheiten zu verhindern.

§ 10 Abs. 6 bis 8 gilt entsprechend.

§ 12 (1) Die Gemeinden oder Gemeindeverbände haben darauf hinzuwirken, daß Abwasser, soweit es nicht dazu bestimmt ist, auf landwirtschaftlich, forstwirtschaftlich oder gärtnerisch genutzte Böden aufgebracht zu werden, so beseitigt wird, daß Gefahren für die menschliche Gesundheit durch Krankheitserreger nicht entstehen. Einrichtungen zur Beseitigung des in Satz 1 genannten Abwassers unterliegen der Überwachung durch das Gesundheitsamt. Die Inhaber dieser Einrichtungen sind verpflichtet, den Beauftragten des Gesundheitsamtes das Betreten ihrer Grundstücke zu gestatten, Räume, Anlagen und Einrichtungen zugänglich zu machen und auf Verlangen Auskunft zu erteilen, soweit dies zur Überwachung erforderlich ist. Das Grundrecht der Unverletzlichkeit der Wohnung (Artikel 13 Abs. 1 Grundgesetz) wird insoweit eingeschränkt. § 10 Abs. 1 bis 3 findet Anwendung.

(2) Der zur Erteilung einer Auskunft nach Absatz 1 Verpflichtete kann die Auskunft auf solche Fragen verweigern, deren Beantwortung ihn selbst oder einen der in § 383 Abs. 1 Nr. 1 bis 3 der Zivilprozeßordnung bezeichneten Angehörigen der Gefahr strafrechtlicher Verfolgung oder eines Verfahrens nach dem Gesetz über Ordnungswidrigkeiten aussetzen würde.

§ 12 a Die Landesregierungen werden ermächtigt, unter den für Maßnahmen nach dem §§ 10, 10 a, 10 b und 12 maßgebenden Voraussetzungen auch durch Rechtsverordnung entsprechende Gebote und Verbote zur Verhütung übertragbarer Krankheiten zu erlassen. § 10 Abs. 4 gilt entsprechend. Die Landesregierungen können die Ermächtigung durch Rechtsverordnung auf andere Stellen übertragen.

§ 13 (1) Wenn tierische Schädlinge festgestellt werden und die Gefahr begründet ist, daß durch sie Krankheitserreger verbreitet werden können, so hat die zuständige Behörde zu ihrer Bekämpfung die erforderlichen Maßnahmen anzuordnen.

(2) Die Landesregierungen können zur Verhütung und Bekämpfung übertragbarer Krankheiten Rechtsverordnungen über die Feststellung und die Bekämpfung tieri-

scher Schädlinge erlassen; sie können die Ermächtigung durch Rechtsverordnung auf andere Stellen übertragen.

(3) Die Bekämpfung umfaßt Maßnahmen gegen das Auftreten, die Vermehrung und Verbreitung sowie zur Vernichtung tierischer Schädlinge. Die Rechtsverordnungen im Sinne des Absatzes 2 können insbesondere Bestimmungen treffen über

1. die Verpflichtung der Eigentümer von Gegenständen, der Nutzungsberechtigten oder der Inhaber der tatsächlichen Gewalt an Gegenständen sowie der zur Unterhaltung von Gegenständen Verpflichteten,
   a) den Befall mit tierischen Schädlingen festzustellen oder feststellen zu lassen und der zuständigen Behörde anzuzeigen,
   b) tierische Schädlinge zu bekämpfen;
2. die Befugnis und die Verpflichtung der Gemeinden oder der Gemeindeverbände, tierische Schädlinge, auch am Menschen, festzustellen, zu bekämpfen und das Ergebnis der Bekämpfung festzustellen;
3. die Feststellung und Bekämpfung, insbesondere über
   a) die Art und den Umfang der Bekämpfung,
   b) die Verwendung von Fachkräften,
   c) die zulässigen Bekämpfungsmittel und -verfahren,
   d) die Beseitigung von Bekämpfungsmitteln und
   e) die Verpflichtung, Abschluß und Ergebnis der Bekämpfung der zuständigen Behörde mitzuteilen und das Ergebnis durch Fachkräfte feststellen zu lassen;
4. die Mitwirkungs-, und Duldungspflichten, insbesondere im Sinne des § 10 Abs. 2, die den in Nummer 1 genannten Personen obliegen.

Die Grundrechte der körperlichen Unversehrtheit (Artikel 2 Abs. 2 Satz 1 Grundgesetz), der Freiheit der Person (Artikel 2 Abs. 2 Satz 2 Grundgesetz) und der Unverletzlichkeit der Wohnung (Artikel 13 Abs. 1 Grundgesetz) können insoweit eingeschränkt werden.

(4) Tierische Schädlinge im Sinne dieser Vorschrift sind alle Tiere, durch die nach Art, Lebensweise oder Verbreitung Krankheitserreger auf Menschen übertragen werden können, soweit die Tiere nicht vom Tierseuchenrecht erfaßt sind.

2. Schutzimpfungen

§ 14 (1) Der Bundesminister für Jugend, Familie und Gesundheit wird ermächtigt, durch Rechtsverordnung mit Zustimmung des Bundesrates Schutzimpfungen für bedrohte Teile der Bevölkerung anzuordnen, wenn eine übertragbare Krankheit in bösartiger Form auftritt oder mit ihrer epidemischen Verbreitung zu rechnen ist. Das Grundrecht der körperlichen Unversehrtheit (Artikel 2 Abs. 2 Satz 1 Grundgesetz) kann insoweit eingeschränkt werden. Ein nach dieser Rechtsverordnung Impfpflichtiger, der nach ärztlichem Zeugnis ohne Gefahr für sein Leben oder seine Gesundheit nicht geimpft werden kann, ist von der Impfpflicht freizustellen.

(2) Solange der Bundesminister für Jugend, Familie und Gesundheit von der Ermächtigung nach Absatz 1 keinen Gebrauch macht, sind auch die Landesregierungen zum Erlaß einer Rechtsverordnung nach Absatz 1 ermächtigt. Die Landesregierungen können die Ermächtigung durch Rechtsverordnung auf die obersten Landesgesundheitsbehörden übertragen.

(3) Die obersten Landesgesundheitsbehörden können zum Schutze der Gesundheit Impfungen öffentlich empfehlen.

(4) Die obersten Landesgesundheitsbehörden können bestimmen, daß die Gesundheitsämter in öffentlichen Terminen unentgeltliche Schutzimpfungen gegen bestimmte übertragbare Krankheiten durchführen.

§ 15 Bei einer gesetzlich vorgeschriebenen oder auf Grund dieses Gesetzes angeordneten oder einer von der obersten Landesgesundheitsbehörde öffentlich empfohlenen Schutzimpfung oder einer Impfung nach § 17 Abs. 4 des Soldatengesetzes dürfen Impfstoffe verwendet werden, die vermehrungsfähige Krankheitserreger enthalten, welche von den Geimpften ausgeschieden und von anderen Personen aufgenommen werden könnten. Das Grundrecht der körperlichen Unversehrtheit (Artikel 2 Abs. 2 Satz 1 Grundgesetz) wird insoweit eingeschränkt.

§ 16 (1) Der impfende Arzt hat jede Impfung in ein Impfbuch einzutragen oder, falls das Impfbuch nicht vorgelegt wird, eine Impfbescheinigung auszustellen. Der impfende Arzt, im Falle seiner Verhinderung das Gesundheitsamt, hat den Inhalt der Impfbescheinigung auf Verlangen in das Impfbuch einzutragen.

(2) Das Impfbuch muß einem bundeseinheitlichen Muster entsprechen. Der Bundesminister für Jugend, Familie und Gesundheit wird ermächtigt, durch allgemeine Verwaltungsvorschrift mit Zustimmung des Bundesrates ein Muster für das Impfbuch festzulegen. In ihm ist in geeigneter Form auf zweckmäßiges Verhalten bei Eintritt eines Impfschadens, auf die sich gegebenenfalls aus § 51 ergebenden Ansprüche sowie auf Stellen, bei denen diese geltend gemacht werden können, hinzuweisen. Für die erste Eintragung ist das Impfbuch von der zuständigen Behörde unentgeltlich abzugeben.

3. Tätigkeits- und Beschäftigungsverbote beim Verkehr mit Lebensmitteln; Untersuchungspflichten

§ 17 (1) Personen, die

1. an Cholera, Enteritis infectiosa, Paratyphus, Shigellenruhr, Typhus abdominalis oder Virushepatitis erkrankt oder dessen verdächtig sind,
2. an ansteckungsfähiger Tuberkulose der Atmungsorgane, an Scharlach oder an Hautkrankheiten, deren Erreger über Lebensmittel übertragen werden können, erkrankt sind,
3. Choleravibrionen, Salmonellen oder Shigellen ausscheiden,

dürfen beim gewerbsmäßigen Herstellen, Behandeln oder Inverkehrbringen der in Absatz 2 genannten Lebensmittel nicht tätig sein oder beschäftigt werden, wenn sie dabei mit diesen in Berührung kommen.

(2) Lebensmittel im Sinne des Absatzes 1 sind

1. Backwaren mit nicht durchgebackener Füllung oder Auflage,
2. Eiprodukte,
3. Erzeugnisse aus Fischen, Krusten-, Schalen- oder Weichtieren,
4. Feinkostsalate, Kartoffelsalat, Marinaden, Mayonnaise, andere emulgierte Saucen, Nahrungshefe,
5. Fleisch und Erzeugnisse aus Fleisch,

6. Milch und Erzeugnisse aus Milch,
7. Säuglings- und Kleinkindernahrung,
8. Speiseeis und Speiseeishalberzeugnisse.

(3) Personen, die in amtlicher Eigenschaft, auch im Rahmen ihrer Ausbildung, mit den in Absatz 2 bezeichneten Lebensmitteln in Berührung kommen, dürfen ihre Tätigkeit nicht ausüben, wenn sie an einer der in Absatz 1 Nr. 1 genannten Krankheiten erkrankt oder dessen verdächtig sind, an einer der in Absatz 1 Nr. 2 genannten Krankheiten erkrankt sind oder die in Absatz 1 Nr. 3 genannten Krankheitserreger ausscheiden.

(4) Die in Absatz 1 genannten Personen dürfen in Küchen von Gaststätten, Kantinen, Krankenhäusern, Säuglings- und Kinderheimen oder von sonstigen Einrichtungen mit oder zur Gemeinschaftsverpflegung nicht tätig sein und nicht beschäftigt werden.

(5) Der Bundesminister für Jugend, Familie und Gesundheit wird ermächtigt, durch Rechtsverordnung mit Zustimmung des Bundesrates die Aufzählung der in Absatz 1 Nr. 1 und 2 genannten Krankheiten, der in Absatz 1 Nr. 3 genannten Krankheitserreger und der in Absatz 2 genannten Lebensmittel einzuschränken, wenn epidemiologische Erkenntnisse dies zulassen, oder zu erweitern, wenn dies zum Schutz der menschlichen Gesundheit vor einer Gefährdung durch Krankheitserreger erforderlich ist. In dringenden Fällen kann die Rechtsverordnung ohne Zustimmung des Bundesrates erlassen werden, jedoch ist ihre Geltungsdauer auf längstens drei Monate zu befristen.

§ 18 (1) Personen dürfen die in § 17 Abs. 1, 3 oder 4 bezeichneten Tätigkeiten erstmalig nur dann ausüben und mit diesen Tätigkeiten erstmalig nur dann beschäftigt werden, wenn durch ein nicht mehr als sechs Wochen altes Zeugnis des Gesundheitsamtes nachgewiesen worden ist, daß die dort bezeichneten Hinderungsgründe nicht bestehen; beschäftigte Personen haben diesen Nachweis ihrem Arbeitgeber oder Dienstherrn gegenüber zu erbringen. Auf das Ausscheiden von Choleravibrionen braucht nur dann untersucht zu werden, wenn dies aus besonderen Gründen erforderlich erscheint. Durch Untersuchung einer Stuhlprobe ist innerhalb von vier Wochen, im Falle der Verhinderung aus zwingenden Gründen innerhalb eines Jahres, nach Aufnahme der Tätigkeit zu überprüfen, ob die untersuchte Person auch weiterhin keine Salmonellen, Shigellen oder Choleravibrionen ausscheidet. Der Nachweis, daß eine ansteckungsfähige Tuberkulose der Atmungsorgane nicht vorliegt, muß sich auf eine intrakutane Tuberkulinprobe oder auf eine Röntgenaufnahme der Atmungsorgane stützen. Ist auf die Tuberkulinprobe eine Reaktion vom verzögerten Typ eingetreten (positive Reaktion), ist in jedem Falle eine Röntgenaufnahme erforderlich. Satz 1 gilt nicht für Personen, die beim Herstellen, Behandeln oder Inverkehrbringen von Milch oder Eierprodukten tätig sind oder beschäftigt werden, wenn die Milch an eine Molkerei oder einen anderen Betrieb, in dem sie molkereimäßig be- oder verarbeitet wird, abgegeben wird oder wenn die Eierprodukte an einen anerkannten Vorbehandlungsbetrieb abgegeben werden. Satz 1 gilt ferner nicht für Lehrer und Schüler von hauswirtschaftlichen und nahrungsgewerblichen Klassen.

(2) Der Bundesminister für Jugend, Familie und Gesundheit wird ermächtigt, durch Rechtsverordnung mit Zustimmung des Bundesrates vorzuschreiben, daß Personen,

die nach Absatz 1 untersuchungspflichtig sind, sich Wiederholungsuntersuchungen zu unterziehen und durch ein Zeugnis des Gesundheitsamtes nachzuweisen haben, daß bei ihnen Hinderungsgründe nach § 17 Abs. 1, 3 oder 4 nicht vorliegen, wenn

1. sie einer erhöhten Ansteckungsgefahr an einer der in § 17 Abs. 1 oder in einer Rechtsverordnung nach § 17 Abs. 5 genannten Krankheiten ausgesetzt sind oder vorübergehend ausgesetzt waren,

2. sonstige Tatsachen den Verdacht einer Erkrankung an einer dieser Krankheiten nahelegen.

3. sie beim Herstellen, Behandeln oder Inverkehrbringen von Lebensmitteln tätig oder beschäftigt werden, bei denen die besondere Gefahr besteht, daß durch sie Erreger der in § 17 Abs. 1 oder in einer Rechtsverordnung nach § 17 Abs. 5 genannten Krankheiten übertragen werden oder

4. Rechtsnormen der Europäischen Gemeinschaften dies erfordern.

In der Rechtsverordnung kann auch bestimmt werden, daß Personen, die sich einer vorgeschriebenen Wiederholungsuntersuchung nicht unterziehen, die in § 17 bezeichneten Tätigkeiten nicht weiter ausüben und mit diesen Tätigkeiten nicht weiter beschäftigt werden dürfen. Ferner kann darin bestimmt werden, daß ein Beschäftigter verpflichtet ist, seinem Arbeitgeber Tatsachen mitzuteilen, die eine Pflicht zur Wiederholungsuntersuchung begründen können. In dringenden Fällen kann die Rechtsverordnung ohne Zustimmung des Bundesrates erlassen werden, jedoch ist ihre Geltungsdauer auf längstens drei Monate zu befristen.

(3) Solange der Bundesminister für Jugend, Familie und Gesundheit von der Ermächtigung nach Absatz 2 Satz 1 keinen Gebrauch macht, sind auch die Landesregierungen zum Erlaß einer Rechtsverordnung nach Absatz 2 ermächtigt. Die Landesregierungen können die Ermächtigung durch Rechtsverordnung auf andere Stellen übertragen.

(4) Die zuständige Behörde kann zulassen, daß das Zeugnis von einem Arzt ausgestellt wird, der über die für die Untersuchung notwendigen Einrichtungen verfügt. In diesem Falle hat der Arzt eine Abschrift des Zeugnisses unverzüglich dem zuständigen Gesundheitsamt zu übersenden.

(5) Das Zeugnis ist dem Arbeitgeber für die Dauer der Beschäftigung auszuhändigen. Er hat dieses Zeugnis und, sofern er eine in § 17 bezeichnete Tätigkeit selbst ausübt, sein eigenes Zeugnis an der Arbeitsstätte verfügbar zu halten und der zuständigen Behörde und ihren Beauftragten auf Verlangen vorzulegen.

4. Arbeiten und Verkehr mit Krankheitserregern

§ 19 (1) Wer

1. a) die vermehrungsfähigen Erreger von Chagaskrankheit, Cholera, Coccidiodomykose, Lepra, Milzbrand, Ornithose, Paratyphus, Pest, Toxoplasmo, Tuberkulose, Tularämie oder Typhus,

   b) die vermehrungsfähigen Erreger von auf den Menschen übertragbaren Viruskrankheiten, ausgenommen Maul- und Klauenseuche,

   c) vermehrungsfähige Brucellen, Coxiellen, Leptospiren, Plasmodien oder Rikkettsien,

2. die vermehrungsfähigen Erreger anderer auf den Menschen übertragbarer Krankheiten einschließlich der Geschlechtskrankheiten ausgenommenen Rotz,

einführen, ausführen, sonst in den Geltungsbereich oder aus dem Geltungsbereich dieses Gesetzes verbringen, aufbewahren, abgeben oder mit ihnen arbeiten will, bedarf einer Erlaubnis der zuständigen Behörde.

(2) Als Arbeiten mit Krankheitserregern sind insbesondere anzusehen:

1. Versuche mit vermehrungsfähigen Krankheitserregern,
2. mikrobiologische und serologische Untersuchungen zur Feststellung übertragbarer Krankheiten,
3. Fortzüchtung von Krankheitserregern.

§ 20 (1) Der Erlaubnis zum Arbeiten mit den in § 19 Abs. 1 Nr. 2 bezeichneten Krankheitserregern sowie zu ihrer Aufbewahrung bedürfen nicht

1. Ärzte, Zahnärzte und Tierärzte, soweit sie sich auf diagnostische Untersuchungen oder therapeutische Maßnahmen für die eigene Praxis beschränken,
2. Ärzte in Justizvollzugsanstalten, soweit sie sich auf diagnostische Untersuchungen oder therapeutische Maßnahmen bei den Gefangenen beschränken,
3. Krankenhäuser, Polikliniken oder Tierkliniken, soweit sie sich unter ärztlicher oder tierärztlicher Leitung auf diagnostische Untersuchungen oder therapeutische Maßnahmen in ihrem Arbeitsbereich beschränken,
4. ärztlich oder tierärztlich geleitete staatliche oder kommunale Hygiene-Institute, Medizinaluntersuchungsämter und Veterinäruntersuchungsämter sowie Gesundheitsämter, Veterinärämter, Tiergesundheitsämter und solche öffentlichen Forschungsinstitute, deren Aufgaben das Arbeiten mit Krankheitserregern erfordern.

Eine Erlaubnis nach § 19 ist nicht erforderlich für Sterilitätsprüfungen nach den Vorschriften des Arzneibuches und Bestimmungen der Koloniezahl im Zusammenhang mit der Herstellung von Arzneimitteln sowie für Sterilitätsprüfungen und Bestimmungen der Koloniezahl bei der Herstellung und bei der Überwachung des Verkehrs mit Lebensmitteln einschließlich Trinkwasser, Tabakerzeugnissen, kosmetischen Mitteln und Bedarfsgegenständen.

(2) Wer Arbeiten im Sinne von Absatz 1 aufnehmen will, hat dies der zuständigen Behörde unter Angabe der Art und des Umfanges der beabsichtigten Arbeiten spätestens zwei Wochen vor Aufnahme der Arbeiten anzuzeigen. Ändern sich Art oder Umfang der Arbeiten, so ist dies der zuständigen Behörde innerhalb von zwei Wochen anzuzeigen.

(3) Die zuständige Behörde kann Arbeiten im Sinne von Absatz 1 untersagen, wenn

1. eine Person, die die Arbeiten ausführt, sich bezüglich der nach Absatz 1 erlaubnisfreien Tätigkeiten als unzuverlässig erwiesen hat,
2. wenn geeignete Räume oder Einrichtungen nicht vorhanden sind.

§ 21 Der Erlaubnis nach § 19 Abs. 1 bedarf nicht, wer unter Aufsicht desjenigen, der eine Erlaubnis besitzt oder nach § 20 keiner Erlaubnis bedarf, tätig ist.

§ 22 (1) Die Erlaubnis ist zu versagen,

1. wenn der Antragsteller
   a) die erforderliche Sachkenntnis nicht besitzt,
   b) sich als unzuverlässig in bezug auf die Tätigkeiten erwiesen hat, für deren Ausübung die Erlaubnis begehrt wird, oder

2. wenn geeignete Räume oder Einrichtungen nicht vorhanden sind.

(2) Wenn der Antragsteller nicht selbst die Leitung der Tätigkeiten übernimmt, so darf bei ihm der Versagungsgrund nach Absatz 1 Nr. 1 Buchstabe b und dürfen bei der von ihm mit der Leitung beauftragten Person die Versagungsgründe nach Absatz 1 Nr. 1 nicht vorliegen. Bei juristischen Personen darf der Versagungsgrund nach Absatz 1 Nr. 1 Buchstabe b bei den nach Gesetz oder Satzung zur Vertretung berufenen Personen nicht vorliegen.

(3) Die erforderliche Sachkenntnis wird durch

1. die Approbation oder Bestallung als Arzt, Zahnarzt, Tierarzt oder Apotheker oder den Abschluß eines naturwissenschaftlichen Hochschulstudiums und

2. eine mindestens dreijährige Tätigkeit auf dem Gebiete der Mikrobiologie und Serologie

nachgewiesen.

(4) Bei Antragstellern, die nicht die Approbation oder Bestallung als Arzt, Zahnarzt oder Tierarzt besitzen, ist die Erlaubnis auf die in § 19 Abs. 2 Nr. 1 und 3 bezeichneten Arbeiten zu beschränken. Im übrigen kann die Erlaubnis auf bestimmte Tätigkeiten und auf bestimmte Krankheitserreger beschränkt und mit Auflagen verbunden werden, soweit dies zur Verhütung übertragbarer Krankheiten erforderlich ist.

§ 23 Die Erlaubnis ist zurückzunehmen, wenn ein Versagungsgrund nach § 22 vorhanden ist und wenn im Falle des § 22 Abs. 1 Nr. 2 dem Mangel nicht innerhalb einer von der zuständigen Behörde zu setzenden angemessenen Frist abgeholfen wird.

§ 24 Der Inhaber einer Erlaubnis hat jeden Wechsel der mit der Leitung der Tätigkeiten beauftragten Person sowie jede wesentliche Änderung der Räume oder Einrichtungen unverzüglich der zuständigen Behörde anzuzeigen. Das gleiche gilt beim Wechsel der Vertretungsberechtigten juristischer Personen.

§ 25 Wer eine in § 19 genannte Tätigkeit ausübt, untersteht der Aufsicht der zuständigen Behörde. Er ist insoweit verpflichtet, den von der zuständigen Behörde beauftragten Personen das Betreten seines Grundstücks zu gestatten, Räume, Anlagen und Einrichtungen zugänglich zu machen, Bücher und sonstige Unterlagen vorzulegen, die Einsicht in diese zu gewähren und die notwendigen Prüfungen zu dulden. Das Grundrecht der Unverletzlichkeit der Wohnung (Artikel 13 Abs. 1 Grundgesetz) wird insoweit eingeschränkt.

§ 26 Krankheitserreger der in § 19 Abs. 1 bezeichneten Art sowie Material, das solche Krankheitserreger enthält, dürfen nur an denjenigen abgegeben werden, der eine Erlaubnis besitzt oder einer solchen nach § 20 oder § 21 nicht bedarf.

§ 27 Zur Schädlingsbekämpfung dürfen Krankheitserreger, durch die übertragbare Krankheiten beim Menschen verursacht werden können, nicht verwendet werden.

§ 28 Für die gewerbsmäßige Herstellung von Seren und Impfstoffen und den Verkehr mit ihnen gelten die hierfür erlassenen besonderen Vorschriften.

§ 29 (1) Der Bundesminister für Jugend, Familie und Gesundheit wird ermächtigt, im Einvernehmen mit dem Bundesminister für Ernährung, Landwirtschaft und Forsten und dem Bundesminister für Arbeit und Sozialordnung durch Rechtsverordnung mit Zustimmung des Bundesrates Vorschriften über die an die Beschaffenheit der Räume und Einrichtungen zu stellenden Anforderungen sowie über die Vorsichtsmaßregeln, die beim Arbeiten und beim Verkehr mit den in § 19 Abs. 1 bezeichneten Krankheitserregern und bei deren Versendung zu treffen sind, zu erlassen.

(2) In der Rechtsverordnung nach Absatz 1 kann zum Zwecke der Überwachung des Arbeitens und des Verkehrs mit Krankheitserregern vorgeschrieben werden, daß bei bestimmten Tätigkeiten die Arbeitsaufnahme der zuständigen Behörde anzuzeigen ist, daß Verzeichnisse zu führen und Berichte über die durchgeführten Arbeiten der zuständigen Behörde vorzulegen sowie bestimmte Wahrnehmungen dem Gesundheitsamt zu melden sind, soweit dies zur Verhütung oder Bekämpfung übertragbarer Krankheiten erforderlich ist.

Fünfter Abschnitt
Vorschriften zur Bekämpfung übertragbarer Krankheiten
1. Behandlung übertragbarer Krankheiten

§ 30 (1) Die Behandlung von Personen, die an einer der in den §§ 3, 8 oder 45 genannten übertragbaren Krankheiten erkrankt oder dessen verdächtig sind, und die Behandlung von Auscheidern ist im Rahmen der berufsmäßigen Ausübung der Heilkunde nur Ärzten, im Rahmen der berufsmäßigen Ausübung der Zahnheilkunde auch Zahnärzten gestattet. Satz 1 gilt entsprechend bei übertragbaren Krankheiten, die durch eine Rechtsverordnung auf Grund des § 7 in die Meldepflicht einbezogen sind.

(2) Stellt ein Heilpraktiker eine Erkrankung oder den Verdacht einer Erkrankung an einer übertragbaren Krankheit im Sinne des Absatzes 1 fest und wird daraufhin die Behandlung einem Arzt übertragen, so kann der Heilpraktiker bis zur Übernahme der Behandlung durch den Arzt Maßnahmen zur Linderung einleiten.

2. Ermittlungen

§ 31 (1) Ergibt sich oder ist anzunehmen, daß jemand krank, krankheitsverdächtig, ansteckungsverdächtig, Ausscheider oder ausscheidungsverdächtig ist oder daß ein Verstorbener krank, krankheitsverdächtig oder Ausscheider war, so stellt das Gesundheitsamt die erforderlichen Ermittlungen, insbesondere über Art, Ursache, Ansteckungsquelle und Ausbreitung der Krankheit an.

(2) Beim Auftreten von Cholera, Gelbfieber, Pest oder Pocken haben die zuständigen obersten Landesbehörden sofort das Bundesgesundheitsamt zu benachrichtigen.

§ 32 (1) Für die Durchführung der Ermittlungen nach § 31 Abs. 1 gilt § 10 Abs. 2 und 5 entsprechend.

(2) Die in § 31 Abs. 1 genannten Personen sind verpflichtet, die erforderlichen Untersuchungen durch die Beauftragten des Gesundheitsamtes zu dulden und Vorladungen des Gesundheitsamtes Folge zu leisten sowie das erforderliche Unter-

suchungsmaterial auf Verlangen bereitzustellen oder entnehmen zu lassen. Die Entnahme von Mageninhalt oder Galle, von Rückenmarks- oder Gehirnflüssigkeit sowie alle operativen Eingriffe und solche Eingriffe, die eine allgemeine Betäubung erfordern, dürfen nur von Ärzten und nur mit Einwilligung des Betroffenen vorgenommen werden. § 10 Abs. 2 gilt entsprechend.

(3) Den Ärzten des Gesundheitsamtes und dessen ärztlichen Beauftragten ist die Untersuchung der in § 31 Abs. 1 genannten Verstorbenen zu gestatten. Die zuständige Behörde kann die innere Leichenschau anordnen, wenn dies vom Gesundheitsamt für erforderlich gehalten wird.

(4) Die Grundrechte der körperlichen Unversehrtheit (Artikel 2 Abs. 2 Satz 1 Grundgesetz), der Freiheit der Person (Artikel 2 Abs. 2 Satz 2 Grundgesetz) und der Unverletzlichkeit der Wohnung (Artikel 13 Abs. 1 Grundgesetz) werden insoweit eingeschränkt.

§ 33 Der behandelnde Arzt ist berechtigt, den Untersuchungen nach § 32 und der inneren Leichenschau beizuwohnen.

3. Schutzmaßnahmen

§ 34 (1) Werden Kranke, Krankheitsverdächtige, Ansteckungsverdächtige, Ausscheider oder Ausscheidungsverdächtige festgestellt oder ergibt sich, daß ein Verstorbener krank, krankheitsverdächtig oder Ausscheider war, so kann die zuständige Behörde die notwendigen Schutzmaßnahmen, insbesondere die in den §§ 36 bis 38 genannten anordnen, soweit und solange es zur Verhinderung der Verbreitung übertragbarer Krankheiten erforderlich ist. Unter den Voraussetzungen von Satz 1 kann die zuständige Behörde Veranstaltungen in Theatern, Filmtheatern, Versammlungsräumen, Vergnügungs- oder Gaststätten und ähnlichen Einrichtungen sowie die Abhaltung von Märkten, Messen, Tagungen, Volksfesten und Sportveranstaltungen oder sonstigen Ansammlungen einer größeren Anzahl von Menschen beschränken oder verbieten und Badeanstalten schließen. Eine Heilbehandlung darf nicht angeordnet werden § 10 Abs. 4 gilt entsprechend.

(2) Für Maßnahmen nach Absatz 1 gilt § 10 Abs. 5 bis 8, für ihre Überwachung außerdem § 10 Abs. 2 entsprechend.

§ 35 (weggefallen)

§ 36 (1) Kranke, Krankheitsverdächtige, Ansteckungsverdächtige, Ausscheider und Ausscheidungsverdächtige können einer Beobachtung unterworfen werden.

(2) Wer einer Beobachtung nach Absatz 1 unterworfen ist, hat die erforderlichen Untersuchungen durch die Beauftragten des Gesundheitsamtes zu dulden und den Weisungen des Gesundheitsamtes Folge zu leisten. § 6 Abs. 1 und § 32 Abs. 2 gelten entsprechend. Er ist ferner verpflichtet, Vorladungen des Gesundheitsamtes Folge zu leisten, den Beauftragten des Gesundheitsamtes zum Zwecke der Befragung oder der Untersuchung den Zutritt zu seiner Wohnung zu gestatten, ihnen über alle seinen Gesundheitszustand betreffenden Umstände Auskunft zu geben und im Falle des Wohnungswechsels unverzüglich dem bisher zuständigen Gesundheitsamt Anzeige zu erstatten. § 12 Abs. 2 gilt entsprechend.

§ 37 (1) Die zuständige Behörde hat Personen, die an Cholera, Pest, Pocken oder an virusbedingtem hämorrhagischem Fieber erkrankt sind, unverzüglich in einem Krankenhaus oder einer für diese Krankheiten geeigneten Absonderungseinrichtungen abzusondern. Sonstige Kranke sowie Krankheitsverdächtige, Ansteckungsverdächtige und Ausscheider können in einem Krankenhaus oder in sonst geeigneter Weise abgesondert werden, Ausscheider jedoch nur, wenn sie andere Schutzmaßnahmen nicht befolgen, befolgen könnten oder befolgen würden und dadurch ihre Umgebung gefährden.

(2) Kommt der Betroffene den seine Absonderung betreffenden Anordnungen nicht nach oder ist nach seinem bisherigen Verhalten anzunehmen, daß er solchen Anordnungen nicht ausreichend Folge leisten wird, so ist er zwangsweise durch Unterbringung in einem abgeschlossenen Krankenhaus oder einem abgeschlossenen Teil eines Krankenhauses abzusondern. Ansteckungsverdächtige und Ausscheider können auch in einer anderen geeigneten abgeschlossenen Einrichtung abgesondert werden. Das Gesetz über das gerichtliche Verfahren bei Freiheitsentziehungen vom 29. Juni 1956 in der im Bundesgesetzblatt Teil III, Gliederungsnummer 316-1, veröffentlichten bereinigten Fassung, zuletzt geändert durch § 185 des Gesetzes vom 16. März 1976 (BGBl. I S. 581), ist anzuwenden.

(3) Der Abgesonderte hat die Anordnungen des Krankenhauses oder der sonstigen Absonderungseinrichtungen zu befolgen und die Maßnahmen zu dulden, die der Aufrechterhaltung eines ordnungsgemäßen Anstaltsbetriebs oder der Sicherung des Unterbringungszwecks dienen. Insbesondere dürfen ihm Gegenstände, die unmittelbar oder mittelbar einem Entweichen dienen können, abgenommen und bis zu seiner Entlassung anderweitig verwahrt werden. Für ihn eingehende oder von ihm ausgehende Pakete und schriftliche Mitteilungen können in seinem Beisein geöffnet und zurückgehalten werden, soweit dies zur Sicherung des Unterbringungszweckes erforderlich ist. Postsendungen von Gerichten, Behörden, gesetzlichen Vertretern, Rechtsanwälten, Notaren oder Seelsorgern dürfen weder geöffnet noch zurückgehalten werden; Postsendungen an solche Stellen oder Personen dürfen nur geöffnet und zurückgehalten werden, soweit dies zum Zwecke der Entseuchung notwendig ist. Neben den in § 10 Abs. 4 genannten Grundrechten wird insoweit auch das Grundrecht des Briefgeheimnisses (Artikel 10 Grundgesetz) eingeschränkt.

(4) Der behandelnde Arzt und die zur Pflege bestimmten Personen haben freien Zutritt zu abgesonderten Personen. Dem Seelsorger oder Urkundspersonen muß, anderen Personen kann der behandelnde Arzt den Zutritt unter Auferlegung der erforderlichen Verhaltensmaßregeln gestatten.

(5) Die Gemeinden oder Gemeindeverbände haben dafür zu sorgen, daß die eingesetzten Ärzte, Schwestern sowie weiteren Personen den erforderlichen Impfschutz erhalten. Sie haben weiterhin dafür zu sorgen, daß die notwendigen Räume, Einrichtungen und Transportmittel sowie das erforderliche Personal zur Durchführung von Absonderungsmaßnahmen außerhalb der Wohnung zur Verfügung stehen. Die Räume und Einrichtungen zur Absonderung nach Absatz 2 sind nötigenfalls von den Ländern zu schaffen und zu unterhalten.

§ 38 Kranken, Krankheitsverdächtigen, Ansteckungsverdächtigen, Ausscheidern und Ausscheidungsverdächtigen kann die Ausübung bestimmter beruflicher Tätigkeiten ganz oder teilweise untersagt werden.

§ 38 a Die Landesregierungen werden ermächtigt, unter den Voraussetzungen, die für Maßnahmen nach den §§ 34 bis 38 maßgebend sind, auch durch Rechtsverordnungen entsprechende Gebote und Verbote zur Bekämpfung übertragbarer Krankheiten zu erlassen. § 10 Abs. 4 gilt entsprechend. Die Landesregierungen können die Ermächtigung durch Rechtsverordnung auf andere Stellen übertragen.

§§ 39–41 sind entfallen, wurden im § 10 a, b, c übernommen. §§ 42, 43 wurden entsprechend in § 34 aufgenommen.

Sechster Abschnitt

Zusätzliche Vorschriften für Schulen und sonstige Gemeinschaftseinrichtungen

§ 44 Schulen im Sinne der §§ 45 bis 47 sind alle öffentlichen und privaten, dem allgemeinbildenden und berufsbildenden Unterricht dienenden Schulen.

§ 45 (1) Lehrer, zur Vorbereitung auf den Beruf des Lehrers in Schulen tätige Personen, Schüler, Schulbedienstete und in Schulgebäuden wohnende Personen, die an ansteckender Borkenflechte (Impetigo contagiosa), Cholera, Diphtherie, Enteritis infectiosa, Keuchhusten, Krätze, Masern, Meningitis/Encephalitis, Milzbrand, Mumps, Ornithose, Paratyphus, Pest, Pocken, Poliomyelitis, Q-Fieber, Röteln, Scharlach, Shigellenruhr, ansteckungsfähiger Tuberkulose der Atmungsorgane, Tularämie, Typhus abdominalis, virusbedingtem hämorrhagischem Fieber, Virushepatitis oder Windpocken erkrankt oder dessen verdächtig oder die verlaust sind, dürfen die dem Schulbetrieb dienenden Räume nicht betreten, Einrichtungen der Schulen nicht benutzen und an Veranstaltungen der Schule nicht teilnehmen, bis nach dem Urteil des behandelnden Arztes, oder des Gesundheitsamtes eine Weiterverbreitung der Krankheit oder der Verlausung durch sie nicht mehr zu befürchten ist.

(2) Ausscheider dürfen nur mit Zustimmung des Gesundheitsamtes und unter Beachtung der vorgeschriebenen Schutzmaßnahmen die dem Schulbetrieb dienenden Räume betreten, Einrichtungen der Schule benutzen oder an Veranstaltungen der Schule teilnehmen.

(3) Für Lehrer, zur Vorbereitung auf den Beruf des Lehrers in Schulen tätige Personen, Schüler, Schulbedienstete und in Schulgebäuden wohnende Personen, in deren Wohngemeinschaft eine Erkrankung oder der Verdacht einer Erkrankung nach Absatz 1 aufgetreten ist, gilt Absatz 2 entsprechend.

(4) Wenn die nach den Absätzen 1 bis 3 verpflichteten Personen geschäftsunfähig oder in der Geschäftsfähigkeit beschränkt sind, so hat derjenige für die Einhaltung der diese Personen nach den Absätzen 1 bis 3 treffenden Verpflichtungen zu sorgen, dem die Sorge für die Person zusteht.

§ 46 Die zuständige Behörde kann beim Auftreten übertragbarer Krankheiten oder einem hierauf gerichteten Krankheitsverdacht auf Vorschlag des Gesundheitsamtes die Schließung von Schulen oder von einzelnen Schulklassen anordnen. § 10 Abs. 8 gilt entsprechend.

§ 47 (1) Lehrer und zur Vorbereitung auf den Beruf des Lehrers in Schulen tätige Personen sowie Schulbedienstete, die Kontakt mit den Schülern haben, haben vor erstmaliger Aufnahme ihrer Tätigkeit der zuständigen Behörde ein Zeugnis des Gesundheitsamtes darüber vorzulegen, daß bei ihnen eine ansteckungsfähige Tuberkulose der Atmungsorgane nicht festgestellt wurde. Das Zeugnis muß sich auf eine Röntgenaufnahme der Atmungsorgane und eine intrakutane Tuberkulinprobe stützen. Die Erhebung der Befunde darf nicht länger als sechs Monate zurückliegen. Bei Schwangeren ist von der Röntgenaufnahme abzusehen; statt dessen ist ein Zeugnis des Gesundheitsamtes vorzulegen, daß nach sonstigen Befunden eine ansteckungsfähige Tuberkulose der Atmungsorgane nicht zu befürchten ist. Vor einer Wiederaufnahme der Tätigkeit nach Beendigung der Schwangerschaft ist die Röntgenaufnahme nachzuholen. Solange ein Zeugnis nach Satz 1 oder 4 nicht vorgelegt worden ist, dürfen die in Satz 1 genannten Personen ihre Tätigkeit nicht ausüben und nicht damit beschäftigt werden.

(2) Werden bei der Erhebung der Befunde Tatsachen festgestellt, die zu einer ansteckungsfähigen Tuberkulose führen können, ordnet das Gesundheitsamt die erforderlichen weiteren Untersuchungen an. Dies ist im Zeugnis nach Absatz 1 zum Ausdruck zu bringen.

(3) Bei Wiederholungsuntersuchungen kann der Nachweis nach Absatz 1 auch durch das Zeugnis eines sonstigen Arztes geführt werden. In diesem Fall hat der Arzt eine Abschrift des Zeugnisses unverzüglich dem zuständigen Gesundheitsamt zu übersenden.

(4) Schüler dürfen durch eine perkutane oder intrakutane Tuberkulinprobe auf Tuberkulose untersucht werden. Personen, denen die Sorge für die Person eines Schülers zusteht, sind verpflichtet, diese Untersuchung zu dulden.

(5) Das Grundrecht der körperlichen Unversehrtheit (Artikel 2 Abs. 2 Satz 1 des Grundgesetzes) wird insoweit eingeschränkt.

§ 48 (1) Die Bestimmungen der §§ 45 bis 47 gelten für Schülerheime, Schullandheime, Säuglingsheime, Kinderheime, Kindergärten, Kindertagesstätten, Lehrlingsheime, Jugendwohnheime, Ferienlager und ähnliche Einrichtungen entsprechend mit der Maßgabe, daß die Verpflichtung nach § 47 Abs. 1 und 2 dem Aufsichts-, Lehr-, Erziehungs-, Pflege- und Hauspersonal dieser Einrichtung obliegt und daß § 47 Abs. 4 auch dann gilt, wenn die Insassen der genannten Einrichtungen nicht Schüler sind.

(2) Tritt in den in Absatz 1 genannten Einrichtungen eine übertragbare Krankheit im Sinne des § 45 Abs. 1 oder ein hierauf gerichteter Krankheitsverdacht auf, so hat der Leiter, unbeschadet der Meldepflicht anderer Personen nach § 4, das für die Einrichtung zuständige Gesundheitsamt unverzüglich zu benachrichtigen.

(3) Die zuständige Behörde kann im Einvernehmen mit dem Gesundheitsamt für die in Absatz 1 genannten Einrichtungen Ausnahmen von dem Verbot nach § 45 Abs. 1 zulassen, wenn die hygienischen Einrichtungen dieser Heime ausreichend sind, eine Absonderung möglich und die ärztliche Betreuung sichergestellt ist.

§ 48 a (1) Gemeinschaftseinrichtungen im Sinne der §§ 44 und 48 Abs. 1 sowie Krankenhäuser, Entbindungsheime, Kurheime, Altenheime, Altenwohnheime und Pflegeheime, sonstige Einrichtungen zur heimmäßigen Unterbringung und Massenunterkünfte unterliegen der seuchenhygienischen Überwachung durch das Gesundheitsamt. Für die Durchführung der Überwachung gilt § 10 Abs. 2 entsprechend. Das Grundrecht der Unverletzlichkeit der Wohnung (Artikel 13 Abs. 1 Grundgesetz) wird insoweit eingeschränkt.

(2) Personen, die in ein Altenheim, Altenwohnheim, Pflegeheim oder eine gleichartige Einrichtung nach § 1 Abs. 1 des Heimgesetzes vom 7. August 1974 (BGBl. I S. 1873) aufgenommen werden sollen, haben vor oder unverzüglich nach ihrer Aufnahme der zuständigen Behörde durch Vorlage eines ärztlichen Zeugnisses nachzuweisen, daß bei ihnen eine ansteckungsfähige Tuberkulose der Atmungsorgane nicht vorliegt.

Siebenter Abschnitt

Entschädigung in besonderen Fällen

§ 49 (1) Wer als Ausscheider, Ausscheidungsverdächtiger oder Ansteckungsverdächtiger auf Grund dieses Gesetzes Verboten in der Ausübung seiner bisherigen Erwerbstätigkeit unterliegt oder unterworfen wird und dadurch einen Verdienstausfall erleidet, erhält eine Entschädigung in Geld. Das gleiche gilt für Personen, die als Ansteckungsverdächtige abgesondert wurden oder werden.

(2) Die Entschädigung bemißt sich nach dem Verdienstausfall. Für die ersten sechs Wochen wird sie in Höhe des Verdienstausfalls gewährt. Vom Beginn der siebenten Woche an wird sie nach den Sätzen des § 182 Abs. 4 der Reichsversicherungsordnung gewährt, soweit der Verdienstausfall die für die gesetzliche Krankenversicherungspflicht der Angestellten maßgebende Jahresarbeitsverdienstgrenze nicht übersteigt; als Angehörige gelten die in § 205 Abs. 1 und 2 der Reichsversicherungsordnung genannten Personen.

(3) Als Verdienstausfall gilt bei Arbeitnehmern das nach den gesetzlichen Vorschriften über die Entgeltfortzahlung im Krankheitsfalle zu zahlende Arbeitsentgelt nach Abzug der Steuern und der Beiträge zur Sozialversicherung und zur Bundesanstalt für Arbeit oder entsprechender Aufwendungen zur sozialen Sicherung in angemessenem Umfang. Der Betrag erhöht sich um das Kurzarbeiter- oder Schlechtwettergeld, auf das der Arbeitnehmer Anspruch hätte, wenn er nicht aus den in Absatz 1 genannten Gründen an der Arbeitsleistung verhindert wäre (Netto-Arbeitsentgelt). Verbleibt dem Arbeitnehmer nach Einstellung der verbotenen Tätigkeit ein Teil des bisherigen Arbeitsentgelts, so gilt als Verdienstausfall der Unterschiedsbetrag zwischen dem in Satz 1 genannten Netto-Arbeitsentgelt und dem in dem auf die Einstellung der verbotenen Tätigkeit folgenden Kalendermonat erzielten Netto-Arbeitsentgelt aus dem bisherigen Arbeitsverhältnis. Die Sätze 1 und 3 gelten für die Berechnung des Verdienstausfalls bei den in Heimarbeit Beschäftigten und bei Selbständigen entsprechend mit der Maßgabe, daß an die Stelle des nach den gesetzlichen Vorschriften über die Entgeltfortzahlung im Krankheitsfalle zu zahlenden Arbeitsentgelts bei den in Heimarbeit Beschäftigten das im Durchschnitt des letzten Jahres vor Einstellung der verbotenen Tätigkeit oder vor der Absonderung verdiente monatliche Arbeitsentgelt und bei Selbständigen ein Zwölftel des letzten beim Finanzamt nachgewiesenen Jahreseinkommens tritt.

(3 a) Bei einer Existenzgefährdung können den Entschädigungsberechtigten die während der Verdienstausfallzeiten entstehenden Mehraufwendungen auf Antrag in angemessenem Umfang von der zuständigen Behörde erstattet werden. Selbständi-

ge, deren Betrieb oder Praxis während der Dauer einer Maßnahme nach Absatz 1 ruht, erhalten neben der Entschädigung nach den Absätzen 2 und 3 auf Antrag von der zuständigen Behörde Ersatz der in dieser Zeit weiterlaufenden nicht gedeckten Betriebsausgaben in angemessenem Umfang.

(4) Bei Arbeitnehmern hat der Arbeitgeber für die Dauer des Arbeitsverhältnisses, längstens für sechs Wochen, die Entschädigung für die zuständige Behörde auszuzahlen. Die ausgezahlten Beträge werden dem Arbeitgeber auf Antrag von der zuständigen Behörde erstattet. Im übrigen wird die Entschädigung von der zuständigen Behörde auf Antrag gewährt.

(4 a) Bei Arbeitnehmern richtet sich die Fähigkeit der Entschädigungsleistungen nach der Fälligkeit des aus der bisherigen Tätigkeit erzielten Arbeitsentgelts. Bei sonstigen Entschädigungsberechtigten ist die Entschädigung jeweils zum Ersten eines Monates für den abgelaufenen Monat zu gewähren.

(4 b) Wird der Entschädigungsberechtigte arbeitsunfähig, so bleibt der Entschädigungsanspruch in Höhe des Betrages, der bei Eintritt der Arbeitsunfähigkeit an den Berechtigten auszuzahlen war, bestehen. Ansprüche, die Berechtigten nach Absatz 1 Satz 2 wegen des durch die Arbeitsunfähigkeit bedingten Verdienstausfalls auf Grund anderer gesetzlicher Vorschriften oder eines privaten Versicherungsverhältnisses zustehen, gehen insoweit auf das entschädigungspflichtige Land über.

(5) Auf die Entschädigung sind anzurechnen

1. Zuschüsse des Arbeitgebers, soweit sie zusammen mit der Entschädigung den tatsächlichen Verdienstausfall übersteigen,
2. das Einkommen aus einer Tätigkeit, die als Ersatz der verbotenen Tätigkeit ausgeübt wird, soweit es zusammen mit der Entschädigung den tatsächlichen Verdienstausfall übersteigt.
3. der Wert desjenigen, das der Entschädigungsberechtigte durch Ausübung einer anderen als der verbotenen Tätigkeit zu erwerben böswillig unterläßt, soweit es zusammen mit der Entschädigung den tatsächlichen Verdienstausfall übersteigt.
4. das Arbeitslosengeld oder die Arbeitslosenhilfe in der Höhe, in der diese Leistungen dem Entschädigungsberechtigten ohne die Vorschriften der §§ 199 und 120 des Arbeitsförderungsgesetzes sowie des § 66 des Ersten Buches Sozialgesetzbuch hätten gewährt werden müssen.

Liegen die Voraussetzungen für eine Anrechnung sowohl nach Nummer 3 als auch nach Nummer 4 vor, so ist der höhere Betrag anzurechnen.

(6) Der Anspruch auf Entschädigung geht insoweit, als dem Entschädigungsberechtigten Arbeitslosengeld, Kurzarbeitsgeld oder Schlechtwettergeld für die gleiche Zeit zu gewähren ist, auf die Bundesanstalt für Arbeit und insoweit, als ihm Arbeitslosenhilfe für die gleiche Zeit zu gewähren ist, auf den Bund über. Die Bundesanstalt ist berechtigt und verpflichtet, den Anspruch für den Bund geltend zu machen.

(7) Ein auf anderen gesetzlichen Vorschriften beruhender Anspruch auf Ersatz des Verdienstausfalls, der dem Entschädigungsberechtigten durch das Verbot der Ausübung seiner Erwerbstätigkeit oder durch die Absonderung erwachsen ist, geht insoweit auf das zur Gewährung der Entschädigung verpflichtete Land über, als dieses dem Entschädigungsberechtigten nach diesem Gesetz Leistungen zu gewähren hat.

(8) Die Anträge nach Absatz 4 sind innerhalb einer Frist von drei Monaten nach Einstellung der verbotenen Tätigkeit oder dem Ende der Absonderung bei der zuständigen Behörde zu stellen. Dem Antrag ist von Arbeitnehmern eine Bescheinigung des Arbeitgebers und von den in Heimarbeit Beschäftigten eine Bescheinigung des Auftraggebers über die Höhe des in dem nach Absatz 3 für sie maßgeblichen Zeitraum verdienten Arbeitsentgelts und der gesetzlichen Abzüge, von Selbständigen eine Bescheinigung des Finanzamtes über die Höhe des letzten beim Finanzamt nachgewiesenen Jahreseinkommens beizufügen. Ist ein solches Jahreseinkommen noch nicht nachgewiesen oder ist ein Unterschiedsbetrag nach Absatz 3 zu errechnen, so kann die zuständige Behörde die Vorlage anderer oder weiterer Nachweise verlangen.

(9) Die zuständige Behörde hat auf Antrag dem Arbeitgeber einen Vorschuß in der voraussichtlichen Höhe des Erstattungsbetrages, den in Heimarbeit Beschäftigten und Selbständigen in der voraussichtlichen Höhe der Entschädigung zu gewähren.

§ 49 a (1) Solange eine Entschädigung nach § 49 Abs. 1 Satz 1 zu gewähren ist, besteht eine Pflichtversicherung in der gesetzlichen Rentenversicherung fort. Die Entschädigung gilt als Entgelt. Das entschädigungspflichtige Land gilt als Arbeitgeber; es trägt die auf die Entschädigung entfallenden Beiträge allein. Ist der Entschädigungsberechtigte versicherungspflichtig beschäftigt, so gilt er für die Entrichtung der Beiträge als Mehrfachbeschäftigter. Zahlt der Arbeitgeber für die zuständige Behörde die Entschädigung aus, gilt Satz 3 für ihn entsprechend; die zuständige Behörde hat ihm auf Antrag die entrichteten Beträge zu erstatten.

(2) In der gesetzlichen Unfallversicherung wird, wenn es für den Berechtigten günstiger ist, der Berechnung des Jahresarbeitsverdienstes für Zeiten, in denen dem Verletzten im Jahr vor dem Arbeitsunfall eine Entschädigung nach § 49 Abs. 1 zu gewähren war, das Arbeitseinkommen zugrunde gelegt, das durch eine Tätigkeit erzielt wird, die der letzten Tätigkeit des Verletzten vor diesen Zeiten entspricht. § 571 Abs. 2 der Reichsversicherungsordnung gilt entsprechend. Die durch die Anwendung des Satzes 1 entstehenden Mehraufwendungen werden den Versicherungsträgern von der zuständigen Behörde erstattet.

§ 49 b (1) Solange eine Entschädigung nach § 49 Abs. 1 Satz 2 zu gewähren ist, besteht eine Pflichtversicherung in der gesetzlichen Kranken- und Rentenversicherung sowie eine Beitragspflicht nach dem Arbeitsförderungsgesetz fort. § 49 a Abs. 1 Satz 2 bis 5 gilt entsprechend.

(2) In der Krankenversicherung werden die Leistungen nach dem Arbeitsentgelt berechnet, das vor Beginn des Anspruchs auf Entschädigung gezahlt worden ist.

(3) In der Unfallversicherung gilt § 49 a Abs. 2 entsprechend.

(4) Zeiten, für die nach Absatz 1 Beiträge zur Bundesanstalt für Arbeit zu entrichten sind, stehen einer die Beitragspflicht begründenden Beschäftigung nach dem Arbeitsförderungsgesetz gleich. Bei der Feststellung des Arbeitsentgelts nach § 112 Abs. 2 des Arbeitsförderungsgesetzes bleiben diese Zeiten außer Betracht.

§ 49 c Entschädigungsberechtigte im Sinne des § 49 Abs. 1, die der Pflichtversicherung in der gesetzlichen Kranken- oder Rentenversicherung nicht unterliegen, haben gegenüber der zuständigen Behörde einen Anspruch auf Erstattung ihrer Aufwendungen für soziale Sicherung in angemessenen Umfang. In den Fällen, in denen sie Einkommen aus einer Tätigkeit beziehen, die als Ersatz der verbotenen Tätigkeit ausgeübt wird, mindert sich der Anspruch nach Satz 1 in dem Verhältnis dieses Einkommens zur ungekürzten Entschädigung.

§ 50 Ausscheider, die Anspruch auf eine Entschädigung nach § 49 haben, gelten als körperlich behindert im Sinne des § 56 Abs. 1 Satz 1 des Arbeitsförderungsgesetzes.

§ 51 (1) Wer durch eine Impfung, die

1. gesetzlich vorgeschrieben oder
2. auf Grund dieses Gesetzes angeordnet oder
3. von einer zuständigen Behörde öffentlich empfohlen und in ihrem Bereich vorgenommen oder
4. auf Grund der Verordnungen zur Ausführung der Internationalen Gesundheitsvorschriften durchgeführt worden ist,

einen Impfschaden erlitten hat, erhält wegen der gesundheitlichen und wirtschaftlichen Folgen des Impfschadens auf Antrag Versorgung in entsprechender Anwendung der Vorschriften des Bundesversorgungsgesetzes, soweit dieses Gesetz nichts Abweichendes bestimmt. Satz 1 Nr. 4 gilt nur für Personen, die zum Zwecke der Wiedereinreise in den Geltungsbereich dieses Gesetzes geimpft wurden und die ihren Wohnsitz oder gewöhnlichen Aufenthalt in diesem Gebiet haben oder nur vorübergehend aus beruflichen Gründen oder zum Zwecke der Ausbildung aufgegeben haben, sowie deren Angehörige, die mit ihnen in häuslicher Gemeinschaft leben. Als Angehörige gelten die in § 205 Abs. 1 und 2 der Reichsversicherungsordnung genannten Personen.

(2) Versorgung im Sinne des Absatzes 1 erhält auch, wer als Deutscher außerhalb des Geltungsbereichs dieses Gesetzes einen Impfschaden durch eine Impfung erlitten hat, zu der er auf Grund des Impfgesetzes vom 8. April 1874 (RGBl. S. 31) bei einem Aufenthalt im Geltungsbereich dieses Gesetzes verpflichtet gewesen wäre. Die Versorgung wird nur gewährt, wenn der Geschädigte

1. nicht im Geltungsbereich dieses Gesetzes geimpft werden konnte,
2. von einem Arzt geimpft worden ist,
3. zur Zeit der Impfung in häuslicher Gemeinschaft mit einem Elternteil oder einem Sorgeberechtigten gelebt hat, der sich zur Zeit der Impfung aus beruflichen Gründen oder zur Ausbildung nicht nur vorübergehend außerhalb des Geltungsbereichs dieses Gesetzes aufgehalten hat.

(3) Versorgung im Sinne des Absatzes 1 erhält auch, wer außerhalb des Geltungsbereichs dieses Gesetzes einen Impfschaden erlitten hat infolge einer Pockenimpfung auf Grund des Impfgesetzes vom 8. April 1874 (RGBl. S. 31) oder infolge einer Pockenimpfung, die in den in § 1 Abs. 2 Nr. 3 des Bundesvertriebenengesetzes in der Fassung der Bekanntmachung vom 3. September 1971 (BGBl. I S. 1565, 1807) zuletzt geändert durch § 2 des Gesetzes vom 16. Februar 1979 (BGBl. I S. 181), bezeichneten Gebieten, in der Deutschen Demokratischen Republik oder in Berlin (Ost) gesetzlich vorgeschrieben oder auf Grund eines Gesetzes angeordnet worden ist, soweit nicht auf Grund anderer gesetzlicher Vorschriften Entschädigung gewährt wird. Ansprüche nach Satz 1 kann nur geltend machen, wer als Deutscher bis zum 8. Mai 1945

oder als Berechtigter nach den §§ 1 bis 4 des Bundesvertriebenengesetzes oder § 1 des Flüchtlingshilfegesetzes in der Fassung der Bekanntmachung vom 15. Mai 1971 (BGBl. I S. 681), geändert durch § 4 des Gesetzes vom 24. August 1972 (BGBl. I S. 1521), oder im Wege der Familienzusammenführung (§ 94 Bundesvertriebenengesetz) seinen ständigen Aufenthalt im Geltungsbereich dieses Gesetzes genommen hat oder nimmt.

(4) Die Hinterbliebenen eines Impfgeschädigten erhalten auf Antrag Versorgung in entsprechender Anwendung der Vorschriften des Bundesversorgungsgesetzes.

§ 52 (1) Ein Impfschaden ist ein über das übliche Ausmaß einer Impfreaktion hinausgehender Gesundheitsschaden. Ein Impfschaden liegt auch vor, wenn mit lebenden Erregern geimpft wurde und eine andere als die geimpfte Person durch diese Erreger einen Gesundheitsschaden erleidet. Als Impfschaden gilt ferner eine gesundheitliche Schädigung, die herbeigeführt worden ist durch einen Unfall, den der Impfgeschädigte

1. auf einem Hin- oder Rückweg erleidet, der notwendig ist, um eine Maßnahme der Heilbehandlung, eine Badekur, Versehrtenleibesübungen als Gruppenbehandlung oder berufsfördernde Maßnahmen zur Rehabilitation nach § 26 des Bundesversorgungsgesetzes durchzuführen oder um zur Aufklärung des Sachverhalts persönlich zu erscheinen, sofern das Erscheinen angeordnet ist,

2. bei der Durchführung einer der unter Nummer 1 aufgeführten Maßnahmen erleidet.

(2) Zur Anerkennung eines Gesundheitsschadens als Folge einer Impfung genügt die Wahrscheinlichkeit des ursächlichen Zusammenhangs. Wenn diese Wahrscheinlichkeit nur deshalb nicht gegeben ist, weil über die Ursache des festgestellten Leidens in der medizinischen Wissenschaft Ungewißheit besteht, kann mit Zustimmung der für die Kriegsopferversorgung zuständigen obersten Landesbehörde Versorgung in gleicher Weise wie für einen Impfschaden gewährt werden. Die Zustimmung kann allgemein erteilt werden.

§ 53 Dem Impfgeschädigten sind im Rahmen der Heilbehandlung auch heilpädagogische Behandlung, heilgymnastische und bewegungstherapeutische Übungen zu gewähren, wenn diese bei der Heilbehandlung notwendig sind.

§ 54 (1) Treffen Ansprüche aus § 51 mit Ansprüchen aus einer Schädigung im Sinne des § 1 des Bundesversorgungsgesetzes oder nach anderen Gesetzen, die das Bundesversorgungsgesetz für anwendbar erklären, zusammen, so ist unter Berücksichtigung der durch die gesamten Schädigungsfolgen bedingten Minderung der Erwerbsfähigkeit eine einheitliche Rente festzusetzen.

(2) § 81 a des Bundesversorgungsgesetzes findet mit der Maßgabe Anwendung, daß der gegen Dritte bestehende gesetzliche Schadensersatzanspruch auf das zur Gewährung der Leistungen nach diesem Gesetz verpflichtete Land übergeht.

(3) Die §§ 64 bis 64 f und 89 des Bundesversorgungsgesetzes sind entsprechend anzuwenden mit der Maßgabe, daß an die Stelle der Zustimmung des Bundesministers für Arbeit und Sozialordnung die Zustimmung der für die Kriegsopferversorgung zuständigen obersten Landesbehörde tritt. Die Zustimmung ist bei entsprechender

Anwendung des § 89 Abs. 2 des Bundesversorgungsgesetzes im Einvernehmen mit der obersten Landesgesundheitsbehörde zu erteilen.

(4) Trifft ein Versorgungsanspruch nach § 51 mit einem Schadenersatzanspruch auf Grund fahrlässiger Amtspflichtverletzung zusammen, so wird der Anspruch nach § 839 Abs. 1 des Bürgerlichen Gesetzbuches nicht dadurch ausgeschlossen, daß die Voraussetzungen des § 51 vorliegen.

(5) Bei Impfschäden gilt § 541 Abs. 1 Nr. 2 der Reichsversicherungsordnung nicht.

§ 55 (1) Die Versorgung nach den §§ 51 bis 54 Abs. 1 wird von den für die Durchführung des Bundesversorgungsgesetzes zuständigen Behörden durchgeführt. Die örtliche Zuständigkeit der Behörden bestimmt die Regierung des Landes, das die Versorgung zu gewähren hat (§ 59 Abs. 2), durch Rechtsverordnung.

(2) Das Gesetz über das Verwaltungsverfahren der Kriegsopferversorgung mit Ausnahme der §§ 3 bis 5 und die Vorschriften des Sozialgerichtsgesetzes über das Vorverfahren sind anzuwenden.

(3) Absatz 2 gilt nicht, soweit die Versorgung in der Gewährung von Leistungen besteht, die den Leistungen der Kriegsopferfürsorge nach den §§ 25 bis 27 h des Bundesversorgungsgesetzes entsprechen.

§ 56 (weggefallen)

§ 57 (1) Soweit auf Grund einer Maßnahme nach den §§ 10 bis 10 c Gegenstände vernichtet, beschädigt oder in sonstiger Weise in ihrem Weg gemindert werden oder ein anderer nicht nur unwesentlicher Vermögensnachteil verursacht wird, ist eine Entschädigung in Geld zu leisten; ein Anspruch auf Entschädigung besteht jedoch nicht, wenn die Maßnahme erforderlich ist, weil die Gegenstände mit Krankheitserregern oder mit tierischen Schädlingen als vermutlichen Überträgern solcher Krankheitserreger behaftet oder dessen verdächtig sind.

(2) Die Höhe der Entschädigung nach Absatz 1 bemißt sich im Falle der Vernichtung eines Gegenstandes nach dessen gemeinem Wert, im Falle der Beschädigung oder sonstigen Wertminderung nach der Minderung des gemeinen Wertes. Kann die Wertminderung behoben werden, so bemißt sich die Entschädigung nach den hierfür erforderlichen Aufwendungen. Die Entschädigung darf den gemeinen Wert nicht übersteigen, den der Gegenstand ohne die Beschädigung oder Wertminderung gehabt hätte. Bei Bestimmung des gemeinen Wertes sind der Zustand und alle sonstigen den Wert des Gegenstandes bestimmenden Umstände in dem Zeitpunkt maßgeblich, in dem die Maßnahme getroffen wurde. Die Entschädigung für andere nicht nur unwesentliche Vermögensnachteile darf den Betroffenen nicht besserstellen, als er ohne die Maßnahme gestellt sein würde. Auf Grund der Maßnahme notwendige Aufwendungen sind zu erstatten.

§ 58 (weggefallen)

§ 59 (1) Verpflichtet zur Zahlung der Entschädigung nach § 49 ist das Land, in dem das Verbot erlassen worden ist, in den Fällen des § 17 und des § 45 Abs. 2 und 3 das Land, in dem die verbotene Tätigkeit ausgeübt worden ist. Verpflichtet zur Zahlung der Entschädigung nach § 57 ist das Land, in dem der Schaden verursacht worden ist.

(2) Versorgung wegen eines Impfschadens nach den §§ 51 bis 54 ist zu gewähren

1. in den Fällen des § 51 Abs. 1 von dem Land, in dem der Schaden verursacht worden ist,

2. in den Fällen des § 51 Abs. 2

   a) von dem Land, in dem der Geschädigte bei Eintritt des Impfschadens im Geltungsbereich dieses Gesetzes seinen Wohnsitz oder gewöhnlichen Aufenthalt hat,

   b) wenn bei Eintritt des Schadens ein Wohnsitz oder gewöhnlicher Aufenthalt im Geltungsbereich dieses Gesetzes nicht vorhanden ist, von dem Land, in dem der Geschädigte zuletzt seinen Wohnsitz oder gewöhnlichen Aufenthalt gehabt hat oder

   c) bei minderjährigen Geschädigten, wenn die Wohnsitzvoraussetzungen der Buchstaben a oder b nicht gegeben sind, von dem Land, in dem der Elternteil oder Sorgeberechtigte des Geschädigten, mit dem der Geschädigte in häuslicher Gemeinschaft lebt, seinen Wohnsitz oder gewöhnlichen Aufenthalt im Geltungsbereich dieses Gesetzes hat oder, falls ein solcher Wohnsitz oder gewöhnlicher Aufenthalt nicht gegeben ist, zuletzt seinen Wohnsitz oder gewöhnlichen Aufenthalt gehabt hat,

3. in den Fällen des § 51 Abs. 3 von dem Land, in dem der Geschädigte im Zeitpunkt des Inkrafttretens dieses Gesetzes seinen Wohnsitz oder gewöhnlichen Aufenthalt hat oder nach diesem Zeitpunkt erstmalig im Geltungsbereich dieses Gesetzes nimmt.

(3) In den Fällen des § 54 Abs. 1 sind die Kosten, die durch das Hinzutreten der weiteren Schädigung verursacht werden, von dem Leistungsträger zu übernehmen, der für die Versorgung wegen der weiteren Schädigung zuständig ist.

§ 60 (1) Die nach § 49 Abs. 2 Satz 2 zu zahlenden Entschädigungen können nach den für das Arbeitseinkommen geltenden Vorschriften der Zivilprozeßordnung gepfändet werden. Für die Pfändung der nach § 49 Abs. 2 Satz 3 zu zahlenden Entschädigungen gilt § 119 der Reichsversicherungsordnung entsprechend. Die nach § 57 zu zahlenden Entschädigungen sind unpfändbar; § 85 b Abs. 2 und 3 der Zivilprozeßordnung gilt entsprechend.

(2) Übertragung, Verpfändung und Pfändung der Ansprüche nach den §§ 51, 53 und 54 Abs. 1 richten sich nach den Vorschriften des Bundesversorgungsgesetzes.

§ 61 (1) Für Streitigkeiten über Entschädigungsansprüche nach den §§ 49 und 57 und für Streitigkeiten über Erstattungsansprüche nach § 49 Abs. 4 Satz 2, § 49 a Abs. 1 Satz 5 und Abs. 2 Satz 3 sowie § 49 c Satz 1 ist der ordentliche Rechtsweg gegeben.

(2) Für öffentlich-rechtliche Streitigkeiten in Angelegenheiten der §§ 51 bis 54 Abs. 1 ist der Rechtsweg vor den Gerichten der Sozialgerichtsbarkeit gegeben. Soweit das Sozialgerichtsgesetz besondere Vorschriften für die Kriegsopferversorgung enthält, gelten diese auch für Streitigkeiten nach Satz 1.

(3) Absatz 2 gilt nicht, soweit Versorgung entsprechend den Vorschriften der Kriegsopferfürsorge nach den §§ 25 bis 27 e des Bundesversorgungsgesetzes gewährt wird. Insoweit ist der Rechtsweg vor den Verwaltungsgerichten gegeben.

Achter Abschnitt

Kosten

§ 62 (1) Die Kosten für

1. die Übermittlung der Meldungen nach den §§ 3, 8 und 9,
2. die Anzeigen nach § 6 Abs. 1 und 3,
3. die Durchführung von Ermittlungen nach den §§ 31 und 32,
4. die Durchführung von Schutzmaßnahmen nach den §§ 36 und 37,
5. die Schutzimpfungen in den Gesundheitsämtern nach § 14,
6. die Untersuchung nach § 47 Abs. 4 sowie die Wiederholungsuntersuchungen nach § 47 Abs. 2 und § 48 Abs. 1 durch die Gesundheitsämter,
7. Maßnahmen nach den §§ 10 a und 10 b, soweit sie von der zuständigen Behörde angeordnet worden sind,

sind aus öffentlichen Mitteln zu bestreiten, soweit nicht auf Grund anderweitiger gesetzlicher Vorschriften oder auf Grund Vertrages Dritte zur Kostentragung verpflichtet sind. Im übrigen richten sich die Gebührenpflicht und die Höhe der Gebühren nach Landesrecht.

(2) Wer die öffentlichen Mittel aufzubringen hat, bleibt der Regelung durch die Länder vorbehalten.

Neunter Abschnitt

Straf- und Bußgeldvorschriften

§ 63 (1) Wer eine der in § 37 Abs. 1 Satz 1 bezeichneten Krankheiten verbreitet, wird mit Freiheitsstrafe von sechs Monaten bis zu fünf Jahren bestraft, soweit nicht die Tat in anderen Vorschriften mit einer schweren Strafe bedroht ist.

(2) Der Versuch ist strafbar.

§ 64 (1) Wer als Unternehmer oder Inhaber einer Wassergewinnungs- oder Wasserversorgungsanlage Wasser als Trinkwasser oder als Wasser für die in § 11 Abs. 1 Satz 1 bezeichneten Betriebe oder als Wasser für Schwimm- oder Badebecken in den in § 11 Abs. 1 Satz 2 bezeichneten öffentlichen Bädern oder Gewerbebetrieben abgibt oder anderen zur Verfügung stellt, das den Anforderungen einer nach § 11 Abs. 2 Satz 1 erlassenen Rechtsverordnung nicht entspricht, wird mit Freiheitsstrafe bis zu zwei Jahren oder mit Geldstrafe bestraft.

(2) Ebenso wird bestraft, wer

1. ohne die nach § 19 erforderliche Erlaubnis die dort bezeichneten Krankheitserreger einführt, ausführt, sonst in den Geltungsbereich oder aus dem Geltungsbereich dieses Gesetzes verbringt, aufbewahrt, abgibt oder mit ihnen arbeitet,
2. entgegen der Vorschrift des § 26 Krankheitserreger an Personen abgibt, die nicht im Besitz der vorgeschriebenen Erlaubnis sind,
3. entgegen der Vorschrift des § 27 Krankheitserreger zur Schädlingsbekämpfung verwendet,
4. sich einer zwangsweise vollzogenen Absonderung (§ 37 Abs. 2) entzieht,
5. entgegen der Vorschrift des § 17 Personen beschäftigt oder eine Tätigkeit ausübt oder wer entgegen einer vollziehbaren Anordnung nach § 38 eine Tätigkeit ausübt.

(3) Wer durch eine der in den Absätzen 1 oder 2 bezeichneten Handlungen eine der in § 3 Abs. 1 und 2 bezeichneten Krankheiten verbreitet, wird mit Freiheitsstrafe von drei Monaten bis zu fünf Jahren bestraft, soweit die Tat nicht in § 63 mit Strafe bedroht ist.

(4) Handelt der Täter in den Fällen der Absätze 1 oder 2 fahrlässig, so ist die Strafe Freiheitsstrafe bis zu einem Jahr oder Geldstrafe.

§ 65 (1) Wer als Veranstalter oder Leiter einer in § 34 Abs. 1 Satz 2 bezeichneten Veranstaltung oder Ansammlung oder als Inhaber einer dort bezeichneten Einrichtung gegen eine auf Grund des § 34 Abs. 1 Satz 2 erlassene vollziehbare Anordnung verstößt, wird mit Freiheitsstrafe bis zu zwei Jahren oder mit Geldstrafe bestraft.

(2) Wer durch die in Absatz 1 bezeichnete Handlung einer der in § 3 Abs. 1 und 2 bezeichneten Krankheiten verbreitet, wird mit Freiheitsstrafe von drei Monaten bis zu fünf Jahren bestraft, soweit die Tat nicht in § 63 mit Strafe bedroht ist.

(3) Handelt der Täter in den Fällen des Absatzes 1 fahrlässig, so ist die Strafe Freiheitsstrafe bis zu sechs Monaten oder Geldstrafe bis zu einhundertachtzig Tagessätzen.

§ 66 (weggefallen)

§ 67 Wer entgegen § 30 Abs. 1 dort bezeichneten Personen, Ausscheider oder Personen, die an einer auf Grund einer Rechtsverordnung nach § 7 meldepflichtigen Krankheit erkrankt oder dessen verdächtig sind, behandelt, wird mit Freiheitsstrafe bis zu einem Jahr oder mit Geldstrafe bestraft.

§ 68 (weggefallen)

§ 69 (1) Ordnungswidrig handelt, wer vorsätzlich oder fahrlässig

1. einer Meldepflicht nach den §§ 3 bis 5 oder 8 oder 9 Abs. 1 auch in Verbindung mit einer Rechtsverordnung nach § 7, einer Anzeigepflicht nach § 6 Abs. 1, 3 oder 4, § 24 oder § 36 Abs. 2 Satz 3, einer Mitteilungspflicht nach § 6 Abs. 2, 3 oder § 48 Abs. 2 oder einer Auskunftspflicht nach § 10 Abs. 2 Satz 3, § 12 Abs. 1 Satz 3, § 36 Abs. 2 Satz 3 zuwiderhandelt.
2. einer Duldungspflicht nach § 10 Abs. 3, § 25 Satz 2, § 32 Abs. 2 Satz 1, § 36 Abs. 2 Satz 1, einer Gestattungspflicht nach § 12 Abs. 1 Satz 3, § 25 Satz 2, § 32, Abs. 3 Satz 1, § 36 Abs. 2 Satz 3 oder einer Mitwirkungspflicht nach § 10 Abs. 2 Satz 2, Abs. 3, § 12 Abs. 1 Satz 3, § 25 Satz 2, § 32 Abs. 2 Satz 1, § 36 Abs. 2 Satz 1 zuwiderhandelt,
3. einer Vorladung des Gesundheitsamtes nach § 10 Abs. 3, § 32 Abs. 2 Satz 1 oder § 36 Abs. 2 Satz 3 nicht Folge leistet,
4. einer vollziehbaren Anordnung nach den §§ 10 a, 10 b, 32 Abs. 3 Satz 2, § 34 Abs. 1 Satz 1 oder § 37 oder einer vollziehbaren Auflage nach § 22 Abs. 4 Satz 2 zuwiderhandelt,
5. entgegen § 16 Abs. 1 eine Eintragung oder Bescheinigung nicht, nicht richtig oder nicht vollständig vornimmt,
6. entgegen § 18 Abs. 1 Satz 1 ohne Zeugnis des Gesundheitsamtes eine der in § 17 Abs. 1, 3 oder 4 genannten Tätigkeiten ausübt oder eine Person mit einer dieser Tätigkeiten beschäftigt,

7. entgegen § 45 Abs. 1 bis 3, auch in Verbindung mit § 48 Abs. 1, die dort bezeichneten Räume, betritt, Einrichtungen benutzt oder an Veranstaltungen teilnimmt oder der ihm nach § 45 Abs. 4, auch in Verbindung mit § 48 Abs. 1, obliegenden Verpflichtung nicht nachkommt.

(2) Ordnungswidrig handelt, wer vorsätzlich oder fahrlässig einer Rechtsverordnung nach § 11 Abs. 2 Satz 2, §§ 12 a, 13 Abs. 2, § 14 Abs. 1, 2, § 18 Abs. 2, 3 oder § 29 Abs. 1 zuwiderhandelt, soweit sie für einen bestimmten Tatbestand auf diese Bußgeldvorschrift verweist.

(3) Die Ordnungswidrigkeit kann mit einer Geldbuße bis zu fünfzigtausend Deutsche Mark geahndet werden.

§ 70 Wer durch eine der in § 69 Abs. 1 oder 2 bezeichneten vorsätzlichen Handlungen eine der in § 3 Abs. 1 und 2 bezeichneten Krankheiten verbreitet, wird mit Freiheitsstrafe bis zu fünf Jahren oder mit Geldstrafe bestraft, soweit die Tat nicht in § 63 mit Strafe bedroht ist.

§ 71 Gegenstände, auf die sich eine Straftat nach § 64 Abs. 2 oder 4 in Verbindung mit Absatz 2 bezieht, können eingezogen werden.

§ 72 (weggefallen)

§ 73 (weggefallen)

Zehnter Abschnitt
Übergangs- und Schlußbestimmungen

§ 74 (weggefallen)

§ 75 Eine nach den bisherigen Vorschriften erteilte Erlaubnis für das Arbeiten und den Verkehr mit Krankheitserregern gilt als Erlaubnis im Sinne des § 19 Abs. 1. Der Erlaubnisinhaber hat innerhalb eines Jahres nach dem Inkrafttreten der nach § 29 zu erlassenden Rechtsverordnung die an die Räume und Einrichtungen zu stellenden Anforderungen zu erfüllen.

§ 76 (weggefallen)

§ 77 (1) Welche Stellen zuständige Behörden im Sinne des Gesetzes sind, bestimmt, soweit eine landesrechtliche Regelung nicht besteht, die Landesregierung.

(2) Die Senate der Länder Berlin, Bremen und Hamburg werden ermächtigt, die Vorschriften dieses Gesetzes über die Zuständigkeit von Behörden dem besonderen Verwaltungsaufbau ihrer Länder anzupassen.

§ 78 (1) Im Bereich der Bundeswehr obliegt der Vollzug dieses Gesetzes den zuständigen Stellen der Bundeswehr, soweit er betrifft

1. Personen, die in Unterkünften oder sonstigen Einrichtungen der Bundeswehr untergebracht sind,
2. Soldaten, die dauernd oder vorübergehend außerhalb der in Nummer 1 bezeichneten Einrichtungen wohnen,

3. Angehörige der Bundeswehr auf dem Transport, bei Märschen, in Manövern und Übungen,
4. die Untersuchungen nach § 18 Abs. 1 bei Personen, die in Einrichtungen der Bundeswehr eine der in § 17 bezeichneten Tätigkeiten ausüben sowie Anordnung und Durchführung von Wiederholungsuntersuchungen für diesen Personenkreis,
5. Grundstücke, Einrichtungen, Ausrüstungs- und Gebrauchsgegenstände der Bundeswehr,
6. die Erlaubnis nach § 19 Abs. 1.

(2) In den Fällen des Absatzes 1 Nr. 2 sind die Maßnahmen zur Bekämpfung übertragbarer Krankheiten im Benehmen mit dem zuständigen Gesundheitsamt zu treffen. In den Fällen des Absatzes 1 Nr. 4 ist bei Zivilpersonen das zuständige Gesundheitsamt unverzüglich von dem Ergebnis der Untersuchungen zu unterrichten.

(3) Bei Zivilbediensteten, die außerhalb der in Absatz 1 Nr. 1 bezeichneten Einrichtungen wohnen, sind die Maßnahmen zur Bekämpfung übertragbarer Krankheiten im Benehmen mit der zuständigen Stelle der Bundeswehr zu treffen.

(4) In den Fällen des Absatzes 2 kann bei Gefahr im Verzuge das Gesundheitsamt, in den Fällen des Absatzes 3 die zuständige Stelle der Bundeswehr vorläufige Maßnahmen treffen.

(5) Der Bundesminister für Jugend, Familie und Gesundheit wird ermächtigt, im Einvernehmen mit dem Bundesminister der Verteidigung durch allgemeine Verwaltungsvorschriften mit Zustimmung des Bundesrates zu bestimmen, inwieweit sich die Gesundheitsämter und die zuständigen Stellen der Bundeswehr von dem Auftreten oder dem Verdacht des Auftretens einer übertragbaren Krankheit gegenseitig zu benachrichtigen haben, inwieweit sie sich bei den Ermittlungen gegenseitig zu unterstützen haben und inwieweit die Gesundheitsämter auf Grund der Benachrichtigungen durch die zuständigen Stellen der Bundeswehr die Auskunftspflicht nach § 5 a auch für meldepflichtige Tatsachen aus dem Dienstbereich der Bundeswehr übernehmen.

(6) Die Absätze 1 bis 5 gelten nicht im Land Berlin.

§ 79 (1) Im Bereich der Deutschen Bundesbahn obliegt der Vollzug dieses Gesetzes den zuständigen Stellen der Deutschen Bundesbahn, soweit er betrifft
1. die Aufgaben des Gesundheitsamtes und der zuständigen Behörde nach den §§ 11 und 12,
2. die Untersuchungen auch § 18 bei Bundesbahnbediensteten.

(2) In den Fällen des Absatzes 1 Nr. 2 ist das zuständige Gesundheitsamt unverzüglich von dem Ergebnis der Untersuchungen zu unterrichten. Maßnahmen nach § 11 Abs. 4 sind im Benehmen mit dem zuständigen Gesundheitsamt zu treffen. Die zuständige Stelle der Deutschen Bundesbahn unterrichtet jährlich einmal das zuständige Gesundheitsamt von dem Ergebnis der Überwachung der Wasserversorgungsanlagen und gibt dessen Beauftragten Gelegenheit, die Wasserversorgungsanlagen zu besichtigen.

(3) Trifft die zuständige Behörde oder das Gesundheitsamt auf Grund dieses Gesetzes Maßnahmen im Bereich der Deutschen Bundesbahn, so ist die Deutsche Bundesbahn unverzüglich zu unterrichten.

§ 79 a (1) Bei Besatzungsmitgliedern im Sinne des § 3 des Seemannsgesetzes vom 26. Juli 1957 (BGBl. II S. 713) in der Fassung des Gesetzes zur Änderung und Ergänzung des Seemannsgesetzes vom 25. August 1961 (BGBl. II S. 1391), die an Bord von Kauffahrteischiffen eine der in § 17 bezeichneten Tätigkeiten ausüben, obliegen die Untersuchungen nach § 18 den nach § 81 Abs. 1 des Seemannsgesetzes zur Untersuchung auf Seediensttauglichkeit ermächtigten Ärzten.

(2) Das zuständige Gesundheitsamt ist unverzüglich von dem Ergebnis der Untersuchungen zu unterrichten.

§ 80 Unberührt bleiben

1. das Gesetz über die Pockenschutzimpfung vom 18. Mai 1976 (BGBl. I S. 1216),
2. die lebensmittelrechtlichen Vorschriften,
3. die Vorschriften des Tierseuchenrechts, des Fleischbeschaurechts und des Tierkörperbeseitigungsrechts,
4. die Eisenbahnverkehrsordnung vom 8. September 1938 (RGBl. II S. 663),
5. wasserrechtliche Vorschriften des Bundes und der Länder,
6. das Gesetz über technische Assistenten in der Medizin vom 8. September 1971 (BGBl. I S. 1515),
7. landesrechtliche Vorschriften über das Verbot der Ausübung bestimmter Tätigkeiten oder der Beschäftigung in bestimmten Betrieben, soweit die Verbote über diejenigen des § 17 hinausgehen oder sich auf weitere als die darin bezeichneten Personen erstrecken,
8. landesrechtliche Vorschriften über das Leichenwesen.

§§ 81 bis 83 (Änderung und Aufhebung anderer Vorschriften)

§ 83 a Auf die Ausführung dieses Gesetzes ist, soweit in den §§ 23 und 55 nichts anderes bestimmt ist, das Verwaltungsverfahrensgesetz anzuwenden.

§ 84 Dieses Gesetz gilt nach Maßgabe des § 13 Abs. 1 des Dritten Überleitungsgesetzes auch im Land Berlin. Rechtsverordnungen, die auf Grund dieses Gesetzes erlassen werden, gelten im Land Berlin nach § 14 des Dritten Überleitungsgesetzes.

12.1.1 Siebtes Gesetz zur Änderung des Bundes-Seuchengesetzes

Vom 23. April 1996
BGBl. Teil I. 1996, S. 621

Der Bundestag hat mit Zustimmung des Bundesrates das folgende Gesetz beschlossen:

Artikel 1

Das Bundes-Seuchengesetz in der Fassung der Bekanntmachung vom 18. Dezember 1979 (BGBl. I S. 1262, 1980 I S. 151), zuletzt geändert durch Artikel 2 Nr. 1 des Gesetzes vom 15. Dezember 1995 (BGBl. I S. 1809), wird wie folgt geändert:

1. § 10 c wird wie folgt gefaßt:

§ 10 c (1) Zum Schutz des Menschen vor übertragbaren Krankheiten dürfen bei behördlich angeordneten Entseuchungen, Entwesungen und Maßnahmen zur Bekämpfung von Wirbeltieren, durch die Krankheitserreger verbreitet werden können, nur Mittel und Verfahren verwendet werden, die von der zuständigen Bundesoberbehörde in einer Liste bekannt gemacht worden sind. Die Aufnahme in die Liste erfolgt nur, wenn die Mittel und Verfahren hinreichend wirksam sind und keine unvertretbaren Auswirkungen auf Gesundheit und Umwelt haben.

(2) Zuständige Bundesoberbehörde für die Bekanntmachung der Liste ist bei

1. Mitteln und Verfahren zur Desinfektion (Entseuchung) das Robert Koch-Institut, das die Wirksamkeit prüft, im Einvernehmen mit

    a) dem Bundesinstitut für Arzneimittel und Medizinprodukte, das die Auswirkungen auf die menschliche Gesundheit prüft, und

    b) dem Umweltbundesamt, das die Auswirkungen auf die Umwelt prüft,

2. Mitteln und Verfahren zur Bekämpfung von Nichtwirbeltieren (Entwesung) und von Wirbeltieren das Bundesinstitut für gesundheitlichen Verbraucherschutz und Veterinärmedizin, das die Wirksamkeit mit Ausnahme der dem Umweltbundesamt zugewiesenen Prüfungen und die Auswirkungen auf die menschliche Gesundheit mit Ausnahme der dem Bundesinstitut für Arzneimittel und Medizinprodukte zugewiesenen Prüfungen prüft, im Einvernehmen

    a) mit dem Bundesinstitut für Arzneimittel und Medizinprodukte, das die Auswirkungen auf die menschliche Gesundheit prüft, soweit es sich um Arzneimittel handelt, und

    b) mit dem Umweltbundesamt, das die Wirksamkeit von Mitteln und Verfahren zur Bekämpfung von Nichtwirbeltieren (Entwesung) sowie von Ratten und Mäusen und die Auswirkungen auf die Umwelt prüft.

Soweit die Mittel Wirkstoffe enthalten, die in zugelassenen oder in der Zulassungsprüfung befindlichen Pflanzenschutzmitteln enthalten sind, erfolgt die Bekanntmachung der Liste im Benehmen mit der Biologischen Bundesanstalt für Land- und Forstwirtschaft.

2. Nach § 10 c wird folgender § 10 d eingefügt:

§ 10 d (1) Das Robert Koch-Institut und das Bundesinstitut für gesundheitlichen Verbraucherschutz und Veterinärmedizin erheben für ihre Amtshandlungen nach § 10 c Abs. 1 Kosten (Gebühren und Auslagen).

(2) Das Bundesministerium für Gesundheit wird ermächtigt, im Einvernehmen mit dem Bundesministerium für Umwelt, Naturschutz und Reaktorsicherheit durch Rechtsverordnung ohne Zustimmung des Bundesrates die gebührenpflichtigen Tatbestände näher zu bestimmen und dabei feste Sätze oder Rahmensätze vorzusehen.

(3) Bis zum Erlaß dieser Kostenverordnung gilt die BGA-Nachfolgeeinrichtungen-Kostenverordnung vom 24. April 1992 (BGBl. I S. 963), zuletzt geändert durch die Verordnung vom 3. März 1995 (BGBl. I S. 280).

Während der Drucklegung ist der Entwurf für ein Gesetz zur Neuordnung seuchenrechtlicher Vorschriften (Infektionsschutzgesetz – IfSG) bekanntgeworden.

Danach sind für einige Bestimmungen Änderungen des bisherigen BseuchG vorgesehen. So soll u. a. auch das Geschlechtskrankengesetz mit einbezogen werden. Auch Änderungen in Verfahren gemäß §§ 17/18 BseuchG sind geplant. Welche der vorgesehenen Änderungen im Laufe des Gesetzgebungsverfahrens im Infektionsschutzgesetz fortgeschrieben werden ist derzeit noch nicht absehbar.

12.2 Verordnung über Desinfektion und Entwesung des Schweizerischen Bundesrates

In dieser Verordnung sind festgelegt: Begriffe, Bewilligungsvoraussetzungen, Gesuche, Begutachtung, Dauer und Entzug der Bewilligung, Veröffentlichung, Bestimmungen für Mittel, Bestimmungen für Apparate, Bestimmungen für die Aus- und Weiterbildung, Bestimmungen über die Gebühren.

12.3 Richtlinie für Krankenhaushygiene und Infektionsprävention des Bundesgesundheitsamtes
(Bundesgesundhbl. 19 (1976), 1
und G. Fischer Verlag: Loseblattsammlung)

Die Zunahme von Krankenhausinfektionen stellt die verantwortlichen Ärzte und Gesundheitsbehörden vor neue Aufgaben in der Krankenhaushygiene. Ihre Durchführung setzt voraus, daß sich die ärztlichen Leiter, die im Krankenhaus tätigen Ärzte und das Pflegepersonal eingehender als bisher mit der Erkennung, Verhütung und Bekämpfung von Krankenhausinfektionen befassen. Die Gefahr einer Krankenhausinfektion ist besonders nach operativen Eingriffen, in Intensiv- und anderen Spezialeinheiten, in Frühgeborenenstationen und Kinderkliniken sowie auf Abteilungen für Urologie und Geburtshilfe gegeben. Um das Infektionsrisiko herabzusetzen und die Verbreitung von Krankenhausinfektionen zu verhüten, sind die Forderungen der Krankenhaushygiene und der medizinischen Mikrobiologie zu beachten und zu erfüllen. Hierzu müssen im Krankenhaus funktionell-bauliche und betrieblich-organisatorische Voraussetzungen geschaffen werden. Erforderlich sind die Erfassung von Krankenhausinfektionen, die Klärung ihrer Ursachen und die Einleitung geeigneter Bekämpfungsmaßnahmen sowie eine ständige Überwachung der medizinisch-technischen Einrichtungen, des Pflegeablaufs und der Desinfektions-, Sterilisations-, sowie anderer hygienischer Maßnahmen. Von gleicher Wichtigkeit ist eine den Aufgaben angepaßte Aus- und Fortbildung der Ärzte, des Pflegepersonals und des übrigen Personals auf den Gebieten der Krankenhaushygiene. Als Anleitung für die Durchführung dieser Aufgabe wurde von einer Kommission des Bundesgesundheitsamtes die vorliegende Richtlinie nach dem derzeitigen Stand der Wissenschaft erarbeitet.

Die Richtlinie gliedert sich in folgende Abschnitte:
1. Definition der Krankenhausinfektion
2. Rechtliche Grundlagen
3. Erkennung von Krankenhausinfektionen
4. Verhütung und Bekämpfung von Krankenhausinfektionen durch funktionell-bauliche Maßnahmen

5. Verhütung und Bekämpfung von Krankenhausinfektionen durch betrieblich-organisatorische Maßnahmen

6. Verhütung und Bekämpfung von Krankenhausinfektionen durch hygienische Maßnahmen in Versorgungs- und technischen Bereichen

7. Durchführung der Sterilisation und Desinfektion.

Die in der Richtlinie genannten Anlagen befinden sich in Vorbereitung. Sie werden jeweils nach Fertigstellung im Bundesgesundheitsblatt veröffentlicht.

12.3.1 Anlagen zur Richtlinie

Weiterbildung zur Hygienefachschwester bzw. zum Hygienefachpfleger (Anlage zu Ziffer 5.3.7). Bundesgesundhbl. 20 (1977) 158–159.

Anforderungen der Hygiene an Schleusen im Krankenhaus (Anlage zu Ziffer 4.2.3). Bundesgesundhbl. 22 (1979) 181–183.

Anforderungen der Hygiene an die funktionelle und bauliche Gestaltung von Infektionseinheiten (Anlage zu Ziffer 4.3.5). Bundesgesundhbl. 22 (1979) 186–187.

Anforderungen der Hygiene an die funktionelle und bauliche Gestaltung von Einrichtungen zur Bettenaufbereitung (Desinfektion und Reinigung) (Anlage zu den Ziffern 4.4.2 und 6.5). Bundesgesundhbl. 22 (1979) 187–189.

Anforderungen der Hygiene an die funktionelle und bauliche Gestaltung von Transportanlagen (Anlage zu Ziffer 4.5.3). Bundesgesundhbl. 22 (1979) 192–193.

Durchführung zur Sterilisation (Anlage zu Ziffer 7.1). Bundesgesundhbl. 22 (1979) 193–200.

Der Hygienebeauftragte (Anlage zu Ziffer 5.3.5). Bundesgesundhbl. 22 (1979) 449–451.

Beispiel für einen Fortbildungskurs für Hygienebeauftragte im Med. Landesuntersuchungsamt in Stuttgart (Anlage zu Ziffer 5.3.5). Bundesgesundhbl. 22 (1979) 450–451.

Anforderungen der Hygiene an die funktionelle und bauliche Gestaltung von Krankenhauseinrichtungen für die Versorgung ambulanter Patienten (Anlage zu Ziffer 4.3.2). Bundesgesundhbl. 23 (1980) 164–165.

Anforderungen der Hygiene an die funktionelle und bauliche Gestaltung von Sterilisationseinheiten (Anlage zu Ziffer 4.4.1). Bundesgesundhbl. 23 (1980) 165–166.

Anforderungen der Hygiene an die funktionelle und bauliche Gestaltung von Krankenhausküchen (Anlage zu den Ziffern 4.4.5 und 6.3). Bundesgesundhbl. 23 (1980) 166–168.

Durchführung der Desinfektion (Anlage zu Ziffer 7.2). Bundesgesundhbl. 23 (1980) 356–364.

Anforderungen der Hygiene an die funktionelle und bauliche Gestaltung von Pflegeeinheiten (Anlage zu Ziffer 4.3.1). Bundesgesundhbl. 24 (1981) 212–214.

Hygienefachkraft (Anlage zu Ziffer 5.3.7). Bundesgesundhbl. 24 (1981) 391–394.

Anforderungen der Hygiene an die funktionelle und bauliche Gestaltung von Einrichtungen der Physiotherapie (Anlage zu Ziffern 4.3.7 und 6.11). Bundesgesundhbl. 24 (1981) 393–394.

Anforderungen der Hygiene an die Abfallentsorgung (Anlage zu Ziffer 6.8). Bundesgesundhbl. 26 (1983) S. 24.

Anforderungen der Hygiene an die funktionelle und bauliche Gestaltung von radiologischen und nuklear-medizinischen Einrichtungen im Krankenhaus (Anlage zu Ziffer 4.3.6). Bundesgesundhbl. 26 (1983).

Anforderungen der Krankenhaushygiene in Pflege, Diagnostik und Therapie (Anlage zu Ziffer 5.1). Bundesgesundhbl. 28 (1985) S. 185, 188 und 278–281.

Hausreinigung und Flächendesinfektion (Anlage zu Ziffer 6.12). Bundesgesundhbl. 28 (1985) 276.

Anforderungen an Hygiene an bestehende Krankenhäuser (Anlage zu Ziffer 4.8). Bundesgesundhbl. 28 (1985) 275.

Anforderungen an Hygiene an Baustoffe und Oberflächen (Anlage zu Ziffern 4.5.4 und 4.5.5). Bundesgesundhbl. 30 (1987) 145.

Anforderungen der Hygiene an Aufenthalts- und Umkleideräume (Anlage zu Ziffer 4.2.1). Bundesgesundhbl. 31 (1988) 252.

Anforderungen der Hygiene an die funktionelle und bauliche Gestaltung von Entbindungsabteilungen (Anlage zu Ziffer 4.3.4). Bundesgesundhbl. 30 (1987) 142–143.

Anforderungen der Hygiene an die funktionelle und bauliche Gestaltung in der Urologie (Anlage zu Ziffer 4.3.4). Bundesgesundhbl. 30 (1987) 143.

Anforderungen der Hygiene an die funktionelle und bauliche Gestaltung von Einheiten für die Notfallaufnahme (Anlage zu Ziffer 4.3.4). Bundesgesundhbl. 30 (1987) 143–144.

Anforderungen der Hygiene an die funktionelle und bauliche Gestaltung von Einheiten für die Endoskopie (Anlage zu Ziffer 4.3.4). Bundesgesundhbl. 30 (1987) 144.

Anforderungen der Hygiene an die Wasserversorgung (Anlage zu Ziffer 4.4.6 und 6.7). Bundesgesundhbl. 31 (1988) 254–256.

Anforderungen der Hygiene an Kanal- und Schachtverbindungen, Leitungen (Anlage zu Ziffer 4.5.2). Bundesgesundhbl. 31 (1988) 256.

Hygienische Maßnahmen zur Verhütung der Übertragung von HIV im Krankenhaus (Anlage zu Ziffer 5.1). Bundesgesundhbl. 31 (1988) 97–99.

Anforderungen der Hygiene an den Krankentransport einschließlich Rettungstransport (Anlage zu Ziffer 4.5.3). Bundesgesundhbl. 32 (1989) 169.

Anforderungen der Hygiene an die funktionelle und bauliche Gestaltung von Einheiten für Prosektur und Pathologie (Anlage zu Ziffer 4.3.9). Bundesgesundhbl. 32 (1989) 168.

Anforderungen der Hygiene an die funktionelle und bauliche Gestaltung von OP-Abteilungen, von Einheiten für kleine operative Eingriffe sowie von Untersuchungs- und Behandlungsräumen für operative Fachgebiete. Bundesgesundhbl. 33 (1990) 270.

Anforderungen der Krankenhaushygiene in der operativen Medizin. Bundesgesundhbl. 34 (1991) 232.

Der Krankenhaushygieniker. Bundesgesundhbl. 34 (1991) 235.

Krankenschwester/Pfleger für Krankenhaushygiene. Bundesgesundhbl. 34 (1991) 388.

Händewaschen und Händedesinfektion. Bundesgesundhbl. 34 (1991) 232.

Hygienische Untersuchungen in Krankenhäusern und anderen medizinischen Einrichtungen. Bundesgesundhbl. 36 (1993) 244.

Anforderungen der Hygiene an die funktionelle und bauliche Gestaltung von Dialyseeinheiten. Bundesgesundhbl. 37 (1994) 510.

Anforderungen der Krankenhaushygiene bei der Dialyse. Bundesgesundhbl. 37 (1994) 511.

Anforderungen der Hygiene beim ambulanten Operieren in Krankenhaus und Praxis. Bundesgesundhbl. 37 (1994) 226.

Anforderungen der Hygiene an die Infektionsprävention bei übertragbaren Krankheiten. Bundesgesundhbl. 37 (1994) Sonderheft.

Anforderungen der Hygiene an die Krankenhauswäsche, die Krankenhauswäscherei und den Waschvorgang und Bedingungen für die Vergabe von Krankenhauswäsche an gewerbliche Wäschereien. Bundesgesundhbl. 38 (1995) Heft 7.

Anforderungen der Hygiene an die funktionelle und bauliche Gestaltung von Einheiten für Intensivmedizin. Bundesgesundhbl. 38 (1995) 158.

Anforderungen der Hygiene beim ambulanten Operieren in Krankenhaus und Praxis. Bundesgesundhbl. 40 (1997) 361.

12.3.2 Anlage zu Ziffer 7.2 der Richtlinie: Durchführung der Desinfektion

1. Allgemeines

1.1 Aufgabe der Desinfektion

Aufgabe der Desinfektion ist die Abtötung bzw. irreversible Inaktivierung von krankheitserregenden Keimen an und in kontaminierten Objekten. Sie dient der Unterbrechung von Infektionsketten.

Die sog. „laufende Desinfektion" hat den Zweck, die Verbreitung von Krankheitserregern während der Pflege und Behandlung eines Patienten einzuschränken, sie wird auch als „Desinfektion am Krankenbett" bezeichnet. Die laufende Desinfektion erstreckt sich auf alle infektiösen Ausscheidungen des Patienten sowie auf alle Objekte, die mit Krankheitserregern kontaminiert wurden bzw. kontaminiert sein könnten.

Die Schlußdesinfektion ist die Desinfektion eines Bereiches oder Raumes, der zur Pflege oder Behandlung eines Infektionskranken diente. Durch die Desinfektion soll der Bereich bzw. der Raum so hergerichtet werden, daß er ohne Infektionsgefährdung zur Pflege oder Behandlung eines anderen Patienten genutzt werden kann. Die Schlußdesinfektion erstreckt sich auf alle Oberflächen und Gegenstände des Bereiches bzw. Raumes, die mit Krankheitserregern kontaminiert sind bzw. kontaminiert sein könnten. Im Rahmen der Schlußdesinfektion muß nicht in jedem Falle auch eine Raumdesinfektion durch Verdampfen oder Vernebeln von Desinfektionsmitteln vorgenommen werden (vgl. 3.4).

1.2 Anforderungen an die Maßnahmen

Alle Maßnahmen sind so durchzuführen, daß die Verbreitung von Krankheitserregern auf das nach Art der Maßnahme Unvermeidbare beschränkt ist. Dies gilt sowohl für den Umgang mit Patienten als auch im Umgang mit mikrobiell kontaminierten Objekten und infektiösen Ausscheidungen. Bei allen Maßnahmen ist Schutzkleidung zu tragen, erforderlichenfalls wasserdichte Schürze, Handschuhe und Atemschutz.

Vom Verantwortlichen bzw. einer von ihm zu beauftragenden Kommission sind den örtlichen Gegebenheiten und Notwendigkeiten entsprechend Arbeitsanweisungen und Verhaltensvorschriften aufzustellen. Aus den Arbeitsanweisungen und Verhaltensvorschriften muß ersichtlich sein, welche Desinfektionsmittel und -verfahren im Einzelfall anzuwenden sind, und in welcher Weise das Verfahren durchzuführen ist. Die Arbeitsanweisungen sollten in engem Kontakt mit denjenigen aufgestellt werden, die die Objekte am Patienten verwenden bzw. die Desinfektionsmaßnahmen durchführen.

Die Arbeitsanweisungen und Verhaltensvorschriften sollten mindestens jährlich auf Gültigkeit und Vollständigkeit überprüft werden.

1.3 Anforderungen an die Objekte

Alle Objekte, die mehrmals verwendet werden, sollen hinsichtlich Material und Konstruktion so beschaffen sein, daß sie sich nach dem Gebrauch ohne Gefährdung der Umgebung durch Krankheitserreger desinfizieren und leicht reinigen lassen. Bei der Beschaffung der Objekte ist solchen Erzeugnissen der Vorzug zu geben, die sich mit Hilfe von thermischen Verfahren, insbesondere der sog. Feuchten Wärme desinfizieren lassen.

1.4 Reihenfolge von Desinfektion und Reinigung

Objekte, die zum mehrmaligen Gebrauch bestimmt sind, müssen vor der Reinigung, möglichst unmittelbar nach dem Gebrauch, desinfiziert werden. Die Verunreinigungen sollen vor der Desinfektion bzw. vor der Reinigung nicht an den Objekten antrocknen, um nicht die Desinfektion bzw. Reinigung zusätzlich zu erschweren. Mit Hilfe besonderer Verfahren ist auch eine gleichzeitige Desinfektion und Reinigung möglich.

Zum einmaligen Gebrauch bestimmte Objekte (Einmal- und Einwegartikel) und wertlose Objekte sind in angemessener Weise unschädlich zu machen und schadlos zu beseitigen. Die Empfehlungen der Zentralstelle für die Abfallbeseitigung sind zu beachten.

1.5 Auswahl der Mittel und Verfahren

Bei der Auswahl der Mittel und Verfahren sind deren Wirkungsbereiche und Anwendungsbereiche zu berücksichtigen. Den thermischen Desinfektionsverfahren ist, soweit nach Art des Objektes anwendbar, der Vorzug vor den chemischen Desinfektionsmitteln und -verfahren zu geben. Chemische Desinfektionsmittel sind, soweit sie keine besonderen Hinweise enthalten, meist nur zur Abtötung von vegetativen Bakterien und Pilzen geeignet.

Entsprechend den Gegebenheiten der Anwendungspraxis werden folgende Wirkungsbereiche unterschieden:

a) Abtötung von vegetativen Bakterienformen einschließlich Mykobakterien sowie von Pilzen und deren Sporen
   Wirkungsbereich A
b) Inaktivierung von Viren
   Wirkungsbereich B

c) Abtötung von bakteriellen Sporen bis zur Resistenzstufe des Erregers des Milzbrandes
Wirkungsbereich C
d) Abtötung bakterieller Sporen der Erreger von Wundinfektionen wie Clostridium
tetani und Clostridium perfringens
Wirkungsbereich D

2. Desinfektionsmittel und -verfahren

Entsprechend den Wirkungs- und Verfahrensprinzipien werden die Desinfektionsmittel und -verfahren zu bestimmten Gruppen zusammengefaßt. Die nachstehend ge-
gebene Übersicht umfaßt nur die Mittel und Verfahren, die für die Bekämpfung von
Krankenhausinfektionen von Bedeutung sind.

2.1 Thermische Desinfektionsverfahren

Bei den thermischen Desinfektionsverfahren werden die Krankheitserreger durch
die Einwirkung von Wärme unschädlich gemacht. Die Wirksamkeit der Verfahren ist
um so größer, je höher die Temperatur und je länger die Einwirkungsdauer ist. Je
nach An- oder Abwesenheit von freiem Wasser wird in der Anwendungspraxis zwischen „Trockener Wärme" und „Feuchter Wärme" unterschieden. Für die Bekämpfung von Krankenhausinfektionen ist nur die „Feuchte Wärme" von Bedeutung.
    Im zeitlichen Ablauf der thermischen Desinfektionsverfahren werden verschiede-
ne Zeitphasen unterschieden. Einen schematischen Überblick über die Zeitphasen
und die sie begrenzenden Zeitpunkte gibt das untenstehende Schema.

2.1.1 Feuchte Wärme als Desinfektionsmittel
Die zu desinfizierenden Objekte werden in Gegenwart von Wasser bzw. gesättigtem
Wasserdampf der Einwirkung der Wärme ausgesetzt.

2.1.1.1 Erhitzen in Wasser (sog. Auskochen)
Die zu desinfizierenden Objekte werden in Wasser eingelegt, dem zur Verbesserung
der Reinigungswirkung ca. 0,5% Soda oder andere Waschhilfsstoffe zugesetzt wurden. Der Zusatz von Soda verhindert zugleich die Bildung von Rost an metallenen
Instrumenten. Das Wasser sollte zunächst nicht wärmer als lauwarm sein. Es wird
anschließend bis zum Sieden erhitzt und mindestens für 15 min bei der Siedetemperatur gehalten.

Wirkungsbereich: ABC
Das Verfahren wird vornehmlich zur Desinfektion von Instrumenten, Utensilien und
Wäsche angewendet.

2.1.1.2 Spülen mit heißem Wasser
Die zu desinfizierenden Objekte werden in speziellen Apparaten allseits mit Wasser
gespült, das während des Spülens auf die vorgeschriebene Desinfektionstemperatur
erhitzt und eine gewisse Zeit lang bei dieser Temperatur gehalten wird. Zur Verbesserung der reinigenden Wirkung können dem Wasser bestimmte Reinigungsmittel
zugesetzt werden. Zu Beginn des Spülens soll das Wasser höchstens lauwarm sein. Je
nach Verfahren beträgt die Desinfektionstemperatur 85 bis 95 °C, die Einwirkungszeit 7 bis 20 min.

Wirkungsbereiche: A, AB (je nach Verfahren)

Die Verfahren werden vornehmlich zur Desinfektion von Utensilien und Instrumenten in Desinfektions-Reinigungsanlagen und von Wäsche in Desinfektions-Waschmaschinen verwendet.

2.1.1.3 Behandeln mit Wasserdampf
(Dampfdesinfektionsverfahren)
Die zu desinfizierenden Objekte werden in speziellen Apparaten der Einwirkung von gesättigtem Wasserdampf ausgesetzt. Um sicherzustellen, daß alle zu desinfizierenden Oberflächen dem Wasserdampf ungehindert ausgesetzt sind, muß die Luft aus der Desinfektionskammer und dem Gut entfernt oder das in der Kammer enthaltene Dampf-Luft-Gemisch umgewälzt werden. Die Desinfektionsanlagen sind regelmäßig auf Funktionstüchtigkeit zu prüfen. Auf DIN 58 949 Teil 3 wird verwiesen (Abb. 12.1).

Es muß damit gerechnet werden, daß Verunreinigungen in das Desinfektionsgut „einbrennen". Sichtbar verschmutzte Stellen sind gegebenenfalls vorzubehandeln.

Je nach Art der Verfahrensweise ist zu unterscheiden zwischen Dampf-Strömungs-Verfahren, Vakuum-Verfahren und Dampf-Kreislauf-Verfahren.

a) Dampf-Strömungs-Verfahren
Beim Dampf-Strömungs-Verfahren wird die Luft aus der Kammer und dem Desinfektionsgut mit Hilfe von gesättigtem Wasserdampf verdrängt. Die Desinfektionstemperatur beträgt 100 bis 105 °C. Die Einwirkungszeit soll mindestens 15 min betragen. Die Desinfektionszeit ist in hohem Maße davon abhängig, wie gut und schnell die Luft aus dem Gut verdrängt wird. Bei porösem Material kann sie mehr als eine Stunde betragen. Sie muß für jede Art des Gutes und dessen Anordnung in der Desinfektionskammer mittels Bio-Indikatoren experimentell festgelegt werden.

Wirkungsbereich: ABC (der Wirkungsbereich D erfordert eine Temperatur von mindestens 120 °C)
Das Verfahren ist für Objekte, die mit Dampf von 100 bis 105 °C behandelt werden können, universell anwendbar, sofern sichergestellt ist, daß die Luft aus dem Gut verdrängt wird.

b) Vakuum-Verfahren
Bei den Vakuum-Verfahren wird die Luft aus der Desinfektionskammer und dem Gut durch Evakuieren entfernt. Entsprechend dem beim Evakuieren erreichten Druck wird zwischen Vorvakuum-Verfahren und Hochvakuum-Verfahren unterschieden. Eine besondere Verfahrensweise stellen die fraktionierten Vakuum-Verfahren dar. Bei ihnen wird die Kammer vor Beginn der Desinfektionszeit mehrmals bis zu bestimmten Drücken evakuiert und mit Dampf gefüllt. Die Vakuum-Verfahren ermöglichen es, die Dampfdesinfektion auch bei Desinfektionstemperaturen von weniger als 100 °C durchzuführen; der Wirkungsbereich verringert sich dementsprechend.
Zur Durchführung der Vakuum-Verfahren, insbesondere der Hochvakuum- und der fraktionierten Vakuum-Verfahren (VDV-Verfahren) ist Wasserdampf erforderlich, der frei von Luft und Fremdgasen ist. Die Desinfektionskammer muß vakuumdicht sein. Die vorgeschriebenen absoluten Drücke sind während der Vakuumphasen mit einer maximalen Abweichung von + 10 mbar und während der Dampfstöße mit einer maximalen Abweichung von – 10 mbar einzuhalten.

Wirkungsbereiche: A, AB bzw. ABC (je nach Desinfektionstemperatur und Einwirkungsdauer; der Wirkungsbereich D erfordert eine Temperatur von mindestens 120 °C)

Die Vakuum-Verfahren, insbesondere die fraktionierten Vakuum-Verfahren, werden vornehmlich zur Desinfektion von porösem Gut wie Matratzen und Wolldecken verwendet.

c) Dampf-Kreislauf-Verfahren. Bei den Dampf-Kreislauf-Verfahren wird das Desinfektionsgut einem Gemisch aus Dampf und Luft ausgesetzt, das mit Hilfe einer mechanischen Einrichtung umgewälzt wird. Um eine ausreichende Tiefenwirkung sicherzustellen, muß das Gut in der Desinfektionskammer locker angeordnet sein. Die Temperatur des Dampf-Luft-Gemisches soll mindestens 95 °C, höchstens 105 °C betragen, die Einwirkungszeit mindestens 15 min.

Wirkungsbereich: AB
Das Verfahren wird vorwiegend zur Desinfektion von Matratzen verwendet.

2.2 Chemische Desinfektionsmittel

Chemische Desinfektionsmittel enthalten Wirkstoffe, die infektiöse Keime abtöten bzw. inaktivieren. Die Wirkstoffe sind unter den üblichen Anwendungsbedingungen zumeist nur gegenüber vegetativen Keimen, nicht aber gegenüber bakteriellen Sporen wirksam. Gewisse Bakterien wie z. B. Mykobakterien und gewisse Viren wie z. B. das Poliomyelitis-Virus sind gegenüber einigen Wirkstoffen resistenter als die übrigen Keimarten. Bei der Auswahl der chemischen Desinfektionsmittel ist die Resistenz der Keime, die Art des biologischen Milieus, in dem sich die Keime befinden und die Art des zu desinfizierenden Objektes zu berücksichtigen. Der mikrobizide Effekt ist ferner von der Konzentration des Mittels, seiner Einwirkungsdauer und der Temperatur abhängig.

Die chemischen Desinfektionsmittel dienen vor allem zur Desinfektion von Objekten, die infolge ihrer Eigenschaften wie z. B. Materialbeschaffenheit, Größe oder Anordnung nicht mit thermischen Desinfektionsverfahren behandelt werden können. Die Objekte müssen von dem Desinfektionsmittel vollständig benetzt bzw. durchtränkt werden. Die infektiösen Verunreinigungen sind möglichst im Desinfektionsmittel zu dispergieren.

Zur Bereitung der Gebrauchsverdünnungen ist Trinkwasser zu verwenden; es sind dabei Meßgefäße zu Hilfe zu nehmen. Wasser und Desinfektionsmittel müssen sorgfältig miteinander vermischt werden. Entsprechende Hilfsmittel müssen zur Verfügung stehen. Die Prozentangaben der Konzentration gelten bei flüssigen Präparaten für Milliliter in 100 ml der Gebrauchsverdünnung, bei festen und pulverförmigen Präparaten für Gramm in 100 ml der Gebrauchsverdünnung. Die für die Mittel vorgeschriebenen Konzentrationen sollen keinesfalls unterschritten werden. Die vorgeschriebenen Einwirkungszeiten sind Mindestzeiten. Die Temperatur soll, sofern keine speziellen Vorschriften bestehen, annähernd Zimmertemperatur betragen. Um Verwechslungen vorzubeugen, sollte innerhalb eines Krankenhauses nur eine geringe Anzahl verschiedener chemischer Desinfektionsmittel verwendet werden. Automatische Desinfektionsmittel-Dosiergeräte sollten nur dann verwendet werden, wenn diese die von der Bundesanstalt für Materialprüfung und dem Bundesgesundheitsamt herausgegebene Richtlinie erfüllen. Die in dieser Richtlinie für die Installation, den Betrieb und die Wartung gegebenen Empfehlungen sind zu beachten.

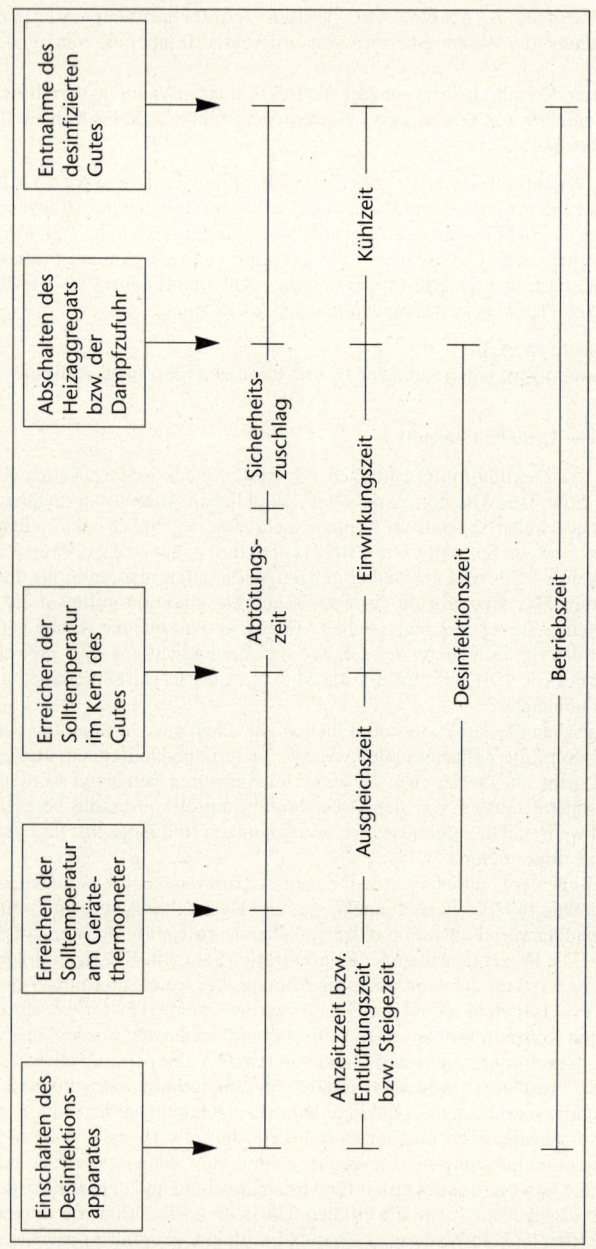

Abb. 12.1: Feuchte Wärme als Desinfektionsmittel.

Sofern die Gebrauchsverdünnungen nicht unmittelbar nach der Bereitung aufgebraucht werden, sollen die Behälter mit Angaben über Art des Desinfektionsmittels und dessen Konzentration versehen sein. Die Vorratsbehälter sollen vor jedem Füllen vollständig entleert und sorgfältig gereinigt werden.

Den Personen, die die Gebrauchsverdünnungen herstellen bzw. die Desinfektionen durchführen, sind Schutzkleidung und Schutzmittel zur Verfügung zu stellen (Schürze, Handschuhe, Brille, Gasmaske). Die chemischen Desinfektionsmittel sollten nur dann mit der Haut in Berührung kommen, wenn eine Desinfektion der Haut beabsichtigt ist. Zur Haut- und Händedesinfektion eignen sich jedoch nur spezielle Mittel.

Bei der Anwendung von alkoholischen Desinfektionsmitteln sind die Sicherheitsregeln der Zentralstelle für Unfallverhütung und Arbeitsmedizin des Hauptverbandes der gewerblichen Berufsgenossenschaft zu berücksichtigen, insbesondere die hinsichtlich Brand- und Explosionsgefahren bestehenden Einschränkungen der Verwendbarkeit.

3. Spezielle Hinweise

Nachstehend werden Hinweise zur Durchführung der wichtigsten Desinfektionsmaßnahmen gegeben, im übrigen ist sinngemäß zu verfahren.

3.1 Hände und Haut

Bei der Händedesinfektion ist zu unterscheiden zwischen der hygienischen Händedesinfektion und der chirurgischen Händedesinfektion. Beide dienen unterschiedlichen Zwecken und werden in unterschiedlicher Weise durchgeführt. Ein für die hygienische Händedesinfektion empfohlenes Mittel ist nicht unbedingt auch für die chirurgische Händedesinfektion geeignet und umgekehrt.

Die Händedesinfektionsmittel sollten in Gefäßen bereitgehalten werden, denen die zur Desinfektion benötigte Menge entnommen werden kann, ohne sie mit den Händen berühren zu müssen (z. B. Betätigung mit Hilfe des Fußes oder Ellenbogens). Die Desinfektionsmittelspender sollten sich möglichst über einer Auffangwanne (z. B. Waschbecken) befinden.

3.1.1 Hygienische Händedesinfektion

Durch die hygienische Händedesinfektion sollen diejenigen Keime unschädlich gemacht werden, die durch Kontakt mit mikrobiell kontaminierten Objekten u. ä. auf die Oberfläche der Haut gelangt sind. Da die Händedesinfektion immer von unsicherem Erfolg ist, sollten mit Krankheitserregern kontaminierte Objekte bzw. kontaminierte Bereiche möglichst nicht mit bloßen Händen angefaßt werden. Wenn irgend möglich, sollten hierbei keimdichte Schutzhandschuhe getragen werden (oder) Hilfsmittel wie Zangen, Pinzetten oder Spatel verwendet werden.

Kontaminierte Hände dürfen erst nach ihrer Desinfektion mit Wasser und Seife gereinigt werden. Zur hygienischen Händedesinfektion sollten vornehmlich Mittel auf der Wirkstoffbasis von Alkoholen verwendet werden, bei Viruskrankheiten bevorzugt Chloramin T.

Wirkungsbereiche: A, AB (nur Chloramin T)
Das Desinfektionsmittel wird zunächst in die hohle Hand gegeben und anschließend über die Hände verteilt. Die Hände sind die erforderliche Zeit lang mit dem Desinfektionsmittel gründlich zu benetzen und gegeneinander zu reiben. Besondere Sorg-

falt ist auf die Desinfektion der Fingerkuppen und des Nagelfalzes zu verwenden. Die für die Händedesinfektion empfohlenen Mengen an Desinfektionsmitteln sind als Mindestmengen anzusehen. Dem auf den Händen verteilten Desinfektionsmittel darf Wasser erst nach Ablauf der für die Desinfektion vorgeschriebenen Einwirkungszeit zugesetzt werden.

Wurden die Hände sichtbar oder merklich mit keimhaltigen Ausscheidungen (Eiter, Sputum, Stuhl, Exsudat) u. ä. kontaminiert, so sind die beschmutzten Stellen vor der eigentlichen Händedesinfektion mit einem Zellstoff- oder Wattebausch zu reinigen, der mit dem Desinfektionsmittel angefeuchtet wurde. Die hygienische Händedesinfektion ist dann zweimal nacheinander durchzuführen, ehe mit der Reinigung der Hände begonnen wird.

An die hygienische Händedesinfektion schließt sich in der Regel eine Reinigung der Hände mit Wasser und Seife an. Jedem Mitarbeiter sollte ein Handtuch zur Verfügung stehen, das nur für seinen persönlichen Gebrauch bestimmt ist, sofern nicht Einmalhandtücher oder Handtuch-Rollautomaten verwendet werden.

3.1.2 Chirurgische Händedesinfektion

Durch die chirurgische Händedesinfektion sollen nicht nur die an der Oberfläche der Haut befindlichen Keime unschädlich gemacht werden, sondern auch diejenigen Keime, die in der Haut (z. B. in Haarbälgen, Talg- und Schweißdrüsen) angesiedelt sind.

Zur chirurgischen Händedesinfektion sind vornehmlich Mittel auf der Wirkstoffbasis von Alkoholen zu verwenden. Die Mittel sollten mindestens 80 Vol.-% Äthanol, 70 Vol.-% iso-Propanol, 60 Vol.-% n-Propanol oder Gemische dieser Alkohole entsprechender Wirksamkeit enthalten. Der Alkohol muß frei von bakteriellen Sporen sein.

Wirkungsbereich: A

Die chirurgische Händedesinfektion umfaßt zwei Verfahrensschritte. Die Haut muß zunächst durch Reinigungsmittel von dem an der Oberfläche befindlichen Schmutz befreit werden; anschließend wird die Haut mit Desinfektionsmittel behandelt. Für Reinigung und Desinfektion können zwei verschiedene Mittel (zunächst Seife, anschließend Desinfektionsmittel) oder sog. Kombinationspräparate (Desinfektionsmittel, die Seifen enthalten) verwendet werden.

Es ist nicht möglich, die lebende Haut bis zur Sterilität zu entkeimen, da die zur Händedesinfektion verwendbaren Mittel nur eine geringe Tiefenwirkung besitzen.

3.1.3 Hautdesinfektion

Die Hautdesinfektion dient der Vorbereitung von medizinischen Eingriffen, bei denen die Haut verletzt werden muß, wie z. B. bei Injektionen, Punktionen, Operationen. Durch sie sollen die im Bereich des Eingriffs auf und in der Haut befindlichen Keime unschädlich gemacht werden.

Zur Hautdesinfektion sollten vornehmlich Mittel auf der Wirkstoffbasis von Alkoholen oder Jodtinktur (Allergien berücksichtigen) bzw. entsprechende jodfreie Austauschpräparate verwendet werden. Für die Alkohole gelten die gleichen Konzentrationsangaben wie für die chirurgische Händedesinfektion (vgl. 3.1.2). Die Präparate müssen frei von bakteriellen Sporen sein. Die Einwirkungszeit soll mindestens eine Minute betragen.

Wirkungsbereiche: A, AB (nur Jodtinktur)

Das Desinfektionsmittel ist mit einem sterilen Tupfer auf der Haut zu verreiben. Insbesondere vor Punktionen und Operationen sollte die Haut vor der Desinfektion gereinigt werden; die Desinfektion sollte in diesen Fällen mindestens zweimal durchgeführt werden.

3.2 Instrumente

Die Instrumente sollten möglichst unmittelbar nach dem Gebrauch desinfiziert und gereinigt werden. Die Verunreinigungen sollen nicht an den Objekten antrocknen, um nicht die Desinfektion und die Reinigung zusätzlich zu erschweren. Die Instrumente sind gegebenenfalls soweit in ihre Einzelteile zu zerlegen, daß alle Oberflächen dem Desinfektionsmittel zugänglich sind.

Zur Desinfektion von Instrumenten können sowohl die feuchte Wärme als auch chemische Desinfektionsmittel verwendet werden; sofern es die Beschaffenheit der Instrumente zuläßt, sollte bevorzugt die feuchte Wärme angewendet werden.

3.2.1 Behandlung der Instrumente mittels feuchter Wärme

Die Instrumente können sowohl durch Erhitzen in Wasser (Auskochen) als auch durch Spülen mit heißem Wasser in automatischen Desinfektions- und Reinigungsapparaten desinfiziert werden (siehe 2.1.1.1 und 2.1.1.2). Müssen die Instrumente zur Erzielung des Wirkungsbereiches D einer höheren Temperatur als 100 °C ausgesetzt werden (z. B. 120 °C), so empfiehlt es sich, sie in Wasser liegend in einem Autoklaven zu erhitzen.

Wirkungsbereiche: A, AB, ABC (je nach Mittel und Verfahren)

3.2.2 Behandlung der Instrumente mit chemischen Desinfektionsmitteln

Von der chemischen Instrumentendesinfektion sollte nur dann Gebrauch gemacht werden, wenn die Instrumente wegen ihrer Beschaffenheit nicht mit feuchter Wärme (siehe 3.2.1) behandelt werden können.

Die Instrumente sind so in die Desinfektionsmittel-Lösung einzulegen, daß alle Oberflächen benetzt sind und der Zutritt des Desinfektionsmittels nicht durch Luftblasen behindert wird. Es ist jeweils eine frische Desinfektionsmittel-Lösung zu verwenden. Sichtbar kontaminierte Stellen sind unmittelbar nach dem Einlegen mit dem Desinfektionsmittel abzureiben. Schläuche und Hohlkörper sind mit dem Desinfektionsmittel durchzuspülen und so mit dem Desinfektionsmittel zu füllen, daß keine Luftblasen eingeschlossen sind.

Wirkungsbereiche: A, AB (je nach Desinfektionsmittel)

3.3 Oberflächen

Die Wirksamkeit und Verläßlichkeit des nachstehend beschriebenen Verfahrens (Scheuerdesinfektion) ist in starkem Maße von der Beschaffenheit der zu desinfizierenden Oberfläche (Struktur, Porosität) abhängig. Das Verfahren sollte daher nur dann angewendet werden, wenn die Objekte infolge ihrer Größe oder Anordnung nicht mit den für Instrumente beschriebenen Verfahren behandelt werden können (z. B. Arbeitsflächen, Mobiliar, Wände, Fußböden).

Die zu desinfizierende Oberfläche wird mit einem Scheuertuch, Schwamm o. ä., die mit der Gebrauchsverdünnung des Desinfektionsmittels getränkt wurden, unter leichtem Druck abgerieben. An den Oberflächen haftende Verunreinigungen sollen dabei im Desinfektionsmittel dispergiert werden. Es genügt nicht, das Desinfektionsmittel nur auf die Oberfläche aufzusprühen. Auf der mit dem Desinfektionsmittel behandelten Fläche soll zunächst ein Flüssigkeitsfilm verbleiben. Es ist nicht zulässig, die behandelte Oberfläche kurze Zeit nach dem Auftragen des Desinfektionsmittels trockenzureiben. Die Fläche gilt erst nach Ablauf der vorgeschriebenen Einwirkungszeit des Mittels als desinfiziert.

Wirkungsbereiche: A, AB (je nach Desinfektionsmittel)
Die Scheuerdesinfektion sollte in der Weise durchgeführt werden, daß eine Verunreinigung der Desinfektionsmittel-Lösung hintangehalten wird (z. B. Zwei-Eimer-Methode: Das Scheuertuch wird nach dem Behandeln eines Teiles der Fläche in ein zweites Gefäß ausgedrückt). Es empfiehlt sich, die Scheuerdesinfektion mit entsprechenden Hilfsmitteln durchzuführen und die Hände vor dem Kontakt mit dem Desinfektionsmittel zu schützen. Gegebenenfalls sind auch Atemschutzmasken zu verwenden.

Die zur Scheuerdesinfektion verwendeten Tücher, Schwämme u. ä. sind nach dem Gebrauch zu desinfizieren und zu trocknen; sie sind keinesfalls naß aufzubewahren.

Die Scheuerdesinfektion ist nicht zur Desinfektion grob verunreinigter Stellen geeignet. Grobe Verunreinigungen müssen von der Fläche zunächst entfernt und je nach ihrer Natur wie Fäzes oder Sputum desinfiziert werden (siehe 3.8 und 3.9). Es ist hierbei unerläßlich, Schutzhandschuhe zu tragen.

3.4 Räume

Unter Raumdesinfektion wird die umfassende und gleichzeitige Desinfektion aller in einem umschlossenen Raum befindlichen Oberflächen durch Verdampfen oder Vernebeln eines Desinfektionsmittels verstanden. Als wirksam ist bisher nur Formaldehyd anerkannt. Das Verfahren wird in der Regel nur dann angewendet, wenn besondere Infektionsgefahren bestehen und/oder anzunehmen ist, daß die übliche Scheuerdesinfektion unzureichend sein könnte. Die bei der Schlußdesinfektion übliche Scheuerdesinfektion wird durch die Verdampfung oder Vernebelung von Formaldehyd nicht überflüssig. In der Regel sollte die Scheuerdesinfektion der Verdampfung oder Vernebelung von Formaldehyd vorausgehen.

Der Raum ist so herzurichten, daß das Desinfektionsmittel alle Oberflächen erreichen kann und daß während der vorgeschriebenen Einwirkungszeit kein Desinfektionsmittel entweicht. Insbesondere sind die Fenster und Türen sowie Luftein- und auslässe abzudichten. Die Möbel, insbesondere die Schränke, sollen an ihrem Standort verbleiben. Die Schranktüren, Schubkästen u. ä. sind zu öffnen. Matratzen sind anzulüften; Kissen, Decken u. ä. sowie Kleidungsstücke sind locker und möglichst faltenfrei aufzuhängen. Die Heizung des Raumes ist abzuschalten bzw. zu drosseln; die Raumtemperatur soll jedoch 10 °C nicht unterschreiten.

Pro m^3 Rauminhalt sind mind. 5 g Formaldehyd (entspr. 14 ml Formaldehyd-Lösung DAB 7) und 20 ml Wasser zu verdampfen. Die Formaldehyd-Lösung DAB 7 ist eine wäßrige Formaldehyd-Lösung mit einem Formaldehydgehalt von mind. 35%. Während einer 6stündigen Einwirkungszeit soll die relative Luftfeuchte in dem Raum 70% nicht unterschreiten.

Wirkungsbereich: AB
Es empfiehlt sich, den Formaldehyd nach der vorgeschriebenen Einwirkungsdauer durch Einleiten des Dampfes einer siedenden Ammoniaklösung chemisch zu binden. Je ml der Formaldehyd-Lösung DAB 7 sollten mindestens 0,65 ml einer 25%igen Ammoniaklösung verdampft werden. Der Raum ist anschließend ausgiebig zu lüften.

3.5 Textilien

Waschbare Textilien sollten mit Hilfe der in Abschnitt 3.6 (Wäsche) empfohlenen Mittel und Verfahren desinfiziert werden. Nicht waschbare Textilien können mittels Wasserdampf, einem Gemisch aus Formaldehyd und Wasserdampf oder durch desinfizierende Chemisch-Reinigung desinfiziert werden.

Beim Sammeln der Textilien und ihrem Transport zur Desinfektionseinrichtung sind die Empfehlungen der Anlage zu den Ziffern 4.4.3 und 6.4 der Richtlinie sinngemäß zu beachten.

3.5.1 Behandlung der Textilien mit Wasserdampf

Die Textilien werden in einem Dampf-Desinfektionsapparat mit Wasserdampf behandelt (vgl. 2.1.1.3). In den Fällen, in denen mit einem verzögerten Eindringen des Wasserdampfes in das Desinfektionsgut gerechnet werden muß (z. B. aufeinanderliegende Wolldecken), müssen Vakuumverfahren verwendet werden.

Wirkungsbereiche: A, AB, ABC (je nach Verfahren)
Es muß mit einem „Einbrennen" der Verunreinigung in die Textilien gerechnet werden. Sichtbar kontaminierte Stellen sind gegebenenfalls durch Abreiben mit einer Desinfektionsmittel-Lösung vorzubehandeln.

3.5.2 Behandlung der Textilien mit Formaldehyd-Wasserdampf

Die Textilien werden in einer Desinfektionskammer locker aufgehängt. In die Kammer wird der Dampf einer siedenden Formaldehyd-Lösung eingeleitet. Pro m³ Rauminhalt der Kammer sind mind. 5 g Formaldehyd zu verdampfen. Das Verfahren kann auch in einem entsprechend abgedichteten Zimmer durchgeführt werden (vgl. 3.4). Die Textilien sind dem Formaldehyd-Wasserdampf mind. sechs Stunden auszusetzen. Die relative Luftfeuchtigkeit soll während einer 6stündigen Einwirkungszeit 70% nicht unterschreiten.

Wirkungsbereich: AB
Die Textilien sollten nach der Desinfektion mit Ammoniak nachbehandelt werden, um den an ihnen haftenden Formaldehyd zu beseitigen bzw. chemisch zu binden. Es empfiehlt sich, in die Kammer den Dampf einer kochenden Ammoniaklösung einzuleiten (vgl. 3.4). Die Textilien müssen nach der Behandlung mit diesem Verfahren gelüftet werden.

3.5.3 Desinfizierende Chemisch-Reinigung der Textilien

Das Verfahren ist nur in Chemisch-Reinigungsanlagen durchführbar. Die Anlage muß mit einem Meßgerät zur Bestimmung der relativen Feuchte im Dampfraum über die Flotte ausgerüstet sind. Die Reinigungstrommel der Anlage darf nur bis zu 75% des maximal zulässigen Füllgewichtes mit dem zu desinfizierenden Gut beladen werden. Der zur Reinigung des Gutes verwendeten Flotte sind die vorgeschriebenen Mengen an Lösungsvermittlern (sog. Reinigungsverstärker) und Desinfektionsmittel zuzusetzen. Das Gut ist die erforderliche Zeit lang (in der Regel 15 Minuten) in dieser Desinfektionsflotte zu bewegen. Die relative Feuchtigkeit im Dampfraum über der Flotte darf den vorgeschriebenen Wert nicht unterschreiten. (Flotte: allgemeine Bezeichnung für die Flüssigkeit, in der sich die Textilien während der Behandlung befinden.) Nach Ablassen der Flotte in einen Vorrats- bzw. Aufbereitungstank ist das Gut durch Zentrifugieren von anhaftenden Lösungsmittel zu befreien und durch Einblasen von warmer Luft zu trocknen. Die vorgeschriebenen Temperaturen und Einwirkungszeiten dürfen nicht unterschritten werden.

Soll die Flotte zur desinfizierenden Behandlung weiterer Chargen verwendet werden, so muß ihr Gehalt an Lösungsvermittler und Desinfektionsmittel mit den vorgeschriebenen Mengen ergänzt werden.

Das derzeit vom Bundesgesundheitsamt als wirksam anerkannte Verfahren ist nur für die Behandlung von Textilien aus Chemiefasern (z. B. Polyester, Polyacryl) geeignet.

Wirkungsbereich: AB

3.6 Wäsche

Unter Wäsche werden waschbare Textilien verstanden. Hinweise zum Sammeln der Wäsche und ihrem Transport zur Desinfektionseinrichtung sowie zur Kontrolle der Waschmaschinen und der -verfahren gibt die Anlage zu den Ziffern 4.4.3 und 6.4 der Richtlinie.

Wäsche kann durch Kochen, durch Wasserdampf, durch Behandeln mit Desinfektionsmittel-Lösungen (Chemische Wäschedesinfektion) oder in Verbindung mit dem Waschprozeß durch thermische oder chemo-thermische Desinfektionswaschverfahren desinfiziert werden. Für die Verfahren werden unterschiedliche Mittel und Hilfsmittel benutzt. Die Desinfektionswaschverfahren können nur in Waschmaschinen bei bewegter Flotte und bewegter Wäsche durchgeführt werden.

Je nach Art der Wäsche und dem Grad der Verschmutzung können die Verfahren unterschiedlich geeignet sein, vor allem hinsichtlich der Schädigung der Wäsche und ihrer Reinigung. Dampfdesinfektionsverfahren eignen sich in der Regel nur für die Desinfektion sauberer Wäsche.

Während des Waschprozesses und der nachfolgenden Bearbeitung der gewaschenen Wäsche kann die Wäsche mikrobiell rekontaminiert werden. Bezüglich der Anforderungen an die Keimarmut der gewaschenen Wäsche wird auf die Anlage zu den Ziffern 4.4.3 und 6.4 der Richtlinie verwiesen.

3.6.1 Kochen der Wäsche

Die Wäsche wird Stück für Stück in einen Kochtopf oder Kessel eingelegt, der zu ca. ¾ seines Fassungsvermögens mit einer Waschflotte gefüllt ist. Die Waschflotte soll zunächst höchstens lauwarm sein. Flüssigkeits- und Wäschemenge sollen so bemessen sein, daß die eingelegte Wäsche völlig mit Waschflotte bedeckt ist. Die Flotte wird dann bis zum Sieden erhitzt und die Wäsche 30 min gekocht. Um die Belästigung durch Wasserdampf gering zu halten, empfiehlt es sich, das Gefäß während des Kochens mit einem Deckel abzudecken. Nach dem Kochen kann die Wäsche in üblicher Weise gewaschen werden.

Wirkungsbereich: ABC

Das Verfahren eignet sich nur für kochbare Wäsche. Zumeist läßt sich ein „Einbrennen" von Schmutz in die Textilien und ein Vergrauen der Wäsche nicht vermeiden.

3.6.2 Behandlung der Wäsche mit Wasserdampf

Die Wäsche wird in einem Dampf-Desinfektionsapparat mit Wasserdampf behandelt. Zweckmäßigerweise werden hierfür Vakuum-Verfahren verwendet (siehe 2.1.1.3). Es ist zu berücksichtigen, daß sich stark getrocknetes poröses Desinfektionsgut, wie z. B. heiß gemangelte Wäsche, bei der Dampfdesinfektion überhitzt; es sind dann längere Desinfektionszeiten erforderlich als sie für gesättigten Dampf gelten.

Wirkungsbereich: A, AB, ABC (je nach Temperatur und Einwirkungsdauer)
Das Verfahren eignet sich in der Regel nur zur Behandlung von sauberer Wäsche.

3.6.3 Behandlung der Wäsche mit Desinfektionsmittel-Lösung (Chemische Wäschedesinfektion)

Die Wäsche wird Stück für Stück in ein Gefäß eingelegt, das mit der entsprechenden Gebrauchsverdünnung eines Desinfektionsmittels gefüllt ist. Die Temperatur der Flotte soll mindestens 15 °C betragen. Die Flüssigkeits- und Wäschemenge sollen so bemessen sein, daß die eingelegte Wäsche völlig vom Desinfektionsmittel bedeckt ist (das Gewichtsmengenverhältnis von Wäsche zur Flotte, sog. Flottenverhältnis, soll ca. 1:8 betragen). Das Desinfektionsmittel muß mindestens 12 Stunden auf die Wäsche einwirken. Um sicherzustellen, daß die Wirkung des Desinfektionsmittels nicht durch Luftblasen oder andere Hindernisse beeinträchtigt wird, ist die Wäsche von Zeit zu Zeit mit Hilfe eines Stabes in dem Bad zu bewegen. Der Stab wird zweckmäßigerweise gleichzeitig mit der Wäsche desinfiziert; er soll daher bis zum Ende der Wäschedesinfektion in dem Bad verbleiben. Nach Ablauf der erforderlichen Einwirkungsdauer ist die Wäsche gründlich zu spülen. Sie kann anschließend in üblicher Weise gewaschen werden. – Das Desinfektionsbad soll nur einmal verwendet werden.

Wirkungsbereiche: A, AB (je nach Art des Desinfektionsmittels)
Das Verfahren eignet sich zur Behandlung von waschbaren Textilien aller Art.

3.6.4 Behandlung der Wäsche durch Desinfektions-Waschverfahren

Die Desinfektions-Waschverfahren werden in Waschmaschinen durchgeführt. Die Waschmaschinen müssen von ihrer Bauart und der Betriebsweise her sicherstellen, daß die vorgeschriebene Konzentration des Desinfektions- und des Waschmittels, das Flottenverhältnis und die Temperatur während der vorgeschriebenen Desinfektionszeit eingehalten werden. In den Fällen, in denen ausgeschlossen werden muß, daß die Krankheitserreger in das Abwasser gelangen, muß die Desinfektion von Wäsche und Flotte vor dem erstmaligen Ablassen von Flotte abgeschlossen sein.

Bei den thermischen Desinfektions-Waschverfahren werden Flotte und Wäsche durch die Einwirkung einer Temperatur von 85 bis 90 °C desinfiziert. Die Zusätze zur Flotte dienen dazu, die Verunreinigungen aufzuschließen, vom Textil abzulösen und während der Erhitzung in Suspension zu halten. Bei den chemo-thermischen Desinfektions-Waschverfahren erfolgt die Desinfektion in erster Linie durch die Einwirkung eines chemischen Desinfektionsmittel auf die Wäsche. Die Flotte und die Wäsche werden erwärmt, um die Wirksamkeit des chemischen Mittels zu verstärken und zu beschleunigen.

3.6.4.1 Thermische Desinfektions-Waschverfahren

Die Waschmaschine wird dem vorgeschriebenen Füll- und Flottenverhältnis entsprechend mit Wasser, Waschmittel und Wäsche beschickt. Bei bewegter Waschtrommel werden Wäsche und Flotte langsam oder stufenweise, so daß ein „Einbrennen" des Schmutzes vermieden wird (gegebenenfalls unter weiterem Zusatz von Waschmittel), auf die Desinfektionstemperatur (je nach Verfahren 85 bzw. 90 °C) erhitzt und die erforderliche Zeit lang (je nach Verfahren 10 bzw. 15 min) bei dieser Temperatur gehalten. Nach Ablauf der vorgeschriebenen Einwirkungszeit kann die Flotte abgelassen und die Wäsche in üblicher Weise weitergewaschen bzw. gespült werden.

Wirkungsbereich: AB
Die thermischen Desinfektions-Waschverfahren eignen sich nur für die Desinfektion von kochbarer Wäsche.

3.6.4.2 Chemo-thermische Desinfektions-Waschverfahren

Die Waschmaschine wird dem vorgeschriebenen Füll- und Flottenverhältnis entsprechend mit Wasser, Desinfektionsmittel und Wäsche gefüllt (bei den Verfahren mit Chlor bzw. anorganischen oder organischen Substanzen mit aktivem Chlor als Wirkstoff soll das Desinfektionsmittel erst bei Erreichen der vorgeschriebenen Temperatur zugegeben werden). Bei bewegter Waschtrommel werden Wäsche und Flotte auf die vorgeschriebene Desinfektionstemperatur (je nach Verfahren 40 bis 85 °C) erwärmt und die erforderliche Zeit lang (je nach Verfahren 5 bis 45 min) bei dieser Temperatur gehalten. Nach Ablauf der vorgeschriebenen Einwirkungszeit kann die Flotte abgelassen und die Wäsche in üblicher Weise weitergewaschen bzw. gespült werden.

Wirkungsbereiche: A, AB (je nach Verfahren)
Die chemo-thermischen Desinfektions-Waschverfahren eignen sich für waschbare Textilien aller Art, insbesondere für sog. temperaturempfindliche Wäsche. Auf die Einhaltung der für die verschiedenen Verfahren vorgeschriebenen Desinfektionstemperatur ist dabei besonders zu achten.

3.7 Betten

Die Desinfektion eines kompletten („aufgerüsteten") Bettes, bestehend aus Bettgestell, Matratze, Bettdecken, Kissen und Bettwäsche, ist nur mit Hilfe von Dampf-Desinfektionsverfahren möglich. Die Anwendung dieser Verfahren hat zur Voraussetzung, daß die Materialien, insbesondere das Bettgestell und seine Armaturen, eine derartige Behandlung zulassen. Bei der Dampf-Desinfektion ist es unvermeidlich, daß Verunreinigungen in die Textilien und Oberflächen „eingebrannt" werden. Die Dampf-Desinfektion von kompletten Betten ist daher in der Regel auf die Desinfektion von gereinigten Betten mit gewaschener Bettwäsche beschränkt.

Sollen benutzte Betten desinfiziert werden, so müssen in der Regel die Teile des Bettes (Bettgestell, Matratze, Bettdecken, Kissen, Bettwäsche) unterschiedlichen Desinfektionsverfahren unterworfen werden. Hinsichtlich der Anforderungen der Hygiene bei der Aufbereitung von Betten wird auf die Anlage zu den Ziffern 4.4.3 und 6.5 der Richtlinie verwiesen.

3.7.1 Bettgestelle

Bettgestelle werden, je nach Beschaffenheit, mit Wasserdampf (siehe 2.1.1.3), Formaldehyd-Wasserdampf (siehe 3.4) oder durch Abreiben mit Desinfektionsmittel-Lösung (siehe 3.3) desinfiziert. Bei Anwendung der Dampfdesinfektion empfiehlt es sich, sichtbar verschmutzte Stellen vorzubehandeln, um einem Einbrennen vorzubeugen.

Wirkungsbereiche: A, AB, ABC (je nach Mittel und Verfahren)

3.7.2 Matratzen

Im Innern von Matratzen befindliche Keime können nur durch Mittel und Verfahren abgetötet bzw. inaktiviert werden, die eine ausreichende Tiefenwirkung besitzen. Es empfiehlt sich, hierfür Dampfdesinfektionsverfahren zu verwenden (siehe 2.1.1.3). In den Fällen, in denen mit einem verzögerten Eindringen des Dampfes in die Matratzen gerechnet werden muß, sind bevorzugt Vakuumverfahren anzuwenden. Sichtbar verunreinigte Stellen müssen gegebenenfalls vorbehandelt werden, um einem Einbrennen vorzubeugen.

Wirkungsbereiche: A, AB, ABC (je nach Mittel und Verfahren)
Aus hygienischen und ästhetischen Gründen kann es zweckmäßig sein, die Matratzen vor dem Gebrauch ganz oder teilweise mit einem Schutzüberzug zu versehen.

3.7.3 Bettwäsche, Bettdecken und Kissen
Bettwäsche, Bettdecken und Kissen werden, je nach ihrer Beschaffenheit, insbesondere der Füllung der Bettdecken und Kissen, mit den für Textilien bzw. Wäsche beschriebenen Verfahren desinfiziert (siehe 3.5 bzw. 3.6). Bettdecken und Kissen, die Federn enthalten, können in der Regel nur mit Wasserdampf desinfiziert werden (siehe 2.1.1.3).

Wirkungsbereiche: A, AB, ABC (je nach Mittel und Verfahren)

3.8 Fäzes und Urin sowie Auffanggefäße

Eine Desinfektion von Fäzes und Urin kann sowohl aus Gründen der Abwasserhygiene als auch aus Gründen des Infektionsschutzes innerhalb der Krankenanstalt erforderlich sein.

Aus Gründen der Abwasserhygiene ist in der Regel nur dann eine Desinfektion der Fäzes erforderlich, wenn es sich um Krankheitserreger handelt, die in dem Abwasser, dem die Fäzes bzw. das Krankenhausabwasser zugeführt werden, normalerweise nicht enthalten (wie z.B. Erreger hämorrhagischer Fieber, Cholera-Erreger) oder in erheblich geringerer Menge zu erwarten sind (vgl. Merkblatt des Bundesgesundheitsamtes über die Einleitung von Krankenhausabwasser in die Kanalisation und in Gewässer). Die örtlichen Gegebenheiten sind hierbei gebührend zu berücksichtigen.

Patienten, die an einer Infektionskrankheit erkrankt sind oder einer Krankheit verdächtig sind, bei der die Krankheitserreger mit den Fäzes oder dem Urin ausgeschieden werden, sollten gesonderte Toiletten benutzen, unabhängig davon, ob eine Desinfektion der Ausscheidungen für erforderlich gehalten wird oder nicht. In gleicher Weise sollten die in Bettpfannen o.ä. aufgefangenen Fäzes und der Urin dieser Patienten über spezielle Toiletten oder Spülbecken der Kanalisation zugeführt werden. Die zum Auffangen der Ausscheidungen verwendeten Gefäße (z.B. Bettpfannen, Urinflaschen) sollten nach dem Entleeren desinfiziert werden, unabhängig davon, ob der Patient an einer Infektionskrankheit leidet oder nicht.

3.8.1 Desinfektion von Fäzes
Eine thermische Desinfektion von Fäzes ist infolge der Geruchsbelästigung zumeist nur in Verbindung mit der thermischen Abwasserdesinfektion praktikabel. Für die laufende Desinfektion von Fäzes können daher in der Regel nur chemische Mittel verwendet werden.

Zur chemischen Desinfektion von Fäzes können Kalkmilch oder Phenole bzw. Phenolderivate verwendet werden. Bei der Auswahl der Mittel ist jedoch darauf zu achten, daß Kalkmilch gegenüber Tuberkulose-Bakterien unwirksam ist und Phenole bzw. Phenolderivate zur Desinfektion bei Viruskrankheiten ungeeignet sind. Chloramin und Chlorkalk sind zur Desinfektion von Fäzes unbrauchbar (vgl. Tab. 12.1).

Tab. 12.1: Mittel zur Desinfektion von Fäzes

Krankheitserreger	Desinfektionsmittel bzw. Wirkstoff
Viren	Kalkmilch
Mykobakterien	Phenole bzw. Phenolderivate
sonstige	Kalkmilch oder Phenole bzw. Phenolderivate

Die Fäzes sind mit mindestens der doppelten Menge der Gebrauchsverdünnung des Desinfektionsmittels zu versetzen. Mit Hilfe eines Stabes sind die Fäzes mit dem Desinfektionsmittel zu verrühren. Kompakte Bestandteile des Fäzes müssen dabei bis auf Erbsengröße zerkleinert werden. Das Desinfektionsmittel muß bei Raumtemperatur mindestens sechs Stunden einwirken. Der zum Vermengen benutzte Stab kann mit den Fäzes chemisch desinfiziert werden und soll dann bis zum Ablauf der Desinfektionszeit in dem Gemenge verbleiben. Die Gefäße können danach in einen Abort o. ä. entleert werden. Anschließend sind die entleerten Gefäße zu desinfizieren.

3.8.2 Desinfektion von Urin
Für die Desinfektion von Urin gilt das gleiche wie für die Desinfektion von Fäzes (vgl. 3.8.1). Bei der chemischen Desinfektion genügt ein Mischungsverhältnis von Urin mit der Gebrauchsverdünnung des Desinfektionsmittels von einem Teil Urin mit einem Teil Desinfektionsmittel-Lösung; die Einwirkungszeit soll mind. zwei Stunden betragen.

3.8.3 Desinfektion der Auffanggefäße
Die Auffanggefäße können thermisch oder chemisch desinfiziert werden; thermische Verfahren sollten bevorzugt verwendet werden.

3.8.3.1 Thermische Desinfektion der Auffanggefäße
Die Auffanggefäße können entweder in Wasser gekocht (siehe 2.1.1.1), mit Wasserdampf behandelt (siehe 2.1.1.3) oder mit heißem Wasser in speziellen Desinfektions-Spülmaschinen gespült werden (siehe 2.1.1.2). Bei der Verwendung von Spülmaschinen ist zu beachten, daß für die Desinfektion der Gefäße nicht allein die Temperatur des Spülwassers ausschlaggebend ist. Die zu desinfizierenden Oberflächen müssen die für die Desinfektion vorgeschriebene Temperatur annehmen und hinreichend lange dieser Temperatur ausgesetzt sein.

Wirkungsbereiche: A, AB, ABC (je nach Verfahren)

3.8.3.2 Chemische Desinfektion der Auffanggefäße
Die entleerten Gefäße sind in einen Behälter zu legen, der mit einem zur Desinfektion von Fäzes geeigneten Desinfektionsmittel gefüllt ist. Sichtbar verschmutzte Stellen der Gefäße sind zu Beginn der Desinfektion mit Hilfe eines Spatels o. ä. vom Untergrund zu lösen und im Desinfektionsmittel zu dispergieren. Die Gefäße müssen vom Desinfektionsmittel vollständig bedeckt sein, und es dürfen keine Luftblasen eingeschlossen sein. Die Gefäße sollen mindestens sechs Stunden in dem Bad verbleiben. Danach können sie in üblicher Weise gereinigt werden. Das in den Desinfektionswannen befindliche Desinfektionsmittel sollte mindestens einmal wöchentlich gewechselt werden. Die Wannen sind hierbei gründlich zu reinigen.

Wirkungsbereich: A

3.9 Desinfektion und Sputum

Sputum u. ä. Ausscheidungen können sowohl thermisch als auch chemisch desinfiziert werden; am verläßlichsten ist die thermische Desinfektion. Die thermische Desinfektion bietet zugleich den Vorteil, daß das Sputum und die Auffanggefäße in einem Arbeitsgang desinfiziert werden. Bei der Handhabung der Sputumgefäße sind keimdichte Schutzhandschuhe zu tragen, da stets damit gerechnet werden muß, daß auch die Außenseite der Gefäße kontaminiert ist.

3.9.1 Thermische Desinfektion von Sputum
Die Auffanggefäße werden samt Inhalt in einer Desinfektionskammer gesättigtem Wasserdampf von 100 °C ausgesetzt. Die Wirkungsdauer des Dampfes soll mindestens 15 min betragen. Die Gefäße können anschließend in ein Toiletten- oder Spülbecken entleert und in üblicher Weise gereinigt werden.

Wirkungsbereich: ABC

3.9.2 Chemische Desinfektion von Sputum
Zur chemischen Desinfektion von Sputum können Chloramin T u. ä. Präparate (nicht aber Chlorkalk) sowie Phenole bzw. Phenolderivate verwendet werden. Zur Desinfektion bei Viruskrankheiten sind Phenole und Phenolderivate ungeeignet.

Wirkungsbereiche: A, AB (nur Chloramin T)
Die zum Auffangen bzw. Sammeln von Sputum dienenden Gefäße sind vor der Benutzung zu etwa ⅔ ihres Fassungsvermögens mit der Gebrauchsverdünnung des Desinfektionsmittels zu füllen. Nach dem Gebrauch bzw. der letztmaligen Zugabe von Sputum müssen die Gefäße mindestens vier Stunden bei Raumtemperatur verbleiben. Sie dürfen erst nach Ablauf dieser Zeit in einen Abort o. ä. entleert werden. Anschließend sind die entleerten Gefäße zu desinfizieren (siehe unten).

Es ist auch zulässig, die Sputen zunächst in einem Gefäß zu sammeln, das kein Desinfektionsmittel enthält, und sie nachträglich mit Desinfektionsmitteln zu versehen. In diesem Falle sollen die Gefäße zu nicht mehr als ¼ ihres Fassungsvermögens mit Sputum gefüllt sein. Dem Sputum ist mindestens die doppelte Menge Gebrauchsverdünnung des Desinfektionsmittels zuzufügen. Das Desinfektionsmittel muß auf das Sputum mindestens vier Stunden bei Raumtemperatur einwirken; erst nach Ablauf dieser Zeit dürfen die Gefäße in einen Abort o. ä. entleert werden. Die entleerten Gefäße sind anschließend zu desinfizieren.

Die entleerten Gefäße können entweder durch Kochen in Wasser (siehe 2.1.1.1), durch Spülen mit heißem Wasser (siehe 2.1.1.2), durch Behandeln mit Wasserdampf (siehe 2.1.1.3) oder durch chemische Mittel desinfiziert werden. Die chemische Desinfektion ist in folgender Weise durchzuführen:

Die Gefäße sind in einen Behälter zu legen, der mit dem Desinfektionsmittel gleicher Art und Konzentration gefüllt ist, das zur Desinfektion des Sputums verwendet wurde. Die Gefäße müssen vom Desinfektionsmittel vollständig bedeckt sein, und es dürfen keine Luftblasen eingeschlossen sein. Die Gefäße sollen mindestens vier Stunden in dem Bad verbleiben. Danach können sie in üblicher Weise gereinigt werden. Das in den Behältern befindliche Desinfektionsmittel sollte mindestens zweimal wöchentlich gewechselt werden. Die Wannen sind hierbei gründlich zu reinigen.

12.3.3 Anlage zu Ziffer 5.6 der Richtlinie Hygienische Untersuchungen in Krankenhäusern und anderen medizinischen Einrichtungen (Bundesgesundhbl. 36 (1993), 244)

1. Einleitung

Zur Sicherstellung der Hygiene in Krankenhäusern und anderen medizinischen Einrichtungen wird es als notwendig angesehen, nachstehende Untersuchungen durchzuführen. Sie sind von einem Krankenhaushygieniker gemäß Anlage zu Ziffer 5.3.4 der Richtlinie für Krankenhaushygiene und Infektionsprävention entsprechend seinem Aufgabenkatalog und unter Berücksichtigung der jeweiligen Gegebenheiten des Krankenhauses bzw. der medizinischen Einrichtung festzulegen und in Abstimmung mit dem Krankenhaushygieniker oder von ihm selbst durchzuführen.

Die Untersuchungen dienen zur Qualitätssicherung in der Hygiene, z. B.

- der Erkennung von Infektionsrisiken,
- der Kontrolle von Desinfektions-, Sterilisations- und anderen hygienischen Maßnahmen,
- der Motivierung der Mitarbeiter.

Hygienische Untersuchungen sind wesentlicher Bestandteil der medizinischen Qualitätssicherung und Eigenkontrolle. Durch sie soll sichergestellt und dokumentiert werden, daß in Krankenhäusern und anderen medizinischen Einrichtungen die hygienischen Bedingungen derart sind, daß die Wahrscheinlichkeit von Gesundheitsschäden und -beeinträchtigungen bei Patienten und Mitarbeitern durch Einhaltung anerkannter Regeln der Hygiene auf ein unvermeidbares Mindestmaß reduziert wird. Die Ergebnisse dieser Untersuchungen sind daher in Maßnahmen der Qualitätssicherung einzubeziehen.

Das aseptische Arbeiten sowie antiseptische Maßnahmen, wie Reinigungs-, Desinfektions- und Sterilisationsmaßnahmen, sollen durch entsprechende Laboruntersuchungen objektiv überprüft und kontrolliert werden.

In den Krankenhäusern und anderen medizinischen Einrichtungen können ohne ausreichende hygienische Untersuchungen Gesundheitsrisiken (z. B. durch Schadstoffe; wasserführende Systeme; RLT-Anlagen; Instrumente; Lebensmittel; betriebstechnische Geräte, wie Reinigungsautomaten; medizintechnische Geräte, wie Narkosegeräte, Beatmungsgeräte etc.) unerkannt bleiben und zu einer Gefährdung von Patienten und Mitarbeitern führen.

Die bisherigen Erfahrungen haben gezeigt, daß trotz Schulung und Aufklärung über die Notwendigkeit von unverzichtbaren hygienischen Maßnahmen diese oft nicht konsequent durchgeführt werden. Kontrolluntersuchungen können den Mitarbeitern Verhaltensfehler vor Augen führen.

Nachfolgend werden die Einzelbereiche für die hygienischen Untersuchungen und ggf. deren Häufigkeiten aufgeführt. Abweichende Untersuchungsintervalle und die Einbeziehung weiterer Untersuchungen können vom Krankenhaushygieniker in Abhängigkeit von den jeweiligen Gegebenheiten gefordert werden.

Die Ergebnisse aller aufgeführten Untersuchungen sind zu dokumentieren und auf Verlangen dem zuständigen Amtsarzt vorzulegen. Die regelmäßigen Untersuchungen sind Bestandteil des Hygieneplans.

2. Hygienische Untersuchungen zur Verhütung von Infektionen und anderen Gesundheitsbeeinträchtigungen

2.1 Unangemeldete Kontrollen der hygienischen und chirurgischen Händedesinfektion

2.2 Kontrollen der Instrumenten- und Flächendesinfektion, insbesondere in Risikobereichen bzw. in Abhängigkeit vom jeweiligen Bereich, halbjährlich

2.3 Kontrollen der Verfahren zur Aufbereitung von Endoskopen, vierteljährlich

2.4 Hygienische Prüfungen von Sterilisationsgeräten mittels biologischer Indikatoren (Bakteriensporen der Resistenzstufe III) vor Inbetriebnahme sowie halbjährlich (z. B. DIN 58946, 58947, 58948, 58949, 58950) bzw. nach 400 Chargen

2.5 Hygienische Prüfungen von Desinfektionsgeräten (z. B. für Instrumente, Anaesthesie-Zubehör, Endoskope, Schuhe, Geschirr, Wäsche, Matratzen) mittels biologischer, chemischer und physikalischer Indikatoren für jedes Desinfektionsprogramm vor Inbetriebnahme sowie halbjährlich

2.6 Überprüfung der Durchführung hygienischer Maßnahmen und der Verhaltensweisen von Mitarbeitern sowie hygienische Untersuchungen des Patientenumfeldes

2.7 Hygienische Untersuchungen von Wasser an festzulegenden Probeentnahmestellen*
Hierzu zählen entsprechend der Anlage zu Ziffer 4.4.6 und 6.7 der Richtlinie für Krankenhaushygiene und Infektionsprävention: „Anforderungen der Hygiene an die Wasserversorgung"

– Wasser aus Anlagen der Hausinstallation, u. a. Warmwassersysteme und Wasser aus Trinkwasservorratsbehältern (z. B. auf Koloniezahl und spezielle Erreger wie E. coli, P. aeruginosa, Legionella spp.) in halbjährlichem Abstand
– Wasser aus Trinkwasserbehandlungsanlagen, besonders solche, die nach dem Ausfällungs-, Filtrations- oder Austauscherprinzip arbeiten (z. B. auf Koloniezahl, P. aeruginosa) in halbjährlichem Abstand
– Wasser für Dialysegeräte (z. B. auf Koloniezahl, P. aeruginosa) in halbjährlichem Abstand
– Wasser für Sprühlanzen, Mundduschen und Turbinensprays, insbesondere in zahnärztlichen Einheiten (z. B. auf Koloniezahl, P. aeruginosa, Legionella spp.) in halbjährlichem Abstand
– Wasser für Umlaufsprühbefeuchter von RLT-Anlagen (entsprechend Anforderungen DIN 1946 Teil 4)
– Wasser zur Herstellung von Arzneimitteln (entsprechend DAB), soweit nicht in der Verantwortung des Apothekers, entsprechend AMG
– Wasser in Schwimm-, Bade-, Warmsprudel-, Therapie- und Bewegungsbecken, Wasser für Wannenbäder, Wickel-Güsse sowie ggf. Wasser in hydrotechnischen Einrichtungen entsprechend dem Entwurf der Verordnung über Schwimm- und Badebeckenwasser bzw. DIN 19643

2.8 Hygienische Untersuchungen an festzulegenden Stellen von wasserführenden Geräten (z. B. Beatmungsgeräte, Inhalatoren), mindestens halbjährlich

---

* Unter Einbeziehung der Befunde entsprechend der Trinkwasserverordnung.

2.9 Hygienisch-mikrobiologische und hygienisch-physikalische Untersuchungen von RLT-Anlagen nach DIN 1946 Teil 4 und von anderen hygienisch relevanten lufttechnischen Anlagen (z. B. reine Werkbänke u. a. zum Richten von Infusionslösungen) vor Inbetriebnahme sowie einmal jährlich auf:

- Luftkeime
- Luftpartikel
- Luftströmungen

2.10 Hygienisch-technische Untersuchungen (Konzentrationsbestimmung von festinstallierten dezentralen Dosiereinrichtungen für Desinfektionsmittel) vor Inbetriebnahme und einmal jährlich, bei zentralen Anlagen halbjährlich

2.11 Hygienische Untersuchungen jeder Charge von im Krankenhaus hergestellten Arzneimitteln auf Sterilität und Pyrogenität (nach DAB), sofern nicht in der Verantwortung des Apothekers

2.12 Regelmäßige hygienisch-mikrobiologische Untersuchungen von Rückstellproben von Lebensmitteln*, die durch die Küche hergestellt bzw. ggf. durch Lebensmittelbetriebe angeliefert werden, z. B. auf:

- Enterobacteriaceae (ibs. Salmonella spp.)
- Staphylococcus aureus
- Listeria sp.

halbjährlich.

Die Auswahl der zu untersuchenden Speisen wird vom Krankenhaushygieniker vorgenommen.

Rückstellproben aller Speisenchargen sind mindestens 96 Stunden nach der Speisenherstellung bzw. der Anlieferung aufzubewahren und bei auftretenden Gesundheitsstörungen zu untersuchen.

3. Untersuchungen zur Erkennung und Bekämpfung von in medizinischen Einrichtungen erworbenen Infektionen

Untersuchungen zur Erkennung von Infektionsquellen richten sich hinsichtlich des Untersuchungsbereiches und der zu untersuchenden Mikroorganismen nach den Charakteristika der jeweiligen in medizinischen Einrichtungen erworbenen Infektionen. Der Untersuchungsumfang wird in Abhängigkeit von den Besonderheiten der aufgetretenen Infektionen im einzelnen vom Krankenhaushygieniker festgelegt. Im Einzelfall kann der Untersuchungsumfang über das unter Pkt. 2 dargestellte Maß hinausgehen (z. B. Typisierung der Infektionserreger und der von exogenen Infektionsquellen isolierten Mikroorganismen).

---

* Die Versorgung von Küchen in medizinischen Einrichtungen mit vorgefertigten Speisen soll nur durch solche Betriebe erfolgen, deren Lebensmittel regelmäßig hygienisch-mikrobiologisch untersucht und deren Betriebsabläufe durch den für das jeweilige Krankenhaus zuständigen Krankenhaushygieniker überprüft werden. Die medizinische Einrichtung hat die Vorlage der entsprechenden Zertifikate zu verlangen. Diese sind dem Krankenhaus bzw. dem Krankenhaushygieniker vorzulegen.

Beispielhaft zählen dazu:

– Untersuchungen der Mitarbeiter auf Keimträgertum, bei Infektionszwischenfällen (z. B. mehrfach resistente Staphylococcus-aureus-Stämme)
– hygienische Untersuchungen im Umfeld des Patienten auf Krankheitserreger (z. B. Infusionslösungen)
– hygienische Untersuchungen aller übrigen als Infektionsursache in Frage kommenden Bereiche.

Bearbeitet von:
M. Alexander, Berlin; D. Beyer, Hamburg; H. Bösenberg, Münster; K. Botzenhart, Tübingen; S. Carlson, Nürnberg; M. Exner, Gelsenkirchen, K. O. Gundermann, Kiel; H. Juras, Berlin; U. Jürs, Hamburg; E. Krämer, Heidenheim, F. Labryga, Berlin; H. Langmaack, Berlin; G. Manke, Schwäbisch-Hall; G. Peters, Münster; S. Peters, Berlin; G. Pulverer, Köln; E. Ransch, Bonn; H. Rüden, Berlin; J. Sander, Hannover; A. Schlaghecken, Berlin; H. Sengler, Bonn; H. G. Sonntag, Heidelberg; W. Steuer, Stuttgart. Vom Bundesgesundheitsamt: H.-J. Dobberkau; J. Peters, G. Unger (Geschäftsführer), K.-D. Zastrow (Vorsitzender).

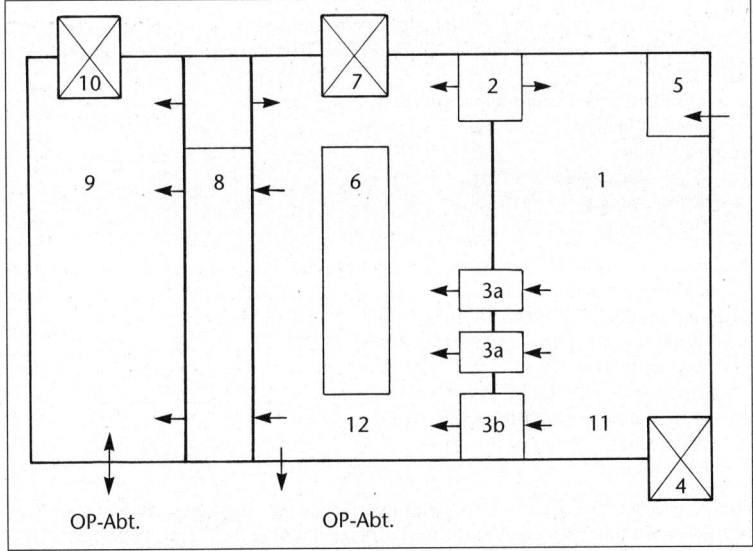

Abb. 12.1a: Beispiel einer dreigeteilten Sterilisationseinheit: 1. Reinigungszone, 2. Personalschleuse, 3a. Reinigung, Desinfektion oder Vorsterilisation, 3b. Desinfektionskammer, 4. Eingabeschleuse, 5. Materialschleuse, 6. Sortier- und Packzone, 7. Ausgabe von desinfiziertem Gut, 8. Durchlade-Sterilisator, 9. Steril-Lager, 10. Ausgabe von sterilisiertem Gut, 11. Abrüsten, 12. Aufrüsten.

12.3.4 Planung einer Sterilisationseinheit

Die Aufbereitung, Sterilisation und die Lagerung von Sterilgütern kann zentral, teilzentral oder dezentral organisiert werden.

Nach der Anlage 4.4.1 zur Richtlinie „Krankenhaushygiene und Infektionsprävention" des Bundesgesundheitsamtes sollten folgende Gesichtspunkte bei der Planung berücksichtigt werden.

- Trennung der Räume vor und nach der Sterilisation (prinzipiell sollte eine funktionelle 3-Teilung stattfinden (s. Abb. 12.1a),
- Einheit möglichst nahe an der Hauptbedarfsstelle,
- geschlossener Transport von kontaminierten Gütern,
- Einheit sollte nur von hierzu berechtigten Personen betreten werden,
- ausreichende Grundfläche für Annahme, Reinigung und Desinfektion, Sortieren und Verpacken, Aufenthaltsraum, Sterilgutlager sowie Personalumkleide.

12.4 Richtlinien zur Prüfung von Flächendesinfektionsmitteln und zur chemischen Instrumentendesinfektion bei Tbc

Für die Prüfung von Flächendesinfektionsmitteln und für die chemische Desinfektion von Instrumenten wurden folgende Richtlinien veröffentlicht:

- Richtlinie des BGA zur Prüfung der Wirksamkeit von Flächendesinfektionsmitteln für die Desinfektion bei Tuberkulose (Bundesgesundhbl. 37 [1994] 474). Inhalt:
  - Testkeim (Mycobacterium terrae ATCC 15755),
  - Kontamination,
  - Testfläche,
  - Durchführung der Prüfung,
  - Auswertung,
  - Beurteilung.

- Richtlinie des Robert Koch-Instituts zur Prüfung der Wirksamkeit von Desinfektionsmitteln für die chemische Instrumentendesinfektion bei Tuberkulose (Bundesgesundhbl. 37 [1994] 474). Inhalt:
  - Testkeim (Mycobacterium terrae ATCC 15755),
  - Kontamination,
  - Testobjekte (Mattglas),
  - Durchführung der Prüfung,
  - Auswertung,
  - Beurteilung.

Hierzu wurde von J. Peters, G. Spicher und P. Renner direkt angeschlossen ein ausführlicher Kommentar veröffentlicht, der Angaben über Testkeim, Testobjekt, Desinfektionsmittelverdünnung, Kontamination, Referenzverfahren usf. enthält.

12.4.1 Richtlinie des Bundesgesundheitsamtes zur Prüfung der Wirksamkeit von Flächendesinfektionsmitteln für die Desinfektion bei Tuberkulose

Fassung vom 1. April 1994*

1. Allgemeines

Die Prüfung von Flächendesinfektionsmitteln auf Wirksamkeit zur Desinfektion bei Tuberkulose wird mit einer apathogenen Mykobakterienart durchgeführt. Als Testfläche dient Mattglas, das mit einer Dispersion der Testkeime in gerinnendem Blut kontaminiert wird. Der Nachweis vermehrungsfähiger bzw. überlebender Testkeime erfolgt quantitativ mit Hilfe eines Nährbodens.

Zusätzlich zu dem zu prüfenden Mittel wird die Wirkung einer 1%igen Formaldehyd-Lösung bestimmt (Referenzverfahren). Außerdem muß die Resistenz des Testkeimes gegen m-Kresol-Seifenlösung sowie Chloramin T bekannt sein. Diejenige Anwendungskonzentration des Desinfektionsmittels gilt als ausreichend wirksam, die mindestens den gleichen mikrobiziden Effekt bewirkt wie das Referenzverfahren.

Erläuternde Hinweise und Empfehlungen zur Prüfungspraxis können dem Kommentar entnommen werden.

2. Materialien

2.1 Testkeim

Als Testkeim ist Mycobacterium terrae ATCC 15755 zu verwenden. Die Anzucht erfolgt auf festem Nährmedium nach Löwenstein-Jensen (mit Glyzerin) in Kolleschalen.

Von dem von der Stammsammlung erhaltenen Material wird eine dichte Keimsuspension bereitet. Das Nährmedium wird mit je 0,5 ml Keimsuspension pro Kolleschale beimpft und 21 Tage bei 27 °C bebrütet. Danach wird der Bakterienrasen mit 2 × 10 ml 0,9%iger Kochsalzlösung abgeschwemmt und dreimal durch Zentrifugieren (3000 U/min; ca. 2000 g) und Wiederaufnehmen in Kochsalzlösung gewaschen. Nach der letzten Zentrifugation wird das Sediment in wenig Kochsalzlösung aufgenommen und in einem Glashomogenisator (Modell Potter S, B. Braun, Melsungen) unter Eiskühlung homogenisiert (15 min. bei 1500 U/min). Das Homogenisat wird anschließend mit Kochsalzlösung verdünnt (10 ml pro Kolleschale der Anzucht) und, in 2-ml-Portionen aufgeteilt, bei –18 °C aufbewahrt. Diese Portionen dienen zum Beimpfen der für die jeweiligen Prüfungen zu verwendenden Anzuchten. In Abständen von ca. einem Jahr wird jeweils eine neue gefriergetrocknete Probe des Stammes eingesetzt (s. Kommentar auf Seite 265). Von dieser ausgehend wird nach zwei Passagen eine ausreichend dichte Keimsuspension erhalten.

2.2 Kontamination

In sterilisierte Flaschen (z. B. graduierte 250 ml-Schraubdeckel-Weithalsflasche aus Duran-Laborglas) wird 0.1 ml eines Heparin-Präparates (Liquemin 5000; Hoffmann-La Roche AG) gegeben. Die Flasche wird in einen isolierten Behälter (z. B. Thermos-Eimer) gestellt, der Eisflocken enthält. Das aus der Entnahmekanüle des blut-

---

* Bundesgesundhbl. 37 (1994), 274.

spendenden Tieres (Hammel) austretende Blut wird direkt in die Flasche geleitet, bis der Meniskus die 100-ml-Marke erreicht. Durch Schwenken der Flasche wird das Blut mit dem Heparin gemischt. Das auf diese Weise ungerinnbar gemachte Blut ist bei 0 °C aufzubewahren. Es ist höchstens 14 Tage zur Herstellung der keimhaltigen Kontamination verwendbar.

2.3 Testfläche

Als Testfläche dient Mattglas, Mattglasstreifen von 16 mm Breite und 60 mm Länge (ca. 2 mm stark) werden zunächst in Seifenlösung gekocht, mehrmals mit destilliertem Wasser und schließlich mit Alkohol gespült. Auf den gereinigten Streifen wird ein Testfeld von 10 mm Breite und 30 mm Länge, unterteilt in drei Quadrate von je 1 cm², mit Bleistiftstrichen markiert. Die Streifen werden mit gespanntem gesättigten Wasserdampf sterilisiert.

3. Durchführung der Prüfung

3.1 Bereitung der Desinfektionsmittel-Verdünnungen

Die Desinfektionsmittel-Verdünnungen werden kurz vor Beginn der Prüfung durch Verdünnen des Konzentrates mit Wasser standardisierter Härte (17°C deutsche Härte; Herstellung entsprechend der Prüfungsrichtlinie der Deutschen Gesellschaft für Hygiene und Mikrobiologie* hergestellt. Die Verdünnungen sind so zu wählen, daß die Abhängigkeit der Wirkung von der Konzentration erkennbar wird; es soll dabei mindestens die mikrobizide Wirksamkeit einer 1%igen Formaldehyd-Lösung erreicht werden (s. auch Abschnitte 4 und 5).

3.2 Herstellung der keimhaltigen Kontamination

Die Mykobakterien werden wie unter 2.1 beschrieben angezüchtet, gewaschen und homogenisiert. Das Homogenisat wird anschließend in ein graduiertes Zentrifugenröhrchen überführt und bei ca. 2000 g zentrifugiert. 0,5 ml des Sedimentes werden in 10 ml des mit Heparin versetzten Hammelblutes aufgenommen und bis zum Versuchsbeginn bei 0 °C aufbewahrt.

3.3 Kontamination der Testflächen

Unmittelbar vor dem Auftragen des Blutes auf die Testflächen wird diese Keimsuspension mit 0.15 ml eines Heparin-Antagonisten (Protamin 1000) gemischt. 10 µl des Gemisches werden auf jeweils der mittleren 1 cm großen Fläche des Testfeldes gleichmäßig verteilt. Sämtliche Testobjekte werden bis zur Desinfektion in einer feuchten Kammer aufbewahrt.

3.4 Behandlung der kontaminierten Testflächen mit den Desinfektionsmittel-Verdünnungen

Auf die kontaminierten Testflächen werden je 20 µl der Desinfektionsmittel-Verdünnungen gegeben. Mit einem T-förmig gebogenen Glasspatel (Länge der Auflagefläche ca. 10 mm) wird das Desinfektionsmittel ca. 20 Sek. mit der Kontamination auf dem gesamten Feld von 1 × 3 cm intensiv verrieben. Die Einwirkungsdauer des Mittels rechnet vom Verreiben des Desinfektionsmittels an. Die Streifen werden während der vorgesehenen Einwirkungszeit bei Raumbedingungen (möglichst 20 °C;

die Temperatur der Arbeitsplatte ist zu kontrollieren: Temperatur und Luftfeuchtigkeit sind im Protokoll anzugeben) vor direkter Sonneneinstrahlung geschützt, waagerecht, in offenen Petrischalen liegend, aufbewahrt.

3.5 Prüfung der Testflächen auf überlebende Keime

Bei Ablauf der vorgesehenen Einwirkungsdauer werden die Glasstreifen in Schüttelgefäße gegeben, die 5 ml Suspensionsmittel und einige Glasperlen enthalten. Als Suspensionsmittel sind Lösungen zu verwenden, die Substanzen enthalten, die die mikroziden und mikrobistatischen Wirkungen des zu prüfenden Präparates aufheben. Die keimdicht verschlossenen Gefäße werden flachliegend 5 Min. (Frequenz ca. 400/Min.) geschüttelt. Von den Suspensionen werden mit dem gleichen Mittel Verdünnungsreihen (1 : 10) angelegt. Je 0,1 ml der Verdünnungsstufen werden auf Nähragar nach Middlebrook und Cohn (7 H 10, mit einem Zusatz von Glyzerin und OADC-Anreicherung) ausgespatelt. Frühestens 30 Min. nach dem Ausspateln werden die Agarplatten mit je 10 ml Standard-Nähragar überschichtet. Die Nährböden werden verpackt in Beuteln aus Polyethylen, vier Wochen bei 37 °C bebrütet. Die auf dem Nährboden gewachsenen Kolonien (kolonienbildende Einheiten; KBE) werden gezählt, erforderlichenfalls mit Hilfe einer Lupe.

3.6 Bestimmung der Wirksamkeit des Referenzverfahrens

Zum Nachweis, daß die Methodik – insbesondere der verwendete Testkeim und der Keimgehalt – den Anforderungen entspricht, ist neben der Bestimmung der Wirksamkeit des zu prüfenden Präparates die Wirksamkeit eines Desinfektionsmittel-Standards zu bestimmen. Als Standard dient Formaldehyd in 1%iger Konzentration mit einer Einwirkungsdauer von vier Stunden. Die Lösung ist durch Verdünnen von Formaldehyd-Lösung DAB 9 (ca. 36%ig) mit destilliertem Wasser herzustellen. Ihr Formaldehydgehalt ist maßanalytisch zu kontrollieren. Sie soll frühestens 24 Stunden nach der Herstellung verwendet werden.

Die kontaminierten Testflächen sind wie unter Punkt 3.4 und 3.5 beschrieben mit der Formaldehyd-Lösung zu behandeln und auf überlebende Keime zu untersuchen. Durch die Behandlung mit Formaldehyd soll sich die Anzahl kolonienbildender Einheiten auf im Mittel mindestens 10^{-4} verringern (vgl. Abschnitte 3.7 und 4). Die Anzahl überlebender Mykobakterien soll mindestens 3000 KBE pro Testfläche betragen.

In regelmäßigen Abständen, mindestens jedoch bei Einsatz einer neuen, gefriergetrockneten Probe des Stammes (vgl. Abschnitt 2.1), ist die Resistenz des Testkeimes gegen m-Kresol-Seifenlösung und Chloramin T zu überprüfen. Die kontaminierten Testflächen sind – wie unter Punkt 3.4 und 3.5 beschrieben – mit einer 3%igen m-Kresol-Seifenlösung bzw. 3%igem Chloramin T zu behandeln (Einwirkungszeit 4 Std.) und auf überlebende Keime zu untersuchen. Durch die Behandlung mit m-Kresol-Seifenlösung bzw. Chloramin T soll sich die Anzahl kolonienbildender Einheiten auf nahezu 10^{-5} bzw. 10^{-2} verringern.

Zur Herstellung der m-Kresol-Seifenlösung gibt man zu 60 g Leinöl (Roth, Artikel Nr. 9338) eine Lösung von 13,5 g Kaliumhydroxid in 20,5 g Wasser und 6 g Ethanol. Die Mischung wird unter wiederholtem Umschütteln bis zur vollständigen Verseifung bei Raumtemperatur stehengelassen (ca. 24 Std.). Danach werden 100 g m-Kresol (Roth, Artikel Nr. 9269) zugegeben und die Seife darin durch Umschütteln gelöst.

3.7 Bestimmung des Bezugswertes

Als Bezugswert dient die mittlere Anzahl kolonienbildender Einheiten der kontaminierten Testflächen. Mindestens drei der entsprechend Abschnitt 3.3 kontaminierten Testflächen sind – ohne daß sie mit dem zu prüfenden Desinfektionsmittel oder der Formaldehyd-Lösung behandelt wurden – die gleiche Zeit und unter den gleichen Raumbedingungen wie die entsprechend Abschnitt 3.4 behandelten Flächen aufzubewahren. Im Anschluß daran ist die Anzahl kolonienbildender Einheiten wie in Abschnitt 3.5 beschrieben zu bestimmen. Der Bezugswert soll mindestens 10^7 KBE pro Testfläche betragen.

4. Auswertung

Die Bestimmung der Wirksamkeit des Mittels soll mindestens dreimal in gesonderten Versuchen erfolgen. Für die Auswertung sollen je Gebrauchsverdünnung die Befunde von mindestens zehn Testflächen zur Verfügung stehen.

Durch Multiplikation mit dem Verdünnungsfaktor wird die Anzahl der KBE pro Testfläche errechnet. Die sich ergebenden Zahlen sind zu logarithmieren (log KBE). Sind auf den mit Desinfektionsmittel behandelten Testflächen keine überlebenden Testkeime nachweisbar, so gehen diese mit dem Wert 1 in die Rechnung ein, und der mit diesem Mittelwert errechnete Reduktionsfaktor ist mit dem Zeichen $\geq$ zu versehen.

Die Wirksamkeit des Desinfektionsmittels wird durch den Reduktionsfaktor angegeben; es ist dies die Differenz zwischen dem Logarithmus (log KBE) des Bezugswertes und den Logarithmen der Anzahl kolonienbildender Einheiten auf den Testflächen nach Einwirkung des zu prüfenden Desinfektionsmittels bzw. nach der Einwirkung der 1%igen Formaldehydlösung. Aus den für die verschiedenen Versuche ermittelten Reduktionsfaktoren sind die entsprechenden arithmetischen Mittelwerte zu bilden.

5. Beurteilung

Die für die Anwendungspraxis empfohlene Einwirkungsdauer des geprüften Präparates soll eine, zwei oder vier Stunden betragen. Das Präparat bzw. seine Gebrauchsverdünnung gilt als ausreichend tuberkulozid für die Flächendesinfektion, wenn folgende Forderungen erfüllt sind:

a) In der Prüfung nach dieser Richtlinie muß der Reduktionsfaktor im Mittel mindestens 4 betragen (Einzelwerte dürfen nicht $\leq 3,5$ sein) und mindestens so groß sein wie der Reduktionsfaktor beim Referenzverfahren (1%ige Formaldehydlösung, 4 Std.);

b) die Gebrauchsverdünnung des Desinfektionsmittels muß die Anforderungen der Deutschen Gesellschaft für Hygiene und Mikrobiologie für die Prüfung und Bewertung chemischer Desinfektionsverfahren (gemäß Abschnitt 2.1: Flächendesinfektion zur Hospitalismus-Prophylaxe und in der allgemeinen Praxis und Abschnitt 2.2: Flächendesinfektion gegen Pilze auf rohem Holz) erfüllen*.

---

* Deutsche Gesellschaft für Hygiene und Mikrobiologie (Hrsg.), Prüfung und Bewertung chemischer Desinfektionsverfahren (Stand 1.7.1989); Hyg. + Med. 14 (1989) 438–443.

Kommentar zur Richtlinie des Bundesgesundheitsamtes zur Prüfung der Wirksamkeit von Flächendesinfektionsmitteln für die Desinfektion bei Tuberkulose*

Seit der Veröffentlichung der ersten Fassung einer Richtlinie des Bundesgesundheitsamtes zur Prüfung der Wirksamkeit von Flächendesinfektionsmitteln für die Tuberkulose sind viele Jahre vergangen [1]. In dieser Zeit haben sich einige bedeutsame Veränderungen ergeben, die es notwendig machten, die Richtlinie neu zu fassen.

Zum einen wurde der Ruf nach einer Abkehr von den Tierversuchen immer stärker. Diesem Ruf sind wir gern gefolgt, zumal wir schon damals zum Ausdruck gebracht haben, daß es wünschenswert wäre, auf den Tierversuch zu verzichten. Seit einigen Jahren haben wir auch nicht mehr darauf bestanden, daß die Prüfung auf überlebende Keime von den Gutachtern an Versuchstieren vorgenommen werden muß. Der generelle Verzicht auf den Tierversuch hat allerdings zur Voraussetzung, daß sich überlebende Keime mit anderen, aber ebenfalls zuverlässigen Methoden nachweisen lassen. Dies wird zumeist immer dann möglich sein, wenn es gelingt, die im Untersuchungsgut enthaltenen Rückstände des Desinfektionsmittels unwirksam zu machen. Für die üblichen Wirkstoffe sind inzwischen geeignete Verfahren bekannt.

Im Laufe der letzten 15 Jahre ist aber auch noch ein anderer Ruf laut geworden. Es wurde immer mehr gefordert, die Versuche nicht mehr an infektiösem Material durchzuführen. Die Anzahl der Institute, die bereit oder auch in der Lage waren, natives Sputum zu verwenden, wurde immer kleiner. Hinzu kam, daß es immer schwieriger wurde, Testmaterial zu erhalten, das von Patienten stammte, die noch nicht mit Antibiotika oder Chemotherapeutika vorbehandelt waren. Nachdem von Sonntag [2, 3] einige vergleichende Untersuchungen durchgeführt worden waren, schlossen wir uns seinem Vorschlag an, eine apathogene Mykobakterienart als Testkeim zu verwenden. Dieser Empfehlung wird wiederum nur so lange gefolgt werden können, wie bei Verwendung des apathogenen Testkeimes die Beurteilung der Wirksamkeit eines Desinfektionsmittels nicht zu günstig ausfällt.

Hinsichtlich der Bedeutung der Komponenten des nativen Sputums für die Eigenschaften als Einbettungsmaterial für die Testkeime bei Desinfektionsversuchen liegen zu wenige Untersuchungsergebnisse vor, um es durch ein Kunstsputum, für das die verschiedensten Rezepte bestehen, zu ersetzen. Unsere Versuche, Sputum-Reste zu nutzen, wie sie als Untersuchungsgut z. B. im Medizinaluntersuchungsamt anfallen, führten ebenfalls zu keinem befriedigenden Ergebnis. Es war unumgänglich, dieses Mischsputum zu pasteurisieren, um Störungen durch die patienteneigene Flora vorzubeugen. Durch die Pasteurisierung wird jedoch die Viskosität des Sputums stark herabgesetzt. Außerdem ist es aufwendig, Verfälschungen durch eventuelle Antibiotika-Reste im Sputum auszuschließen.

Wir haben uns deshalb entschlossen, zur Einbettung der Testkeime gerinnendes Blut zu verwenden, wie wir es schon zur Prüfung von Instrumenten-Desinfektionsmitteln vorgeschlagen haben.

---

* Bundesgesundhbl. 37 (1994) 275.

Testkeim

Als Testkeim wird Mycobacterium terrae verwendet. Wir folgen damit einem Vorschlag von Sonntag [3]. In vergleichenden Versuchen mit Desinfektionsmittelpräparaten unterschiedlicher Wirkstoffbasis erhielt Sonntag mit Mycobacterium terrae die gleichen Ergebnisse wie mit Mycobacterium tuberculosis H_{37}Rv. In unseren vergleichenden Suspensionsversuchen mit wäßrigen Lösungen einiger Wirkstoffe waren einige andere Mykobakterienarten mitunter resistenter als Mycobacterium terrae, doch war der Unterschied nicht so groß, daß es notwendig gewesen wäre, eine andere Testkeimart zu empfehlen. Auch bei der Wahl des Testkeimes darf der Anwendungszweck der Prüfungsrichtlinien nicht aus dem Auge verloren werden. Es ist deshalb nicht erforderlich, die resistenteste Mykobakterienart zu verwenden, sondern es muß der Prüfungsbefund den Erfordernissen der Desinfektion bei Tuberkulose gerecht werden. Einen wesentlichen Beitrag hierzu liefert der Vergleichsversuch mit einem bewährten, in seiner Wirksamkeit bekannten Mittel.

Bei der Anzucht der Mykobakterien ist dafür zu sorgen, daß die Nährböden nicht zu viel Wasser verlieren. Es hat sich bewährt, die Anzucht auf dem Nährmedium in Kolleschalen vorzunehmen. Nach unseren Erfahrungen treten auf diese Weise seltener Verunreinigungen auf als bei Anzucht auf dem Nährmedium in Petrischalen. Die vom Nährboden abgeschwemmten Bakterien werden zunächst durch alternierendes Zentrifugieren und Aufnehmen des Bodensatzes mit Kochsalzlösung gewaschen. Die Suspension soll dabei jeweils wieder auf ihr ursprüngliches Volumen aufgefüllt werden. Es empfiehlt sich, das Sediment schließlich in einem Röhrchen mit konischem Boden zu zentrifugieren. Nach Absaugen des Überstandes kann von dem kompakten Sediment die benötigte Menge mit einem Spatel abgenommen und in das Homogenisiergefäß eingewogen werden.

Das Sediment muß sorgfältig homogenisiert werden. Als geeignet hat sich bisher nur ein Spalt-Homogenisator nach Potter erwiesen. Schütteln mit Glasperlen, Behandeln mit Ultraschall oder mit rotierenden Messern sind unzureichend. Auch nach dem Zerreiben im engen Spalt sind nicht alle Zellen vereinzelt. Das mikroskopische Bild entspricht aber weitgehend dem eines nativen Sputums, in dem die Tuberkulose-Bakterien in der Regel auch als Zellaggregate vorliegen.

Um die Gefahr der Veränderungen der Resistenz des eingesetzten Stammes im Laufe der Passagen zu verringern, muß regelmäßig in Abständen von ca. einem Jahr auf eine Probe des gefriergetrockneten Stammes zurückgegriffen werden. Es empfiehlt sich daher, von der ersten Anzucht des von der Kulturensammlung bezogenen Stammes mehrere Portionen gefrierzutrocknen. Von diesen Portionen ausgehend werden dem Bedarf entsprechende Suspensionen hergestellt, die wiederum in Portionen aufgeteilt und bei $-18\,°C$ aufbewahrt werden. Letztere dienen zur Beimpfung der Anzuchten für die einzelnen Versuche.

Testfläche

Als Testfläche wird Mattglas empfohlen. Wir trennen uns damit von den seit Hailer [4] und Heicken [5] gebräuchlichen lackierten Sperrholzplättchen. Dazu haben uns mehrere Gründe bewogen. So hatte sich gezeigt, daß die Befunde nicht nur von der Art des Lackes, sondern auch von der Qualität der Lackierung abhängig sind. Um Schwankungen zu vermeiden, genügt es auch nicht, stets den gleichen Lack desselben Herstellers zu verwenden. Es zeigte sich, daß die Zusammensetzung des Lackes bzw. des Leimes des Holzes vom Hersteller verändert wurde, ohne daß dies durch einen Hinweis angezeigt wurde. So traten am lackierten Holz in den bebrüteten Nährböden gelegentlich Hemmhöfe auf.

Durch die Verwendung von Glas wird die lästige Prozedur der mehrfachen Lackierung der Plättchen überflüssig. Das Mattglas besitzt zudem den Vorzug, daß sich die Keimsuspension auf der rauhen Oberfläche sehr gleichmäßig verteilen läßt. In unseren vergleichenden Versuchen erhielten wir mit Mattglas keine günstigeren Ergebnisse als mit lackiertem Sperrholz. Glas von 2 mm Dicke läßt sich sehr gut in Streifen bzw. Stücke der erforderlichen Größe schneiden und ist dennoch hinreichend stabil. Um beim Hantieren mit den Plättchen – insbesondere beim Reinigen der Plättchen – die Verletzungsgefahr zu verringern, lassen wir die Bruchkanten in der Glaserei bereits vor der Auslieferung anschleifen. Die dadurch entstehenden Mehrkosten sind gerechtfertigt, zumal die Plättchen – nach sorgfältigem Reinigen und Spülen – mehrmals verwendet werden können.

Die Abmessungen der Plättchen wurden so gewählt, daß sie – wie zur quantitativen Bestimmung der Anzahl vermehrungsfähiger Keime erforderlich – in kleinen Schraubdeckelgläsern mit Glasperlen geschüttelt werden können. Die zu kontaminierende Fläche soll ein rechteckiges Feld von 1 cm Breite und 3 cm Länge sein. Es ist keinesfalls erforderlich, die gesamte Umrandung des Feldes für die Plättchen zu zeichnen. Es genügt, Querstriche aufzutragen. Die Breite von 1 cm ergibt sich mit hinreichender Genauigkeit von selbst, wenn die Kontamination zwischen den beiden mittleren Markierungen mit dem triangelförmig gebogenen Draht (Basis-Dreiecks: 1 cm) ausgebreitet wird.

Nährmedium

Zur Anzucht des Testkeimes ist ein festes Nährmedium nach Löwenstein-Jensen mit Glyzerin vorgesehen. Die Bebrütungstemperatur soll 27 °C betragen. Mit diesem Keimsubstrat und bei dieser Bebrütungstemperatur erhält man Mykobakterien, die unempfindlicher gegen quartäre Ammoniumverbindungen sind als bei Verwendung von festen, flüssigen Nährmedien nach Middlebrook.

Zur quantitativen Bestimmung der Anzahl kolonienbildender Einheiten hat sich der einfacher zu handhabende Nährboden nach Middlebrook und Cohn (7 H 10 Agar) bewährt.

Es wird zunächst das Grundsubstrat hergestellt (in der Regel jeweils 900 ml), und diesem werden vor dem Autoklavieren 5 ml Glyzerin und nach dem Abkühlen auf ca. 50 °C 100 ml einer sterilen OADC-Anreicherung zugesetzt; sie enthält Oleinsäure, Albumin, Dextrose, Katalase und Natriumchlorid. Die zu untersuchenden Proben werden auf Nährboden ausgestrichen. Es hat sich als notwendig herausgestellt, den Ausstrich mit verflüssigtem, auf ca. 45 °C temperiertem Standard-Nähragar zu überschichten [6]. Die Anzahl der Kolonien ist erheblich höher als ohne eine derartige Deckschicht. Die Kolonien sind verhältnismäßig groß und lassen sich sehr gut zählen.

Einer der wenigen Nachteile des Nährbodens ist es, daß auf ihm auch Schimmelpilze gut wachsen, die sich durch ihre Sporen verbreiten. Durch eine angemessene Arbeitstechnik, z. B. durch Verwendung einer Laminar Flow-Arbeitsbank, läßt sich diese Gefahr weitgehend einschränken. Die lange Bebrütungsdauer macht es erforderlich, den Nährboden vor Austrocknung zu schützen. Einen guten Schutz bieten Kunststoff-Folien. Es hat sich bei uns bewährt, die Petrischalen in Folienschläuchen zu bebrüten. Wir verwenden hierzu die gleichen Schläuche, die beim Versand der

Petrischalen als Sterilverpackung dienten. Da in den Schläuchen jeweils nur bis fünf Platten gemeinsam untergebracht werden, ist die Ausbreitung von Pilzen dadurch zusätzlich eingeschränkt.

Blut

Blut als Kontaminationsmaterial bietet den Vorteil, daß es im Gegensatz zu Serum, Albumin o. ä. nicht nur eine praxisnahe Verschmutzung darstellt, sondern neben der Simulierung einer Eiweißbelastung auch die Wirkungsbeeinträchtigung von Per-Verbindungen erkennen läßt. Die Testkeime werden nach Homogenisation und Zentrifugation in mit Heparin versetztem Blut aufgenommen. Diese keimhaltige Kontamination ist für jeden Prüfungstag neu herzustellen.

Kontamination der Testflächen

Die Methodik der Kontamination von Testflächen mit gerinnendem Blut ist früher von uns ausführlich beschrieben worden [7]. Die Kontaminationsmenge ist von uns auf 10 µl festgesetzt worden. Diese Menge wird auf einem Feld von 1 cm^2 gleichmäßig verteilt. Wir glauben damit einen Kompromiß gefunden zu haben zwischen dem Bestreben, einerseits mit der Prüfmethodik merklich kontaminierte Flächen zu erfassen und andererseits nicht zu übersteigern, um nicht das Spektrum der praktikablen Mittel bzw. Präparate zu weit einzuengen. Es muß dabei berücksichtigt werden, daß anders als bei der Instrumenten-Desinfektion, bei der mit einem großen Überschuß an Desinfektionsmitteln gearbeitet wird, bei der Flächendesinfektion nur eine sehr begrenzte Desinfektionsmittelmenge pro kontaminierter Flächeneinheit ausgebracht wird. Deshalb ist auch die Flächendesinfektion nicht zur Desinfektion grob verschmutzter Flächen geeignet. Grobe Verunreinigungen müssen von der Fläche zunächst entfernt und je nach ihrer Natur wie Fäzes oder Sputum desinfiziert werden.

Die Menge von 10 µl Blut bei der Kontamination wird nicht auf dem gesamten Testfeld von 1 × 3 cm verteilt, sondern nur auf dem mittleren 1 cm^2 großen Quadrat. Nur so ist es möglich zu erreichen, daß die Kontamination auch bei Aufbewahrung der Testfläche in einer feuchten Kammer bis zum Versuchsbeginn nicht antrocknet.

Behandlung der kontaminierten Testflächen mit den zu prüfenden Lösungen

Grundsätzlich soll das Desinfektionsmittel bei der Wirksamkeitsprüfung in der gleichen Weise appliziert werden wie bei der späteren Anwendung in der Praxis. Empfiehlt die Gebrauchsverdünnung, das Präparat auf die zu desinfizierende Fläche zu sprühen, so ist das Mittel auch bei der Prüfung auf die Testfläche zu sprühen. Wegen der unzureichenden Wirkung sollte die Sprühdesinfektion jedoch nur in Sonderfällen angewendet werden.

Für die Desinfektion von Oberflächen soll im Regelfall die sog. Scheuerdesinfektion angewendet werden. Das in diesem Begriff enthaltene Verb „scheuern" soll darauf hinweisen, daß die Desinfektionsmittel-Lösung mit einem Hilfsmittel (Scheuertuch, Sooger o. ä.) auf der zu desinfizierenden Fläche verteilt werden muß, wobei gleichzeitig sichtbar kontaminierte Stellen so lange zu behandeln sind, bis die Verunreinigung im Desinfektionsmittel dispergiert ist. Um einerseits bei der Wirksamkeitsprüfung den Anwendungsbedingungen in der Praxis möglichst nahe zu kommen und andererseits von Laboratorium zu Laboratorium möglichst gleiche Prüfbedingungen zu gewährleisten, soll eine abgemessene Menge des Desinfektionsmittels mit einer Pipette auf das kontaminierte Feld aufgebracht und mit Hilfe eines Spatels mit der Kontamination intensiv verrieben und schließlich auf dem gesamten Feld von 1 × 3 cm verteilt werden.

Die Keimträger bleiben bis zum Ende der Einwirkungszeit horizontal liegend der Raumluft direkt ausgesetzt. Die behandelte Fläche trocknet während dieser Zeit allmählich ab. Damit die Streifen nicht zu dicht nebeneinander liegen, sollen sie vor der Applikation des zu prüfenden Mittels jeweils in eine flache Halbschale (z. B. Hälfte einer Petrischale gelegt werden.

Die Desinfektionsmittelmenge wurde von uns auf 20 µl festgesetzt. Diese Menge wird auf einem Feld von 3 cm^2 verteilt. Auf den ersten Blick scheint dies eine sehr geringe Menge zu sein, berechnet auf 1 m^2 ergeben sich jedoch 67 ml. Nach der Richtlinie der Deutschen Gesellschaft für Hygiene und Mikrobiologie (DGHM) [8] sind bei der Prüfung von Flächendesinfektionsverfahren 200 µl Desinfektionsmittel-Verdünnung auf einer Testfläche von 9 cm^2 einzusetzen. Umgerechnet ergibt dies 222 ml pro m^2.

In der Literatur finden sich nur spärliche Angaben zu der Menge an Desinfektionsmitteln, die in der Praxis bei der Scheuerdesinfektion pro m^2 zur Anwendung gelangen. Steuer [9] ermittelte bei dosierter Feuchtreinigung eine Menge von 20–40 ml/m^2. Reinhardt et al. [10] stellten bei dem Eineimer-Mop-Verfahren einen Verbrauch von 26 ml pro m^2 fest. Bansemir [11] schließt aus seinen Untersuchungen zur Abhängigkeit des Desinfektionsergebnisses von der Desinfektionsmittel-Menge, daß 80 ml pro m^2 zwar die optimale Menge darstellen, in der Praxis jedoch häufig mit geringeren Mengen gearbeitet wird.

Die von uns für die Prüfung von Flächendesinfektionsverfahren vorgeschriebene Menge an Desinfektionsmittel-Verdünnung dürfte somit keinesfalls zu gering sein. Sie orientiert sich eher an den praktischen Gegebenheiten als an der von der DGHM vorgeschriebenen Menge.

Prüfung auf überlebende Keime

Der Verzicht auf den Tierversuch und die Verwendung von Nährböden zum Nachweis von überlebenden Keimen machen es erforderlich, der Neutralisation der Rückstände des Desinfektionsmittels im Untersuchungsgut besondere Aufmerksamkeit zu schenken. So muß das für die Verdünnungsreihen verwendete Suspensionsmittel geeignete Neutralisationsmittel enthalten. Die Wahl des Neutralisationsmittels ist abhängig von der Zusammensetzung des zu prüfenden Desinfektionsmittels. Wir verwenden derzeit folgende Kombinationen (siehe Tabelle 12.1a).

Schwierigkeiten ergaben sich im Laufe unserer Untersuchungen hinsichtlich der Qualität des Saponins. Saponin ist ein Naturprodukt, das zudem aus gänzlich unterschiedlichen Quellen gewonnen wird: aus der Rinde des Quillaya-Baumes bzw. aus Seifenwurzeln. Die besten Erfahrungen haben wir mit einem Produkt der Fa. Merck gemacht. Das Präparat ist seit einiger Zeit jedoch nicht mehr lieferbar. Als gleichwertig erwies sich lediglich ein Produkt der Fa. Dr. H. Steinmann (Velbert) mit der Bezeichnung „Saponin Merck MT".

Es ist einer der Vorzüge von Suspensionsversuchen, daß sie in der Regel auch Auskunft darüber geben, ob die Rückstände des Desinfektionsmittels ausreichend neutralisiert wurden. Stehen die für eine Verdünnungsreihe erhaltenen Koloniezahlen im Mittel in einem Zahlenverhältnis, das der fortschreitenden Verdünnung entspricht

Tab. 12.1a: Wirkstoff und Neutralisationsmittel .

Wirkstoff im Desinfektionsmittel	Neutralisationsmittel im Suspensionsmittel
Aldehyde Aldehyde + Quats* Peroxoverbindungen aktives Chlor	0,5% Na_2SO_3 + 1% Tween 80 + 3% Saponin in m/15 Phosphatpuffer (pH 7)
Phenole	1% Tween 80 + 3% Saponin + 0,3% Lecithin in m/15 Phosphatpuffer (pH 7)

* Quartäre Ammoniumverbindungen.

(1:10), so war in der Regel die Neutralisation der Wirkstoffe ausreichend. Bei unzureichender Neutralisation spiegeln sich in den Befunden die Mengenverhältnisse von Wirkstoff und Neutralisation wider: Die Restmengen des Desinfektionsmittels werden in der Verdünnungsreihe zusammen mit den Bakterien fortschreitend verdünnt, während die Konzentration des Neutralisationsmittels in allen Verdünnungsstufen dieselbe ist. Unzureichende Neutralisation macht sich daher durch zu geringe Koloniezahlen in der ersten bzw. in den ersten Verdünnungsstufen bemerkbar.

In derartigen Fällen ist es zumeist nicht möglich, die Konzentration des Neutralisationsmittels im Verdünnungsmittel zu erhöhen, weil die Keime nach dem Verimpfen der Proben durch Bestandteile des Neutralisationsmittels oder auch durch die Reaktionsprodukte des Neutralisationsmittels mit dem Wirkstoff in ihrer Entwicklung gehemmt werden. Die einzige praktikable Lösung ist die Verdünnung der zu untersuchenden Probe mit einem Verdünnungsmittel konstanter Zusammensetzung. Dies sollte möglichst rasch erfolgen. Um möglichst weit außerhalb des kritischen Bereiches zu liegen und dennoch die Überlebenskurve hinreichend weit verfolgen zu können, war es nicht zuletzt auch aus diesem Grunde erforderlich, das Blut mit einer möglichst hohen Keimmenge zu versetzen.

Zu der Auswertung sollten nur solche Zahlen kolonienbildender Einheiten herangezogen werden, die eindeutig erkennen lassen, daß eine ausreichende Enthemmung bzw. Neutralisation vorliegt. Soll ein bestimmter bakterizider Effekt, z. B. eine Verminderung der Anzahl kolonienbildender Einheiten um vier Zehnerpotenzen, nachgewiesen werden, ist es unentbehrlich, die Ausgangskeimzahl so hoch zu wählen, daß noch überlebende Keime nachweisbar sind. Der Befund „keine Testkeime mehr nachweisbar" sollte in der Regel Anlaß sein zu prüfen, ob die Abnahme der Anzahl kolonienbildender Einheiten bis zu diesem Wert nachweislich nicht durch eine unzureichende Neutralisation vorgetäuscht wird.

Referenzverfahren

Der Vergleichsversuch soll – wie schon in der bisherigen Richtlinie üblich – mit einer Formaldehydlösung durchgeführt werden. Nach den von Hailer [4] und Heicken [5] veröffentlichten Daten waren bei der Scheuerdesinfektion in der überwiegenden Zahl der Fälle nach Einwirkung einer 1%igen Formaldehydlösung keine überlebenden Tuberkulose-Bakterien mehr nachweisbar. Dies bestätigte sich auch in den zahlreichen Vergleichsversuchen, die wir zur Bewertung der Brauchbarkeit von Desinfektionsmitteln für die Desinfektionsmittel-Liste des Bundesgesundheitsamtes durchgeführt haben. Formaldehylösung DAB 9 (Formalin; ca. 35% Formaldehyd enthaltend) wurde daher für die Scheuerdesinfektion (einschließlich Tuberkulose) mit einer Konzentration von 3% in die o. g. Liste eingetragen.

Da die überlebenden Keime quantitativ bestimmt werden, genügt es nunmehr, den Vergleichsversuch mit einer einzigen Konzentration an Formaldehyd (1%) durchzuführen. Die 1%ige Formaldehydlösung soll dabei einen Reduktionsfaktor von im Mittel mindestens 4 ergeben [12]. Diese Anforderung besagt keinesfalls, daß ein Mittel generell – unabhängig von der Art der Prüfmethodik – für die Flächendesinfektion als ausreichend wirksam angesehen werden könnte, wenn der Reduktionsfaktor mindestens 4 beträgt. Sie ergibt sich aus der Forderung, daß das zu prüfende Mittel in der Prüfung nach dieser Richtlinie mindestens den gleichen Reduktionsfaktor liefern soll wie eine 1%ige Formaldehydlösung. Das Mittel soll also mindestens so wirksam sein wie die bewährte Formaldehyd-Konzentration. Um abschätzen zu können, um wieviel das zu prüfende Mittel wirksamer oder weniger wirksam als eine 1%ige Formaldehydlösung ist, mußten die Prüfbedingungen so gewählt werden, daß eine hinreichende Anzahl von Bakterien die Einwirkung einer 1%igen Formaldehydlösung übersteht.

Sollte im Vergleichsversuch mit 1% Formaldehyd die Anzahl der überlebenden Keime zu gering sein, so ist es zulässig, die Ausgangskeimzahl (Menge an keimhaltigem Sediment, die dem Blut zugegeben wird) zu erhöhen. Nach unseren Erfahrungen nimmt bei Präparaten auf der Wirkstoffbasis von Aldehyden bei einer Verdoppelung der Ausgangskeimzahl auch die Anzahl der überlebenden Keime auf ungefähr das Doppelte zu. Eine Erhöhung der Ausgangskeimzahl kann auch dann von besonderem Interesse sein, wenn zu befürchten ist, daß bei der Bestimmung der Anzahl überlebender Keime die unteren Stufen der Verdünnungsreihen noch zu hohe Mengen an Substanzen enthalten, die das Wachstum der Keime auf dem Nährboden hemmen. Im Versuchsprotokoll ist jeweils anzugeben, mit welcher Keimmenge das Blut versetzt wurde.

Neben dem Vergleichsversuch mit Formaldehyd ist es auch notwendig, die Resistenz des Testkeimes gegen andere typische Wirkstoffe, insbesondere aus der Gruppe der Phenolderivate und der Verbindungen mit aktivem Chlor, zu überprüfen. Wir haben hierfür die m-Kresol-Seifenlösung und Chloramin T ausgewählt. Ein derartiger Vergleichsversuch kann zugleich als Kontrolle der Einhaltung der Gesamtheit der Prüfbedingungen gelten.

Die Rezeptur der m-Kresol-Seifenlösung lehnt sich eng an die Vorschrift im DAB 6 an. Anstelle des dort vorgesehenen Rohkresols ist jedoch ein gereinigtes Kresol definierter Zusammensetzung, m-Kresol der Firma Roth, einzusetzen. Die Mykobakterien sind gegenüber m-Kresol-Seifenlösung relativ wenig resistent. Wir konnten zeigen, daß schon bei einer Konzentration von 3% und einer Einwirkungszeit von 4 Std. eine Keimzahlabnahme von nahezu fünf Zehnerpotenzen erreicht wird [12].

Ganz im Gegensatz dazu erwies sich der Testkeim gegen Chloramin T als sehr resistent. Unter den vorgesehenen Prüfbedingungen erhielten wir mit einer 3%igen Chloramin-T-Lösung nur eine Abnahme an kolonienbildenden Einheiten von ca. zwei Zehnerpotenzen. Wir haben bereits an anderer Stelle [12] dargelegt, daß deshalb vom Chloramin T bei der Flächendesinfektion bei Tuberkulose nur dann eine hinlängliche Wirkung erwartet werden kann, wenn kein Blut zugegen ist.

Wir halten es nicht für erforderlich, bei jeder Prüfung auch einen Vergleichsversuch mit m-Kresol-Seifenlösung und Chloramin T durchzuführen. Es ist jedoch zweckmäßig, einen derartigen Vergleichsversuch dann in das Prüfprogramm einzubauen, wenn ein Präparat aus dieser Wirkstoffgruppe geprüft werden soll. Es ist jedoch unerläßlich, Vergleichsversuche mit allen drei Wirkstofftypen durchzuführen, wenn zur Anzucht der Testkeime auf die gefriergetrocknete Probe zurückgegriffen wird.

Schlußbetrachtung

Die Richtlinie ist vornehmlich zur Prüfung der tuberkuloziden Wirkung eines Scheuerdesinfektionsmittels entwickelt worden. Sie sollte jedoch auch dann einsetzbar sein, wenn es darum geht, die Wirksamkeit eines Mittels für die Flächendesinfektion zur Hospitalismus-Prophylaxe zu ermitteln. Es müßten lediglich andere Testkeime eingesetzt werden. In der Regel dürfte es in diesem Falle ausreichen, die Testkeime suspendiert in physiologischer Kochsalzlösung auf der Testfläche auszubringen. Allerdings sollte auf eine Einbettung der Testkeime in Blut nicht gänzlich verzichtet werden. Zur Kenntnis darüber, inwieweit ein Präparat bei der routinemäßigen Desinfektion auch dann noch wirksam ist, wenn sichtbar verschmutzte Flächen vorliegen, sollte eine Einbettung in Blut vergleichend einbezogen werden.

Literatur

[1] Richtlinie des Bundesgesundheitsamtes zur Prüfung von Flächendesinfektionsmitteln auf Wirksamkeit gegenüber Tuberkulose-Bakterien. Bundesgesundhbl. 22 (1979) 99–101.
[2] Sonntag, H.-G.: Desinfektionsverfahren bei Tuberkulose. Hyg. + Med. 3 (1978) 322 ff.
[3] Sonntag, H.-G. and Hingst, V.: Comparative Studies on the Effects of Disinfectants on M. tuberculosis and M. terrae. Zbl. Bakt. Hyg. 181 (1985) 31.
[4] Hailer, E.: Desinfektion mit Auswurf infizierter Holz- und Linoleumflächen. Beitr. Klin. Tuberk. 92 (1938) 371–390.
[5] Heicken, K.: Die Prüfung und Wertbestimmung chemischer Desinfektionsmittel für die Zimmerdesinfektion. Z. Hyg. 129 (1949) 538–569.
[6] Peters, J.: Zum Einsatz des Spiral Platers bei der Prüfung von Desinfektionsmitteln auf Wirksamkeit gegen Mykobakterien. Hyg. + Med. 18 (1993) 19–25.
[7] Spicher, G. und Peters, J.: Eine Methode zur Kontamination von Testobjekten mit gerinnendem Blut. Zbl. Bakt. Hyg. B 182 (1985) 89–94.
[8] Deutsche Gesellschaft für Hygiene und Mikrobiologie: Prüfung und Bewertung chemischer Desinfektionsverfahren. Hyg. + Med. 14 (1989) 439–443.
[9] Steuer, W.: Neue Methoden der Krankenhausreinigung und Flächendesinfektion. Hyg. + Med. 4 (1979) 337–339.
[10] Reinhardt, C., Verkoyen, C. und Norpoth. J.: Formaldehyd-Monitoring in der Raumluft während der Reinigung und Desinfektion von Operationssälen und Krankenstationen. Hyg. + Med. 14 (1989) 367–371.
[11] Bansemir, K.: Desinfektionsmittelmenge und -wirksamkeit bei der Flächendesinfektion. Swiss Med. 7 (1985) 36–39.
[12] Peters, J. und Spicher, G.: Wirksamkeitsprüfung von Desinfektionsmittel an Oberflächen im Modellversuch. III. Mitt. Abhängigkeit der Versuchsergebnisse von der Art des Wirkstoffes und des Testkeimes. Zbl. Hyg. 195 (1994) 97–110.

Dr. J. Peters und Prof. Dr. G. Spicher, Robert Koch-Institut, Nordufer 20, 13353 Berlin.

12.4.2 Richtlinie des Robert Koch-Institutes zur Prüfung der Viruzidie von chemischen Flächendesinfektionsmitteln und Instrumentendesinfektionsmitteln, die in die Liste gemäß § 10 c des Bundes-Seuchengesetzes aufgenommen werden sollen

Fassung vom 1. März 1995*

1. Allgemeines

Diese Richtlinie regelt die Durchführung von Versuchen für die praxisnahe Prüfung von Flächendesinfektionsmitteln und Instrumentendesinfektionsmitteln auf Wirksamkeit gegen Viren.

Die Prüfung wird in zwei Stufen durchgeführt. In der ersten Stufe ist die Wirksamkeit des zu prüfenden Präparates in Suspensionsversuchen gegen verschiedene Testviren zu ermitteln [1]. Danach sind in der zweiten Stufe auf der Grundlage der Richtlinien des Bundesgesundheitsamtes bzw. des Robert Koch-Institutes zur Prüfung der Wirksamkeit von Flächen- bzw. Instrumentendesinfektionsmitteln für die Desinfektion bei Tuberkulose [2, 3] die viruziden Gebrauchsverdünnungen für diese Anwendungsbereiche zu ermitteln.

In den folgenden Ausführungen werden nur die Grundsätze der Methodik angegeben. Einzelheiten sind der zitierten Literatur zu entnehmen.

2. Suspensionsversuche

Für die Suspensionsversuche sind folgende Viren zu verwenden:
Humanes Poliovirus 1, Stamm Mahoney,
Humanes Adenovirus 2, Stamm Adenoid 6,
Polyomavirus maccacae (SV 40), Stamm 777,
Bovines Parvovirus, Stamm Haden.

Auf das in der Richtlinie [1] genannte Vaccinia-Virus wird als Testvirus verzichtet, da sich bisher keine Hinweise ergeben haben, daß dieses Virus gegen bestimmte Wirkstoffe resistenter ist als die vorstehend genannten Testviren. Statt dessen wurde das bovine Parvovirus aufgenommen, weil es aufgrund seiner hohen Resistenz gegen Antrocknung [4] für Flächendesinfektionsversuche unverzichtbar erscheint.

Hinweise zur Bereitung der Parvovirussuspension und zur Bestimmung der Infektiosität der Parvoviren können den Veröffentlichungen [4, 5] entnommen werden.

3. Versuche zur Flächendesinfektion

Als Testvirus ist das bovine Parvovirus, Stamm Haden, zu verwenden. Weitere Testviren sind einzubeziehen, wenn diese im Suspensionsversuch eine höhere Resistenz aufweisen und wenn dies im Rahmen der Bedingungen der praxisnahen Prüfung sinnvoll ist (z. B. wenn die Wirksamkeit für sehr kurze Einwirkungszeiten ($\leq$ 15 Minuten) ermittelt werden soll).

Als Testfläche dient Mattglas. Die Kontamination erfolgt mit einer Suspension der Viren in gerinnendem Blut (10 µl auf 1 cm^2 Fläche). Zur Desinfektion werden die kontaminierten Testflächen mit je 20 µl der Desinfektionsmittel-Verdünnungen behandelt.

---

* Bundesgesundhbl. 38 (1995), 242.

Die Wirksamkeit des Desinfektionsmittels wird durch den sogenannten Reduktionsfaktor angegeben: Es ist dies die Differenz zwischen dem Logarithmus der Anzahl aktiver Viren des Bezugswertes und dem Logarithmus der Anzahl aktiver Viren auf den Testflächen nach Einwirkung des zu prüfenden Desinfektionsmittels. Der Reduktionsfaktor muß im Mittel mindestens 5 betragen.

Zur Kontrolle der Einhaltung der Gesamtheit der Prüfbedingungen ist die Wirkung einer 0,7%igen Formaldehyd-Lösung mit einer Einwirkungszeit von 4 Std. zu bestimmen (Referenzverfahren). Der Reduktionsfaktor des Referenzverfahrens soll im Mittel ebenfalls mindestens 5 betragen.

Einzelheiten der Methodik sind der entsprechenden Richtlinie für bakterielle Keime [2] bzw. der angeführten Literatur [4–6] zu entnehmen.

4. Versuche zur Instrumentendesinfektion

Als Testviren sind mindestens die beiden Virusstämme einzusetzen, die sich in den Suspensionsversuchen als am resistentesten gegen das zu prüfende Präparat erwiesen haben. Als Testfläche dient Mattglas. Die Kontamination erfolgt mit einer Suspension der Viren in gerinnendem Blut (50 µl/2 cm^2). Zur Desinfektion werden die kontaminierten Testflächen für die vorgesehene Einwirkungszeit in 15 ml der zu prüfenden Desinfektionsmittel-Verdünnungen mit und ohne Blutzusatz (s. auch [3]) eingelegt.

Die Wirksamkeit wird durch den Reduktionsfaktor (s. o.) angegeben. Er muß im Mittel mindestens 5 betragen. Zusätzlich ist zur Kontrolle der Einhaltung der Gesamtheit der Prüfbedingungen die Wirkung einer 2%igen Formaldehyd-Lösung bei einer Einwirkungszeit von 1 Std. zu bestimmen (Referenzverfahren). Der Reduktionsfaktor des Referenzverfahrens soll bei Polioviren im Mittel mindestens 5 betragen.

Einzelheiten der Methodik sind der entsprechenden Richtlinie für bakterielle Keime [3] zu entnehmen.

Bearbeitet von:
Dr. S. Bräuniger, Dipl.-Ing. I. Fischer, Dr. J. Peters, Prof. Dr. G. Spicher, Dr. H. Timm.

Literatur:
[1] Richtlinie des Bundesgesundheitsamtes und der Deutschen Vereinigung zur Bekämpfung der Viruskrankheiten zur Prüfung von chemischen Desinfektionsmitteln auf Wirksamkeit gegen Viren. Bundesgesundhbl. 25 (1982) 397–398.
[2] Richtlinie des Bundesgesundheitsamtes zur Prüfung der Wirksamkeit von Flächendesinfektionsmitteln für die Desinfektion bei Tuberkulose. Bundesgesundhbl. 37 (1994) 274–278.
[3] Richtlinie des Robert Koch-Institutes zur Prüfung der Wirksamkeit von Desinfektionsmitteln für die chemische Instrumentendesinfektion bei Tuberkulose. Bundesgesundhbl. 37 (1994) 474–477.
[4] Peters, J., Bräuniger, S., und Fischer I.: Zur Prüfung der viruziden Wirksamkeit von Flächendesinfektionsmitteln, Hygiene und Medizin 20 (1995) 20–28.
[5] Bräuniger, S., Fischer I., und Peters, J.: Die Temperaturstabilität des bovinen Parvovirus. Zbl. f. Hygiene 196 (1994) 270–278.
[6] Kommentar zur Richtlinie des Bundesgesundheitsamtes und der Deutschen Vereinigung zur Bekämpfung der Viruskrankheiten zur Prüfung von chemischen Desinfektionsmitteln auf Wirksamkeit gegen Viren. Bundesgesundhbl. 26 (1983) 413–415.

12.5 Unfallverhütungsvorschriften

12.5.1 Unfallverhütungsvorschrift Gesundheitsdienst, VBG 103 Stand Oktober 1995
Berufsgenossenschaft für Gesundheitsdienst und Wohlfahrtspflege

12.5.2 Unfallverhütungsvorschrift Wäscherei, VBG 7y, Stand Oktober 1982, Berufsgenossenschaft für Gesundheitsdienst und Wohlfahrtspflege

13 Listen – Bekanntmachungen

13.1 Listen und Bekanntmachungen des Bundesgesundheitsamtes bzw. Robert Koch-Instituts

13.1.1 Liste der vom Robert Koch-Institut geprüften und anerkannten Desinfektionsmittel und -verfahren

Stand vom 15.6.1997 (13. Ausgabe) (In: Bundesgesundhbl. 40 [1997], 344–361)

Nachstehend wird die Liste der vom Robert Koch-Institut geprüften und anerkannten Mittel und Verfahren für Entseuchungen gemäß § 10c Bundes-Seuchengesetz (Neufassung vom 18.12.1979; BGBl. I S.2262, zuletzt geändert am 23.4.1996, BGBl. I S. 621–622) veröffentlicht.
Die Liste gibt den derzeitigen Stand abschließend wieder; sie tritt an die Stelle der früheren, zuletzt im Bundesgesundhbl. (37 [1994] 127–142) veröffentlichten Liste.

Vorbemerkung

Bei der Anwendung der nachstehend aufgeführten Mittel und Verfahren ist deren mikrobiologisches Wirkungsspektrum zu berücksichtigen. Die Wirkungsbereiche sind durch Buchstaben gekennzeichnet; es bedeuten:

A: zur Abtötung von vegetativen bakteriellen Keimen einschl. Mykobakterien sowie von Pilzen einschl. pilzlicher Sporen geeignet;
B: zur Inaktivierung von Viren geeignet;
C: zur Abtötung von Sporen des Erregers des Milzbrandes geeignet;
D: zur Abtötung von Sporen der Erreger von Gasödem und Wundstarrkrampf geeignet (zur Abtötung dieser Sporen müssen Sterilisationsverfahren angewendet werden, z.B. gespannter gesättigter Wasserdampf von 120 °C bei einer Einwirkungsdauer von 20 Min.).

Bezüglich der Wirksamkeit von Desinfektionsmaßnahmen gegen den Erreger der Creutzfeldt-Jakob-Erkrankung wird auf die Verlautbarung im Bundesgesundheitsblatt 39 (1996) 282–283 verwiesen.

Bei der Anwendung der Desinfektionsmittel und -verfahren ist ihre Verträglichkeit mit den zu desinfizierenden Objekten zu beachten.

Hinweise zur Durchführung der Desinfektion und der Sterilisation können der Richtlinie des Robert Koch-Instituts für Krankenhaushygiene und Infektionsprävention, insbesondere den Anlagen zu 7.1 und 7.2 entnommen werden (Loseblattausgabe im Gustav Fischer-Verlag, Stuttgart; zu beziehen über den Fachbuchhandel).

Hinweise zur Durchführung der Desinfektion bei bestimmen Infektionskrankheiten wie AIDS, Brucellose, Cholera, Keratoconjunctivitis epidemica, Milzbrand, Ornithose, Pocken, Scharlach, Tollwut, Toxoplasmose und Virushepatitis enthalten ferner die vom Robert Koch-Institut herausgegebenen Merkblätter. Sie sind beim Deutschen Ärzte-Verlag, Postfach 400265, 50832 Köln, erhältlich.

Weitere Hinweise können dem Bundesgesundheitsblatt Sonderheft Mai 1994 entnommen werden. Das Heft kann beim Carl Heymanns Verlag KG, Luxemburger Straße 449, 50939 Köln bezogen werden.

Mittel und Verfahren

1. Thermische Verfahren

1.1 Verbrennen

(Wirkungsbereich: ABCD)

1.2 Kochen

mit Wasser
Einwirkungszeit:
mind. 3 Min. (Wirkungsbereich: AB)
mind. 15 Min. (Wirkungsbereich: ABC)

1.3 Dampfdesinfektionsverfahren

Das bei der Durchführung der Verfahren anfallende Abwasser und die Abluft sind so nachzubehandeln, daß von ihnen keine Gefahren ausgehen können. Es sind die Anforderungen gemäß DIN 58949 Teil 2 zu beachten. Die Desinfektionsanlagen sind entsprechend der Bedienungsanweisung zu beladen und zu betreiben, sie sind regelmäßig zu warten und auf Funktionstüchtigkeit zu prüfen (auf DIN 58949 Teil 3 wird verwiesen).

1.3.1 Dampf-Strömungsverfahren

Desinfektion in Apparaten mit gesättigtem Wasserdampf von mindestens 100 °C.
Einwirkungszeit:
mind. 5 Min. (Wirkungsbereich: AB)
mind. 15 Min. (Wirkungsbereich: ABC)

1.3.2 Fraktionierte Vakuum-Verfahren (VDV-Verfahren)

Die Verfahren sind gekennzeichnet durch:

1. Entfernung der Luft aus Kammer und Desinfektionsgut durch mehrmaliges Evakuieren im Wechsel mit Einströmenlassen von Sattdampf
2. Desinfektion mit Sattdampf
3. Trocknen des Desinfektionsgutes durch Evakuieren

Zur Durchführung dieser Verfahren ist Dampf erforderlich, der weitgehend frei von Luft bzw. Fremdgasen ist (vgl. DIN EN 285). Die Desinfektionskammer muß vakuumdicht sein. Die vorgeschriebenen absoluten Drucke sind während der Vakuumphasen mit einer maximalen Abweichung von +10 mbar und während der Zwischendampfstöße mit einer maximalen Abweichung von –10 mbar einzuhalten.

1.3.2.1 System Dirschl
Betriebsdaten

a) 75 °C-Programm
Luftentfernung
Anzahl der Evakuierungsphasen: 4
in den Evakuierungsphasen zu erreichender Druck:
    1. Phase: ≦ 50 mbar
    folgende Phasen: ≦ 120 mbar
während der 1. Evakuierungsphase wird nach Erreichen von 50 mbar Dampf in die Kammer bis zu einem Druck von 400 mbar eingegeben und evakuiert bis auf 50 mbar
bei den Zwischendampfstößen zu erreichender Druck: ≧ 400 mbar.

Desinfektion
Dampftemperatur: 75 °C
Einwirkungszeit:
20 Min. (Wirkungsbereich: AB, außer Virushepatitis)

b) 105 °C-Programm
Luftentfernung
Anzahl der Evakuierungsphasen: 4
In den Evakuierungsphasen zu erreichender Druck:
    1. Phase: ≦ 50 mbar
    folgende Phasen: ≦ 300 mbar
während der 1. Evakuierungsphase wird nach Erreichen von 50 mbar Dampf in die Kammer bis zu einem Druck von 400 mbar eingegeben und evakuiert bis auf 50 mbar
bei den Zwischendampfstößen zu erreichender Druck: ≧ 1000 mbar

Desinfektion
Dampftemperatur: 105 °C
Einwirkungszeit:
1 Min. (Wirkungsbereich: AB)
5 Min. (Wirkungsbereich: ABC)
geprüfte und anerkannte Apparate-Typen: D1V, D2V, D3V, D4V, D5V, D5V/2, D5V-LND

1.3.2.2 System Getinge
Betriebsdaten

a) 75 °C-Programm
Luftentfernung
Anzahl der Evakuierungsphasen: 5
in den Evakuierungsphasen zu erreichender Druck:

1. bis 3. Phase: ≦ 70 mbar
4. Phase: ≦ 120 mbar
5. Phase: ≦ 220 mbar

in der 1. bis 3. Evakuierungsphase wird nach Erreichen von 70 mbar die Kammer 60 Sek. weiter evakuiert; während 30 Sek. vor Beendigung der 1. und 2. Evakuierungsphase wird Dampf in die Kammer eingegeben

bei den Zwischendampfstößen zu erreichender Druck: ≧ 385 mbar
dieser Druck wird jeweils 30 Sek. gehalten

Desinfektion
Dampftemperatur: 75 °C
Einwirkungszeit:
20 Min. (Wirkungsbereich: AB, außer Virushepatitis)

b) 80 °C-Programm
Luftentfernung
Anzahl der Evakuierungsphasen: 5
in den Evakuierungsphasen zu erreichender Druck:
1. bis 3. Phase: ≦ 70 mbar
4. Phase: ≦ 120 mbar
5. Phase: ≦ 220 mbar

in der 1. bis 3. Evakuierungsphase wird nach Erreichen von 70 mbar die Kammer 60 Sek. weiter evakuiert; während 30 Sek. vor Beendigung der 1. und 2. Evakuierungsphase wird Dampf in die Kammer eingegeben

bei den Zwischendampfstößen zu erreichender Druck: ≧ 475 mbar
dieser Druck wird jeweils 30 Sek. gehalten

Desinfektion
Dampftemperatur: 80 °C
Einwirkungszeit:
10 Min. (Wirkungsbereich: AB, außer Virushepatitis)

c) 105 °C-Programm
Luftentfernung
Anzahl der Evakuierungsphasen: 4
in den Evakuierungsphasen zu erreichender Druck:
1. und 2. Phase: ≦ 70 mbar
3. Phase: ≦ 80 mbar
4. Phase: ≦ 400 mbar

in der 1. und 2. Evakuierungsphase wird nach Erreichen von 70 mbar die Kammer 60 Sek weiter evakuiert; während 30 Sek. vor Beendigung der 1. Evakuierungsphase wird Dampf in die Kammer eingegeben

bei den Zwischendampfstößen zu erreichender Druck: ≧ 1000 mbar

Desinfektion
Dampftemperatur: 105 °C
Einwirkungszeit:
1 Min. (Wirkungsbereich: AB)
5 Min. (Wirkungsbereich: ABC)
geprüfte und anerkannte Apparate-Typen: GED 1, GED 3, GED 4.

1.3.2.3 System Goedecker-Kleindienst
Betriebsdaten

a) 75 °C-Programm
Luftentfernung
Anzahl der Evakuierungsphasen: 3
in den Evakuierungsphasen zu erreichender Druck:
   1. Phase: 12 Min $\leq$ 25 mbar
   folgende Phasen: $\leq$ 130 mbar
bei den Zwischendampfstößen zu erreichender Druck: $\geq$ 400 mbar

Desinfektion
Dampftemperatur: 75 °C
Einwirkungszeit:
20 Min. (Wirkungsbereich: AB, außer Virushepatitis)

b) 105 °C-Programm
Luftentfernung
Anzahl der Evakuierungsphasen: 3
in den Evakuierungsphasen zu erreichender Druck:
   1. Phase: 12 Min. $\leq$ 25 mbar
   folgende Phasen: $\leq$ 400 mbar
bei den Zwischendampfstößen zu erreichender Druck: $\geq$ 1250 mbar

Desinfektion
Dampftemperatur: 105 °C
Einwirkungszeit:
1 Min. (Wirkungsbereich: AB)
5 Min. (Wirkungsbereich: ABC)
geprüfte und anerkannte Apparate-Typen: DV 2,5 ST, DV 3 ST, DV 5 ST.

1.3.2.4 System MMM
Betriebsdaten
Luftentfernung
   Anzahl der Evakuierungsphasen: 5
   in den Evakuierungsphasen zu erreichender Druck: $\leq$ 80 mbar
   bei den Zwischendampfstößen zu erreichender Druck: $\geq$ 400 mbar

   Desinfektion
a) 75 °C-Programm Dampftemperatur: 75 °C
   Einwirkungszeit:
   20 Min. (Wirkungsbereich: AB, außer Virushepatitis)
b) 105 °C-Programm
   Dampftemperatur: 105 °C
   Einwirkungszeit:
1 Min. (Wirkungsbereich: AB)
5 Min. (Wirkungsbereich: ABC)
geprüfte und anerkannte Apparate-Typen: DES 1500/1501, DES 2000/2001, DES 3000/3001, DES 4000/4001, DES 6000/6001 sowie die baugleichen Typen Vacudes

1.3.2.5 System Sauter
Betriebsdaten

Luftentfernung
Anzahl der Evakuierungsphasen: 6
in den Evakuierungsphasen zu erreichender Druck: $\leq$ 70 mbar
bei den Zwischendampfstößen zu erreichender Druck: $\geq$ 300 mbar

Desinfektion
a) 75 °C-Programm
   Dampftemperatur: 75 °C
   Einwirkungszeit:
   20 Min. (Wirkungsbereich: AB, außer Virushepatitis)
b) 105 °C-Programm
   Dampftemperatur: 105 °C
   Einwirkungszeit: 1 Min. (Wirkungsbereich: AB)
   5 Min. (Wirkungsbereich: ABC)
   geprüfte und anerkannte Apparate-Typen: DDA 3010, DDA 3510, DDA 4010.

1.3.2.6 System Stiefenhofer
Betriebsdaten

Luftentfernung
Anzahl der Evakuierungsphasen: 5
in den Evakuierungsphasen zu erreichender Druck: $\leq$ 50 mbar
bei den Zwischendampfstößen zu erreichender Druck: $\geq$ 400 mbar

Desinfektion
a) 75 °C-Programm
   Dampftemperatur: 75 °C
   Einwirkungszeit: 20 Min. (Wirkungsbereich: AB, außer Virushepatitis)
b) 105 °C-Programm
   Dampftemperatur: 105 °C
   Einwirkungszeit: 1 Min. (Wirkungsbereich: AB)
   5 Min. (Wirkungsbereich: ABC)
   geprüfte und anerkannte Apparate-Typen: DD 1000, DD 1500, DD 2500, DD 3000, DD 3500, DD 4500, DD 6000.

1.3.2.7 System Webeco
Betriebsdaten

Luftentfernung
Anzahl der Evakuierungsphasen: 5
in den Evakuierungsphasen zu erreichender Druck: $\leq$ 80 mbar
   bei den Zwischendampfstößen zu erreichender Druck: $\geq$ 400 mbar

Desinfektion
a) 75 °C-Programm
   Dampftemperatur: 75 °C
   Einwirkungszeit: 20 Min. (Wirkungsbereich: AB, außer Virushepatitis)
b) 105 °C-Programm
   Dampftemperatur: 105 °C
   Einwirkungszeit: 7 Min. (Wirkungsbereich: ABC)

geprüfte und anerkannte Apparate-Typen: LD 210, LD 215, LD 220, LD 225, LD 230, LD 235, LD 237, LD 240, LD 250 sowie die entsprechenden Typen der Reihe LDH

1.3.2.8 System Webeco (Sonderprogramm für aufgerüstete Betten)
Die Betten müssen entsprechend der Beladungsvorschrift aufgerüstet sein.

Betriebsdaten

Luftentfernung
Anzahl der Evakuierungsphasen : 8
in den Evakuierungsphasen zu ereichender Druck: $\leq$ 265 mbar
bei den Zwischendampfstößen zu erreichender Druck: $\geq$ 400 mbar

Desinfektion
a) 95 °C-Programm
   Dampftemperatur: 95 °C
   Einwirkungszeit: 5 Min. (Wirkungsbereich: AB)
b) 105 °C-Programm
   Dampftempteraur: 105 °C
   Einwirkungszeit: 5 Min. (Wirkungsbereich: ABC)
   geprüfte und anerkannte Apparate-Typen: LD 2260, LD 2390.

1.3.2.9 In früheren Ausgaben der Liste aufgeführte und vorstehend nicht mehr verzeichnete Apparate-Typen können weiterhin verwendet werden, sofern die vorgeschriebenen Betriebsdaten und die unter 1.3 aufgeführten Bedingungen eingehalten werden sowie regelmäßige Prüfung auf Funktionstüchtigkeit sichergestellt ist.

2. Chemische Mittel und Verfahren

Die Gebrauchsverdünnungen der chemischen Mittel sind mit reinem Wasser herzustellen; ein Zusatz von Reinigungsmitteln oder ähnlichem hat zu unterbleiben.

Werden zur Herstellung der Gebrauchsverdünnungen automatische Desinfektionsmittel-Dosiergeräte verwendet, so sollen diese die von der Bundesanstalt für Materialforschung und -prüfung (BAM) und dem Bundesgesundheitsamt herausgegebene Richtlinie [Bundesgesundhbl. 21 (1978) 115–119 und 29 (1986) 167–168] erfüllen und geprüft worden sein (siehe Anhang zu dieser Liste). Die bei der Prüfung durch die BAM erteilten Auflagen und Hinweise zum Betrieb sind zu beachten.

2.1 Instrumentendesinfektion (siehe Tabelle 13.1)

2.2 Wäschedesinfektion, Scheuerdesinfektion,
Desinfektion von Ausscheidungen (siehe Tabelle 13.2)

2.3 Hygienische Händedesinfektion (siehe Tabelle 13.3)

Die Hände werden mit der Lösung eingerieben und während der vorgeschriebenen Einwirkzeit feucht gehalten. Die in der Tabelle aufgeführten Zeiten sind Mindestwerte. Bei massiver bzw. sichtbarer Kontamination und bei Kontamination mit Tuberkulose-Bakterien ist die Desinfektion zweimal durchzuführen.

Dem auf den Händen verteilten Desinfektionsmittel darf Wasser erst nach Ablauf der für die Desinfektion vorgesehenen Einwirkungszeit zugesetzt werden.

Tab. 13.1: Chemische Mittel zur Instrumentendesinfektion

Wirkstoff	Konzentration %	Einwirkungszeit Std.	Wirkungsbereich
1	2	3	4
Formaldehyd-Lösung DAB 10 (Formalin)	6	1	AB
m-Kresolseifenlösung DAB 6	1,5	1	A
Peressigsäure*	0,35	1	AB

* Konzentrationsangabe bezogen auf einen Wirkstoffgehalt von 100%; korrodierende Eigenschaften beachten.

2.3 Hygienische Händedesinfektion

Die Hände werden mit der Lösung eingerieben und während der vorgeschriebenen Einwirkzeit feucht gehalten. Die in der Tabelle aufgeführten Zeiten und Mengen sind Mindestwerte. Bei massiver bzw. sichtbarer Kontamination und bei Kontamination mit Tuberkulose-Bakterien ist die Desinfektion zweimal durchzuführen.

Dem auf den Händen verteilten Desinfektionsmittel darf Wasser erst nach Ablauf der für die Desinfektion vorgesehenen Einwirkungszeit zugesetzt werden.

3 Besondere Verfahren

Die Apparate sind entsprechend der Bedienungsanweisung zu betreiben, regelmäßig zu warten und auf Funktionstüchtigkeit zu prüfen.

3.1 Wäschedesinfektion in Waschmaschinen

Die Maschinen müssen gewährleisten, daß die für das jeweilige Verfahren vorgeschriebene Konzentration des Desinfektions- und des Waschmittels, das Flottenverhältnis und die Temperatur während der Einwirkungszeit eingehalten werden. Die für das Flottenverhältnis angegebenen Daten sind Mindestwerte. Es ist zulässig, größere Flotten anzuwenden.

(Flotte = Flüssigkeitsmenge, mit der das Reinigungsgut während einer Arbeitsphase behandelt wird.

Flottenverhältnis = Verhältnis der Gewichtsmengen von Reinigungsgut und Flotte).

Am Ende der Desinfektionsphase müssen Desinfektionsgut, Flotte und der Innenraum der Maschine, der mit der kontaminierten Wäsche und der Flotte in Berührung kam, desinfiziert sein. Vor Beendigung der Desinfektionsphase darf keine Flotte aus der Maschine abfließen. Die Abluft ist so abzuführen bzw. nachzubehandeln, daß von ihr keine Gefahren ausgehen können. Nach dem derzeitigen Stand der Technik können diese Forderungen von folgenden Waschmaschinen erfüllt werden:

1. diskontinuierlich arbeitende Trommelwaschmaschinen,
2. kontinuierlich arbeitende Waschmaschinen, soweit sie nachstehend aufgeführt sind.

Die bei der Eintragung vom Robert Koch-Institut erteilten Auflagen, insbesondere hinsichtlich der Taktzeiten, sind zu beachten.

a) Badwechsel-Waschstraße Archimedia BW
   Hersteller: Passat Wäscherei-Systeme GmbH
b) Waschstraße Senking P 18/P 19 mit Schleuse
   Hersteller: Senkingwerke GmbH
c) Waschstraße Senking P 50/ P 36
   Hersteller: Senkingwerk GmbH

In Sondereinheiten für hochkontagiöse Krankheiten empfiehlt sich die Verwendung von Einmalwäsche. Ist dies nicht möglich, muß die Wäsche in der Sondereinheit thermisch, notfalls chemisch desinfiziert werden.

3.1.1 Thermische Desinfektionswaschverfahren

Die Konzentration der Waschmittel sollte den Empfehlungen der Hersteller entsprechen. Die waschtechnische Eignung der Waschmittel sollte durch Gutachten belegt sein.

Tab. 13.2: Chemische Mittel zur Wäsche- und Scheuerdesinfektion sowie zur Desinfektion von Ausscheidungen

Wirkstoff	Name	Wäschedesinfektion		Scheuerdesinfektion		Desinfektion von Ausscheidungen 1 Teil Auswurf oder Stuhl + 2 Teile Gebrauchsverdünnung bzw. 1 Teil Harn + 1 Teil Gebrauchsverdünnung						Wirkungsbereich	Hersteller bzw. Lieferfirma
						Auswurf		Stuhl		Harn			
		Gebrauchsverdünnung %	Einwirkungszeit Std.	Gebrauchsverdünnung %	Einwirkungszeit Std.	Gebrauchsverdünnung %	Einwirkungszeit Std.	Gebrauchsverdünnung %	Einwirkungszeit Std.	Gebrauchsverdünnung %	Einwirkungszeit Std.		
1	2	3		4		5		6		7		8	9
Phenol oder Phenolderivate	Amocid	1	12	5	6	5	4	5	6	5	2	A	Lysoform
	Bacillotox	1	12	6	4	5	4	5	6	5	2	A	Bode Chemie
	Gevisol	0.5	12	5	4	5	4	5	6	5	2	A	Schülke & Mayr
	Helipur	1	12	6	4	6	4	6	6	6	2	A	Braun Melsungen
	m-Kresolseifenlösung DAB 6			5	4							A	
	Mucocit-F 2000	1	12	3	2								
	Phenol	1	12					5	6			A	Merz
	Velicin forte					5	4					A	Henkel

Substanzgruppe	Präparat								Hersteller
Chlor, organ. oder anorgan. Substanzen mit aktivem Chlor	Chloramin-T DAB 9	1,5	12	2,5	2	5	4	A¹B	Lysoform
	Clorina	1,5	12	2,5	2	5	4	A¹B	Lysoform
	Trichlorol	2	12	3	2	6	4	A¹B	Lysoform
Perverbindungen	Apesin AP 100²			4	4			AB	Tana Chemie
	Dismozon pur²			4	1			AB	Bode Chemie
	Perform²			3	4			AB	Schülke & Mayr
	Wofasteril²			2	4			AB	Kesla Pharma
Formaldehyd und/oder sonstige Aldehyde bzw. Derivate	Aldasan 2000			4	4			AB	Lysoform
	Antiseptica-Flächen-desinfektion 7			3	6			AB	Antiseptica
	Aldospray-Konz.			3	4			AB	Lysoform
	Apesin AP 30			5	4			A	Tana Chemie
	Bacillocid Spezial			6	4			AB	Bode Chemie
	Buraton 10 F			3	4			AB	Schülke & Mayr
	Desomed A 2000			3	6			AB	Desomed
	Divosept DR 75			8	6			AB	Diversey Lever
	Desinfektionsreiniger Hospital			8	6			AB	Dreiturm
	Fink-Antisept B			8	6			AB	Fink
	Formaldehyd-Lösung DAB 10 (Formalin)	1,5	12	3	4			AB	Fink
	Haka-Flächendesinfektion FD N			3	6			AB	Hakawerk
	Herold-Dessan			3	6			AB	Franken-Chemie
	Howalin			8	6			AB	Howa

Tab. 13.2: Fortsetzung

Wirkstoff	Name	Wäschedesinfektion Gebrauchsverdünnung %	Wäschedesinfektion Einwirkungszeit Std.	Scheuerdesinfektion Gebrauchsverdünnung %	Scheuerdesinfektion Einwirkungszeit Std.	Auswurf %	Auswurf Std.	Stuhl %	Stuhl Std.	Harn %	Harn Std.	Wirkungsbereich	Hersteller bzw. Lieferfirma
1	2	3		4		5		6		7		8	9
Formaldehyd und/oder sonstige Aldehyde bzw. Derivate	Incidin perfekt	1	12	3	4							AB	Henkel
	Kohrsolin	2	12	3	4							AB	Bode Chemie
	Lyso FD 10			3	4							AB	Schülke & Mayr
	Lysoform	4	12	5	6							AB	Lysoform
	Lysoformin	3	12	5	6							AB	Lysoform
	Lysoformin 2000			4	6							AB	Lysoform
	Melsept	2	12	4	6							AB	Braun Melsungen
	Melsitt	4	12	10	4							AB	Braun Melsungen
	Minutil	2	12	6	4							AB	Henkel
	Mucocit R			8	6							AB	Merz
	Multidor			3	6							AB	Henkel
	Nüscosept			5	4							AB	Dr. Nüsken Chemie
	Pursept-FD			7	4							AB	Merz
	Ultrasol F	3	12	5	4							AB	Fresenius

									Hersteller
	Ultrasol S	3	12	5	4			AB	Fresenius Dr. Weigert
	Weigosept DF			4	4			AB	
Amphotensid	Herold Desinfektionsmittel	2	12					A	Franken-Chemie
	Tensodur 103	2	12					A	MFH ‚Marienfelde'
Lauge	Kalkmilch[3]						20	6	A[3]B

[1] Gegen Mykobakterien insbesondere in Gegenwart von Blut bei der Scheuerdesinfektion unzureichend wirksam.

[2] Nicht zur Desinfektion von merklich mit Blut kontaminierten Flächen oder von porösen Oberflächen (z. B. rohem Holz) geeignet.

[3] Unbrauchbar bei Tuberkulose; Bereitung der Kalkmilch: 1 Teil gelöschter Kalk (Calciumhydroxid) + 3 Teile Wasser.

Tab. 13.3: Präparate zur hygienischen Händedesinfektion

Wirkstoff	Name	Einwirkungszeit in Min.	Wirkungsbereich	Hersteller bzw. Lieferfirma
1	2	3	4	5
Alkohole[1]	AHD 2000	½	A	Lysoform
	Alkoholische Händedesinfektion	½	A	Dr. Nüsken Chemie
	Amphisept E	½	A	Goldschmidt/Bode
	Aseptoman	½	A	Desomed
	Descoderm	½	A	Dr. Schumacher
	Desderman	½	A	Schülke & Mayr
	Desmanol	½	A	Schülke & Mayr
	Dibromol-Tinktur farblos	½	A	Trommsdorff
	Ethanol (DAB 10) 80 Vol. %	½	A	
	Frekaderm farblos	½	A	Fresenius
	Frekasan	½	A	Fresenius
	Frekasept 80	½	A	Fresenius
	Frekasteril	½	A	Fresenius
	Frekasteril Gel	1	A	Fresenius
	Hospisept	½	A	Lysoform
	Isopropanol 70 Vol. %	½	A	
	Kentoman	½	A	Nordland
	Kodan-Tinktur forte	½	A	Schülke & Mayr
	Leverman Händedesinfektion	½	A	DiverseyLever
	MediQuick Haut- und Händedesinfektion	½	A	MediQuick
	Mentex HD	½	A	Woellner-Werke
	Mucasept-A	½	A	Merz
	Novaderm	½	A	C. Schneider
	Poly-Alcohol Hände Antisepticum	½	A	Antiseptica

Poly-Alcohol Haut farblos Antisepticum	1/2	A	Antiseptica
Promanum N	1/2	A	Braun Melsungen
n-Propanol 60 Vol. %	1/2	A	
Sagrosept	1/2	A	Schülke & Mayr
Septoderm	1/2	A	Dr. Schumacher
Skinman soft	1/2	A	Henkel
Skinsept F	1/2	A	Henkel
Softa Man	1/2	A	Braun Melsungen
Spitacid	1/2	A	Henkel
Sterillium	1/2	A	Bode Chemie
Sterillium Virugard	1/2	A	Bode Chemie
Sterillium Virugard	2	B^3	Bode Chemie
Tremosan	1/2	A	Tremonia-Chemie
Halogene			
Betaisodona-Lösung standardisiert	1	A	Mundipharma
Braunol 2000	1	A	Braun Melsungen
Chloramin T (DAB 9) 1%	2	A^2B^3	
Chloramin T (DAB 9) 2%	1	A^2B^3	
Clorina 1%	2	A^2B^3	Lysoform
Clorina 2%	1	A^2B^3	Lysoform
Trichlorol 1%	2	A^2B^3	Lysoform
Trichlorol 2%	1	A^2B^3	Lysoform
Sonstige Wirkstoffe			
Primasept M	1	A	Schülke & Mayr
Wofasteril 0,5%	1	A	Kesla Pharma

[1] Die Einordnung der Präparate in diese Gruppe besagt nicht, daß die Mittel ausschließlich Alkohole als Wirkstoffe enthalten. Auskunft über weitere Wirkstoffe gibt die Deklaration des Herstellers.
[2] Gegen Mykobakterien und Pilze unzureichend wirksam.
[3] Gegen Parvoviren unzureichend wirksam.

a) Desinfektionstemperatur: 85 °C
   Einwirkungszeit: 15 Min.
b) Desinfektionstemperatur: 90 °C
   Einwirkungszeit: 10 Min.

Flottenverhältnis: 1 : 4 bis 1 : 5
Wirkungsbereich: AB

3.1.2 Chemo-thermische Desinfektionswaschverfahren (siehe Tabelle 13.4)

3.2 Instrumentendesinfektion in Reinigungsautomaten

Die Bedienungs- und Beladungsvorschriften der Hersteller sind zu beachten. Es sollten nur die vom Hersteller des Reinigungsautomaten für die jeweiligen Anwendungszwecke empfohlenen Reinigungsmittel verwendet werden. Während der Desinfektionsphase darf keine Flotte aus der Maschine austreten. Der Desinfektionsvorgang muß vor dem erstmaligen Ablassen von Flotte abgeschlossen sein. Die Abluft ist so abzuführen bzw. nachzubehandeln, daß von ihr keine Gefahr ausgehen kann.

Bei der Angabe der Desinfektionstemperatur handelt es sich um den oberen Schaltpunkt der Thermostaten der jeweiligen Maschine. Es soll damit gewährleistet werden, daß während der Einwirkzeit eine Temperatur von 90 °C nicht unterschritten wird.

Für Instrumente mit langen bzw. engen Hohlräumen sind die Verfahren nur dann geeignet, wenn diese Hohlräume von der heißen Flotte durchströmt werden.

3.2.1 System Belimed
Thermisches Desinfektions- und Reinigungsverfahren für Instrumente, Laborglas und Zubehör von Anästhesiegeräten.

Betriebsdaten
Desinfektionstemperatur: 93 °C
Einwirkungszeit: 10 Min.
Wirkungsbereich: AB
geprüfte und anerkannte Apparate-Typen: SM 700, SM 750, SM 800, SM 1000

3.2.2 System BHT Hygiene Technik
Thermisches Desinfektions- und Reinigungsverfahren für Instrumente, Laborglas und Zubehör von Anästhesiegeräten.

Betriebsdaten
Desinfektionstemperatur: 93 °C
Einwirkungszeit: 10 Min.
Wirkungsbereich: AB
geprüfte und anerkannte Apparate-Typen: innova 700, innova 1080, innova 1090 S

3.2.3 System Getinge
Thermisches Desinfektions- und Reinigungsverfahren für Instrumente, Laborglas, Apothekenglas, Babyflaschen und Zubehör von Anästhesiegeräten.

Betriebsdaten
Desinfektionstemperatur: 93 °C
Einwirkungszeit: 10 Min.
Wirkungsbereich: AB
geprüfte und anerkannte Apparate-Typen: Getinge Decomaten: GE-DE 2555, GE-DE 3555, GE-DE 4656, GE-DE 8666

Tab. 13.4: Chemo-thermische Desinfektionsverfahren. Verfahren mit Perverbindungen* als Wirkstoff

Name	Konzentration (auf 1 Liter Flotte)		Flotten-verhältnis	Desinfek-tions-temperatur	Einwirkungs-zeit in Min.	Wirkungs-bereich	Hersteller bzw. Lieferfirma
	Waschmittel	Desinfektionsmittel					
1	2	3	4	5	6	7	8
Bleix peracid-Verfahren	3–6 g Solvit spezial oder Teut A spezial oder 3–5 g Flüsson extra oder Orlit PF	2 ml Bleix peracid[1]	1:5	60 °C	15	AB	Woellner-Werke
Bleix peracid-Verfahren	3–5 g DK 100 oder GT 12	2 ml Bleix peracid[1] oder 0,7 ml Bleix peracid forte[1]	1:5	65 °C	15	AB	Woellner-Werke
Bleix peracid-Verfahren	3–5 g Orlit	2 ml Bleix peracid[1]	1:5	65 °C	15	A	Woellner-Werke
Bleix peracid-Verfahren	3–6 g Solvit spezial oder 3–5 g Orlit PF	0,7 ml Bleix peracid forte[1]	1:5	60 °C	15	AB	Woellner-Werke
Clax Personril-Verfahren	3–6 g Clax PC 1, Clax Crystal, Clax Profi, Clax Rekord oder Clax Alfa	2 ml Clax-Personril[1]	1:5	60 °C	15	AB	DiverseyLever
Levermatic Gamma-Verfahren	1–6 g Levermatic Alpha + 0,5–1 g Levermatic Beta	2 ml Levermatic Gamma[1]	1:5	60 °C	15	AB	DiverseyLever
Lunocid-Verfahren	3–6 g Kombimax B	2 ml Lunocid[1]	1:5	60 °C	15	AB	Osmac

Tab. 13.4: Fortsetzung

Name	Konzentration (auf 1 Liter Flotte) Waschmittel	Desinfektionsmittel	Flottenverhältnis	Desinfektionstemperatur	Einwirkungszeit in Min.	Wirkungsbereich	Hersteller bzw. Lieferfirma
1	2	3	4	5	6	7	8
Lunocid-Verfahren	3–6 g Osmac K	2 ml Lunocid[1]	1:5	60 °C	15	A	Osmac
Ottalin Peracet-Verfahren	2–4 ml Derval Solo oder 2 g Trebon Sil	2 ml Ottalin Peracet[1]	1:5	60 °C	10	AB	Kreussler
Ottalin Peracet-Verfahren	5 g Trebon Plus	2 ml Ottalin Peracet[1]	1:5	60 °C	10	A	Kreussler
Oxyplex-Verfahren	3 g Aliplex, Osetta, Uniplex oder 4 ml Olisso	2 ml Oxyplex[1]	1:5	60 °C	15	AB	Burnus
Oxyplex plus-Verfahren	3 g Aliplex, Osetta, Uniplex oder 4 ml Olisso	0,7 ml Oxyplex plus[1]	1:5	70 °C	10	AB	Burnus
Ozonit-Verfahren	1,5–3 g Dixit extra	4 ml Ozonit[1] oder 2,8 ml Ozonit super[1]	1:16	40 °C	20	A	Henkel
Ozonit-Verfahren	1,5–6 g Dixit extra	2,8 ml Ozonit super[1]	1:16	30 °C	20	AB	Henkel
Ozonit-Verfahren	1,5–3 g Compactat Color, 1,5–2,5 g Pur-compactat oder 3–6 g Almesin, Dermasil perfekt, Silex perfekt, Silex super oder Silex 2000	2 ml Ozonit[1] oder 1 ml Ozonit super[1]	1:5	60 °C	15	AB	Henkel

Verfahren	Waschmittel	Zusatz	Verhältnis	Temperatur		Kategorie	Hersteller
Ozonit-Verfahren	1,5–3 g Compactat Color, 1,5–2,5 g Pur-compactat oder 3–6 g Almesin, Dermasil perfekt, Silex perfekt, Silex super oder Silex 2000	1 ml Ozonit super[1]	1:5	70 °C	10	AB	Henkel
Ozonit Pulver-Verfahren	1,5–3 g Compactat Color, 1–3 g Pur-compactat oder 3–5 g Almesin, Silex perfekt, Silex super, Silex 2000 oder 4–6 g Dermasil perfekt	1 g Ozonit Pulver	1:5	60 °C	15	AB	Henkel
Penta-Aktiv-Verfahren	4 g Tena ST	1 g Penta-Aktiv[1]	1:4	60 °C	15	A	Haas
Penta-Aktiv-Verfahren	4 g Tena ST	1 g Penta-Aktiv[1]	1:4	70 °C	10	AB	Haas
Penta-Aktiv-Verfahren	4 g Penta-Basis	1 g Penta-Aktiv[1]	1:4	70 °C	10	A	Haas
Per Ezet-Verfahren	3–6 g Zeiss-Brillant oder Zeiss-Rekord	2 ml Per Ezet[1]	1:5	60 °C	15	AB	Ernst Zeiss
PES 32-Verfahren	4–6 g Maximo I	2 ml PES 32[1]	1:5	60 °C	15	A	Purgatis
REMPER-Verfahren	5 g Melsit super oder 5 ml Waschpon	2 ml REM PER[1] oder 1 ml REM PER Konzentrat[1]	1:5	60 °C	15	A	van Baerle
Sept PES-Verfahren	4–6 g Ozerna 1 Super	2 ml Sept PES[1]	1:5	60 °C	15	A	Büsing & Fasch

Tab. 13.4: Fortsetzung

| Name | Konzentration (auf 1 Liter Flotte) | | Flotten-verhältnis | Desinfek-tions-temperatur | Einwirkungs-zeit in Min. | Wirkungs-bereich | Hersteller bzw. Lieferfirma |
	Waschmittel	Desinfektionsmittel					
1	2	3	4	5	6	7	8
Tena-Cid-Verfahren	3–5 g Tena	2 ml Tena-Cid[1]	1 : 5	60 °C	15	A	Haas
Trisanox-Verfahren	1 g Trisanox A und 4 g Trisanox B	0,7 g Trisanox C[1]	1 : 5	60 °C	20	A	Haas
Trisanox-Verfahren	5 g Trisanox B	0,8 g Trisanox C[1]	1 : 4	70 °C	10	AB	Haas
Clax Desotherm-Verfahren	7 g Clax Desotherm		1 : 5	60 °C	20	A	DiverseyLever
Clax Desotherm-Verfahren	6 g Clax Desotherm		1 : 5	75 °C	15	AB	DiverseyLever
Eltra-Verfahren	7 g Eltra		1 : 5	60 °C	20	AB	Henkel
Eltra-Verfahren	5 g Eltra		1 : 5	70 °C	10	AB	Henkel
Germatex-Verfahren	7 g Germatex		1 : 5	60 °C	20	AB	Ernst Zeiss
Gomesan-Verfahren	6 g Gomesan		1 : 5	60 °C	20	A	Woellner-Werke
Gomesan-Verfahren	6 g Gomesan		1 : 5	75 °C	15	AB	Woellner-Werke
Hexawa Hospital-Verfahren	7 g Hexawa Hospital		1 : 5	60 °C	20	A	Dreiturm

Verfahren	Präparat		Temperatur			Hersteller
Hexawa Hospital-Verfahren	5 g Hexawa Hospital	1:5	65 °C	20	A	Dreiturm
Lavo Des 60-Verfahren	7 g Lavo Des 60	1:5	60 °C	20	AB	Purgatis
Lunosan-Verfahren	7 g Lunosan	1:5	60 °C	20	A	Osmac
Monosan-Verfahren	7 g Monosan	1:5	60 °C	20	A	Haas
Oxyplex perfekt-Verfahren	7 g Oxyplex perfekt	1:5	60 °C	20	A	Burnus
Oxyplex perfekt-Verfahren	5 g Oxyplex perfekt	1:5	65 °C	20	A	Burnus
Ozerna Sept-Verfahren	7 g Ozerna Sept	1:5	60 °C	20	A	Büsing & Fasch
Ozerna Sept-Verfahren	5 g Ozerna Sept	1:5	65 °C	20	A	Büsing & Fasch
RAPA-Verfahren	7 g RAPA Hygienevollwaschmittel	1:5	60 °C	20	AB	Dr. Schnell Chemie
WECO-DES-Verfahren	7 g WECO-DES	1:5	60 °C	20	AB	Dr. Weber

* Die Verfahren sind nicht für merklich mit Blut verschmutzte Wäsche geeignet.
[1] Das Präparat ist erst bei Erreichen der Desinfektionstemperatur zuzugeben.

Tab. 13.5: Chemo-thermische Desinfektionsverfahren. Verfahren mit Phenolderivaten als Wirkstoff

Name	Konzentration (auf 1 Liter Flotte)	Flotten-verhältnis	Desinfek-tions-temperatur	Einwirkungs-zeit in Min.	Wirkungs-bereich	Hersteller bzw. Lieferfirma
1	2	3	4	5	6	7
Antilit-Verfahren	2 g Antilit	1:5	50 °C	20	A	Woellner-Werke
Clax Sterilan-Verfahren	3 g Clax Sterilan und 2 g Spezial-Waschalkali Df 25	1:5	50 °C	20	A	DiverseyLever

Tab. 13.6: Chemo-thermische Desinfektionsverfahren. Verfahren mit Chlor bzw. anorganischen oder organischen Substanzen mit aktivem Chlor als Wirkstoff*

Name	Konzentration (auf 1 Liter Flotte)		Flotten-verhältnis	Desinfek-tions-temperatur	Einwirkungs-zeit in Min.	Wirkungs-bereich	Hersteller bzw. Lieferfirma
	Waschmittel	Desinfektionsmittel					
1	2	3	4	5	6	7	8
Clax Sumasan-Verfahren	4–6 g Clax Rekord	0,6–1 g Clax Sumasan[1]	1:5	60 °C	10	AB	DiverseyLever
Gomigerm-Verfahren	4–6 g Asri oder 3–6 g Solvit spezial	0,6 g Gomigerm[1]	1:5–1:6	60 °C	10	AB	Woellner-Werke
Hakacid-Verfahren	5 g Hakania 60	0,6 g Hakacid[1]	1:5	60 °C	10	AB	Hakawerk

Verfahren							
Hakacid-Verfahren	5 g Hakania 60 phosphatfrei	0,6 g Hakacid[1]	1:5	60 °C	10	A	Hakawerk
Lunosept-Verfahren	3–6 g Ancolun, 3–4 g Elmit extra, Kombimax oder Kombimax B	0,6 g Lunosept[1]	1:5	60 °C	10	AB	Osmac
Saniton-Verfahren	5 g Melist super oder Waschpon universal	0,6 g Saniton[1]	1:5	60 °C	10	AB	van Baerle
Tenasan-Verfahren	3–4 g Haas 202	0,6 g Tenasan[1]	1:5	60 °C	10	AB	Haas
Trixon-Verfahren	3–6 g Aliplex, Osetta, Osetta perfekt oder Uniplex	0,6 g Trixon[1]	1:5	60 °C	10	AB	Burnus
Toxalit-Verfahren	3–5 g Syndet Sapo	0,6 g Toxalit[1]	1:5	60 °C	10	AB	Tip-Werke
Tryplosan-Verfahren	3–6 g Silex perfekt	0,6 g Tryplosan[1]	1:5–1:7	60 °C	10	AB	Henkel
Tryplosan-Verfahren	3–6 g Silex super	0,6 g Tryplosan[1]	1:5–1:7	60 °C	10	A	Henkel
Texasept-Verfahren	3–5 g Texasept		1:5	60 °C	10	AB	Burnus
Texasept S-Verfahren	3–5 g Texasept S		1:5	65 °C	10	AB	Burnus

* Die Verfahren sind nicht für stark verschmutzte und auch nicht merklich mit Blut verschmutzte Wäsche geeignet.

[1] Das Präparat ist erst nach Erreichen der Desinfektionstemperatur zuzugeben.

3.2.4 System Hamo

Thermisches Desinfektions- und Reinigungsverfahren für Instrumente, Laborglas und Zubehör von Anästhesiegeräten.

Betriebsdaten
Desinfektionstemperatur: 93 °C
Einwirkungszeit: 10 Min.
Wirkungsbereich: AB
geprüfte und anerkannte Apparate-Typen: LS-850, LS-1000, LS-2000, T-21-420

3.2.5 System KaVO

Thermisches Desinfektions- und Reinigungsverfahren für zahnärztliche Übertragungsinstrumente und andere zahnärztliche Instrumente.

Betriebsdaten
Desinfektionstemperatur: > 96 °C
Einwirkungszeit: 10 Min.
Wirkungsbereich: AB
geprüfter und anerkannter Apparate-Typ: LIFEtime

3.2.6 System KEN

Thermisches Desinfektions- und Reinigungsverfahren für Instrumente, Laborglas und Zubehör von Anästhesiegeräten.

Betriebsdaten
Desinfektionstemperatur: 93 °C
Einwirkungszeit: 10 Min.
Wirkungsbereich: AB
geprüfte und anerkannte Apparate-Typen: KEN 311-OS, KEN 312-OS, KEN 313-OS, KEN 314-OS

3.2.7 System Lancer

Thermisches Desinfektions- und Reinigungsverfahren für Instrumente, Laborglas und Zubehör von Anästhesiegeräten.

Betriebsdaten
Desinfektionstemperatur: 93 °C
a) Einwirkungszeit: 1 Min.
   Wirkungsbereich: A
geprüfter und anerkannter Apparate-Typ: 820 UP
b) Einwirkungszeit: 10 Min.
   Wirkungsbereich: AB
geprüfte und anerkannte Apparate-Typen: HOSPITALIA 520, 820 UP

3.2.8 System Miele

Thermisches Desinfektions- und Reinigungsverfahren für Instrumente, Zubehör von Anästhesiegeräten, Laborglas und Geschirr einschließlich Babyflaschen.

Betriebsdaten
Desinfektionstemperatur: 93 °C
Einwirkungszeit: 10 Min.
Wirkungsbereich: AB
geprüfte und anerkannte Apparate-Typen: Thermo-Desinfektor G 7735, G 7736, G 7738-2 (jeweils OP/AN/LG/TD/BC), G 7828, G 7781, G 7782, G 7782 CD, G 7830

3.2.9 System Netzsch-Newamatic
Thermisches Desinfektions- und Reinigungsverfahren für Instrumente, Laborglas, Apothekenglas und Zubehör von Anästhesiegeräten.

Betriebsdaten
Desinfektionstemperatur: 93 °C
Einwirkungszeit: 10 Min.
Wirkungsbereich: AB
geprüfte und anerkannte Apparate-Typen: HO-1, HO-2 (2-600)

3.2.10 System Riebesam
Thermisches Desinfektions- und Reinigungsverfahren für Instrumente, Laborglas und Zubehör von Anästhesiegeräten.

Betriebsdaten
Desinfektionstemperatur: 93 °C
Einwirkungszeit: 10 Min.
Wirkungsbereich: AB
geprüfte und anerkannte Apparate-Typen: 25 TD, 26 TD

3.2.11 System Stierlen-Maquet
Thermisches Desinfektions- und Reinigungsverfahren für Instrumente, Laborglas und Zubehör von Anästhesiegeräten.

Betriebsdaten
Desinfektionstemperatur: 93 °C
Einwirkungszeit: 10 Min.
Wirkungsbereich: AB
geprüfte und anerkannte Apparate-Typen: Cleanmaquet 100, Cleanmaquet 203 u. R 200

3.3 Raumdesinfektion

Verdampfung oder Vernebelung von verdünnten Formaldehyd-Lösungen mit geeigneten Apparaten.
Dosierung: 5 g Formaldehyd pro m^3 Rauminhalt
relative Luftfeuchtigkeit: mindestens 70%
Einwirkungszeit: 6 Stunden
Wirkungsbereich: AB
Um die vorgeschriebene Luftfeuchtigkeit zu gewährleisten, muß eine wäßrige Formaldehyd-Lösung verdampft werden (pro m^3 Rauminhalt z. B. eine Mischung von ca. 15 ml einer 35%igen Formaldehyd-Lösung mit 15 ml Wasser).
Es empfiehlt sich, nach der Desinfektion den Formaldehyd durch Verdampfen von mind. 10 ml 25%iger Ammoniaklösung pro m^3 Rauminhalt zu neutralisieren.
Bei der Durchführung einer Raumdesinfektion ist die Technische Regel für Gefahrstoffe „Raumdesinfektion mit Formaldehyd" (TRGS 522) zu beachten.

3.4 Desinfektion von Abfällen

Zur Desinfektion von Abfällen sind thermische Verfahren zu verwenden.

3.4.1 Verbrennen
(Wirkungsbereich: ABCD)

3.4.2 Kochen mit Wasser

3.4.2.1 System Drauschke KEG

Desinfektion von Organabfällen und infektiösen Abfällen aller Art (insbesondere sogenannte Naßabfälle) in Wasser von mindestens 134 °C. Die Behandlung erfolgt in einem geschlossenen System ohne Luftentfernung, unter indirekter Beheizung und unter ständigem Rühren durch ein indirekt beheiztes Rührwerk.

Die bei der Eintragung vom Robert Koch-Institut erteilten Auflagen sind zu beachten.

Einwirkungszeit: 20 Min.

Trocknung der Abfälle unter weiterer indirekter Beheizung und Umwälzung

Wirkungsbereich: ABCD

Geprüfter und anerkannter Apparate-Typ: KSD 3000

3.4.3 Dampfdesinfektionsverfahren

Es sind die unter Ziffer 1.3 gegebenen Hinweise zu beachten.

3.4.3.1 Dampfströmungsverfahren in Apparaten gemäß DIN 58949 bzw. CEN 285

Dampfströmungsverfahren sind nur unter besonders günstigen Gegebenheiten verwendbar. Erschwernisse können sich insbesondere durch die Art des Abfalles und seiner Verpackung ergeben. Die Einwirkungszeit rechnet von dem Zeitpunkt an, zu dem alle Teile des Abfalles gesättigtem Wasserdampf ausgesetzt sind und die Desinfiziertemperatur angenommen haben.

Geeignet sind sog. Dampftöpfe bzw. Dampfdesinfektionsapparate gemäß DIN 58949 Teil 2 oder Dampfsterilisatoren gemäß CEN 285 u. DIN 58946 Teil 5. Der Abfall muß in nicht zu hoher Schicht in Behältern mit weiter Öffnung ohne weitere Verpackung in die Kammer eingebracht werden. Diese Verfahren sind nur geeignet für flüssige Abfälle bzw. Abfälle, die ausreichend Wasser enthalten, z. B. mikrobiol. Kulturen.

Es gelten die unter 1.3.1 aufgeführten Daten.

3.4.3.2 Dampfströmungsverfahren in speziellen Apparaten

3.4.3.2.1 Sytem Engstler & Ott

Das Verfahren ist gekennzeichnet durch:

1. Zerkleinerung des Gutes im geschlossenen System
2. Desinfektion des zerkleinerten Gutes in einem Kettenförderer mittels Sattdampf

Die bei der Eintragung vom Robert Koch-Institut erteilten Auflagen, insbesondere bezüglich der Maßnahmen bei Betriebsende und Betriebsstörungen sind zu beachten.

Desinfektion

Desinfektionstemperatur: 105 °C

Einwirkungszeit: 15 Min. (Wirkungsbereich: ABC)

geprüfter und anerkannter Apparate-Typ: ZDA-M3-Typ II

3.4.3.2.2 System Gabler

Das Verfahren ist gekennzeichnet durch:

1. Verdrängen der Luft aus der Desinfektionskammer mit gesättigtem Wasserdampf bei Betriebsbeginn.
2. Zerkleinerung des Gutes im geschlossenen System.
3. Aufheizen des zerkleinerten Gutes in einer Förderschnecke (Ölmanteltemperatur ca. 170 °C) auf mindestens 100 °C.

4. Desinfektion des aufgeheizten Gutes in der Desinfektionskammer und der Ausförderschnecke mittels Sattdampf und Mantelheizung (Öltemperatur 110 °C).

Die bei der Eintragung vom Robert Koch-Institut erteilten Auflagen, insbesondere bezüglich der Maßnahmen bei Betriebsende und Betriebsstörung, sind zu beachten.

Desinfektion
Desinfektionstemperatur: mind. 100 °C
Einwirkungszeit:
mind. 15 Min. (definiert über die Geschwindigkeit der Ausförderschnecke von max. 8 U/min) (Wirkungsbereich: ABC)
geprüfte und anerkannte Apparate-Typen: GDA 130 SL, GDA 170 SL

3.4.3.3 Fraktionierte Vakuum-Verfahren

Es sind die unter Ziffer 1.3.2 gegebenen Hinweise zu beachten.

3.4.3.3.1 Verfahren nach Ziffern 1.3.2.1 bis 1.3.2.8

Die unter Ziffer 1.3.2.1 bis 1.3.2.8 aufgeführten Verfahren sind auch zur Desinfektion von Abfällen geeignet, wenn folgende Voraussetzungen erfüllt sind:

a) Die Behältnisse, in denen sich die Abfälle befinden, dürfen während der Behandlung in der Desinfektionskammer nicht luftdicht verschlossen sein. Es dürfen nur Behältnisse mit ausreichend großen Öffnungen oder Säcke verwendet werden.

b) Werden als Behältnisse Säcke verwendet, so müssen sie so beschaffen sein, daß sie – falls sie verschlossen sind – während der ersten Vakuumphase zerreißen.

c) In dem zu desinfizierenden Gut dürfen sich keine hermetisch verschlossenen Gefäße befinden, es sei denn, sie enthalten Wasser oder wäßrige Lösungen. Die Flüssigkeitsmenge pro Gefäß darf jedoch nur so groß sein, daß die Ausgleichszeit ausreicht, um die gesamte Menge auf die Desinfiziertemperatur zu erwärmen.

d) Die Ausgleichszeit und die Abkühlzeit sind auf die Abfallart abzustimmen. Dabei sind insbesondere die kompakten Bestandteile und die Flüssigkeitsmengen zu berücksichtigen.
Bei der Desinfektionstemperatur von 105 °C ist eine Einwirkungszeit von mindestens 30 Minuten vorzusehen.

e) Die Wirksamkeit muß durch eine außerordentliche Prüfung mit der Prüfbeladung „Hohlkörper" bestätigt werden (s. Richtlinie „Prüfung von Abfalldesinfektionsverfahren auf Wirksamkeit" Bundesgesundhbl. 36 (1993) 158–160).

3.4.3.3.2 System Dirschl

Die bei der Eintragung vom Robert Koch-Institut erteilten Auflagen insbesondere bezüglich der Art des Abfalles und seiner Verpackung sind zu beachten. Ist der Abfall in tiefgezogenen Behältern aus Polystyrol KR 2797 verpackt, muß dem Verfahren eine zusätzliche Evakuierungsstufe auf 200 mbar und ein Dampfeinlaß bis zum Erreichen von einer Temperatur von mindestens 100 °C vorangehen.

Betriebsdaten
Luftentfernung
Anzahl der Evakuierungsphasen: 3
in den Evakuierungsphasen zu erreichender Druck:
1. Phase: $\leq$ 50 mbar
2. und 3. Phase $\leq$ 300 mbar
Während der 1. Evakuierungsphase wird nach Erreichen von 50 mbar Dampf in die Kammer bis zu einem Druck von 400 mbar eingegeben und evakuiert bis auf 50 mbar
bei den Zwischendampfstößen zu erreichender Druck: $\geq$ 1000 mbar

Desinfektion
a) Dampftemperatur: 105 °C
Einwirkungszeit: 25 Min. (Wirkungsbereich: ABC)
b) Dampftemperatur: 115 °C
Einwirkungszeit: 20 min. (Wirkungsbereich ABC)
gepr. und anerkannte Apparate-Typen: D1V, D2V, D3V, D4V, D5V, D5V/2, D5V-LND

3.4.3.3.3 System Drauschke KEG

Die bei der Eintragung vom Robert Koch-Institut erteilten Auflagen insbesondere bezüglich der Art des Abfalles und seiner Verpackung sind zu beachten.

Betriebsdaten
Luftentfernung
Vor der ersten Evakuierungsphase wird bei gleichzeitiger Mantelheizung Dampf in die Kammer bis zu einem Druck von $\geqq$ 950 mbar eingegeben. Dieser Druck wird 15 Min. gehalten.
Anzahl der Evakuierungsphasen: 4
in den Evakuierungsphasen zu erreichender Druck: $\leqq$ 100 mbar
bei den Zwischendampfstößen zu erreichender Druck: $\geqq$ 1000 mbar

Desinfektion
Dampftemperatur: 110 °C
Einwirkungszeit: 15 Min. (Wirkungsbereich: ABC)
geprüfte und anerkannte Apparate-Typen: MD 10, MD 13

3.4.3.3.4 System MMM

Die bei der Eintragung vom Robert Koch-Institut erteilten Auflagen bezüglich der Art des Abfalles und seiner Verpackung – Verpackungsart 1 und 2 – sind zu beachten. Bei Verpackungsart 2 wird vor der eigentlichen Luftentfernung die Kammer auf $\leqq$ 800 mbar evakuiert. Danach erfolgt eine Dampfvorbehandlung der Behältnisse bei 103 °C mit einer Haltezeit von mindestens einer Minute.

Betriebsdaten
Luftentfernung
Anzahl der Evakuierungsphasen: 5
in den Evakuierungsphasen zu erreichender Druck:
1. Phase: $\leqq$ 80 mbar
folgende Phasen: $\leqq$ 200 mbar
bei den Zwischendampfstößen zu erreichender Druck:
Verpackungsart 1: $\geqq$ 1000 mbar
Verpackungsart 2: $\geqq$ 1250 mbar

Desinfektion
a) Dampftemperatur: 105 °C
Einwirkungszeit: 30 Min. (Wirkungsbereich: ABC)
geprüfte und anerkannte Apparate-Typen: DES 1500/1501, DES 2000/2001, DES 3000/3001, DES 4000/4001, DES 6000/6001 sowie die baugleichen Typen VACUDES
b) Dampftemperatur: 134 °C
Einwirkungszeit: 10 Min. (Wirkungsbereich: ABC)

geprüfte und anerkannte Apparate-Typen: MLD 666, MLD 669, MLD 969, MLD 9612, MLD 12912, MLD 12924, MLD 141114, MLD 141128, MLD 181015 sowie die baugleichen Typen Monachia Vakulab u. Ventilab

3.4.3.3.5 System Ringeisen
Die bei der Eintragung vom Robert Koch-Institut erteilten Auflagen bezüglich der Art des Abfalles und seiner Verpackung sind zu beachten.

Betriebsdaten
Luftentfernung
Anzahl der Evakuierungsphasen: 4
in den Evakuierungsphasen zu erreichender Druck: $\leq$ 50 mbar
bei den Zwischendampfstößen zu erreichender Druck: $\geq$ 1380 mbar

Desinfektion
a) Dampftemperatur: 109 °C
Einwirkungszeit: 27 Min. (Wirkungsbereich: ABC)
geprüfter und anerkannter Apparatetyp: KEA 100
b) Dampftemperatur 134 °C
Einwirkungszeit: 27 Min. (Wirkungsbereich ABC)
geprüfter und anerkannter Apparate-Typ: MMA-100

3.4.3.3.6 System Tecnomara
Die bei der Eintragung vom Robert Koch-Institut erteilten Auflagen bezüglich der Art des Abfalles und seiner Verpackung sind zu beachten.

Betriebsdaten
a) Programm Feststoffe
Luftentfernung
Anzahl der Evakuierungsphasen: 6
In den Evakuierungsphasen zu erreichender Druck: $\leq$ 150 mbar
in den Zwischendampfstößen zu erreichender Druck: $\geq$ 1000 mbar

Desinfektion
Dampftemperatur: 120 °C
Einwirkungszeit (nach Erreichen von 120 °C an einem freiliegenden Temperaturfühler 10 Min. (Wirkungsbereich: ABC)

b) Programm Flüssigkeiten
Luftentfernung
Anzahl der Evakuierungsphasen: 1
in der Evakuierungsphase zu erreichender Druck: $\leq$ 150 mbar

Desinfektion
Dampftemperatur: 120 °C
Einwirkungszeit (nach Erreichen von 105 °C an einem Temperaturfühler in dem Gut bzw. in einem Referenzgefäß): 10 Min. (Wirkungsbereich: ABC)
geprüfter und anerkannter Apparate-Typ: FVD/3

3.4.3.3.7 System Valides
Die bei der Eintragung vom Robert Koch-Institut erteilten Auflagen bezüglich der Art des Abfalles und seiner Verpackung sind zu beachten.

Betriebsdaten
Luftentfernung
Anzahl der Evakuierungsphasen: 5
In den Evakuierungsphasen zu erreichender Druck:
1. Phase: $\leq$ 65 mbar
folgende Phasen: $\leq$ 200 mbar
bei den Zwischendampfstößen zu erreichender Druck: $\geq$ 1000 mbar

Desinfektion
Dampftemperatur: 121 °C
Einwirkungszeit: 8 Min.
(Wirkungsbereich: ABC)
geprüfte und anerkannte Apparate-Typen: V 1.1, V 1.2, V 2.4

3.4.3.4 Spezielle Verfahren

3.4.3.4.1 System Sterifant
Das Verfahren ist gekennzeichnet durch:

1. Zugabe von Wasser zum Desinfektionsgut (insgesamt 2 l pro Desinfektionsbehälter).
2. Mehrfaches Evakuieren der Desinfektionsbehälter im Wechsel mit Dampfeinströmung. Die Dauer der Dampfeinströmungsphase ist durch die Leistung des Dampfgenerators (9 KW) festgeschrieben.
3. Aufheizen des Desinfektionsgutes mittels Mikrowellen.
4. Desinfektion des Gutes unter Sattdampfbedingungen.
Die bei der Eintragung vom Robert Koch-Institut erteilten Auflagen bezüglich der Art des Abfalles und seiner Verpackung sind zu beachten.

Betriebsdaten
Luftentfernung
Anzahl der Evakuierungsphasen: 5
In den Evakuierungsphasen zu erreichender Druck:
1. bis 4. Phase: $\leq$ 500 mbar
5. Phase: $\leq$ 630 mbar
in den Zwischendampfstößen zu erreichender Druck: $\geq$ 1430 mbar. Dieser Druck wird jeweils 5 Minuten gehalten.

Desinfektion
Dampftemperatur: 105 °C
Einwirkungszeit: 20 Min.
(Wirkungsbereich: ABC)
geprüfter und anerkannter Apparate-Typ: STERIFANT 90/4

3.4.4 Sonderverfahren

3.4.4.1 System Meteka Sonderverfahren für flüssige Abfälle
Das Verfahren ist gekennzeichnet durch:

Erhitzung der flüssigen Abfälle in speziellen Behältern mittels Mikrowellen.

Die bei der Eintragung vom Robert Koch-Institut erteilten Auflagen bezüglich der Art des Abfalles und seiner Verpackung sind zu beachten.

Desinfektion
Desinfektionstemperatur: 100 °C
Einwirkungszeit: 25 Min.
(Wirkungsbereich: ABC)
geprüfter und anerkannter Apparate-Typ: MEDISTER 60 Liquid

3.4.4.2 System Meteka Sonderverfahren für Naßabfälle
Das Verfahren ist gekennzeichnet durch:

Erhitzung der Abfälle nach Wasserzugabe in speziellen Behältern mittels Mikrowellen.

Die bei der Eintragung vom Robert Koch-Institut erteilten Auflagen insbesondere bezüglich der Verpackung des Abfalles sind zu beachten. Das Verfahren ist nur geeignet für Abfälle, die ausreichend Wasser enthalten (mikrobiologische Kulturen, Blutproben, Stuhlproben, Drainagebeutel bzw. -flaschen, Blutbeutel).

Desinfektion
Desinfektionstemperatur: 100 °C
Einwirkungszeit: 25 Min.
(Wirkungsbereich: ABC)
geprüfte und anerkannte Apparate-Typen: MEDISTER 10, MEDISTER 60, MEDISTER 160

Anschriften der Hersteller bzw. Lieferfirmen:

Antiseptica
Chem. pharm. Produkte GmbH
50259 Pulheim

Belimed AG
CH-6275 Ballwil

BHT Hygiene Technik
86316 Friedberg

Bode Chemie GmbH & Co.
22507 Hamburg

B. Braun Melsungen AG
34209 Melsungen

Büsing & Flasch GmbH & Co.
26015 Oldenburg

Burnus GmbH
64203 Darmstadt

Desomed AG
Dr. Trippen GmbH
79102 Freiburg

Ing. L. Dirschl
Maschinen- und Apparatebau GmbH
81739 München

DiverseyLever GmbH
68203 Mannheim

Dreiturm GmbH
36392 Steinau

Engstler & Ott
vertrieben durch:
M.U.T. GmbH Vertrieb
66679 Losheim

Fink GmbH
59029 Hamm

Franken-Chemie
32772 Lage/Lippe

Fresenius AG
61343 Bad Homburg

Gabler Maschinenbau GmbH
23512 Lübeck

Getinge AB vertreten durch Getinge
van Dijk Medizintechnik GmbH
47628 Straelen

Th. Goldschmidt AG
45116 Essen

J. P. Haas GmbH
36396 Steinau

Hakawerk
71111 Waldenbuch

Hamo AG
CH-2542 Pieterlen

Henkel Hygiene GmbH
40554 Düsseldorf

Howa Reinigungschemie AG
CH-8559 Fruthwilen

KaVo Innovations-Gesellschaft mbH
88293 Leutkirch

KEG Sonderabfall-
Entsorgungsgesellschaft mbH
13597 Berlin

KEN Maskinfabrik A/S
DK-5672 Broby

Kesla Pharma Wolfen GmbH
06759 Wolfen

Kleindienst Belimed
86181 Augsburg

Kreussler & Co. GmbH
65082 Wiesbaden

Lancer S. A. Industrie
F-31170 Tournefeuille

Lysoform
Dr. Hans Rosemann GmbH
12247 Berlin

MediQuick GmbH & Co. KG
49196 Bad Laer

Merz + Co. GmbH & Co.
60048 Frankfurt a. M.

Meteka Medizinalbedarf
A-8750 Judenburg

MFH ‚Marienfelde' GmbH
22703 Hamburg

Miele & Cie. GmbH & Co.
33325 Gütersloh

MMM – Münchner Medizin Mechanik
82141 Planegg

Mundipharma GmbH
65533 Limburg (Lahn)

Netzsch Newamatic GmbH
84478 Waldkraiburg

Nordland Medizin-Logistik und
Service GmbH
22012 Hamburg

Dr. Nüsken Chemie GmbH
59158 Kamen

Osmac GmbH
77654 Offenburg

Passat Maschinenbau GmbH
31157 Sarstedt

Purgatis
Marketing-Vertriebs GmbH
53334 Meckenheim

Riebesam GmbH
71540 Murrhardt

C. R. Ringeisen, Umwelttechnik
73033 Göppingen

Sauter Moller GmbH
50996 Köln

C. Schneider
Praxis-Bedarf
90530 Wendelstein

Dr. Schnell Chemie GmbH
80807 München

Schülke & Mayr GmbH
22840 Norderstedt

Dr. Schumacher GmbH & Co. KG
34201 Melsungen

Senkingwerk GmbH
31111 Hildesheim

Sterifant International Holding AG
L-1466 Luxembourg

C. Stiefenhofer GmbH
86971 Peiting

Stierlen-Maquet
vertrieben durch: C. Stiefenhofer GmbH
86971 Peiting

Tana Chemie GmbH
(Werner & Mertz Gruppe)
55033 Mainz

Tecnomara Deutschland GmbH
vertrieben durch:
Integra Biosciences GmbH
35461 Fernwald

Tip-Werke Hartung GmbH
66013 Saarbrücken

Tremonia Chemie GmbH
44141 Dortmund

H. Trommsdorff GmbH & Co.
52464 Alsdorf

Valides
HW Umwelttechnik GmbH
83242 Reit im Winkl

van Baerle GmbH & Co
chem. Fabrik
64575 Gernheim/Rhein

Webeco GmbH
23603 Bad Schwartau

Dr. Weber & Co. GmbH
23507 Lübeck

Dr. Weigert
Chemische Fabrik
20539 Hamburg

Woellner-Werke GmbH & Co.
67014 Ludwigshafen/Rh.

Ernst Zeiss
Chemische und Seifenfabrik
68229 Mannheim

Anhang zur Liste
der vom Robert Koch-Institut geprüften und anerkannten
Desinfektionsmittel und -verfahren

Zur Desinfektion für Anwendungsbereiche, die durch §10a BSeuchG nicht erfaßt werden, werden folgende Mittel und Verfahren empfohlen:

1. Desinfektion von Abwasser

Bei der Prüfung der Notwendigkeit einer Desinfektion von Abwasser sollten die jeweiligen mikrobiellen Verhältnisse im Vorfluter (Gewässer oder Kanalisation mit gemeindlicher Kläranlage) berücksichtigt werden; Hinweise geben DIN 19520 und das vom Bundesgesundheitsamt herausgegebene Merkblatt:
„Einleitung von Krankenhausabwasser in Kanalisation oder Gewässer", veröffentlicht im Bundesgesundhbl. 21 (1978) 34. Ist eine Desinfektion notwendig, wird die Anwendung folgender Verfahren empfohlen:

1.1 Thermische Verfahren

Erhitzen des homogenisierten Abwassers in Geräten, die sicherstellen, daß eine Temperatur von mindestens 100 °C erreicht wird und 15 Min. lang einwirkt. Wirkungsbereich: ABC.

1.2 Chlorungsverfahren

Das Verfahren ist nur für biologisch gereinigtes Abwasser geeignet.
Je nach Herkunft das gereinigten Abwassers und seinem pH-Wert sind in Abhängigkeit von der jeweiligen Einwirkungszeit die in der unten stehenden Tabelle aufgeführten Richtwerte für den Gesamtchlorgehalt nach Ablauf der Einwirkungszeit einzuhalten.

Tab. 13.7: Desinfektion von Abwasser-Chlorungsverfahren

Herkunft des Abwassers	Wirkungsbereich	Einwirkungszeit in Min.	Gesamtchlorgehalt in mg/l nach Ablauf der Einwirkungszeit			
			pH 6	pH 7	pH 8	pH 9
1	2	3	4	5	6	7
Häusliche und städtische Abwässer, Krankenhausabwässer (außer Abwässer aus Lungenheilstätten) und industrielle Abwässer, soweit sie Krankheitserreger (außer Milzbrandsporen) enthalten	AB außer bei Tuberkulose	20 30 60	0,5 0,25	1 0,5 0,25	4 2 1	10 5 2,5
Abwässer aus Lungenheilstätten	AB	30 60 120	3	5 3	10 5 2,5	10 5 2,5
Gerbereiabwässer	ABC	30 60 120 180	30 10 5	30 10 5	5	10

13.1.2 Kommentar zur Richtlinie des Bundesgesundheitsamtes zur Prüfung von thermischen Desinfektionsverfahren in Reinigungsautomaten

Ergänzung vom 1. 9. 1992 (In: Bundesgesundhbl. 35 [1992], 536)

Die Richtlinie des Bundesgesundheitsamtes zur Prüfung von thermischen Desinfektionsverfahren in Reinigungsautomaten wurde 1980 im Bundesgesundheitsblatt veröffentlicht. Gleichzeitig mit der Richtlinie erschien ein Kommentar. In der Richtlinie und in dem Kommentar stand die Prüfung der desinfizierenden Wirkung eines Reinigungsautomaten im Vordergrund. Es wurde bereits darauf hingewiesen, daß es für die Beurteilung der Brauchbarkeit von Desinfektions- und Reinigungsautomaten nicht genügt, lediglich die Wirksamkeit des Verfahrens zu prüfen, es muß auch sichergestellt sein, daß die Umgebung während des Ablaufes des Verfahrens nicht durch die Verbreitung von Krankheitserregern gefährdet werden kann. Die bisherigen Prüfungen haben gezeigt, daß bei der Umsetzung dieser allgemeinen Anforderungen von den Herstellern der Geräte häufig die gleichen Fehler gemacht werden. Um das Verfahren zur Aufnahme von Desinfektions- und Reinigungsautomaten in die Liste des Bundesgesundheitsamtes gemäß § 10c des Bundes-Seuchengesetzes zu beschleunigen, ist es angebracht, auf die häufig wiederkehrenden Mängel und deren Lösungsmöglichkeiten aufmerksam zu machen. Die Veröffentlichung der nachstehenden detaillierten Anforderungen soll dazu beitragen, daß diese bereits bei der Konstruktion der Apparate berücksichtigt werden können. In diesem Zusammenhang sei darauf aufmerksam gemacht, daß die Anforderungen besonders hoch sein müssen, da es sich um Desinfektionsapparate handelt, die für behördlich angeordnete Entseuchungen eingesetzt werden sollen.

Der gleiche Gesichtspunkt ist auch bei den Betriebsdaten zu beachten. Die unter Ziffer 3.2 der Desinfektionsmittel-Liste des Bundesgesundheitsamtes aufgeführten Betriebsdaten mit einer Desinfektionstemperatur von 93 °C und einer Einwirkungszeit von 10 Min. schließen den Wirkungsbereich B (Viren) ein. Dieser Bereich umfaßt auch die relativ hitzeresistenten Hepatitis-B-Viren. Die hierzu vorliegenden Daten (s. z. B. G. Spicher: Zur Desinfektion bei Virushepatitis, Bundesgesundhbl. 22 [1979] 114–116) lassen niedrigere Temperaturen bzw. Einwirkungszeiten nicht zu. Es ist außerdem zu berücksichtigen, daß es sich bei der Angabe der Betriebstemperatur (93 °C) um den oberen Schaltpunkt des Thermostaten der Maschine handelt. In der Praxis heißt dies, daß damit erreicht wird, daß die Temperatur in den Apparaten nicht unter 90 °C sinkt. Für Verfahren, die lediglich den Wirkungsbereich A (Bakterien, vegetative Formen) abdecken, könnten selbstverständlich niedrigere Temperaturen bzw. Einwirkungszeiten zur Anwendung kommen. Es müßte jedoch bedacht werden, daß eine Kontamination von Instrumenten mit Heptatitis-B-Viren nur selten ausgeschlossen werden kann.

Bei den am häufigsten auftretenden Fehlern und Mängeln werden folgende Gesichtspunkte nicht beachtet:

1. Die Desinfektionsphase muß am Anfang des Programms liegen. Der erste Flottenablaß darf erst nach Beendigung der Desinfektionsphase erfolgen. Bei einer Programmunterbrechung (z. B. durch Stromausfall) vor Beendigung der Desinfektionsphase darf das Programm nicht mit einem Abpumpen der Flotte fortgesetzt werden; die Aufheizphase muß neu gestartet werden. Diese Forderungen sollen verhindern, daß kontaminierte Flotte in das Abwasser gelangt.

Nach einer Programmunterbrechung kann das erneute Anlaufen der Umwälzpumpe zu Schwierigkeiten führen, wenn diese Programmunterbrechung dann erfolgte, wenn bereits eine Temperatur von mehr als ca. 70 °C erreicht wurde. Bei erneuter Inbetriebnahme der Umwälzpumpe kann es dann zu einem plötzlichen Druckanstieg in dem Apparat kommen, der zu einem unkontrollierten Austritt von Dampf und Flotte aus der Maschine führen kann. Abhilfe ist z. B. durch einen langsamen Anlauf der Umwälzpumpe möglich. Auch könnte das Programm so gestaltet werden, daß ein Wiederanlauf der Umwälzpumpe erst nach Unterschreiten einer bestimmten Temperatur möglich ist.

2. Während der Desinfektionsphase darf keine Flotte aus der Maschine austreten; insbesondere die Türdichtungen müssen einen lückenlosen Abschluß gewährleisten. Dazu gehört es auch, daß die Dichtungen beim späteren Betrieb in der Praxis regelmäßig auf Funktionstüchtigkeit geprüft und rechtzeitig erneuert werden.

3. Der Wasserzulauf muß hinsichtlich der Systemtrennung die Anforderungen des DIN bzw. der DVGW erfüllen. In den Wasserzulauf und sonstige Zuläufe von z. B. flüssigen Reinigungsmitteln darf keine Flotte eintreten können.
Eine Möglichkeit, diese Anforderung zu erfüllen, besteht darin, daß der Zulauf über eine ausreichend lange Strecke fallend zum Apparateinnenraum erfolgt und erforderlichenfalls die Zulauföffnung im Apparat vor dem direkten Eindringen von Flotte durch eine Abdeckung geschützt wird.

4. Die Wasserüberlauf-Sicherung durch Inbetriebnahme der Ablaufpumpe oder durch einen freien Abfluß über einen Überlauf darf erst wirksam werden, nachdem zwei unabhängige Sicherungen für den Wasserzulauf versagt haben.
Zur Erfüllung dieser Anforderung können z. B. in jedem Wasserzulauf zwei in Reihe geschaltete Ventile, die über zwei unabhängige Niveauwächter angesteuert werden, eingesetzt werden.

5. Das flottenführende System darf keine Leitungsabschnitte enthalten, die nicht den Desinfektionsbedingungen (Temperatur und Zeit) ausgesetzt sind. Dies gilt u. a. auch für die Zuleitung zu Druckwächtern. Diese Zuleitungen müssen deshalb entsprechend kurz sein (< ca. 5 cm), steigend verlaufen oder über eine Luftfalle vor dem Eintritt von Flotte abgesichert sein.
Die Forderung ist auch bei dem Wasserablauf von Bedeutung. Eine Ablaufpumpe ohne vorgeschaltetes Ventil genügt in der Regel den Anforderungen nicht. Der Abschnitt bis zum Ablaufventil muß möglichst kurz sein (< ca. 5 cm). Längere Abflußleitungen bis zum Ventil können z. B. durch einen Bypass, der von der Druckseite der Umwälzpumpe ausgeht, in den Flottenkreislauf einbezogen werden.

6. Die Abluft muß so abgeführt werden, daß kein Kondensat in die Kammer zurücklaufen kann. Die Abluftöffnung in der Kammer muß vor dem direkten Eintritt von Flotte geschützt sein.
Die Erfüllung dieser Anforderung ist durch verschiedene Konstruktionen möglich. Im allgemeinen muß entweder der Abluftkanal unmittelbar hinter der Abluftöffnung in der Kammer fallend verlaufen, oder er muß bei steigendem Verlauf bis zur Kondensatabführung so kurz sein, daß diese Strecke von der Desinfektionstemperatur erfaßt wird. Das Kondensat darf nicht in die Kammer zurückgeführt werden, sondern muß dem Abwasser zugeleitet werden.

7. Durch eine Trocknungseinrichtung (sofern vorhanden) darf es nicht zu einer Rekontamination des Gutes kommen.
Die Trocknungseinrichtung muß mit Frischluft arbeiten. Umwälzsysteme mit zwischengeschaltetem Kühler bieten leicht die Gefahr der Rekontamination. Gemein-

same Leitungsabschnitte für Flotte und Trocknungsluft sollen vermieden werden. Falls die Trocknungsluft über dieselben Leitungen geführt wird, über die die Flotteneinspritzung in die Kammer erfolgt, muß der Anschluß der Trockenluftleitung an den Flottenkreislauf so ausgeführt sein, daß es nicht zu einem Eindringen von Flotte in die Trockenluftzuführung kommen kann. Dazu muß der Anschluß in der Regel durch ein Ventil abgesichert werden. Einfache Klappen haben sich nicht bewährt. Der Leitungsabschnitt zwischen dem Ventil und dem Flottenkreislauf muß so kurz sein, daß auch dieser Abschnitt von der Desinfektionstemperatur erfaßt wird.

Auch eine vom Flottenkreislauf getrennte Trockenluftzuführung muß so ausgebildet sein, daß keine Flotte eindringen kann. Dies ist z. B. durch eine fallende Zuführung und eine Abdeckung im Kammerinnenraum erreichbar. Abschließend sei ausdrücklich darauf hingewiesen, daß diese Anforderungen nur den derzeitigen Stand des Wissens wiedergeben können. Neue Erkenntnisse können jederzeit modifizierte bzw. zusätzliche Anforderungen bewirken.

Autor:
Dr. Jürgen Peters, Robert Koch-Institut Berlin.

13.1.3 Bekanntmachung des Robert Koch-Institutes über das Ergebnis der Prüfung von Desinfektionsmittel-Dosiergeräten

In: Bundesgesundhbl. 40 (1997) S. 385

Nachstehend wird eine Übersicht nach dem Stand vom 15. 6. 1997 über die gemäß der Richtlinie der Bundesanstalt für Materialforschung und -prüfung (BAM) und des Bundesgesundheitsamtes für Desinfektionsmittel-Dosiergeräte [Bundesgesundhbl. 21 (1978) 115–119 u. 29 (1986) 167–168] von der BAM geprüften Geräte gegeben.

Es wird darauf aufmerksam gemacht, daß nicht alle der nachfolgend genannten Desinfektionsmittel in der vom Robert Koch-Institut gemäß §10c BSeuchG aufgestellten Liste aufgeführt sind; die für die Scheuerdesinfektion vorgeschriebene Gebrauchsverdünnung liegt nicht immer innerhalb des Einstellbereiches der Dosiergeräte.

Bezeichnung des Dosiergerätes:

Bode-Desomat 88
Vertreiber: Bode Chemie, 22507 Hamburg
Bei der Bauartprüfung ermittelte relative Abweichung der Konzentration vom eingestellten Wert: +7%.
Namen der Desinfektionsmittel, die im Prüfbericht als geeignet ausgewiesen werden, sowie Namen des Herstellers der Desinfektionsmittel:

Aseptisol	Bode Chemie
Bacillocid rasant	Bode Chemie
Kohrsolin	Bode Chemie

Bezeichnung des Dosiergerätes:

Bode-Desomat 90
Vertreiber: Bode Chemie, 22507 Hamburg

Bei der Bauartprüfung ermittelte relative Abweichung der Konzentration vom eingestellten Wert: +6,5%.
Namen der Desinfektionsmittel, die im Prüfbericht als geeignet ausgewiesen werden, sowie Namen des Herstellers der Desinfektionsmittel:

Bacillocid rasant	Bode Chemie
Kohrsolin	Bode Chemie

Bezeichnung des Dosiergerätes:

Bode-Desomat 91
Vertreiber: Bode Chemie, 22507 Hamburg
Bei der Bauartprüfung ermittelte relative Abweichung der Konzentration vom eingestellten Wert: +8%.
Namen der Desinfektionsmittel, die im Prüfbericht als geeignet ausgewiesen werden, sowie Namen des Herstellers der Desinfektionsmittel:

Aseptisol	Bode Chemie
Bacillocid rasant	Bode Chemie
Bacillocid Spezial	Bode Chemie
Baktobod	Bode Chemie
Kohrsolin	Bode Chemie
Mikrobac forte	Bode Chemie
Sokrena	Bode Chemie

Bezeichnung des Dosiergerätes:

Bode-Desomat D 1000
Vertreiber: Bode Chemie, 22507 Hamburg
Bei der Bauartprüfung ermittelte relative Abweichung der Konzentration vom eingestellten Wert: +6,5%.
Namen der Desinfektionsmittel, die im Prüfbericht als geeignet ausgewiesen werden, sowie Namen der Hersteller der Desinfektionsmittel:

Aseptisol	Bode Chemie
Bacillocid rasant	Bode Chemie
Bacillocid Special	Bode Chemie
Baktobod	Bode Chemie
Kohrsolin	Bode Chemie
Kohrsolin iD	Bode Chemie
Multidor	Henkel

Bezeichnung des Dosiergerätes:

C-d-mix 800 (bisher Desomix 800)
Vertreiber: Desomed AG, Dr. Trippen GmbH, 79102 Freiburg
Bei der Bauartprüfung ermittelte relative Abweichung der Konzentration vom eingestellten Wert: +6%.
Namen der Desinfektionsmittel, die im Prüfbericht als geeignet ausgewiesen sind, sowie Namen der Hersteller der Desinfektionsmittel:

Antiseptica Kombi Flächendesinfektion	Antiseptica
Antiseptica Kombi Instrumentendesinfektion	Antiseptica
Desomed A 2000	Desomed

Bezeichnung des Dosiergerätes:

Dekontamat
Vertreiber: Fresinus AG, 61343 Bad Homburg
Bei der Bauartprüfung ermittelte relative Abweichung der Konzentration vom eingestellten Wert: +5,5%.
Namen der Desinfektionsmittel, die im Prüfbericht als geeignet ausgewiesen werden, sowie Namen der Hersteller der Desinfektionsmittel:

Afid	Fresenius	Teta-S	Fresenius
Puristeril 340	Fresenius	Ultrasol F	Fresenius
Sporcid	Fresenius	Ultrasol K	Fresenius
Teta-Aktiv	Fresenius	Ultrasol Spezial	Fresenius

Bezeichnung des Dosiergerätes:

Dosierzentrale System 1210 S, 1510, 2010 S und 3010 S
Vertreiber: Wintrich GmbH, 64608 Bensheim
Bei der Bauartprüfung ermittelte relative Abweichung der Konzentration vom eingestellten Wert: +6%.
Namen der Desinfektionsmittel, die im Prüfbericht als geeignet ausgewiesen werden, sowie Namen der Hersteller der Desinfektionsmittel:

Aldasan 2000	Lysoform	Mucocit-GN	Merz
Antiseptica Flächendesinfektion 7	Antiseptica	Mucocit-T	Merz
		Odinosan-FD 20	Dr. Kramer
Hexaquart S	Braun Melsungen	Pursept-N	Merz
Hexaquart L	Braun Melsungen	Ultrasol F	Fresenius
Melsitt	Braun Melsungen	Ultrasol S	Fresenius
Melsept SF	Braun Melsungen		

Bezeichnung des Dosiergerätes:

Henkel DG 1
Vertreiber: Henkel Hygiene GmbH, 40554 Düsseldorf
Bei der Bauartprüfung ermittelte relative Abweichung der Konzentration vom eingestellten Wert: +7,5%.
Namen der Desinfektionsmittel, die im Prüfbericht als geeignet ausgewiesen werden, sowie Namen der Hersteller der Desinfektionsmittel:

Afid	Fresenius
Antifect FF	Schülke & Mayr
Antiseptica Flächendesinfektion 7	Antiseptica
Antiseptica Kombi Flächendesinfektion	Antiseptica
Aseptisol	Bode Chemie
Bacillocid rasant	Bode Chemie
Bacillocid Spezial	Bode Chemie
Baktobod	Bode Chemie
Biguacid	Antiseptica
Buraton 10F	Schülke & Mayr
Buraton 25	Schülke & Mayr

Desoform	Lysoform
Desomed A 2000	Desomed
Helipur H plus	Braun Melsungen
Hexaquart L	Braun Melsungen
Hexaquart S	Braun Melsungen
Incidin Extra	Henkel
Incidin-Konzentrat	Henkel
Incidin perfekt	Henkel
Incidin PLUS	Henkel
Incidur	Henkel
Inciman neu	Henkel
Inciman plus	Henkel
Indulfan-Konzentrat	Henkel
Indulfan plus	Henkel
Kohrsolin	Bode Chemie
Kohrsolin iD	Bode Chemie
Laudamonium	Henkel
Luzol P	Schülke & Mayr
Lysetol AF	Schülke & Mayr
Lysetol V	Schülke & Mayr
Lyso FD 10	Schülke & Mayr
Lysoformin	Lysoform
Lysoformin 2000	Lysoform
Lysoformin 3000	Lysoform
Lysoformin spezial	Lysoform
Melsept	Braun Melsungen
Melsept SF	Braun Melsungen
Melsitt	Braun Melsungen
Mikrobac	Bode Chemie
Mikrobac (AF)	Bode Chemie
Mikrobac forte	Bode Chemie
Multidor	Henkel
Minutil	Henkel
Mucocit-G	Merz
Mucocit-GN	Merz
Mucocit-T	Merz
Neodisher Septo DN	Dr. Weigert
Neodisher Septo SF	Dr. Weigert
Neodisher Septo 2000	Dr. Weigert
Neoform D Plus	Dr. Weigert
Neoquat S	Dr. Weigert
Odinosan-FD 20	Dr. Kramer
Pursept	Merz
Pursept-N	Merz
Quartacid K	Schülke & Mayr
Quatohex	Braun Melsungen
Sagrotan Med	Schülke & Mayr
Sekusept Extra	Henkel
Sekusept Extra N	Henkel

Sekusept forte	Henkel
Sekusept Plus	Henkel
Septolit	Henkel
Sirafan Konz.	Henkel
Sirafan perfekt	Henkel
Sokrena	Bode Chemie
Superficid	Antiseptica
Tegosinol	Goldschmidt
Terralin neu	Schülke & Mayr
Teta S	Fresenius
Ultrasol F	Fresenius
Ultrasol S	Fresenius
Weigosept DF	Dr. Weigert
Wofasept	Kesla Pharma

Bezeichnung des Dosiergerätes:

Henkel DG 2
Vertreiber: Henkel Hygiene GmbH, 40554 Düsseldorf
Bei der Bauartprüfung ermittelte relative Abweichung der Konzentration vom eingestellten Wert: +7,5%.
Namen der Desinfektionsmittel, die im Prüfbericht als geeignet ausgewiesen werden, sowie Namen der Hersteller der Desinfektionsmittel:

Afid	Fresenius
Aldasan 2000	Lysoform
Antifect FF	Schülke & Mayr
Apesin rapid	Tana Chemie
Aseptisol	Bode Chemie
Bacillocid	Bode Chemie
Bacillocid rasant	Bode Chemie
Bacillocid Spezial	Bode Chemie
Baktobod	Bode Chemie
Buraton 10 F	Schülke & Mayr
Buraton 25	Schülke & Mayr
Desoform	Lysoform
Hexaquart L	Braun Melsungen
Hexaquart S	Braun Melsungen
Incidin Extra	Henkel
Incidin perfekt	Henkel
Incidin-Konzentrat	Henkel
Incidin PLUS	Henkel
Incidur	Henkel
Indulfan plus	Henkel
Inciman plus	Henkel
Kohrsolin	Bode Chemie
Kohrsolin iD	Bode Chemie
Laudamonium	Henkel
Luzol P	Schülke & Mayr
Lysetol AF	Schülke & Mayr
Lysetol V	Schülke & Mayr

Lyso FD 10	Schülke & Mayr
Lysoformin	Lysoform
Lysoformin 2000	Lysoform
Lysoformin 3000	Lysoform
Lysoformin spezial	Lysoform
Melsept SF	Braun Melsungen
Melsitt	Braun Melsungen
Mikrobac	Bode Chemie
Mikrobac forte	Bode Chemie
Minutil	Henkel
Mucocit-GN	Merz
Mucocit-T	Merz
Neodisher Septo DN	Dr. Weigert
Neodisher Septo SF	Dr. Weigert
Neodisher Septo 2000	Dr. Weigert
Neoform D Plus	Dr. Weigert
Neoquart S	Dr. Weigert
Odinosan-FD 20	Dr. Kramer
Pursept-N	Merz
Quartacid K	Schülke & Mayr
Quatohex	Braun Melsungen
Sagrotan Med	Schülke & Mayr
Sekusept Extra	Henkel
Sekusept Extra N	Henkel
Sekusept forte	Henkel
Sekusept Plus	Henkel
Septolit	Henkel
Sirafan Konz.	Henkel
Sirafan perfekt	Henkel
Sokrena	Bode Chemie
Sporcid	Fresenius
Terralin neu	Schülke & Mayr
Teta S	Fresenius
Tegosinol	Goldschmidt
Ultrasol F	Fresenius
Ultrasol S	Fresenius
Weigosept DF	Dr. Weigert
Wofasept	Kesla Pharma

Bezeichnung des Dosiergerätes:

Henkel DG 3
Vertreiber: Henkel Hygiene GmbH, 40554 Düsseldorf
Bei der Bauartprüfung ermittelte relative Abweichung der Konzentration vom eingestellten Wert: +5%.
Namen der Desinfektionsmittel, die im Prüfbericht als geeignet ausgewiesen werden, sowie Namen der Hersteller der Desinfektionsmittel:

Antifect FF	Schülke & Mayr
Bacillocid Special	Schülke & Mayr
Buraton 10 F	Schülke & Mayr

Gigasept FF	Schülke & Mayr
Incidin Extra	Henkel
Incidin perfekt	Henkel
Incidin PLUS	Henkel
Incidur	Henkel
Indulfan plus	Henkel
Kohrsolin FF	Schülke & Mayr
Laudamonium	Henkel
Lysetol AF	Schülke & Mayr
Lysetol FF	Schülke & Mayr
Lyso FD 10	Schülke & Mayr
Mikrobac forte	Schülke & Mayr
Minutil	Henkel
Sagrotan Med	Schülke & Mayr
Sekusept Extra	Henkel
Sekusept Extra NEU	Henkel
Sekusept forte	Henkel
Sekusept Plus	Henkel
Sirafan Konz.	Henkel
Sirafan perfekt	Henkel
Sokrena	Schülke & Mayr
Terralin	Schülke & Mayr

Bezeichnung des Dosiergerätes:

Dosierzentrale Henkel DZ 1
Vertreiber: Henkel Hygiene GmbH, 40554 Düsseldorf
Bei der Bauartprüfung ermittelte relative Abweichung der Konzentration vom eingestellten Wert: +7,5%.
Namen der Desinfektionsmittel, die im Prüfbericht als geeignet ausgewiesen werden,
sowie Namen der Hersteller der Desinfektionsmittel:

Aseptisol	Bode Chemie
Bacillocid rasant	Bode Chemie
Bacillocid Spezial	Bode Chemie
Baktobod	Bode Chemie
Hexaquart L	Braun Melsungen
Hexaquart S	Braun Melsungen
Incidin Konzentrat	Henkel
Incidin perfekt	Henkel
Incidur	Henkel
Inciman plus	Henkel
Kohrsolin	Bode Chemie
Kohrsolin iD	Bode Chemie
Melsept SF	Braun Melsungen
Melsitt	Braun Melsungen
Microbac	Bode Chemie
Mikrobac forte	Bode Chemie
Minutil	Henkel
Sekusept forte	Henkel
Sokrena	Bode Chemie

Bezeichnung des Dosiergerätes:

Henkel DZ 2
Vertreiber: Henkel Hygiene GmbH, 40554 Düsseldorf
Bei der Bauartprüfung ermittelte relative Abweichung der Konzentration vom eingestellten Wert: +6%.
Namen der Desinfektionsmittel, die im Prüfbericht als geeignet ausgewiesen werden, sowie Namen der Hersteller der Desinfektionsmittel:

Incidin Konzentrat	Henkel
Incidin perfekt	Henkel
Incidur	Henkel
Inciman plus	Henkel
Minutil	Henkel
Sekusept forte	Henkel

Bezeichnung des Dosiergerätes:

Melsoptomat II
Vertreiber: B. Braun Melsungen AG, 34209 Melsungen
Bei der Bauartprüfung ermittelte relative Abweichung der Konzentration vom eingestellten Wert: +6,5%.
Namen der Desinfektionsmittel, die im Prüfbericht als geeignet ausgewiesen werden, sowie Namen der Hersteller der Desinfektionsmittel:

Aldehyd Flächendesinfektion 7	Antiseptica
Helipur H plus	Braun Melsungen
Hexaquart S	Braun Melsungen
Incidin perfekt	Henkel
Incidur	Henkel
Melsept	Braun Melsungen
Melsept SF	Braun Melsungen
Melsitt	Braun Melsungen
Mucocit-GN	Merz
Mucocit-T	Merz
Odinosan-FD 20	Dr. Kramer
Pursept-N	Merz
Quatohex	Braun Melsungen
Sekusept forte	Henkel
Superficid	Antiseptica

Bezeichnung des Dosiergerätes:

neomatik DES
Vertreiber: Chemische Fabrik Dr. Weigert, 20539 Hamburg
Bei der Bauartprüfung ermittelte relative Abweichung der Konzentration vom eingestellten Wert: +8%.
Namen der Desinfektionsmittel, die im Prüfbericht als geeignet ausgewiesen werden, sowie Namen der Hersteller der Desinfektionsmittel:

Gercid	Goldschmidt
Gercid forte	Goldschmidt

Multidor	Henkel
Neodisher Septo DN	Dr. Weigert
Neodisher Septo SF	Dr. Weigert
Neodisher Septo 2000	Dr. Weigert
Neoform D Plus	Dr. Weigert
Neoquat S	Dr. Weigert
Tego 51	Goldschmidt
Tegodor F	Goldschmidt
Tegosinol	Goldschmidt
Weigosept DF	Dr. Weigert

Bezeichnung des Dosiergerätes:

Ro MWD 10
Vertreiber: R. u. D. Rotter GmbH, 64548 Riedstadt
Bei der Bauartprüfung ermittelte relative Abweichung der Konzentration vom eingestellten Wert: +7%.
Namen der Desinfektionsmittel, die im Prüfbericht als geeignet ausgewiesen werden, sowie Namen des Herstellers der Desinfektionsmittel:

Nüscosept forte	Dr. Nüsken Chemie
Nüscosept OF	Dr. Nüsken Chemie

Bezeichnung des Dosiergerätes:

SM-MAT-F, SM-MAT-F/1 und SM-MAT-F/2
Vertreiber: Schülke & Mayr GmbH, 22840 Norderstedt
Bei der Bauartprüfung ermittelte relative Abweichung der Konzentration vom eingestellten Wert: +6,5%.
Namen der Desinfektionsmittel, die im Prüfbericht als geeignet ausgewiesen werden, sowie Namen der Hersteller der Desinfektionsmittel:

Antifect FF	Schülke & Mayr
Aseptisol	Bode Chemie
Bacillocid rasant	Bode Chemie
Bacillocid Special	Bode Chemie
Bactobod	Bode Chemie
Buraton 10 F	Schülke & Mayr
Buraton 25	Schülke & Mayr
Gigasept	Schülke & Mayr
Gigasept FF	Schülke & Mayr
Lysetol AF	Schülke & Mayr
Lysetol FF	Schülke & Mayr
Lysetol V	Schülke & Mayr
Lyso FD 10	Schülke & Mayr
Mucocit GN	Merz
Mucocit-T	Merz
Odinosan-FD 20	Dr. Kramer
Pursept-N	Merz
Quartacid K	Schülke & Mayr
Sagrotan Med	Schülke & Mayr

Tegosinol	Goldschmidt
Terralin	Schülke & Mayr

Bezeichnung des Dosiergerätes:

SM-MAT-FD
Vertreiber: Schülke & Mayr GmbH, 22840 Norderstedt
Bei der Bauartprüfung ermittelte relative Abweichung der Konzentration vom eingestellten Wert: +6,5%.
Namen der Desinfektionsmittel, die im Prüfbericht als geeignet ausgewiesen werden, sowie Namen der Hersteller der Desinfektionsmittel:

Antifect FF	Schülke & Mayr
Buraton 10 F	Schülke & Mayr
Buraton 25	Schülke & Mayr
Gigasept	Schülke & Mayr
Gigasept FF	Schülke & Mayr
Lysetol AF	Schülke & Mayr
Lysetol FF	Schülke & Mayr
Lysetol V	Schülke & Mayr
Lyso FD 10	Schülke & Mayr
Mucocit GN	Merz
Mucocit-T	Merz
Odinosan-FD 20	Dr. Kramer
Pursept-N	Merz
Quartacid K	Schülke & Mayr
Sagrotan Med	Schülke & Mayr
Terralin	Schülke & Mayr

Bezeichnung des Dosiergerätes:

Winco ZEL 12
Vertreiber: Wintrich GmbH, 64608 Bensheim
Bei der Bauartprüfung ermittelte relative Abweichung der Konzentration vom eingestellten Wert: +6,5%.
Namen der Desinfektionsmittel, die im Prüfbericht als geeignet ausgewiesen werden, sowie Namen der Hersteller der Desinfektionsmittel:

Antiseptica Kombi Flächen- desinfektion	Antiseptica
Bacillocid rasant	Bode Chemie
Bacillocid Special	Bode Chemie
Bactobod	Bode Chemie
Biguanid	Antiseptica
Hexaquart S	Braun Melsungen
Incidin perfekt	Henkel
Incidur	Henkel
Lysoformin	Lysoform
Melsept	Braun Melsungen
Melsitt	Braun Melsungen
Melsept SF	Braun Melsungen

Mucocit-G	Merz
Mucocit-GN	Merz
Mucocit-T	Merz
Myxal-S-Konzentrat	Basotherm
Odinosan-FD 20	Dr. Kramer
Pursept	Merz
Pursept-N	Merz
Sekusept forte	Henkel
Terralin	Schülke & Mayr
Ultrasol F	Fresenius
Ultrasol S	Fresenius

Bezeichnung des Dosiergerätes:

ZNG 12
Vertreiber: Wintrich GmbH, 64608 Bensheim
Bei der Bauartprüfung ermittelte relative Abweichung der Konzentration vom eige-
stellten Wert: +6,5%.
Namen der Desinfektionsmittel, die im Prüfbericht als geeignet ausgewiesen werden,
sowie Namen der Hersteller der Desinfektionsmittel:

Bardac	Lonza
Hexaquart S	Braun Melsungen
Mucocit-GN	Merz
Mucocit-T	Merz
Odinosan-FD 20	Dr. Kramer
Pursept-N	Merz
Ultrasol S	Fresenius

Bezeichnung des Dosiergerätes:

ZNG 17
Vertreiber: Wintrich GmbH, 64608 Bensheim
Bei der Bauartprüfung ermittelte relative Abweichung der Konzentration vom eige-
stellten Wert: +6,5%.
Namen der Desinfektionsmittel, die im Prüfbericht als geeignet ausgewiesen werden,
sowie Namen der Hersteller der Desinfektionsmittel:

Bardac	Lonza
Hexaquart S	Braun Melsungen
Ultrasol S	Fresenius

13.1.4 Liste der vom Bundesgesundheitsamt geprüften und anerkannten Entwesungsmittel und -verfahren zur Bekämpfung tierischer Schädlinge (Gliedertiere [Arthropoden])

Stand vom 1.8.1989 (15. Ausgabe)

Nachstehend wird die Liste (Tab. 13.8) der vom Bundesgesundheitsamt geprüften und anerkannten Mittel und Verfahren zur Entwesung gemäß §10c Bundes-Seu-chengesetz in der Neufassung vom 18.12.1979 (BGBl. I S.2262) veröffentlicht.

Vorbemerkung

Die Prüfung auf Brauchbarkeit von Entwesungsmitteln- und verfahren gemäß § 10c Bundes-Seuchengesetz (BSeuchG) umfaßt die Prüfung auf Wirksamkeit gegen Vektoren von Krankheitserregern nach dem Tilgungsprinzip sowie die auf toxikologische Unbedenklichkeit bei sachgerechter Anwendung. Die im Rahmen dieser Prüfung festgestellte Brauchbarkeit erstreckt sich nur auf die Gliedertierarten, die in dieser Liste im Zusammenhang mit dem jeweiligen Mittel oder Verfahren sowie im BGA-Anerkennungsvermerk auf dem Etikett und/oder dem Beipackzettel des geprüften Mittels aufgeführt sind.

Prüfungen von Präparaten und Verfahren gegen vektoriell unbedeutende Lästlinge wie Silberfischchen, Staubläuse und Heimchen oder gegen Krankheitserreger wie Herbstgras-, Hausstaub-, Haus- oder Vogelmilben werden nicht vorgenommen.

Die Anerkennung des BGA erstreckt sich nicht auf Mittel und Verfahren, die dazu bestimmt sind, im Rahmen des Vorratsschutzes nach Pflanzenschutzrecht gegen Schädlinge eingesetzt zu werden.

Die sachgerechte Anwendung der nach § 10c BSeuchG geprüften und gelisteten Mittel setzt ein hohes Maß an Fachwissen voraus. Ihr Einsatz hat gemäß Gebrauchsanweisung unter Beachtung der dort angegebenen schädlingsgruppen-, -art- oder stadienspezifischen Dosierungen (Konzentration und/oder Aufwendungen) zu erfolgen.

Insbesondere sind die vorgeschriebenen Einwirk- und Lüftungszeiten sowie die notwendigen Abschirm- und Dekontaminationsmaßnahmen zu beachten. Die Art der Raumausstattung, das Raumklima und die Raumnutzungsweise bestimmen die Wahl des Mittels und dessen Ausbringungsweise sowie die Entscheidung über die Notwendigkeit ergänzender Verfahren entscheidend mit.

Die Überprüfung des durch den Einsatz eines der gelisteten Mittel oder Verfahren erzielten Tilgungserfolges setzt den sachgerechten Einsatz diagnostischer Mittel und Verfahren, z. B. den von austreibenden Sprühmitteln, oder den von Fallen voraus.

Die Einteilung der Liste ist nach der Wirkungsweise und nach den Aufbereitungs- und Anwendungsformen der Schädlingsbekämpfungsmittel vorgenommen worden. Bei Mitteln, die gebrauchsfertig oder die mit Wasser verdünnt als Emulsionen oder Suspensionen auf Flächen gesprüht werden, sind die Anwendungskonzentrationen und die Aufwandmengen an verdünnter Brühe je m^2, bei gebrauchsfertigen Vernebelungsmitteln und einigen Sprühmitteln zur Anwendung in Räumen sind die Aufwandmengen an flüssigem Präparat je m^3 angegeben.

Die Einstufung und Kennzeichnung der gelisteten Mittel erfolgt gemäß §§ 4 ff. der Gefahrstoff-Verordnung vom 26. 8. 1986 (BGBl. I S. 1470) in Verbindung mit den Vorschriften ihres Anhangs I 2.3, ggf. nach Anhang I 1.1., jeweils in Verbindung mit Anhang VI. Dieser Kennzeichnungspflicht unterliegen auch die Mittel, die entweder insektizide Bedarfsgegenstände im Sinne des § 5 (1) Nr. 9 des Lebensmittel- und Bedarfsgegenständegesetzes (LMBG) vom 15. 8. 1974 (BGBl. I S. 1945) sind oder die als Arzneimittel nach § 2 (2) Nr. 4b Arzneimittelgesetz (AMG) vom 24. 8. 1976 (BGBl. I S. 2445) gelten.

Für Mittel, die nicht diesen beiden Gruppen zuzuordnen sind, z. B. jene gegen nicht parasitäre Vektoren im Freiland, wie Fliegen und Schaben, gelten die o. g. Kennzeichnungs-Vorschriften der Gefahrstoff-Verordnung ebenfalls. Nur wenn ein solches Mittel bereits vor dem 1. 10. 1986 in den Verkehr gebracht worden ist, kann es noch bis zum 1. 6. 1990 gemäß der vor dem Ergehen der Gefahrstoff-Verordnung für den Betriebssitz des Inverkehrbringers zutreffenden (Landes-)Gift-Verordnung gekennzeichnet sein. Betriebe, die Mittel nach § 2 (2) Nr. 4b AMG (Präparate zur extrakorporalen Anwendung gegen Parasiten) herstellen, prüfen, lagern, verpacken, in den Verkehr oder in den Geltungsbereich des Gesetzes bringen, unterliegen ferner den Vorschriften der Betriebsordnung für pharmazeutische Unternehmer (PharmBetrV) vom 8. 3. 1985 (BGBl. I S. 546).

Zur Einstufung und Kennzeichnung der Mittel und Packungen einschließlich der Erstellung der Gebrauchsanweisungen ist der Hersteller bzw. der Estinverkehrbringer verpflichtet.

Die im Abschnitt V und VI der Liste aufgeführten Geräte sind bei behördlich angeordneten Entwesungen nur unter Einsatz in dieser Listenausgabe genannter geeigneter Mittel zu verwenden.

Die chemischen Bezeichnungen der in den Mitteln enthaltenen Wirkstoffe und Synergisten sind in einem Anhang zusammengestellt.

Im folgenden sind die Schädlingsarten (Gliedertiere) genannt, an denen die Mittel geprüft und in den genannten Konzentrationen bzw. Aufwandmengen als wirksam befunden worden sind. Die Namen der Schädlinge sind in der Liste abgekürzt wie folgt:

A	=	Haus- und Wegameisen ([Formicinae] im Wohnbereich)
F	=	Synanthrope Fliegen (Brachycera)
FR	=	Synanthrope Fliegen, die gegen chlorierte Kohlenwasserstoff-Insektizide resistent sind
Flö	=	Flöhe (Siphonaptera); Raum- und Brutstättenbehandlung
KlL	=	Kleiderläuse *(Pediculus humanus)*
KoL	=	Kopfläuse *(Pediculus capitis)*
Mü	=	Stechmücken (Culicidae), Imagines
Mü (L)	=	Stechmücken (Culicidae), Larven
MÜ (P)	=	Stechmücken (Culicidae), Puppen
PhA	=	Pharaoameisen *Monomorium pharaonis)*
Sch	=	Schaben (Blattaria)
		Amerikanische Schabe *(Periplaneta americana)*
		Deutsche Schabe *(Blatella germanica)*
		Orientalische-Schabe *(Blatta orientalis)*
		Braunband-Schabe *(Supella longipalpa)*
SchR	=	Schaben, die gegen chlorierte Kohlenwasserstoff-Insektizide resistent sind
Wa	=	Bettwanzen (Cimicidae)
ZL	=	Lederzecken (Argasidae) im Wohnbereich, z. B. Taubenzecken
ZS	=	Schildzecken (Ixodidae) im Wohnbereich, z. B. Braune Hundezecke
R	=	Resistente Stämme
R+	=	Stämme, die gegen chlorierte Kohlenwasserstoffe, Organophosphate und Carbamate resistent sind
R++	=	resistente Stämme mit Ausnahme pyrethroidresistenter

Mittel für die behördlich angeordnete Bekämpfung von Ratten und anderen Nagetieren werden von der Biologischen Bundesanstalt für Land- und Forstwirtschaft, Braunschweig, aufgrund des Gesetzes zum Schutze der Kulturpflanze (Pflanzenschutzgesetz – PfSchG) vom 15. 9. 1986 (BGBl. I S. 1505) geprüft und zugelassen und im Bundesanzeiger bekanntgemacht (8. Bekanntmachung vom 9. 4. 1987) sowie im

Teil 5 (Vorratsschutz) des Pflanzenschutzmittel-Verzeichnisses genannt. Dieses ist von der Pigge Lettershop GmbH., Postfach 11 43, Braunschweig, zu beziehen.

Die 8. Bekanntmachung über die Mittel und Verfahren, die bei behördlich nach dem Bundes-Seuchengesetz angeordneten Entrattungen verwendet werden dürfen, ist im Bundesgesundheitsblatt 32 (1989) 467–469 abgedruckt.

Die Wiedergabe von Gebrauchsnamen, Handelsnamen, Warenbezeichnungen usw. in der nachfolgenden Liste berechtigt nicht zu der Annahme, daß solche Namen von jedermann benutzt werden dürfen. Es kann sich um gesetzlich geschützte, eingetragene Warenzeichen ® handeln, auch wenn sie nicht immer als solche gekennzeichnet sind.

Veterinärmedizinische Belange der Entwesung (Tierseuchenabwehr, Rückstandsprophylaxe bei lebensmittelliefernden Tieren, Lebensmittelhygiene, Tierschutz und Tierkörperbeseitigung) werden im Rahmen der Prüfungen, soweit nach der Einsatzbestimmung der Präparate und Verfahren erforderlich, mitberücksichtigt.

Einteilung:

I. Berührungsgifte:
- **A. Mittel mit Sofort-, ohne Langzeitwirkung**
  - **1. Sprühmittel**
    - **a) gebrauchsfertige Mittel in Kanistern bzw. Metallflaschen**
    - **b) in Druckzerstäuberdosen**
      - b_1) *Lösungsmittelaerosole*
    - **c) mit Wasser zu verdünnende Mittel**
      - c_1) *emulgierbare Mittel*
  - **2. Sprühverfahren**
  - **3. Vernebelungsmittel**
    - **a) in Räumen**
    - **b) im Freiland**
  - **4. Mittel gegen Stechmückenlarven (Larvizide)**
  - **5. Mittel gegen Stechmückenpuppen**
- **B. Mittel mit Sofort- und Langzeitwirkung**
  - **1. Sprüh- und Spritzmittel**
    - **a) gebrauchsfertige Mittel in Kanistern bzw. Metallflaschen**
    - **b) in Druckzerstäuberdosen**
    - **c) mit Wasser zu verdünnende Mittel**
      - c_1) *emulgierbare Mittel*
      - c_2) *Suspensionsmittel*
  - **2. Vernebelungsmittel**
  - **3. Stäubemittel**
  - **4. Anstriche**
    - **a) Streichmittel**
    - **b) Lacke**
  - **5. Fliegenkugeln**

II. Fraßgifte
- **1. Stäubemittel**
- **2. Ködermittel**

III. Mittel gegen Kopflausbefall

IV. Insektizidfreie Mittel und Verfahren zur Abwehr bzw. zur Abtötung
   a) Nichtthermische Verfahren
      a$_1$) *Fliegenfänger*
      a$_2$) *Sonstige*
   b) Thermische Verfahren

V. Nebelgeräte

VI. Sprühgeräte

Die vorstehende Liste gibt den derzeitigen Stand abschließend wieder; sie tritt an die Stelle der früheren, zuletzt im Bundesgesundhbl. 29 (1986) Nr. 7, S. 216, veröffentlichten.

13.1.5 Liste der vom Bundesgesundheitsamt geprüften und anerkannten Mittel zur Mückenabwehr (Repellents) mit der Berechtigung zur Fortführung des BGA-Anerkennungsvermerks

Stand vom 9.4.1986

Vorbemerkung

Nach gemeinsam vertretener Auffassung der obersten Landesgesundheitsbehörden, des Bundesgesundheitsamtes (BGA) und des Bundesministers für Jugend, Familie und Gesundheit sind Repellents nicht kosmetische Mittel im Sinne des § 4 Lebensmittel- und Bedarfsgegenständegesetz (LMBG) vom 15.8.1974 (BGBl. I S. 1945) sondern zulassungspflichtige Arzneimittel im Sinne des § 2 Abs. 1 Nr. 4 des Arzneimittelgesetzes (AMG) vom 24.8.1976 (BGBl. I S. 2445), da sie dazu bestimmt sind, Parasiten durch ihre Anwendung am Menschen abzuwehren.

Weil nunmehr die Wirksamkeit und die Unbedenklichkeit der Repellents im Rahmen des Zulassungsverfahrens nach dem AMG belegt werden müssen, sind die Gründe für die Veröffentlichung einer Liste brauchbarer Mittel zur Mückenabwehr entfallen. Das Bundesgesundheitsamt wird daher in Zukunft keine weiteren Listen über geprüfte und anerkannte Repellents bekanntgeben.

Die nachstehend aufgeführten Abwehrmittel sind vom Bundesgesundheitsamt geprüft. Soweit sie auch weiterhin mit dem Anerkennungsvermerk des BGA in den Verkehr gebracht werden, sollte nach Auffassung des BGA das Jahr der Erlangung der Anerkennung mitaufgeführt sein.

Zuständig für die Überwachung des Verkehrs mit Abwehrmitteln sind die Arzneimittelüberwachungsbehörden der Länder. Fragen der Kennzeichnung und der Verkehrsfähigkeit haben diese Behörden zu entscheiden:

Die nachstehende Liste [Tab. 13.8.] gibt den derzeitigen Stand abschließend wieder; sie tritt an die Stelle der früheren, zuletzt im Bundesgesundhbl. 26 (1983) Nr. 6, S. 176, veröffentlichten.

Tab. 13.8: Anhang: Liste der chemischen Bezeichnungen der verwendeten Wirkstoffe und Synergisten

Name	Hersteller bzw. Lieferfirma	geprüft an
I. Berührungsgifte		
A. Mittel mit Sofort-, ohne Langzeitwirkung		
1. Sprühmittel		
a) Gebrauchsfertige Mittel in Kanistern bzw. Metallflaschen		
Lindan:		
Insektenil® flüssig N HS forte (mit Dichlorvos + S 421)	hentschke & sawatzki OHG, Neumünster (25 ml/m²)	Sch
Pyrethrum:		
Desinsekt[3] (mit Piperonylbutoxid)	Deutsche Gesellschaft für Schädlingsbekämpfung mbH, Hamburg (50–100 ml/m²)	Deutsche Sch Oriental. Sch
Diversey Insecticid[3] (mit Piperonylbutoxid)	Diversey GmbH, Frankfurt (25–50 ml/m²)	Sch
Hyganex® safety (mit Piperonylbutoxid)	Hygan Chemie & Service GmbH & Co. KG, Elmshorn (25 ml/m²)	Sch
KILLGERM Pyrethrum Spray (mit Piperonylbutoxid)	Killgerm GmbH, Neuss (25 ml/m²)	Deutsche Sch
Pyrazid[3] (mit Piperonylbutoxid)	Tonaco Chemiegesellschaft mbH, Limburg (25–50 ml/m²)	Sch
b) in Druckzerstäuberdosen		

Besonders zum Abtöten von fliegenden Insekten, aber auch zum Aufspüren von versteckt lebenden Insekten in Räumen geeignet

Lösungsmittelaerosole

Sprühdauer: mindestens 2 Sekunden je 10 m³

Pyrethroide Wirkstoffe[2] + Synergisten:		
Chrysanthol® (Pyrethrum + Piperonylbutoxid)	Pflanzenschutz Urania GmbH, Hamburg und C, F. Spiess & Sohn GmbH & Co., Kleinkarlbach	F
Detia® Natur Pyrethrum (Pyrethrum + Piperonylbutoxid)	Detia Freyberg GmbH, Laudenbach/Bergstraße	F, Mü
Detmol-spray (Bioallethrin + Bioresmethrin)	Frowein GmbH & Co. KG, Albstadt	F, FR
Hash I (Pyrethrum + Piperonylbutoxid)	Chem. Fabr. Vogelmann GmbH & Co., Crailsheim	F, Mü

Name	Hersteller bzw. Lieferfirma	geprüft an
Helmecktan Pyrethrum Insekten-Spray (Pyrethrum + Resmethrin + Piperonylbutoxid)	E. Helmecke, Groß Twülpstedt, OT Volkmarsdorf	F
Pyredi® Insektenkiller (Pyrethrum + Piperonylbutoxid)	Reinelt & Temp GmbH, Köln	Deutsche Sch
Pyretin® (Pyrethrum + Piperonylbutoxid)	Hofinger & Co. KG, Übersee/Obb.	F
Dichlorvos: Detmol-fum[4] in der Spezial-Druckzerstäuberdose (mit Pyrethrum + Piperonylbutoxid)	Frowein GmbH & Co. KG, Albstadt Größe 1: Inhalt 1 Dose für 1000 m³ Inhalt 1 Dose für 150 m³ Größe 2: Inhalt 1 Dose für 2000 m³ Inhalt 1 Dose für 300 m³	F, FR Sch F, FR Sch

c) Mit Wasser zu verdünnende Mittel

Emulgierbare Mittel

Pyrethrum: Hyganol-PSY (mit Piperonylbutoxid)	Hygan Chemie & Service GmbH & Co. KG, Elmshorn 2% (50 ml/m²)	Sch
KILLGERM Pyrethrum EC (mit Piperonylbutoxid)	Killgerm GmbH, Neuss 2% (50 ml/m²)	Deutsche Sch
Pyredi® 2000 Insektenkiller (mit Piperonylbutoxid)	Reinelt & Temp GmbH & Co. KG, Köln 2% (50–100 ml/m²)	Deutsche Sch

2. Sprühverfahren

Pyrethroide Wirkstoffe[2] + Synergist: ROFA-40-AW 1[3] (mit Pyrethrum u. Bioresmethrin + Piperonylbutoxid, auszubringen mit ROFA-40-Gerät; Düse: orange)	H.-H. Winkler GmbH, Ahrensburg	Deutsche Sch Oriental. Sch

3. Vernebelungsmittel

a) in Räumen

Dichlorvos: Detmolin® F (mit Pyrethrum + Piperonylbutoxid) (für Kaltnebelgeräte)	Frowein GmbH & Co. KG, Albstadt (6 ml/m³)	Sch

Name	Hersteller bzw. Lieferfirma	geprüft an
Detmol-Konzentrat VAP	Frowein GmbH & Co. KG, Albstadt (0,12 ml/m^3)	Sch
FOG 2 (mit Pyrethrum + Piperonylbutoxid) (für Heiß- und Kaltnebelgeräte)	Frowein GmbH & Co. KG, Albstadt (6 ml/m^3)	Sch
Hyganyl® 12 (mit Pyrethrum + Piperonylbutoxid)	Hygan Chemie & Service GmbH & Co. KG, Elmshorn (6 ml/m^3)	Sch
KILLGERM Pyrethrum plus FOG (mit Pyrethrum + Piperonylbutoxid)	Killgerm GmbH, Neuss (6 ml/m^3)	Deutsche Sch
Hyganyl® 20 (mit Diazinon + Pyrethrum + Piperonylbutoxid)	Hygan Chemie & Service GmbH & Co. KG, Elmshorn (8 ml/m^3)	Sch
Insektenil® Schabennebel (für Kaltnebelgeräte)	hentschke & sawatzki OHG, Neumünster (5 ml/m^3)	Deutsche Sch Oriental. Sch
Pyrethroide Wirkstoffe[2] + Synergisten: Chemo-Sept[3] (Pyrethrum + Bioresmethrin + Piperonylbutoxid)	Flore Chemie GmbH, Koblenz (6 ml/m^3)	Deutsche Sch
Desinsekt[3] (2-kg-Aluminiumflasche) (Pyrethrum + Piperonylbutoxid	Deutsche Gesellschaft für Schädlingsbekämpfung mbH, Hamburg (20–30 Sprühsekunden/50 m^3)	Deutsche Sch Oriental. Sch
Detmol-safe[3] (Pyrethrum + Bioresmethrin + Piperonylbutoxid)	Frowein GmbH & Co. KG, Albstadt (6 ml/m^3)	Deutsche Sch
Detmolin® P (Pyrethrum + Piperonylbutoxid) (für Kaltnebelgeräte)	Frowein GmbH & Co. KG, Albstadt (1 ml/m^3) (6 ml/m^3)	F Sch, Wa
Hyganyl® 11 (Pyrethrum + Piperonylbutoxid)	Hygan Chemie & Service GmbH & Co. KG, Elmshorn (6 ml/m^3)	Sch
KILLGERM Pyrethrum FOG (Pyrethrum + Piperonylbutoxid)	Killgerm GmbH, Neuss (6 ml/m^3)	Deutsche Sch
Insectex Sicherheits-Kaltnebel (Pyrethrum + Piperonylbutoxid)	terrasan-Chemie GmbH, Ingolstadt (1 ml/m^3) (6 ml/m^3)	F, FR Deutsche Sch
Okay D neu (Pyrethrum + Diazinon + Piperonylbutoxid) (für Kaltnebelgeräte)	C. Simon & Sohn, Glinde (5 ml/m^3)	Sch
Okay Pyrethrum (Pyrethrum + Piperonylbutoxid)	C. Simon & Sohn, Glinde (5 ml/m^3)	Sch

Name	Hersteller bzw. Lieferfirma	geprüft an
Pyredi® 2000 Insektenkiller[3] (2-kg-Stahlflasche) (Pyrethrum + Piperonylbutoxid)	Reinelt & Temp GmbH, Köln (25–30 Sprühsekunden/50 m³)	Deutsche Sch

b) im Freiland

Lindan:
Insektenil-flüssig forte S (mit Pyrethrum + Piperonylbutoxid) — hentschke & sawatzki OHG, Neumünster — Ungeziefer (F, Sch) auf offenen Müllhalden

Propoxur:
Blattenex® Heißnebel-Konzentrat[5] (für Heißnebelgeräte) — Bayer AG, Leverkusen (2 Ltr./ha, gemischt mit Diesel-kraftstoff im Verhältnis 1:9 — Mü

4. Mittel gegen Stechmückenlarven (Larvizide)

Diflubenzuron:
Dimilin 25 WP — Schering AG, Pflanzenschutz Deutschland Düsseldorf 300 g/ha (in Wassermengen von) 200–400 l/ha) — Mü (L)

Phoxim:
Baythion® — Bayer AG, Leverkusen 0,2% bis zu 1 m Wassertiefe (5 ml/m² Wasseroberfläche auf 10 cm Wassertiefe) 1% ab 1 m Wassertiefe (1 ml/m² Wasseroberfläche auf 10 cm Wassertiefe) — Mü (L)

5. Mittel gegen Stechmückenpuppen

Sojabohnenlecithin + Isoparaffinöl:
Liparol „i" — Stähler-Agrochemie GmbH & Co. KG, Stade nur mit Bodenspritzgeräten auszubringen in: 3–5 l/ha bei sauberer Wasseroberfläche 8 l/ha bei stark verunreinigter Wasser-oberfläche oder starkem Pflanzenbewuchs — Mü (P)

B. Mittel mit Sofort- und Langzeitwirkung

Die Wirkungsdauer hängt von verschiedenen Faktoren ab. In der Regel wirken Bendiocarb, Chlorpyrifos, Fenitrothion, Fenthion, Permethrin oder Propoxur enthaltende Mittel je nach ihrer Aufbereitung und Anwendung einige Monate, die übrigen hier genannten Mittel auf anderer Wirkstoffbasis einige (mindestens 2) Wochen lang.

Name	Hersteller bzw. Lieferfirma	geprüft an

1. Sprüh- und Spritzmittel

a) Gebrauchsfertige Mittel in Kanistern bzw. Metallflaschen

Chlorpyrifos:

Hyganex® constant (mit Pyrethrum + Piperonylbutoxid)	Hygan Chemie & Service, GmbH & Co. KG, Elmshorn (25 ml/m²)	Sch
Hyganex® constant plus (mit Dichlorvos + Pyrethrum + Piperonylbutoxid)	Hygan Chemie & Service, GmbH & Co. KG, Elmshorn (25 ml/m²)	Sch
Insektenil® – flüssig – N-forte (mit Dichlorvos + Diazinon + S 421)	hentschke & sawatzki OHG, Neumünster (20–25 ml/m²)	Deutsche Sch Oriental. Sch
insectex® Spezial-Schaben-Sprühmittel (mit Dichlorvos + Pyrethrum + Piperonylbutoxid)	terrasan-Chemie GmbH, Ingolstadt (25 ml/m² bzw. 25 ml/lfd. m Sockelleiste)	Oriental. Sch
KILLGERM Effect Spray (mit Dichlorvos + Pyrethrum + Piperonylbutoxid)	Killgerm GmbH, Neuss (25 ml/m²)	Deutsche Sch
KILLGERM Pyrethrum plus Spray (mit Pyrethrum + Piperonylbutoxid)	Killgerm GmbH, Neuss (25 ml/m²)	Deutsche Sch
SchwabEX®-ban	Frowein GmbH & Co. KG, Albstadt (10 cm breite Streifen) à 3–15 g/lfd. m)	Deutsche Sch
Schwab-EX®-fluid (mit Dichlorvos + Pyrethrum)	Frowein GmbH & Co. KG, Albstadt (20 ml/lfd. m Sockelleiste)	Sch

Deltamethrin:

Desinsekt Extra[3] (mit Kadethrin + Pyrethrum)	Deutsche Gesellschaft für Schädlingsbekämpfung mbH, Hamburg (50–100 ml/m²)	Deutsche Sch Oriental. Sch

Lindan:

Insektenil® flüssig V (mit Pyrethrum + Piperonylbutoxid)	hentschke & sawatzki OHG, Neumünster (25 ml/m²)	Sch

Permethrin:

Detmol long[3] (mit Pyrethrum + Piperonylbutoxid)	Frowein GmbH & Co. KG, Albstadt (15–100 ml/m²)	Deutsche Sch
KO.® Universal-Sprühmittel (mit Pyrethrum)	Neudorff GmbH KG, Emmerthal (20–25 ml/m²)	ZS

Propoxur + Dichlorvos:

Blattanex® Ölsprühmittel[5]	Bayer AG, Leverkusen (0,25 ml/m²) (50 ml/m²)	F, Mü Flö, Sch, SchR, Wa, ZL

Name	Hersteller bzw. Lieferfirma	geprüft an

b) in Druckzerstäuberdosen

Besonders zur Abtötung versteckt lebender Schädlinge geeignet. Deren Schlupfwinkel und Anlaufwege gezielt aus kurzer Entfernung besprühen. Aufgetrocknete Sprühbeläge wirken einige Zeit insektizid.

Name	Hersteller bzw. Lieferfirma	geprüft an
Chlorpyrifos: SchwabEX®-spray (mit Dichlorvos + Pyrethrum) (in der Spezial-Druckzerstäuber- dose mit Spraykanüle	Frowein GmbH & Co. KG, Albstadt	Sch
Diazinon: Okay Insekten-Tod (mit Dichlorvos + Pyrethrum)	C. Simon & Sohn, Glinde	Sch
Zidil® Insektenspray (mit Dichlorvos + Pyrethrum)	Neudorff GmbH KG, Emmerthal	Sch
Methoxychlor: Detia® Sprüh tot ultra (mit Dichlorvos + Lindan)	Detia Freyberg GmbH, Laudenbach/Bergstraße	F, FR, Sch
Permethrin: Detmol flex[2] (mit Pyrethrum)	Frowein GmbH & Co. KG, Albstadt	Deutsche Sch
KO® Spray (mit Pyrethrum)	Neudorff GmbH KG, Emmerthal	F, FR Deutsche Sch
Okaysi® Spray (mit Pyrethrum)	C. Simon & Sohn, Glinde	F, FR Deutsche Sch
Permanent-Spray (mit Pyrethrum)	Neudorff GmbH KG, Emmerthal	F, FR, Deutsche Sch
Verzit 2000 (mit Pyrethrum)	Vermin-Chemie-Vertrieb, Kopietz & Lorenz GmbH, Bielefeld/Lübeck	F, FR Deutsche Sch
Propoxur: Blattanex® Spezial[5] (mit Dichlorvos)	Bayer AG, Leverkusen	A, F, FR, Flö, Mü, Sch, SchR, Wa, ZL

c) Mit Wasser zu verdünnende Mittel

Emulgierbare Mittel

Name	Hersteller bzw. Lieferfirma	geprüft an
Bromofos: Ungeziefer-Mittel Jacutin® flüssig F	Shell Agrar GmbH & Co. KG, Ingelheim 2,5% (100 ml/m^2) oder 5% (50 ml/m^2)	Sch

Name	Hersteller bzw. Lieferfirma	geprüft an
Chlorpyrifos:		
Detmol-dur	Frowein GmbH & Co. KG, Albstadt	
(mit Dichlorvos + Pyrethrum)	2%	
	(50–100 ml/m²)	Sch
Hyganol-DD	Hygan Chemie & Service GmbH & Co. KG,	
(mit Dichlorvos)	Elmshorn	
	2%	
	(50–100 ml/m²)	Sch
KILLGERM Effekt EC	Killgerm GmbH, Neuss	
(mit Dichlorvos)	2%	Deutsche Sch
	(50–100 ml/m²)	Oriental. Sch
Okay DN Konzentrat	C. Simon & Sohn, Glinde	
(mit Dichlorvos)	2%	
	(50 ml/m²)	Sch
Zidil® DN-Konzentrat	Neudorff GmbH KG, Emmerthal	
(mit Dichlorvos)	2%	
	(50 ml/m²)	Sch
Cyfluthrin:		
Solfac® flüssig	Bayer AG, Leverkusen	
	0,8%	Deutsche Sch
	(50–130 ml/m²)	Oriental. Sch
Diazinon:		
Detmol-Konzentrat DZ	Frowein GmbH & Co. KG, Albstadt	
	2–4%	
	(50 ml/m²)	Sch
Insektenil®-Di-forte	hentschke & sawatzki OHG, Neumünster	
(mit Chlorpyrifos)	2%	
	(50–100 ml/m²)	Deutsche Sch
Pyrtox® Insektenkiller	Reinelt & Temp GmbH & Co. KG, Köln	
(mit Pyrethrum)	2%	
	(50–100 ml/m²)	Deutsche Sch
Dimethoat:		
Perfekthion®	BASF Aktiengesellschaft, Landwirt-	
	schaftliche Versuchsstation, Limburgerhof	
	2%	
	(mit 5% Zucker)	
	(100 ml/m²)	F, FR
Fenitrothion:		
Folithion® Emulsion	Bayer AG, Leverkusen	
	2–4%	
	(50–100 ml/m²)	F, FR, Mü, Sch, Wa
Fenthion:		
Baytex® 50 Emulsion	Bayer AG, Leverkusen	
	4%	
	(50 ml/m²),	
	8% für besonders lange Wirkung	F, FR, Mü, Sch, Wa

Name	Hersteller bzw. Lieferfirma	geprüft an
Lindan:		
Detmol-Konzentrat LI	Frowein GmbH & Co. KG, Albstadt	
	2%	
	50 ml/m²)	F, Sch, Wa
Malathion:		
Insektenil®-Konzentrat	hentschke & sawatzki OHG, Neumünster	
(mit Pyrethrum + S 421)	2%	
	(100 ml/m²)	Sch
Permethrin:		
Detmol-per⁶	Frowein GmbH & Co. KG, Albstadt	
(mit Pyrethrum)	2%	
	(50 ml/m²)	KoL, KIL
KILLGERM Permethrin plus EC	Killgerm GmbH, Neuss	
(mit Pyrethrum)	0,8%	
	(50–100 ml/m²)	
	1,6%	
	(50 ml/m² für Schlupfwinkel)	Deutsche Sch
KO®-Konzentrat	Neudorff GmbH, Emmerthal	
(mit Pyrethrum)	0,4% (100 ml/m²) oder	
	0,8% (50 ml/m²)	Sch
Okaysi®-Konzentrat	C. Simon & Sohn, Glinde	
(mit Pyrethrum)	(0,4% (100 ml/m²) oder	
	0,8% (50 ml/m²)	Sch
Permanent Stallspritzmittel	Neudorff GmbH KG, Emmerthal	
(mit Pyrethrum)	0,4% (100 ml/m²) oder	
	0,8% (50 ml/m²)	F, FR
persalin-Konzentrat³	Hygan Chemie & Service GmbH & Co. KG,	
(mit Pyrethrum)	Elmshorn	
	0,8%	
	(50–100 ml/m²)	
	1,6%	
	(50 ml/m² für Schlupfwinkel)	Deutsche Sch
Propetamphos:		
Detmol-Konzentrat PRO	Frowein GmbH & Co. KG, Albstadt	
(mit Pyrethrum)	4%	Deutsche Sch
	(50 ml/m²)	Oriental. Sch
	2%	
	(50–100 ml/m²)	Wa
Propoxur:		
Blattanex® Emulsion⁵	Bayer AG, Leverkusen	
	1%	
	(200 ml/m²)	ZL
	1%	
	(200–300 ml/m²)	Flö
	2,5–5%)	
	(50 ml/m²)	A, F, Mü, Sch,
		SchR, Wa

Name	Hersteller bzw. Lieferfirma	geprüft an
Suspensionsmittel		
Bendiocarb:		
Faicam® W	Frowein GmbH & Co. KG, Albstadt	
	0,3% (50 ml/m^2)	Oriental. Sch
	0,6% (50 ml/m^2)	Deutsche Sch
Cyfluthrin:		
Solfac® (Spritzpulver)	Bayer AG, Leverkusen	
	0,4%	
	(50 ml/m^2)	Deutsche Sch, Flö
Deltamethrin:		
Detmol delta	Frowein GmbH & Co. KG,	
	Albstadt	
	1%	
	(50 ml/m^2)	Deutsche Sch
Diazinon:		
KNOX OUT® 2 FM	Hygan Chemie & Service GmbH & Co. KG,	
(mikroenkapsulierter Wirkstoff)	Elmshorn	
	4%	
	(50 ml/m^2)	Deutsche Sch
Fenitrothion:		
Folithion® Spritzpulver	Bayer AG, Leverkusen	
	5–10%	
	(50 ml/m^2)	F, FR, Mü, Sch, Wa
Propoxur:		
Blattanex® Spritzpulver[5]	Bayer AG, Leverkusen	
	0,2%	A
	0,5%	Flö
	1%	ZL
	(200 ml/m^2)	
	2–4%	F, Mü, Sch, SchR,
	(50 ml/m^2)	Wa

2. Vernebelungsmittel

Zur Anwendung in großen Räumen, oft mit Hilfe besonderer Nebelgeräte

Chlorpyrifos:		
Detmolin® W	Frowein GmbH & Co. KG, Albstadt	
(mit Lindan + Dichlorvos		
+ Pyrethrum + Piperonylbutoxid	(6 ml/m^3)	Sch
(für Kaltnebelgeräte)		
Insektenil®-flüssig-N-forte	hentschke & sawatzki OHG, Neumünster	
(mit Dichlorvos + Diazinon + S 421)	(6 ml/m^3)	Deutsche Sch
		Oriental. Sch
Dekamethrin:		
Desinsekt Extra[3]	Deutsche Gesellschaft für	
(2-kg-Aluminiumflasche)	Schädlingsbekämpfung mbH,	
(mit Kadethrin + Pyrethrum)	Hamburg	Deutsche Sch
	(20–25 Sprühsekunden/50 m^3)	Oriental. Sch

Name	Hersteller bzw. Lieferfirma	geprüft an
Diazinon:		
Pyrtox® 2000 Insektenkiller[3]	Reinelt & Temp GmbH, Köln	
(2-kg-Stahlflasche)		
(mit Pyrethrum + Piperonylbutoxid)	(20 Sprühsekunden/50 m³)	Deutsche Sch
Permethrin:		
Detmol flex[3]	Frowein GmbH & Co. KG, Albstadt	
(mit Pyrethrum)		
(mit Automatdüse)	(72 Sprühsekunden/100 m³)	Deutsche Sch
KO® Super-Bombe	C. Simon & Sohn, Glinde	
(2-kg-Hochdruckvernebler in der		
Stahlflasche)	(40 Sprühsekunden/100 m³)	Sch
(mit Pyrethrum)		
KO® Universalsprühmittel	Neudorff GmbH KG, Emmerthal	
(mit Pyrethrum)	(7,5 ml/m³)	ZS

3. Stäubemittel

Propoxur:
Blattanex® Staub[5]   Bayer AG, Leverkusen   A, KIL, Sch, SchR, Wa

4. Anstriche

a) Streichmittel

Chlorpyrifos:		
SchwabEX®-ban	Frowein GmbH & Co. KG, Albstadt	
(gebrauchsfertig)	(10 cm breite Streifen	
	à 3–15 g/lfd. m)	Deutsche Sch
Deltamethrin:		
Dekaex-Super-Fliegentod	Imprägnierbau, Bautenschutz-	
(Wirkstofflösung + Kontaktkleber)	Produktions GmbH, Pöttmes-Echsheim	
Klebex 1, Verhältnis 1 : 4)		
	(Kontaktfolie bestreichen ≙ 40%	
	der Raumgrundfläche)	F, FR++

b) Lacke

Chlorpyrifos:		
Detmol-Lack	Frowein GmbH & Co. KG, Albstadt	Sch
Ketolac	GESA Umwelthygienetechnik	
	Böhmer und Schönfelder GmbH & Co. KG,	
	Augsburg	
	und	
	Ketol AG, Dr. Alfred Muhr,	Deutsche Sch
	Ch-8157 Dielsdorf	Oriental. Sch
Propoxur:		
Blattanex® Fertiglack[5]	Bayer AG, Leverkusen	Oriental. Sch
		Amerikan. Sch

Name	Hersteller bzw. Lieferfirma	geprüft an
5. Fliegenkugeln		
Trichlorfon:		
Detia® Fliegen-Max	Detia Freyberg GmbH, Laudenbach/Bergstraße	F

II. Fraßgifte

1. Stäubemittel

Borsäure:		
SchwabEX®-Pulver (in der Pump-Zerstäuberdose)	Frowein GmbH & Co. KG, Albstadt	Sch

2. Ködermittel

Chlordecon:		
Rinal®-Pharaoameisenköder (auslegefertig in der Dose)	Detia Freyberg GmbH, Laudenbach/Bergstraße 0,13%	PhA
Chlorpyrifos:		
Contacta®-Schabenköder[7] (auslegefertig in der Dose)	Henkel KG aA, Düsseldorf 0,5%	Deutsche Sch Oriental. Sch
Rinal®-Schabenköder[7] (auslegefertig in der Dose)	Detia Freyberg GmbH, Laudenbach/Bergstraße 0,5%	Deutsche Sch Oriental. Sch
Schwab-EX®-kill[7] (auslegefertig im Depot)	Frowein GmbH & Co. KG, Albstadt 0,5%	Deutsche Sch
Ungeziefer-Köder[7] Nexa Lotte® Spezial (auslegefertig in der Dose)	Shell-Agrar GmbH & Co. KG, Ingelheim 0,5%	Deutsche Sch
Hydramethylnon:		
Maxforce®-Schabenköder[7] (auslegefertig in der Dose)	Cyanamid GmbH, Wolfratshausen in kleiner Dose 1,65% in großer Dose 1,65%	Braunband Sch Deutsche Sch Deutsche Sch Oriental. Sch Amerikan. Sch
Macforce®-Pharaoameisen-Köder (auslegefertig in der Dose)	Cyanamid GmbH, Wolfratshausen 0,9%	PhA
Natrium-Kakodylat:		
Ameisen-Köder Nexa Lotte® (auslegefertig in der Dose)	Shell Agrar GmbH & Co. KG, Ingelheim 1,65%	A
insectex-Ungeziefer-Frei[7] (mit Carbaryl)	terrasan-Chemie GmbH, Ingolstadt je 1,5%	Deutsche Sch Oriental. Sch

Name	Hersteller bzw. Lieferfirma	geprüft an

III. Mittel gegen Kopflausbefall[8]

Lindan:
Jacutin® Gel — Hermal Chemie Kurt Hermann, Reinbek

Pyrethrum:
Goldgeist® forte — Eduard Gerlach GmbH,
(mit Piperonylbutoxid + Diethylenglykol — Lübbecke/Westfalen
+ Chlorocresol)

IV. Insektizidfreie Mittel und Verfahren zur Abwehr bzw. Abtötung

a) Nicht thermische Verfahren

Fliegenfänger – ohne Langzeitwirkung

Aeroxon-Fliegenfänger[7] (Leimbandfliegenfänger)	Fr. Kaiser GmbH, Waiblingen	F, FR
Supermann[7] (Leimbandfliegenfänger, Aufhängung in ausreichender Stückzahl)	H. Utz KG., Presseck/Wartenfels	F, FR

– mit Langzeitwirkung

Silva-Fliegenfalle[7] (2 große Bögen je 12 m², Aufhängung in ausreichender Stückzahl)	Silva GmbH, Lübeck	F, FR

Sonstige

Luxaflex®-Insektenschutz-Rollos -Türen und -Spannrahmen	Metallbau Günter Liebeler, Köln	F, FR, Mü

b) Thermische Verfahren

Thermisches Entwesungswaschverfahren
(für Textilien mit einer Wärmeverträglichkeit ≥ 60 °C)

Entwesungstemperatur:	60 °C	KIL, KoL, Flö
Anheizdauer d. Wassers v. 10° auf 60 °C:	10 Minuten	
Dauer des Haltens der Entwesungs- temperatur:	10 Minuten	
Dauer der Schleuderphase:	3 Minuten bei 1000 Umdrehungen	
Füllmenge:	10 kg Trockenwäsche bei 50 l Wasser	
Exemplarisch geprüft an:	Waschschleuderautomat WS 5510 P	
Hersteller:	Miele & Cie. GmbH & Co., Gütersloh	

V. Nebelgeräte

Microsol® 202 C „S" — hentschke & sawatzki OHG, Neumünster

Swingfog®-Hochleistungsnebelgerät — Motan GmbH, Isny
SN 11-N u. SN 11-P

Name	Hersteller bzw. Lieferfirma	geprüft an
Tragbare Nebelgeneratoren pulsFOG K-30 Standard pulsFOG K-22 Standard pulsFOG K-10 Standard (bei Einsatz in geschlossenen Räumen nur in solchen mit ausreichender Luftumwälzung, in denen keine Gefahr von Staubexplosionen besteht)	Dr. Stahl & Sohn GmbH & Co. KG, Überlingen	
Tragbares Nebelgerät pulsFOG K-3 Standard	Dr. Stahl & Sohn GmbH & Co. KG, Überlingen	

VI. Sprühgeräte

ROFA-40-Gerät	1. Mantis GmbH, Hamburg 2. H.-H. Winkler GmbH, Ahrensburg	Kriechende, versteckt lebende Schädlinge im kombinierten Spot-sprüh- und Ganzraum-sprühverfahren (Düse: orange). Fliegende Schädlinge im Ganz-raumsprühverfahren (Düse: blau).

Ein Verzeichnis geprüfter Pflanzen- und Vorratschutzgeräte ist als Teil 6 zum Pflanzenschutzmittel-Verzeichnis[9] von der Biologischen Bundesanstalt für Land- und Forstwirtschaft, Braunschweig, herausgegeben worden.

[2] Einschließlich Pyrethrum.

[3] Auf Eignung zur Befallstilgung im kombinierten Spot-(Sprüh- oder Nebel-) oder Ganzraumverfahren überprüft.

[4] Detmol-fum ist zur technischen Raumentwesung geeignet. Andere Dichlorvos, Bromophos oder Lindan (mit Pyrethrum) enthaltene Mittel in Druckzerstäuberdosen werden wegen ihrer überwiegenden Bestimmung zum Gebrauch als insektizide Bedarfsgegenstände für den Haushalt in der Liste nicht mehr aufgeführt.

[5] Die Handelsbezeichnung „Blattanex®" ist identisch mit der Handelsbezeichnung „Baygon®".

[7] Flankierendes Mittel.

[8] Als Arzneimittelspezialitäten registriert bzw. zugelassen.

[9] Zu beziehen von der Pigge Lettershop GmbH, Braunschweig.

Tab. 13.9: Abwehrende Wirkung hält mindestens 6 Stunden vor

Name	Hersteller bzw. Lieferfirma
Diäthyl-toluamid: Autan®-Hautspray (in der Druckzerstäuberdose)	Drugofa GmbH, Köln
Autan®-Lotion	Drugofa GmbH, Köln
Autan®Milch	Drugofa GmbH, Köln
Autan®-Stift	Drugofa GmbH, Köln
Muckdi-Hautschutzspray (in der Druckzerstäuberdose)	Hofinger & Co. KG, Übersee/Obb.
Muckdi-Insektenschutz-Lotion	Hofinger & Co. KG, Übersee/Obb.
Dimethylphthalat: Bonomol® flüssig	Jünger & Gebhardt GmbH, Köln
Detia® Insektenabwehr	Detia Freyberg GmbH, Laudenbach/Bergstraße

Tab. 13.10: Anhang:
Liste der chemischen Bezeichnungen der abwehrend wirkenden Stoffe (Repellents)

Kurzbezeichnung	Wissenschaftliche Bezeichnung
Deet s. Diäthyl-toluamid	
Diäthyl-toluamid	N,N-Diäthyl-m-toluamid
Dimethylphthalat	Phthalsäuredimethylester

13.1.6. Anforderungen der Hygiene an die Infektionsprävention

Vom Bundesgesundheitsamt wurden „Anforderungen der Hygiene an die Infektionsprävention bei übertragbaren Krankheiten" veröffentlicht [Bundesgesundhbl. 37 (1994) Sonderheft. Die Publikation nennt wichtige in Krankenhäusern und sonstigen mediz. Einrichtungen zu beachtende Schutzmaßnahmen.
Grundsätzlich ist bei allen Schutzmaßnahmen zu beachten:

• der Grad der Gefährdung, der von dem Patienten und den kontaminierten Objekten ausgeht;
• Der Grad der Infektionsempfänglichkeit des Patienten:
• der Grad der Infektionsempfindlichkeit der Personen, die mit dem Patienten und den kontaminierten Objekten Umgang haben;
• der Schweregrad der Erkrankung des Patienten.

Z.B. sind für Patienten mit nicht voll ausgebildetem Abwehrsystem (Säuglinge, Kleinkinder, Alte) bei akuten Infektionen der Atemwege strengere Schutzmaßnahmen erforderlich als bei anderen Patienten.

Patienten mit übertragbaren Krankheiten bedürfen einer besonderen Sorgfalt bei der Diagnostik, Therapie und Pflege, um Infektketten zu unterbinden. Grundsätzlich müssen bereits bei Verdacht einer übertragbaren Krankheit entsprechende Schutzmaßnahmen eingeleitet werden, Im Zweifelsfalle ist es besser, eine strengere als eine schwächere Schutzmaßnahme vorzunehmen.

Bei fiebernden Patienten, die aus Gebieten eingereist sind, in denen besonders gefährliche Infektionskrankheiten wie z. B. virale hämorrhagische Fieber vorkommen, sind deshalb spezielle diagnostische und seuchenhygienische Maßnahmen erforderlich. Falls Patienten mit Fieber oder sonstigen verdächtigen Krankheitszeichen und einer entsprechenden Reise- oder Kontaktanamnese in Krankenhäusern aufgenommen werden wollen oder sollen, sind sie Infektionseinheiten mit Möglichkeiten zur Isolierung (ggf. in einer Sondereinheit) zuzuweisen. Dort ist gegebenenfalls unter Einschaltung der örtlichen Gesundheitsbehörde zu entscheiden, ob der Patient verbleiben kann bzw. ob der Verdacht auf eine hochkontagiöse, besonders gefährliche Erkrankung, wie z. B. ein virales hämorrhagisches Fieber, begründet ist und er damit verlegt werden muß.

Räumliche Unterbringung

Die Empfehlungen zur räumlichen Unterbringung orientieren sich:

- an der Infektiosität des Patienten,
- am erregerhaltigen Material,
- am Übertragungsweg,
- an der durch die Erkrankung hervorgerufenen Sondersituation (z. B. profuse Durchfälle),
- an der Notwendigkeit des Schutzes vor besonders abwehrgeschwächten Patienten.

Einzelunterbringung ist im wesentlichen immer dann erforderlich, wenn die Übertragung der Krankheit auf dem Luftweg/aerogen oder über respiratorische Sekrete (Tröpfcheninfektionen) erfolgen kann. Die Empfehlung zur Einzelunterbringung kann auch begründet sein in der Besonderheit einzelner Erkrankungsphasen, spezieller klinischer Symptome (z. B. profuse Durchfälle), bei schwer kontrollierbarem Übertragungsweg (z. B. Ektoparasiten) und speziellen Behandlungsphasen (z. B. Beatmung).

Gemeinsame Isolierung mehrerer Patienten (Kohortenisolierung) empfiehlt sich bei einigen Erkrankungen, wenn die gleichen Erregertypen nachgewiesen wurden.

Bei einigen Erkrankungen kann die Einzelunterbringung aus medizinischen, pflegerischen und humanitären Gründen, nicht jedoch aus Gründen des Infektionsschutzes erforderlich sein (z. B. Tetanus, Gasbrand).

Die Empfehlung „Einzelunterbringung empfehlenswert" beinhaltet, daß dies eine optimale hygienische Maßnahme, jedoch nicht zwingend erforderlich ist.

Einzelunterbringung und gemeinsame Isolierung mehrerer Patienten beinhalten, daß Patientenzimmer mit Sanitärzelle (Dusche/WC) ausgestattet sind und die Patienten aus diesen Gründen die Zimmer nicht verlassen müssen.

Der Inkubator kann ebenfalls als Einzelunterbringung gelten.

Schutzkleidung

Die Schutzkleidung (siehe auch Unfallverhütungsvorschrift „Gesundheitsdienst". GUV 8.1/VBG 103) dient dem Schutz der Berufs- bzw. Tageskleidung der Personen, die mit dem Patienten oder den erregerhaltigen Materialien in Kontakt kommen. Sie soll verhindern, daß mit der Berufs- bzw. Tageskleidung Krankheitserreger weiterverbreitet werden.

Schutzkittel: In bestimmten Fällen ist es erforderlich, daß als Schutzkleidung ein Schutzkittel verwendet wird.

Handschuhe: Die Handschuhe dienen dem Schutze der Hände vor einem direkten Kontakt mit erregerhaltigem Material. Auf die Auswahl einer geeigneten Qualität ist besondere Sorgfalt zu verwenden.

Das Tragen von Handschuhen macht die hygienische Händedesinfektion nicht überflüssig. Sie ist unmittelbar nach dem Ablegen der Handschuhe vorzunehmen.

Mund- und Nasenschutz: Mund- und Nasenschutz ist zum Schutz vor aerogen übertragbaren Infektionskrankheiten und Tröpfcheninfektionen erforderlich. Die Empfehlungen gelten vorwiegend für Personen, die mit dem Patienten in Kontakt kommen. In Sonderfällen wie z. B. beim Transport des erkrankten Patienten (z. B. bei offener Lungentuberkulose) kann es notwendig sein, daß auch der Patient einen Mund- und Nasenschutz trägt. Der Mund- und Nasenschutz muß sowohl Mund als auch Nase bedecken; der Dichtungsrand soll auf der Gesichtshaut fest anliegen.

Gesichtsschutz: Ein Gesichtsschutz kann erforderlich werden, wenn mit Aerosolbildung oder Verspritzen von Blut oder Sekreten zu rechnen ist.

Schuhe: Plastiküberschuhe bieten keine hygienischen Vorteile. Erforderlichenfalls sind die Schuhe zu wechseln. Dies ist z. B. bei der Sonderisolierung geboten.

Desinfektion und Reinigung

Bei der Anwendung der Desinfektionsmittel und -verfahren ist ihre Verträglichkeit mit den zu desinfizierenden Objekten zu beachten. Nähere Hinweise zur Durchführung der Desinfektion und der Sterilisation können der Richtlinie des Bundesgesundheitsamtes für Krankenhaushygiene und Infektionsprävention, insbesondere den Anlagen zu 7.1 und 7.2 entnommen werden (siehe auch den Kommentar zur Durchführung der Desinfektion (Bundesgesundheitsblatt 30, 8 (1987) 265–273).

Wirkungsbereich der Mittel und Verfahren: Die zur Bezeichnung der Wirkungsbereiche der Desinfektionsmittel und -verfahren verwendeten Buchstaben A, B, C und D entsprechen den Angaben der Liste der geprüften und anerkannten Desinfektionsmittel und -verfahren, herausgegeben vom Bundesgesundheitsamt:

A: zur Abtötung von vegetativen bakteriellen Keimen einschl. Mykobakterien sowie von Pilzen einschl. pilzlicher Sporen geeignet;
B: zur Inaktivierung von Viren geeignet;
C: zur Abtötung von Sporen des Erregers des Milzbrandes geeignet;
D: zur Abtötung von Sporen der Erreger von Gasödem und Wundstarrkrampf geeignet (zur Abtötung dieser Sporen müssen Sterilisationsverfahren angewendet werden, z. B. gespannter gesättigter Wasserdampf von 120 °C bei einer Einwirkungsdauer von 20 Min.).

Desinfektionsmittel-Listen: Die Liste der dem Bundesgesundheitsamt geprüften und anerkannten Desinfektionsmittel und -verfahren wird im Bundesgesundheitsblatt veröffentlicht; gültig ist jeweils die letzte.

Die Liste der nach den „Richtlinien für die Prüfung chemischer Desinfektionsmittel" geprüften und von der Deutschen Gesellschaft für Hygiene und Mikrobiologie als wirksam befundenen Desinfektionsverfahren wird im mhp-Verlag, Ostring 13,

65205 Wiesbaden, veröffentlicht. Die Erläuterungen und Hinweise im Vorwort zu dieser Liste sind zu beachten.

Bezüglich der Entwesung wird auf die Liste der vom Bundesgesundheitsamt geprüften und anerkannten Entwesungsmittel und -verfahren zur Bekämpfung tierischer Schädlinge verwiesen. Die Liste wird im Bundesgesundheitsblatt veröffentlicht; gültig ist jeweils die letzte.

Verfahren: Spezielle Hinweise sind insbesondere der Anlage zu Ziffer 7.2 der Richtlinie „Durchführung der Desinfektion" zu entnehmen. Im folgenden werden im wesentlichen nur einige Begriffe erläutert.

Die sog. „laufende Desinfektion" hat den Zweck, die Verbreitung von Krankheitserregern während der Pflege und Behandlung eines Patienten einzuschränken; sie wird auch als „Desinfektion am Krankenbett" bezeichnet. Die laufende Desinfektion erstreckt sich auf alle infektiösen Ausscheidungen des Patienten sowie auf alle Gegenstände und Flächen, die mit Krankheitserregern kontaminiert wurden bzw. kontaminiert sein könnten.

Die „Schlußdesinfektion" ist die Desinfektion eines Bereiches oder Raumes, der zur Pflege oder Behandlung eines Infektionskranken diente. Durch die Desinfektion soll der Bereich bzw. der Raum so hergerichtet werden, daß er ohne Infektionsgefährdung zur Pflege oder Behandlung eines anderen Patienten genutzt werden kann. Die Schlußdesinfektion erstreckt sich auf alle Oberflächen und Gegenstände des Bereiches bzw. Raumes, die mit Krankheitserregern kontaminiert sind bzw. kontaminiert sein könnten. Im Rahmen der Schlußdesinfektion muß nicht in jedem Falle auch eine Raumdesinfektion durch Verfampfen oder Vernebeln von Formaldehyd-Lösungen vorgenommen werden.

Unter Raumdesinfektion wird die Desinfektion aller in einem verschlossenen Raum befindlichen Oberflächen und der Luft durch Verdampfen oder Vernebeln von wäßriger Formaldehyd-Lösung verstanden. Die sachgerechte Raumdesinfektion erfordert einen erheblichen Aufwand, den Raum wieder so herzurichten, daß die von der betreffenden Technischen Regel für Gefahrstoffe (TRGS 522) gestellten Anforderungen erfüllt werden. In der Regel ist damit zu rechnen, daß der Raum für einige Tage nicht genutzt werden kann. In Abhängigkeit von der epidemiologischen Situation und den örtlichen Voraussetzungen und Gegebenheiten muß im Einzelfall durch den zuständigen Krankenhaushygieniker festgelegt werden, ob in jedem Fall bei den in Frage kommenden Krankheiten (z. B. Milzbrand, offene Lungentuberkulose, Pest, virusbedingtes hämorrhagisches Fieber) eine Raumdesinfektion notwendig ist.

Hände: Infektionserreger werden häufig mit den Händen übertragen. Händewaschen und Händedesinfektion gehören zu den wichtigsten Maßnahmen zur Verhütung und Bekämpfung von Infektionen. Bei besonderer Infektions- oder Kontaminationsgefahr sind die Hände durch Einmal-Handschuhe zu schützen. Nähere Hinweise enthält die Anlage zu Ziffer 5.1 der Richtlinie „Händewaschen und Händedesinfektion".

Bei virusbedingten Erkrankungen können zur Händedesinfektion neben den in der Desinfektionsmittel-Liste des Bundesgesundheitsamtes mit dem Wirkungsbereich B ausgezeichneten Präparaten auch solche verwendet werden, deren Wirksamkeit gegen den jeweiligen Erreger bei der Zulassung als Arzneimittel durch das Bundesgesundheitsamt anerkannt wurde. Dies kann der Gebrauchsinformation entnommen werden.

Flächen: Bei der Behandlung von Oberflächen wird unter routinemäßiger Reinigung, die routinemäßige Anwendung von Verfahren verstanden, die eine Verminderung der Anzahl pathogener oder fakultativ pathogener Keime durch mechanische

Entfernung gewährleisten. Es ist dabei Vorsorge zu treffen, daß eine Verbreitung derartiger Keime durch Reinigungsgeräte, Reinigungsutensilien und Reinigungsflotte unterbunden ist. Auf die Anlage zu Ziffer 6.12 (Hausreinigung und Flächendesinfektion) der Richtlinie wird aufmerksam gemacht.

Patientennahe Flächen sind Flächen, die in direkten Kontakt mit dem Patienten und den Utensilien des Patienten kommen (z.B. Bettgestell, Nachttisch, Tisch, Stuhl). Bei Erkrankungen von Kindern ist speziell auch an das Spielzeug zu denken.

Eine routinemäßige Desinfektion von Oberflächen ist die Desinfektion von Flächen, von denen zu vermuten oder anzunehmen ist, daß sie mit erregerhaltigem Material kontaminiert wurden, ohne daß dies im Einzelfall erkennbar oder sichtbar ist. Für die routinemäßige Desinfektion sollen Mittel der Liste der DGHM verwendet werden.

Bei massiver bzw. sichtbarer Kontamination sind die Flächen sofort zu desinfizieren. Es genügt nicht, das Desinfektionsmittel lediglich auf die Oberflächen zu sprühen. Die zu desinfizierende Fläche muß mit dem Mittel gescheuert werden; die Verunreinigung soll dabei im Desinfektionsmittel dispergiert werden. Grobe Verunreinigungen müssen von den Flächen zunächst entfernt werden. Anschließend sind die Flächen zu desinfizieren. Erforderlichenfalls müssen die Verunreinigungen desinfiziert bzw. entsprechend entsorgt werden.

Instrumente: Unter „Instrumente" werden alle zur Wiederverwendung bestimmten Instrumente (und Teile von Geräten) verstanden, die zur Pflege und Behandlung eines Patienten verwendet wurden und die dabei mit Körperflüssigkeiten, Sekreten, Ausscheidungen u. ä. kontaminiert wurden. Für alle diese Objekte ist eine Desinfektion erforderlich, unabhängig davon, ob der Patient nachweislich an einer Infektionskrankheit erkrankt ist oder nicht.

Als Desinfektionsmaßnahme ist die thermische Desinfektion (möglichst in Reinigungsautomaten) bevorzugt anzuwenden. Bei zentraler Desinfektion und Reinigung muß der Transport in geschlossenen Behältern erfolgen.

Geschirr: Zur routinemäßigen Reinigung (Standard-Hygiene) gehört bei Geschirr das Abwaschen unter mechanischer Bearbeitung des Geschirrs in heißem Wasser, das ein Reinigungsmittel enthält, sowie das anschließende gründliche Spülen mit reinem Wasser und die Trocknung ohne Rekontamination. Durch geeignete Reinigungsautomaten muß sichergestellt werden, daß vom Geschirr keine Infektionsgefahr ausgeht.

Wäsche: Als Routine-Waschverfahren für Krankenhauswäsche (Standard-Hygiene) wird bei Wäsche die Anwendung von Waschverfahren verstanden, die gewährleisten, daß die aufbereitete Wäsche frei von Keimen ist, die Krankenhausinfektionen bewirken können. Auf die Anlage zu Ziffern 4.4.3 und 6.4 (Anforderungen der Hygiene an die Krankenhauswäsche ...) der Richtlinie und den Abschnitt IIIc der Unfallverhütungsvorschrift „Wäscherei" wird aufmerksam gemacht.

Textilien: Unter Textilien werden vornehmlich nicht waschbare Kleidungsstücke verstanden. Es wird darauf aufmerksam gemacht, daß die sogenannte Chemisch-Reinigung bzw. Trockenreinigung kein Desinfektionsverfahren ist, es sei denn, daß dem Reinigungsbad ein mikrobizides Mittel in ausreichender Konzentration zugesetzt wurde und die Verfahrensführung eine ausreichende Wirkung des Mittels gewährleistet (vgl. Liste der vom Bundesgesundheitsamt geprüften und anerkannten Desinfektionsmittel und -verfahren).

Betten: Die einzelnen Teile der Betten (Bettgestell, Matratzen, Kissen, Decken, Bettwäsche) sind in der Regel nach unterschiedlichen Verfahren zu reinigen und zu desinfizieren. Bei bestimmten Krankheiten, bei denen mit einer Verunreinigung der Matratze zu rechnen ist, wird auf geeignete Matratzenüberzüge verwiesen.

13.1.7 Elfte Bekanntmachung mit erläuternden Anmerkungen über die Mittel und Verfahren, die bei behördlich angeordneten Entrattungen verwendet werden dürfen, Bekanntmachung der Biologischen Bundesanstalt für Land- und Forstwirtschaft

Stand 5. 2. 93

Auf Grund des § 10c des Bundes-Seuchengesetzes in der Fassung der Bekanntmachung vom 18. 12. 1979 (BGBl. I S. 2262) wird in unregelmäßigen Abständen im Bundesanzeiger die Liste der Mittel und Verfahren bekanntgemacht, die von der Biologischen Bundesanstalt für Land- und Forstwirtschaft auf Brauchbarkeit geprüft sind und die bei behördlich angeordneten Entrattungen ausschließlich verwendet werden dürfen. Hier wird die 11. Bekanntmachung mit Anmerkungen versehen wiedergegeben, um dem Anwender weitere Hinweise zur sachkundigen Verwendung der Mittel zu geben.

Sie enthält die Mittel, die nach den Bestimmungen des Pflanzenschutzgesetzes zugelassen sind, und zusätzlich diejenigen, deren Vertrieb und Anwendung nach den Bestimmungen des Einigungsvertrages in den neuen Bundesländern (Beitrittsgebiet) genehmigt ist. Die Prüfung erfolgte – wenn nicht anders angegeben – nur gegen die Wanderratte.

Mittel, die zwar zugelassen sind, aber nach Angaben des Zulassungsinhabers nicht vertrieben werden sollen, sind nicht aufgenommen. Nähere Informationen über die einzelnen Mittel sind dem Pflanzenschutzmittelverzeichnis der BBA, Teil 5, Vorratsschutz, zu entnehmen. Sollen bei begründeter Gefahr der Übertragung von Krankheitserregern durch Ratten Tilgungsmaßnahmen angeordnet werden, wird empfohlen, das Institut für Wasser-, Boden- und Lufthygiene des Bundesgesundheitsamtes, Fachbereich für Siedlungsungeziefer, Corrensplatz 1, 14195 Berlin, hinzuzuziehen.

Bei einigen Mitteln bzw. Anwendungen ist der Anwendungsbereich „auf Räume" eingeschränkt. Dies kann unterschiedliche Gründe haben. Teilweise ist die Zulassung nur für Räume beantragt worden. In diesen Fällen wurde die Brauchbarkeit der Mittel für den Außenbereich nicht geprüft. Für andere Mittel mußten nach Prüfung einschränkende Kennzeichnungsauflagen erteilt werden, um einer Gefährdung des Naturhaushaltes vorzubeugen. Für einige dieser Mittel kann jedoch unter bestimmten seuchenhygienischen Gesichtspunkten eine Ausweitung des Anwendungsbereiches auf Biotope außerhalb von Räumen vertretbar sein. Vor einer solchen Entscheidung der zuständigen Behörde ist zur fachlichen Beratung ebenfalls das Fachgebiet für Siedlungsungeziefer im Institut für Wasser-, Boden- und Lufthygiene des Bundesgesundheitsamtes hinzuzuziehen.

Bei bereits länger gebräuchlichen Antikoagulanzien ist örtlich mit verminderter Wirksamkeit zu rechnen. In diesen Fällen ist die Bekämpfung mit Mitteln, die einen anderen Wirkstoff enthalten, fortzuführen. Dieser andere Wirkstoff kann zwar auch zu der Gruppe der Antikoagulanzien gehören, jedoch ist auch bei neueren Wirkstoffen aus dieser Gruppe eine sich örtlich herausbildende höhere Toleranz nicht ganz auszuschließen.

Die Spalten 1 bis 6 der abgedruckten Liste [Tab. 13.11.] geben an:

Spalte 1   die Bezeichnung der Mittel, nach Wirkstoffen geordnet
Spalte 2   den Inhaber der Zulassung oder das Vertriebsunternehmen, abgekürzt
Spalte 3   die Zulassungsnummer (§ 20 Abs. 2 Nr. 2 des Pflanzenschutzgesetzes)

Spalte 4   den Wirkstoffgehalt in Prozent
Spalte 5   das Verfahren
        BG   Begasungsmittel
        FS   Fertigköder, schüttfähig
        FF   Fertigköder – Formköder
        KG   Fraßgift zur Selbstherstellung schüttfähiger Köder mit %-Angaben
             zur Herstellung dieser Köder
        ST   pulverförmiges Haftgift
        TG   Tränkgift
Spalte 6   Hinweise
        1   Der Anwendungsbereich ist auf Räume beschränkt.
        2   Bei der Zulassung dieser Mittel ist auch das Anwendungsgebiet „gegen Hausratte" vorgesehen.
        3   Anwendung nur im Beitrittsgebiet lt. Artikel 3 des Einigungsvertrages.

Adressenverzeichnis der Zulassungsinhaber bzw. Vertriebsunternehmen (Spalte 2) Fortsetzung S. 349

BRE   Pharmachemie
       Willi Breiler
       Höge Nr. 1
       Deggenhausenthal

CGD   Ciba-Geigy AG
       Division Agrochemie
       CH-4002 Basel

DEA   Desinsekta GmbH
       Schönberger Weg 9
       Frankfurt

DET   Detia Freyberg GmbH
       Dr.-Werner-Freyberg-Straße
       Laudenbach

DGS   Deutsche Gesellschaft für
       Schädlingsbekämpfung mbH
       Dr. Werner-Freyberg-Straße
       Laudenbach

FRO   Frowein GmbH u. Co
       Am Reislebach 83
       Albstadt

FRU   frunol-Innovation GmbH
       Hansastraße 74
       Unna

HEN   Hentschke & Sawatzki oHG
       Kampstraße 85
       Neumünster

ICI   Zeneca GmbH
       Division ICI Agro
       Emil-von-Behring-Straße 2
       Frankfurt

KGM   KILLGERM GmbH,
       Präparate und Geräte für
       Vorratsschutz und
       Schädlingsbekämpfung
       Leostraße 11
       Neuss

KLI   Ewald Klinkenberg
       Inselstraße 3
       Eschweiler

LIP   Lipha Lyonaise
       Dr. J. C. Lechevin
       Centre de Recherche 115,
       Avenue Lacassagne BP 8481
       F-69359 Lyon Cedex 08

MRN   Marni-Vertrieb chem.
       Produkte
       Albert Rückert
       Rheingoldstraße 2
       Taunusstein

NEU   W. Neudorff GmbH KG
       Chemische Fabrik
       An der Mühle 3
       Emmerthal

Tab. 13.11: Liste der geprüften und zugelassenen Entrattungsmittel

Wirkstoff, Mittel	Inhaber der Zulassung oder Vertriebs- unternehmen	Zulassungsnr.	Wirkstoff- gehalt in %	Verfahren	Hinweise
Blausäure					
Cyanosil	DGS, DET	30774-00	99,5	BG	1, 2
Zedesa-Blausäure	DEA	30774-61	99,5	BG	1, 2
Brodifacoum					
Brodifacoum 0,25% flüssig	ICI	23744-00	0,25	KG-2%	1
frunax-R+M	FRU	03932-60	0,005	FS	1
Klerat-Haferflockenköder	ICI	03932-00	0,005	FS	1
Klerat Wachsblock	ICI, KGM	23758-00	0,005	FF	1
Bromadiolon					
Bromadiolone Lipha 0,25	LIP, FRO	23253-00	0,25	KG-2%	
Contrax-top, Köder H	FRO	03482-00	0,005	FS	
Contrax-top-Konzentrat	FRO	23253-60	0,25	KG-2%	
Lanirat-Fertigköder	CGD		0,005	FS	2, 3
Lanirat-Konzentrat	CGD		0,25	KG-2%	2, 3
Rafix	RPA	03357-00	0,005	FS	
Bromadiolon und Sulfachinoxalin					
Brumolin Fix Fertig	SAG, SCH	23254-00	0,005 +0,019	FS	
Chlorphacinon und Sulfachinoxalin					
Brumolin	SAG, SCH	21773-00	0,006 +0,019	FS	
Cumatetralyl EWAK-Ratten- bekämpfungsmittel	KLI	22216-00	0,0375	FS	
Difethialon und Sulfachinoxalin					
Brumolin Ultra	SCH	04023-00	0,0025 +0,019	FS	1
Warfaria					
Cumarax Köder- und Streumittel	SPI, URA	30184-00	0,75	KG-6% ST	1
Cumarax Rattenring	SPI, URA	30856-00	0,04	FF	
Curattin-Granulat	HEN	31213-00	0,04	FS	
Curattin-Haftstreupuder	HEN	31214-00	0,7	KG-5%ST	1

Tab. 13.11: Fortsetzung

Wirkstoff, Mittel	Inhaber der Zulassung oder Vertriebs- unternehmen	Zulassungsnr.	Wirkstoff- gehalt in %	Verfahren	Hinweise
Curatxtin-Rattenscheiben	HEN	23265-00	0,075	FF	
Cypon-Fertigköder	VLO	31943-68	0,08	FS	
Marnis Ratten- und Mäuseköder	MRN	31943-00	0,08	FS	
Rattomix Fertigköder	BRE	31943-67	0,0375	FS	
Sugan Rattenköder	NEU	31943-00	0,08	FS	
Sugan Streumittel	NEU	31942-00	0,8	KG-10%ST 1	

RPA	RHONE-POULENC AGRO GmbH Emil-Hoffmann-Straße 1a Köln	SPI	C. F. Spiess und Sohn GmbH & Co. Chemische Fabrik Hauptstraße 4 Kleinkarlbach
SAG	Shell Agrar GmbH & Co. KG Konrad-Adenauer-Straße 30 Ingelheim	URA	Urania Agrochem GmbH Heidenskampsweg 77 Hamburg
SCH	Schering Aktiengesellschaft Pflanzenschutz Deutschland Werftstraße 37 Düsseldorf	VLO	Hans-Joachim van Loosen GmbH Bismarckstraße 160 Dorsten

13.2 Empfehlungen zur Infektionsverhütung bei Tuberkulose (Auszug)

Herausgeber: Deutsches Zentralkomitee zur Bekämpfung der Tuberkulose. R. Fer-linz, Abt. f. Pneumologie, Klinikum Mainz (Thieme Verlag, Stuttgart 1993)

Die Empfehlungen sind Ausdruck des derzeitigen Standes der epidemiologischen Bewertug der Tuberkulose unter Berücksichtigung der Maßnahmen, die sich in der Vergangenheit als wirksam zur Verhütung von Übertragungen erwiesen haben. Dies schließt jedoch neue Erkenntnisse nicht aus, weshalb empfohlen wird, sich hierüber fortlaufend in der Fachliteratur zu informieren.

Die epidemiologisch bedeutsamste Freisetzung von Tuberkulose-Bakterien (TbB) erfolgt durch Aushusten der Erreger mit dem Hustenstoß (aber auch beim Niesen, Singen und Sprechen) bei Vorliegen einer als offen bezeichneten Tb der Atmungs-organe (Lunge, Bronchien, Kehlkopf). Vehikel der Erreger sind kleinste, rasch ein-trocknende Tröpfchen, die um so infektiöser sind, je geringer ihr Durchmesser ist ($< 5 \, \mu m$).

Sedimentierte, an Staubpartikel adsorbierte TbB können über längere Zeit (Wochen) infektiös bleiben, vor allem, wenn sie nicht dem direkten Sonnenlicht ausgesetzt sind. Ihre Infektiosität für den Menschen ist, wie die der Tröpfchenkerne, u. a. von ihrer Größe abhängig. Eine Übertragung der Tb durch kontaminierte Gegenstände ist selten, im medizinischen Bereich aber möglich (Verletzungen bei Obduktionen, Verwendung unzureichend desinfizierter Instrumente).

Als „offen" wird eine Tb bezeichnet, wenn in den Ausscheidungen des Patienten TbB nachgewiesen werden können. Der mikroskopische Nachweis gelingt mit einiger Sicherheit erst bei einer Konzentration der TbB von mehr als 5–10 × 10³ pro ml Untersuchungsmaterial. Die kulturelle Untersuchung ist mindestens 10mal empfindlicher. Voraussetzung für eine positive Kultur ist die **Vermehrungsfähigkeit** der TbB. Diese wird meist gleichgesetzt mit **Ansteckungsfähigkeit (Infektiosität)**. Diese Annahme ist in der Regel berechtigt bei nicht-vorbehandelten Patienten. Unter der Behandlung mit bakteriziden Antituberkulotika (vor allem Rifampicin) kann die Ansteckungsfähigkeit bei noch erhaltener Vermehrungsfähigkeit bereits erloschen sein.

TbB gelten zu Unrecht als besonders resistent gegenüber physikalischen Einwirkungen. Zwar können sie, in eingetrocknetes, eiweißhaltiges Substrat eingeschlossen (z. B. Sputumflocken), über Wochen und Monate vermehrungs- und infektionsfähig bleiben. Ohne eine derartige schützende „Verpackung" entspricht die Resistenz von TbB gegen physikalische Einwirkungen etwa derjenigen anderer vegetativer Bakterien. So liegt z. B. der thermische Abtötungspunkt (die niedrigste Temperatur, bei der nach einer Einwirkungszeit von 10 min alle in einer Keimsuspension vorhandenen Mikroorganismen abgetötet sind) für TbB bei 60 °C, gegenüber 55 °C für E. coli. Ähnlich verhält es sich bei der Empfindlichkeit gegenüber UV-Strahlen.

Das Ziel aller Maßnahmen zur Infektionsverhütung ist die Unterbrechung der Infektionskette. Wichtigste Voraussetzung dafür ist die frühzeitige Diagnose, wichtigste Maßnahme die Einleitung einer wirksamen Chemotherapie (siehe auch „Richtlinien zur Chemotherapie der Tuberkulose" des DZK). Solange die Tb nicht bekannt ist, sind Bekämpfungsmaßnahmen natürlich nicht möglich: der unbekannte Ausscheider von TbB ist die gefährlichste Infektionsquelle. Dementsprechend ist das Intervall zwischen dem Beginn der Erregerausscheidung und dem Einsatz der Chemotherapie der wichtigste epidemiologische Parameter, seine Abkürzung ein entsprechend wichtiges Ziel aller Bekämpfungsmaßnahmen.

In Tabelle 13.13 ist aufgeführt, welche speziellen Maßnahmen bei den einzelnen klinischen Manifestationen der Tb angezeigt sind und wie lange diese durchgeführt werden müssen. Diese Empfehlungen stimmen im wesentlichen mit den Richtlinien der „Centers for Disease Control", Atlanta/Georgia, USA, überein, ebenso mit der Anlage zur Richtlinie des Bundesgesundheitsamts für die Erkennung, Verhütung und Bekämpfung von Krankenhausinfektionen.

Die Dauer der Isolierung von Patienten mit einer offenen Tb der Atmungsorgane ist in erster Linie abhängig von einem mikroskopisch nachweisbaren Rückgang der Erregerausscheidung mit dem Sputum bzw. dem Bronchialsekret sowie vom klinischen Ansprechen auf die antituberkulotische Chemotherapie.

Achtung! Nach Gebrauch bei Tuberkulose, Salmonellose, Hepatitis, Ruhr, Yersiniose, aber auch HIV-Infektion, usw. ist eine Gassterilisation vorzunehmen. Ist das nicht möglich, müssen Endoskope verwendet werden, die vollständig in Desinfektionsmittel eingelegt bzw. vollautomatisch desinfiziert werden können. Bei manueller Desinfektion, z. B. mit 10% Gigasept, ist eine Einwirkzeit von mindestens 30 Minuten erforderlich, um eine Wirksamkeit gegen das Hepatitis-B-Virus (und damit auch

Tab. 13.12: Infektiosität und Dauer von Isolierungsmaßnahmen bei Tuberkulose

Art der Erkrankung	Isolierungs-maßnahmen notwendig?	Was ist infektiös?	Dauer der Infektiosität
Lungen-Tb			
offen	ja	Sputum, Bronchialsekret etc.	ca. 2–3 Wochen nach Beginn einer effektiven Chemotherapie
geschlossen	nein		
Extrapulmonale Formen			
Absonderungen, z. B. bei perfor. Lymphknoten-Tb	nein*	Eiter	Dauer der Eiterab-sonderung/Drainage
Urogenital-Tb	nein	Urin, Prostatasekret, Menstrualblut	ca. 2–3 Wochen nach Beginn einer effektiven Chemotherapie
Meningitis	nein		

* kann bei nicht-kooperativen Patienten angezeigt sein (s. Abschnitt „Isolierungsmaßnahmen").

gegen HIV) zu gewährleisten. Nach der Bronchoskopie von Patienten mit offener Tb der Atemwege ist aus Personalschutzgründen der Zusatz von 3% Gigasept zur Spülflüssigkeit bei der Reinigung der Endoskopkanäle erforderlich, außerdem ist hierbei ein Mund-Nasenschutz zu tragen.

Maßnahmen zum Personalschutz

Zum Umfang der arbeitsmedizinischen Vorsorgeuntersuchungen, wie sie auch von der UVV gefordert werden, gehört die Untersuchung auf Tb. Dies ist besonders bei Bediensteten in Krankenanstalten wichtig, da das größte Infektionsrisiko von Patienten mit offener Lungen-Tb ausgeht, besonders wenn deren Erkrankung noch nicht erkannt ist. Bei Kontakt eines Beschäftigten mit einem zunächst unerkannten Tb-Patienten, bei dem die Diagnose „Tuberkulose" erst später gestellt wird, ist unmittelbar nach Sicherung der Diagnose der Personalarzt (Betriebsarzt), bzw. der Hygienebeauftragte des Krankenhauses zu verständigen. Die notwendigen Untersuchungen und eventuellen therapeutischen Konsequenzen sind bei allen Personen (Mitpatienten, Schwestern, Ärzten etc.) entsprechend dem in Tabelle 13.13 skizzierten Schema durchzuführen. Es wird empfohlen, bei Tuberkulinkonversion nach den „Richtlinien zur Tuberkulindiagnostik" des DZK vorzugehen. Über eine präventive Chemotherapie ist nach diesen Richtlinien (Ziff. 6.2.3) individuell zu entscheiden. Wichtig ist dabei, daß die notwendigen Kontrollen durchgeführt und eine notwendige Therapie auch konsequent eingehalten wird. Bei immunsupprimierten Personen ist zu beden-

Tab. 13.13: Isolierungsmaßnahmen bei Tuberkulose

Art der Erkrankung	Infektionsweg	Isolie-rung	Schutz-kittel	Mund-schutz	Hand-schuhe	Dauer der Maßnahmen
Lungen-Tb						
offen	Inhalation erregerhaltiger Tröpfchen (Aerosol)	ja	ja	ja	ja[1]	ca. 2–3 Wochen ab Beginn der Chemotherapie[2]
geschlossen		nein	nein	nein	nein	
Extrapulmonale Formen						
Absonderungen z. B. perfor. Lymphknoten-Tb	Sekret, Eiter	nein[3]	ja (z. B. bei Verbands-wechsel)	nein	ja[1]	solange Sekret oder Eiter nachweisbar
Urogenital-Tb	Urin	nein	nein	nein	ja[1]	
Meningitis		nein	nein	nein	nein	

[1] Handschuhe nur notwendig bei Kontakt mit erregerhaltigem Material.
[2] s. Abschnitt „Isolierungsmaßnahmen".
[3] Einzelzimmer bei Kindern empfohlen.

ken, daß der Tuberkulin-Test falsch negativ ausfallen kann. Aus forensischen Gründen sind Untersuchungen und Maßnahmen zu protokollieren.

Immunsupprimierte Patienten

Besondere Maßnahmen sind angezeigt bei **immunsupprimierten Patienten**, insbesondere Kindern, bei denen eine sorgfältige und engmaschige Verlaufskontrolle notwendig ist. Trotz verläßlicher Medikamenteneinnahme ist auch nach längerer Zeit mit positiven Sputumbefunden zu rechnen. In derartigen Fällen kann daher eine längere Isolierung notwendig sein. Ebenso kann bei stationärer Aufnahme aus anderen Gründen eine initiale Isolierung trotz laufender Chemotherapie angezeigt sein, bis durch mikrobiologische Kontrollen eine Ausscheidung von säurefesten Stäbchen sicher ausgeschlossen ist.

Es wird darauf hingewiesen, daß das Deutsche Zentralkomitee zur Bekämpfung der Tuberkulose „Richtlinien für die Umgebungsuntersuchungen bei Tuberkulose" (Gesundheitswesen 58 [1996], 657–665) herausgegeben hat:

- Epidemiologie
- Seuchengesetz
- RöntgenVO
- Kontakt mit Indexfall
- Schweigepflicht und Datenschutz
- Kontaktpersonen
- Quellensuche
- Umgebungsuntersuchung (Betriebe, Krankenhäuser, Justizvollzugsanstalten)
- Dauer der Beobachtung
- Zwangsmaßnahmen

Von der Deutschen Gesellschaft für Krankenhaushygiene, der Belgischen Gesellschaft für Krankenhaushygiene und der Schweizerischen Gesellschaft für Spitalhygiene wurde 1997 (Hyg. + Med. 22 [1997], 523–534) eine gemeinsame Empfehlung zur Infektionsverhütung bei Tuberkulose in Gesundheits- und Sozialeinrichtungen veröffentlicht.

13.3 Raumdesinfektion mit Formaldehyd nach TRGS 522

Gemäß § 15 d. Anhang V. Nr. 5 der Gef.Stoff.V wird die Raumdesinfektion durch Verdampfen bzw. Vernebeln von Formaldehyd strengen Vorschriften unterworfen. Es wird das praktische Vorgehen Schritt für Schritt beschrieben (Technische Regeln für Gefahrstoffe).

13.3.1 Abdruck (Auszüge) der TRGS 552

1. Anwendungsbereich

(1) Diese TRGS gilt für die Verwendung von Formaldehyd sowie von Stoffen und Zubereitungen, die zum Entwickeln und Verdampfen von Formaldehyd dienen, als Begasungsmittel zur Raumdesinfektion.
Diese TRGS gilt nicht für Desinfektionen mit Formaldehyd in Begasungsanlagen, dafür gilt die TRGS 513.

2. Begriffsbestimmungen und Erläuterungen

2.1 (1) Raumdesinfektion mit Formaldehyd ist die Desinfektion durch Verdampfen oder Vernebeln mit personenunabhängigen Geräten von Formaldehyd in umschlossenen Räumen wie z. B. Krankenzimmern, Laboratorien, Containern, Fahrzeugen, Tierställen, Zelten.
(2) Unter Raumdesinfektion werden alle Arbeiten verstanden, die im Zusammenhang mit dem sicheren Verwenden des Formaldehyds erforderlich sind, und zwar insbesondere
– das Einbringen durch Verdampfen oder Vernebeln des Formaldehyds
– die Überwachung der Desinfektion
– die Lüftung und Freigabe der desinfizierten Räume.

3. Verwendungsbeschränkungen

3 (1) Begasungen (Raumdesinfektionen) mit sehr giftigen und giftigen Stoffen und Zubereitungen (Begasungsmittel/Desinfektionsmittel) dürfen nur mit den in Anhang III Nummer 5.1 GefStoffV genannten Stoffen und Zubereitungen durchgeführt werden.
(2) Von den in Nummer 5.1 Anhang III GefStoffV aufgeführten Begasungsmitteln sind für die Raumdesinfektion nur Formaldehyd sowie Stoffe und Zubereitungen, die zum Entwickeln oder Verdampfen von Formaldehyd dienen, geeignet.

4. Erlaubnis

4.1 Wer Begasungen (Raumdesinfektionen) mit den unter Nummer 1 Abs. 1 aufgeführten Begasungsmitteln durchführen will, bedarf der Erlaubnis der zuständigen Behörde.

5. Befähigungsschein

5.1 Einen Befähigungsschein erhält von der zuständigen Behörde, wer
1. die für den Umgang mit den in Nummer 1 Abs. 1 genannten Begasungsmitteln erforderliche Zuverlässigkeit besitzt.
2. durch das Zeugnis eines ermächtigten Arztes im Sinne des § 30 GefStoffV nachweist, daß
   a) keine Anhaltspunkte vorliegen, die ihn körperlich oder geistig ungeeignet erscheinen lassen, mit den in Nummer 1 Abs. 1 genannten Begasungsmitteln umzugehen,
   b) er mit vorläufigen Hilfsmaßnahmen bei Vergiftungen vertraut ist,
3. die erforderliche Sachkunde und ausreichende Erfahrung für Begasungen (Raumdesinfektionen) nachweist und
4. mindestens 18 Jahre alt ist.

6. Begasungsleiter

Für jede Begasung (Raumdesinfektion) ist ein verantwortlicher Begasungsleiter (Desinfektionsleiter) zu bestellen. Der Begasungsleiter (Desinfektionsleiter) muß einen für die vorgesehene Begasung (Raumdesinfektion) ausreichenden Befähigungsschein besitzen.

7. Organisatorische Maßnahmen

7.1 (1) Wer außerhalb einer ortsfesten Begasungsanlage Begasungen (Raumdesinfektionen) mit Formaldehyd, soweit es sich nicht um Begasungen im medizinischen Bereich handelt, durchführen will, hat dies spätestens 1 Woche vorher der zuständigen Behörde schriftlich anzuzeigen. Die zuständige Behörde soll in begründeten Fällen Ausnahmen zulassen (Vordruck für eine Anzeige s. Anlage 1 zu dieser TRGS).
7.2 Begasungen (Raumdesinfektionen) sind so durchzuführen, daß keine Personen gefährdet werden.
7.3 Zur Begasung dürfen nur Personen eingesetzt werden, die sachkundig im Sinne von Nummer 5.1 Ziff. 3 in Verbindung mit Nummer 5.4 sind.
7.4 Bei der Raumdesinfektion müssen während der wesentlichen Arbeitsschritte mindestens der Begasungsleiter (Desinfektionsleiter) und eine vorher unterwiesene Hilfskraft anwesend sein, die gesundheitlich geeignet ist.

8. Überwachungspflicht

(1) Ist das Auftreten eines oder verschiedener gefährlicher Stoffe in der Luft am Arbeitsplatz nicht sicher auszuschließen, so ist zu ermitteln, ob die Maximale Arbeitsplatz-Konzentration, die Technische Richtkonzentration oder der Biologische Arbeitsplatztoleranzwert unterschritten oder die Auslöseschwelle überschritten sind. Die Gesamtwirkung verschiedener gefährlicher Stoffe in der Luft am Arbeitsplatz ist zu beurteilen.
(2) Wer Messungen durchführt, muß über die notwendige Sachkunde und über die notwendigen Einrichtungen – nach TRgA 400 – verfügen.
(3) Die Meßergebnisse sind aufzuzeichnen und mindestens 30 Jahre lang aufzubewahren.

9. Niederschrift

Über Begasungen (Raumdesinfektionen) mit Formaldehyd sowie Stoffen und Zubereitungen, die zum Entwickeln oder Verdampfen von Formaldehyd dienen, soweit es sich nicht um Begasungen (Raumdesinfektionen) im medizinischen Bereich handelt, außerhalb einer ortsfesten Begasungsanlage ist vom Begasungsleiter (Desinfektionsleiter) eine Niederschrift zu fertigen. Auf Verlangen ist der zuständigen Behörde eine Abschrift zu übersenden. Aus der Niederschrift sollen insbesondere Art und Menge der Begasungsmittel, Ort der Verwendung, das beteiligte Personal, Beginn und Ende der Verwendung und Zeitpunkt der Freigabe hervorgehen.

10. Freigabe der Räume

(1) Der Begasungsleiter (Desinfektionsleiter) darf Räume und Einrichtungsgegenstände erst (vorläufig) freigeben, wenn durch geeignete Nachweisverfahren sichergestellt ist, daß keine Gefährdung mehr durch Begasungsmittel besteht.

(2) Voraussetzung für die vorläufige Freigabe der Räume zur Durchführung von Arbeiten ist, daß die Konzentration in der Raumluft den Wert von
- 0,5 ml/m^3 Formaldehyd
- 50 ml/m^3 Ammoniak
nicht überschreitet.

(3) Der Begasungsleiter (Desinfektionsleiter) darf Räume, Einrichtungsgegenstände und begaste Güter erst (endgültig) freigeben, wenn durch geeignete Nachweisverfahren sichergestellt ist, daß die Konzentration von 0,1 ml/m^3 Formaldehyd (in der Raumluft) unterschritten ist. Vor der Durchführung von Messungen sind Toträume oder in dem Raum enthaltene Gegenstände ausreichend zu belüften.

(4) Vor der Freigabe sind Reste des Begasungsmittels, z. B. sichtbare Stellen und die Kennzeichnung nach Nummer 7.12 zu entfernen.

(5) Voraussetzung für die endgültige Freigabe der Räume zum ständigen Aufenthalt von Menschen ist
- eine ausreichende Belüftung der Räume, Toträume sowie Einrichtungsgegenstände
- die Feststellung, daß die Konzentration in der Raumluft den Wert von
- 0,1 ml/m^3 Formaldehyd
- 10 ml/m^3 Ammoniak
unterschreitet.

11. Meldung von Schadensfällen

Schadensfälle mit Personenschaden sind der zuständigen Aufsichtsbehörde unverzüglich telefonisch zu melden.

14. Hygienische Schutzmaßnahmen

(1) Arbeitnehmer dürfen beim Umgang mit dem unter Nummer 1 Abs. 1 genannten Begasungsmittel
- in Arbeitsräumen,
- in den zu begasenden (desinfizierenden) Räumen,
nicht essen, trinken, rauchen oder schnupfen. Für diese Arbeitnehmer sind Bereiche einzurichten, in denen sie ohne Beeinträchtigung ihrer Gesundheit essen, trinken, rauchen oder schnupfen können.

18. Betriebsanweisung

(1) Der Arbeitgeber hat eine Betriebsanweisung zu erstellen, in der die beim Umgang mit Formaldehyd und Ammoniak auftretenden Gefahren für Mensch und Umwelt sowie die erforderlichen Schutzmaßnahmen und Verhaltensregeln festgelegt werden; auf die sachgerechte Entsorgung entstehender gefährlicher Abfälle ist hinzuweisen. Die Betriebsanweisung ist in verständlicher Form und in der Sprache der Beschäftigten abzufassen und an geeigneter Stelle in der Arbeitsstätte bekanntzumachen. In der Betriebsanweisung sind auch Anweisungen über das Verhalten im Gefahrfall und über die Erste Hilfe zu treffen (siehe hierzu TRGS 555 „Betriebsanweisung").
Inhalt und Zeitpunkt der Unterweisungen sind schriftlich festzuhalten und von den Unterwiesenen durch Unterschrift zu bestätigen.

13.3.2 Anlage 3 zur TRGS 522: Lehrgang zum Erwerb der Sachkunde

Nach Nummer 5.3. der TRGS 522 für die Raumdesinfektion mit Formaldehyd muß der Lehrgang folgende Inhalte haben:

1. Eigenschaften des Formaldehyd

– chemische und physikalische Eigenschaften
– Wirkungsweise
– Grundbegriffe
– Gefahrenpotential

2. Rechtsvorschriften

– Chemikaliengesetz
– Gefahrstoffverordnung
– TRGS 522
– UVVen und sonstige berufsgenossenschaftliche Regelungen
– Bundes-Immissionsschutzgesetz
– Bundesseuchengesetz
– Strafgesetzbuch

3. Desinfektionsverfahren

– Abgrenzung von Flächendesinfektion und Raumdesinfektion
– gebräuchliche Verfahren
– apparative Voraussetzungen

4. Begasungstechnik

– Abdichttechnik
– Überprüfung der Abdichtung
– Gasmeßtechnik

5. Weitere Schutzmaßnahmen

– organisatorische Maßnahmen

– Betriebsanweisung
– persönliche Schutzausrüstung
– hygienische Schutzmaßnahmen
– arbeitsmedizinische Vorsorgeuntersuchung

6. Erste Hilfe

– Toxikologie
– besondere Erste-Hilfe-Maßnahmen
– Hilfs- und Arzneimittel
– Besprechung von Unfällen

7. Praktische Übung

8. Diskussion

9. Prüfung

– Die theoretische Prüfung ist schriftlich abzulegen. Zusätzlich können mündliche Prüfungsfragen gestellt werden. Die Prüfung ist vor einem Vertreter der zuständigen Behörde, in deren Bereich der Lehrgang durchgeführt wird, in Anwesenheit eines Vertreters des Lehrgangsträgers abzulegen. Über das Prüfungsergebnis ist eine Niederschrift aufzunehmen, die auch von dem Vertreter der zuständigen Behörde zu unterzeichnen ist. Über die erfolgreiche Teilnahme an dem Lehrgang ist dem Bewerber ein Zeugnis zu erteilen, aus dem die Art der vermittelten Kenntnisse hervorgeht.

Lehrgangsdauer: mindestens 16 Lehrstunden à 45 Minuten zuzüglich Prüfung – $2\frac{1}{2}$ Tage.

Teilnehmerzahl: maximal 20 Personen

Lehrkräfte: sachverständige Personen, die der anerkennenden Behörde namentlich zu benennen sind

13.4 Desinfektionsmittel-Liste der DGHM

Die Liste der nach den „Richtlinien für die Prüfung chemischer Desinfektionsmittel" geprüften und von der Deutschen Gesellschaft für Hygiene und Mikrobiologie als wirksam befundenen Desinfektionsverfahren, publiziert im mhp-Verlag 65205 Wiesbaden.

Sie ist unterteilt in:
– Händedesinfektionsmittel
– Hautdesinfektionsmittel
– Flächendesinfektionsmittel
– Instrumentendesinfektionsmittel
– Wäschedesinfektion

Beispielhaft wird die Einteilung (anonymisiert) in den Tabellen 13.14ff dargestellt.

Tab. 13.14: 1. Händedesinfektion

Name	Hersteller/Vertrieb	Wirkstoffbasis	Händedesinfektion			
			Hygienisch Einwirkungszeit (min)		Chirurgisch Einwirkungszeit (min)	
			½	1	3	5
Mittel A	Firma X	Alkohol	konz.			konz.
Mittel B	Firma Y	Alkohole, Phenolether		konz.		
Mittel C	Firma Z	Alkohole, Phenolderivat			konz.	

Tab. 13.15: 2. Hautdesinfektion

Name	Hersteller/Vertrieb	Wirkstoffbasis	Hautdesinfektion		
			talgdrüsenarme Haut Einwirkungszeit (min)		talgdrüsenreiche Haut Einwirkungszeit (min)
			vor Injektionen und Punktionen	vor Punktionen von Gelenken, Körperhöhlen und Hohlorganen, sowie operativen Eingriffen	Haut ständig feucht halten
			¼	mind. 1	mind. 10
Mittel A	Firma X	Alkohol	konz.	konz.	konz.
Mittel B	Firma Y	Iodabspaltende Verbindung	konz.	konz.	konz.
Mittel C	Firma Z	Alkohole, Iodabspaltende Verbindung	konz.	konz.	konz.

Tab. 13.16: 3. Flächendesinfektion

Name	Hersteller/Vertrieb	Wirkstoffbasis	Flächendesinfektion							
			in Krankenhaus und Praxis Einwirkungszeit				von rohem Holz (kont. mit Pilzen) Einwirkungszeit			
			15 min	30 min	1 h	4h	15 min	30 min	1 h	4h
Mittel A	Firma X	Aldehyde, Aldehydabspalter, quaternäre Verbindungen			1%	0,5%				
Mittel B	Firma Y	Alkohole, Aldehyd, quaternäre Verbindung	konz.				konz.			
Mittel C	Firma Z	Quaternäre Verbindungen, Aldehyde			0,5%	0,25%				

Tab. 13.17: 4. Instrumentendesinfektion

Name	Hersteller/Vertrieb	Wirkstoffbasis	Instrumentendesinfektion (einschließlich Tuberkulose) Einwirkungszeit (min)		
			15	30	45
Mittel A	Firma X	Aldehyde, quaternäre Verbindungen	15		
Mittel B	Firma Y	Alkylamin, quaternäre Verbindung, Alkohol		30	45
Mittel C	Firma Z	Alkohol, Lauge	konz.[1] konz. 5 min[2]		

Tab. 13.18: 5. Wäschedesinfektion

Name	Hersteller/Vertrieb	Wirkstoffbasis	Wäschedesinfektion	
			Chemisches Verfahren (einschließlich Tuberkulose)	Chemothermisches Einbadverfahren (einschließlich Tuberkulose)
Mittel A	Firma X	Peroxidverbindung		Anwendungskonzentration: 2–4 g Supertakt 2000 2 g/l Flotte BA-52 Temperatur: 60 °C Einwirkungsdauer: 15 min Flottenverhältnis: 1 : 5
Mittel B	Firma Y	Peroxidverbindung		Anwendungskonzentration: 7 g/l Flotte bei Beginn Temperatur: 60 °C Einwirkungsdauer 15 min Flottenverhältnis: 1 : 5
Mittel C	Firma Z	Phenolderivate		Anwendungskonzentration: 3 g/l Flotte Temperatur: 60 °C Einwirkungsdauer: 20 min Flottenverhältnis: 1 : 5

[1] Handschuhe nur notwendig bei Kontakt mit erregerhaltigem Material.
[2] s. Abschnitt „Isolierungsmaßnahmen".
[3] Einzelzimmer bei Kindern empfohlen.

Tab. 13.19: Desinfektionsmittelliste der DVG

Beispielhaft sei das Schema der 4. Liste vom 31. 8. 1996 aufgeführt:

Für eine wirksame Desinfektion ist im Regelfall der Einsatz von 0,4 l Gebrauchslösung pro m² Oberfläche notwendig

					Angegeben sind die einzusetzenden Anwendungskonzentrationen in Volumen-Prozent (V-%) für jeweils 30 und 60 Minuten (')							
					wenig belasteter Bereich				belasteter Bereich			
					Bakterizidie		Fungizidie		Bakterizidie		Fungizidie	
Name	Hersteller/Vertreiber*	Wirkstoffe	A B	°C	30'	60'	30'	60'	30'	60'	30'	60'
1	2	3	4	5	6a	6b	7a	7b	8a	8b	9a	9b
Produkt X	Firma A	Quat. Ammoniumverbindungen	A	20	1,0	1,0	0,5	0,25	1,5	1,5	1,5	1,5
Produkt Y	Firma B	Peressigsäure	A	20	0,125	0,125	0,125	0,125	0,2	0,15	0,2	0,15
			A	10	0,125	0,125	0,125	0,125	0,2	0,15	0,2	0,15
			B	20	0,125	0,125	0,125	0,125	0,2	0,15	0,2	0,15
			B	10	0,125	0,125	0,125	0,125	0,2	0,15	0,2	0,15

* vorbehaltlich der Wirksamkeitsprüfung bei einer geänderten Zusammensetzung

Spalte 4: A = Lebensmittel tierischer Herkunft außer Milch, einschließlich gewerblicher und sonstiger Großküchenbereiche
B = Milch und Milchprodukte

Anschriften der Ansprechpartner zum Bezug von Informationsmaterial und Unterlagen:

Richtlinien (Bezug gegen Selbstkostenpreis und Rückporto) u. Listenversand (gegen frankierten Rückumschlag): Geschäftsstelle der DVG, Frankfurter Straße 89, D-35392 Gießen, Tel.: 06 41/2 44 66, Fax: 06 41/2 53 75

Tierhaltungsbereich: Fr. Dr. B. Knauer-Kraetzl, am Mitterfeld 11, D-85354 Freising, Tel. u. Fax: 0 81 61/4 47 13

Lebensmittelbereich: Fr. A. Buschulte, Institut für Fleischhygiene, Brümmerstraße 10, D-14195 Berlin, Tel.: 0 30/8 38 27 95, Fax: 0 30/8 38 27 92

13.5 Weitere Listen

1. *Desinfektionsmittelliste der nach den Richtlinien der Deutschen Veterinärmedizinischen Gesellschaft geprüften und als wirksam befundenen Desinfektionsmittel für den Lebensmittelbereich* (Handelspräparate) (Tab. 13.19).
2. *Liste der nach den Richtlinien der DVG geprüften und als wirksam befundenen Desinfektionsmittel für die Tierhaltung*
3. *Richtlinien zur Bekämpfung übertragbarer Krankheiten. Schweizer Bundesamt für Gesundheitswesen* Abt. Epidemiologie und Infektionskrankheiten, Bern 1996
4. *Verzeichnis der Expertisen der Österreichischen Gesellschaft für Hygiene, Mikrobiologie und Präventivmedizin* (ÖGHMP) (Österreichische Krankenhaus-Zeitung)

14 Berufsbild – Weiterbildung – Fortbildung

14.1 Berufsbild des staatlich anerkannten Desinfektors

Nachfolgender Text wurde herausgegeben vom *Arbeitskreis zur Harmonisierung der Desinfektorenausbildung* (Stand 1994).

1. Bedarf an Desinfektoren

Der staatlich anerkannte Desinfektor/die staatlich anerkannte Desinfektorin (im weiteren Desinfektor bezeichnet) ist die durch staatlichen Anerkennungsbescheid ausgewiesene Fachkraft für Desinfektion. Sie verfügt über die besondere Sachkunde gemäß § 10 b BSeuchG. Der Desinfektor ist befähigt Infektionsmaßnahmen bei übertragbaren Krankheiten nach § 10 BSeuchG selbständig durchzuführen.

Raumdesinfektionen durch Begasen mit Formaldehyd dürfen nur nach Ablage einer weiteren Sachkundeprüfung nach der TRGS 522 durchgeführt werden [o. Kap. 13.3.].

2. Arbeitsbereiche des Desinfektors

Krankenanstalten, Krankentransport- und Rettungsorganisationen, Feuerwehr, Pflegeheime, Wäschereien für Krankenhauswäsche, Gesundheitsämter, Lebensmittelproduktionsbetriebe, Badeeinrichtungen, Hotels, Massenquartiere, Bestattungsunternehmen, Gebäudereinigungsbetriebe u. ä. Dienstleister, Justizvollzug, Veterinäruntersuchungsämter, Schlachthöfe, Massentierhaltungen, Tierversuchseinrichtungen, Tierheime, Tierkörperbeseitigungseinrichtungen, pharmazeutische Betriebe u. a. m.

Insbesondere Krankenhäuser und Gesundheitsämter sollten für ihren jeweiligen Aufgabenbereich über Desinfektoren verfügen. Im Krankenhaus sollen Desinfektoren fachlich der Krankenhaushygiene zugeordnet werden.

Der Krankenhausdesinfektor ist gemäß Ziffer 5.4 der BGA-Richtlinie für Krankenhaushygiene und Infektionsprävention Mitglied der Hygienekommission.

3. Aufgaben

Der Desinfektor führt auf Veranlassung des Auftraggebers Desinfektions- und Sterilisationsmaßnahmen, sowie Maßnahmen zur Ermittlung tierischer Schädlinge durch. Er veranlaßt die Bekämpfung tierischer Schädlinge durch Fachkräfte. Er ist fachlich in der Lage, hygienische Untersuchungen zur Verhütung von Infektionen und anderen Gesundheitsbeeinträchtigungen laut Anlage zu Ziffer 5.6 der Richtlinie zur Krankenhaushygiene und Infektionsprävention durchzuführen.

Je nach Einsatzgebiet kann der Desinfektor im Krankenhaus auf Weisung der für die Krankenhaushygiene Verantwortlichen, folgende Aufgaben wahrnehmen:

Durchführung und/oder Mitwirkung bei der Überwachung:

- der Maßnahmen gemäß § 10 a BSeuchG,
- der Flächendesinfektionsmaßnahmen einschließlich der routinemäßigen desinfizierenden Reinigung,
- der Desinfektionsmaßnahmen im Rahmen von Wartungs-, Reparaturen und Umbaumaßnahmen,
- der Desinfektion wasserführender Systeme,
- der Abwasser- und Abfalldesinfektion,
- der Desinfektionsmitteldosieranlagen,
- der Sterilisation,
- der Wirksamkeitskontrolle von Dekontaminations-, Desinfektions- und Sterilisationsverfahren (siehe Anlage zu Ziffer 5.6 der Richtlinie für Krankenhaushygiene und Infektionsprävention).

Mitarbeit:

- in der Hygienekommission (bezüglich Desinfektionsgeräte, -mittel und -verfahren),
- bei der Durchführung von Umgebungsuntersuchungen im Krankenhaus z. B. Abklatschproben, Luftkeimuntersuchungen, Partikelzählungen unterstützend nach Weisung,
- bei der Erfassung und Hygienewartung infektionsrelevanter Geräte und Apparaturen (einschl. RLT-Anlagen),
- bei der Ausarbeitung von Desinfektions- und Reinigungsplänen,
- bei Bau-, Umbaumaßnahmen und Nutzungsänderungen,
- bei der Überwachung der Badewasserqualität,
- bei der Schädlingsermittlung, -kontrolle.

Mitwirkung bei der Beratung/Unterweisung:

- in Fragen der Schlußdesinfektion, der laufenden Desinfektion, der Hände-, Flächen-, Raum-, Instrumenten- und Gerätedesinfektion,
- bei der Beschaffung von Reinigungs- und Desinfektionsmitteln sowie von wiederaufzubereitenden Gütern, Reinigungs-, Desinfektions-, Entwesungs- und Sterilisationsgerätschaften.

4. Ausbildung

Im Rahmen der Krankenhaushygiene und Infektionsprävention kommt der Ausbildung von staatlich anerkannten Desinfektoren eine besondere Bedeutung zu. Die hier veröffentlichte Empfehlung soll ein Muster für die Ausbildung mit dem Ziel der staatlichen Anerkennung von Desinfektoren sein.

Zweck der Ausbildung

Die Desinfektorenausbildung soll Personen mit geeigneter Schulbildung durch Vermittlung qualifizierter Kenntnisse, Verhaltensweisen, insbesondere praktischer Fertigkeiten und Fähigkeiten in die Lage versetzen, Desinfektions-, Sterilisations- und Schädlingsermittlungsmaßnahmen durchzuführen und/oder zu überwachen und beratend und kontrollierend bei infektionsprophylaktischen Maßnahmen mitzuwirken. Dies setzt die Vermittlung von entsprechenden Kenntnissen voraus, insbesondere im Sinne des § 10 BSeuchG, im Rahmen der Desinfektion, der Sterilisation, der Schädlingskunde, des Arbeitsschutzes und der Umweltverträglichkeit von Maßnahmen.

Ziel der Ausbildung

Ziel der Ausbildung ist der Qualifikationsnachweis im Rahmen der Anerkennung
- als „Staatlich anerkannter Desinfektor" und
- der besonderen Sachkunde gemäß § 10 b BSeuchG.

Zulassungsvoraussetzungen

Die Voraussetzungen sind:
- Hauptschulabschluß oder entsprechender Bildungsstand,
- Nachweis einer abgeschlossenen Berufsausbildung oder der Erfüllung der Berufsschulpflicht,
- gesundheitliche Eignung, nachgewiesen durch das Zeugnis eines ermächtigten Arztes.

Lehrgangsumfang

Die Mindestdauer der Ausbildung beträgt 130 Stunden à 45 Minuten. Die Ausbildung gliedert sich in einen theoretischen Teil von 105 Stunden und einen praktischen Teil von 25 Stunden.

4.5 Lehrgangsinhalte

Grundlagen der Infektionslehre (mindestens 30 Stunden):
- Grundbegriffe der Infektionslehre, Seuchenbekämpfung, Erregerübertragung,
- Bakteriologie, Mykologie, Virologie,
- Mikrobiologische Diagnostik,
- Parasitologie,
- Infektionskrankheiten,
- Epidemiologie,
- Krankenhaushygiene, Infektionsprophylaxe,
- Schutzimpfungen,
- Versand erregerhaltigen Materials.

Desinfektion und Sterilisation Grundlagen (mindestens 35 Stunden):
- Grundbegriffe der Keimzahlminderung,
- chemische, chemisch-physikalische und physikalische Methoden der Desinfektion,
- Sterilisationsverfahren,

- Aufbereitung von Geräten,
- Behandlungs- und Verfahrenskontrollen; Wirksamkeitsprüfungen,
- Desinfektion bei bestimmten Krankheiten/Maßnahmen bei Isolierung,
- Routinedesinfektion, desinfizierende Reinigung,
- Durchführung der Desinfektion bei Hände- und Hautdesinfektion, Desinfektion von Textilien, Wäsche, Bekleidung, Bettendesinfektion, Instrumentendesinfektion, Desinfektion von Ausscheidungen,
- Desinfektion in bestimmten Bereichen (z.B. Einrichtungen zur Gemeinschaftsverpflegung, Tierställe, Tierschauen, Rettungswesen),
- Badewasserdesinfektion und -aufbereitung,
- Trinkwasserdesinfektion und -aufbereitung,
- Desinfektion raumlufttechnischer Anlagen,
- Abfall- und Abwasserdesinfektion,
- Reinigungs-, Desinfektions-, Hygienepläne.

Schädlingskunde (mindestens 15 Stunden):
- Art und Lebensweise der wichtigsten Schädlinge,
- Mittel und Verfahren der Schädlingsbekämpfung,
- Grenzen der Anwendung von Schädlingsbekämpfungsmitteln durch den Desinfektor,
- Vorsichtsmaßnahmen/Arbeitsschutz.

Rechtsgrundlagen, Vorschriften und sonstige Materialien (mindestens 10 Stunden):
- Wichtige Rechtsvorschriften,
- Technische Regeln,
- Unfallverhütungsvorschriften,
- Richtlinien, Empfehlungen und Merkblätter des Robert Koch-Institutes u.a.,
- Präparatelisten.

Sonstiges (mindestens 15 Stunden):
- Aspekte der Umweltverträglichkeit,
- Toxikologische Aspekte,
- Physikalische Grundbegriffe,
- Rechnen,
- Berufsständische Fragen,
- Arbeitsmittel,
- Meßanforderungen und Meßmethoden,
- Erste Hilfe.

Praktische Ausbildung (mindestens 25 Stunden):
- Praktische Übungen (Durchführung von Desinfektionsmaßnahmen),
- mikrobiologisches Praktikum,
- Exkursionen.

Prüfungen

Am Ende der Ausbildung wird die Prüfung vor einer staatlich anerkannten Prüfungskommission abgelegt. Nach bestandener Prüfung sowie nach Ableisten eines betrieblichen Praktikums erhält der Teilnehmer:
die staatliche Anerkennung als Desinfektor,
die Bescheinigung der besonderen Sachkunde gemäß § 10 b BSeuchG.
Die Ausbildung wird durch Ausbildungsordnungen der Bundesländer geregelt.

5. Praktika

Die Kommission empfiehlt ein mindestens 2wöchiges Praktikum. Es sollte in einem fachspezifisch ähnlichen Unternehmen abgeleistet werden, wie der Desinfektor später eingesetzt wird. Das Praktikum ist nicht im eigenen Betrieb ableistbar.

6. Fortbildung

Desinfektoren haben sich im Abstand von einem Jahr einer Wiederholungs-Fortbildung zu unterziehen. Diese Lehrgänge dauern zwischen 6 und 8 Unterrichtsstunden. Sie bestehen zumeist aus theoretischem Unterricht, können aber mit praktischen Unterweisungen unterlegt werden. In den Fortbildungslehrgängen sollen die Kenntnisse aufgefrischt und neue Vorschriften und Verfahren erläutert werden. Die Teilnahme an den Fortbildungslehrgängen wird von den Leitern der Ausbildungsstätte schriftlich bescheinigt. Die Überwachung der regelmäßigen Teilnahme an den Fortbildungslehrgängen obliegt für den Ort der Berufsausübung dem zuständigen Gesundheitsamt.

7. Weiterbildung

Für bestimmte Tätigkeitsfelder des Desinfektors (z. B. Raumdesinfektion, Schädlingskunde, Gebäudereinigung, Krankentransport, Krankenhaushygienetechnik, Desinfektion im veterinärmedizinischen Bereich, Desinfektion in Lebensmittelbetrieben, Wäscherei, Bettenzentrale, Zentralsterilisation sowie Kontrolluntersuchungen nach der Ziffer 5.6 der Richtlinie für Krankenhaushygiene und Infektionsprävention, Schädlingsermittlungen usw.) sollen Weiterbildungslehrgänge angeboten werden.

Für bestimmte Tätigkeitsfelder kann der Nachweis einer entsprechenden Weiterbildung gefordert werden.

14.2 Weiterbildung zur Hygienefachkraft

14.2.1 Anlage zu Ziffer 5.3.7 der Richtlinie für Krankenhaushygiene und Infektionsprävention: Weiterbildung zur Krankenschwester/-pfleger bzw. Kinderkrankenschwester/-pfleger für die Krankenhaushygiene (Hygienefachkraft)

Bundesgesundhbl. 34 (1991), 388

1. Bedarf

Der Bedarf an Hygienefachkräften ist vom Infektionsrisiko innerhalb des Krankenhauses bzw. der Abteilung abhängig. Die aktuelle Verhältniszahl (Anzahl der Betten, die von einer vollzeitbeschäftigten Hygienefachkraft zu betreuen sind) muß im Einzelfall unter Berücksichtigung der Struktur des Krankenhauses ermittelt werden. Als Anhaltspunkte hierfür werden drei Gruppen angegeben.

1.1 Gruppe A (Verhältniszahl 300/1)

Eine Verhältniszahl von 300 Betten/Hygienefachkraft gilt für Bereiche mit Patienten, bei denen im Vergleich zu den Gruppen B und C ein höheres Infektionsrisiko auf

Grund der Disposition der Patienten und der Art der ärztlichen und pflegerischen Maßnahmen zu erwarten ist.

In diese Gruppe fallen Betten für: Intensivmedizin, Chirurgie, Neurochirurgie, Urologie, Frauenheilkunde und Geburtshilfe, Neonatologie, Kinderheilkunde, Orthopädie (operativ), Infektionskrankheiten, Dialyse, Innere Medizin (z. B. Onkologie, Chronische Krankheiten).

1.2 Gruppe B (Verhältniszahl 600/1)

Eine Verhältniszahl von 600 Betten/Hygienefachkraft gilt für die Bereiche mit Patienten, bei denen im Vergleich zu der Gruppe A ein niedrigeres und zu der Gruppe C ein höheres Infektionsrisiko auf Grund der Disposition der Patienten und der Art der ärztlichen und pflegerischen Maßnahmen zu erwarten ist.

In diese Gruppe fallen Betten für: Innere Medizin (soweit nicht in Gruppe A), Orthopädie (konservativ), Mund-, Kiefer- und Gesichtschirurgie, Hals-, Nase-, Ohrenheilkunde, Augenheilkunde, Haut- und Geschlechtskrankheiten, Röntgenmedizin, Nuklearmedizin, Strahlentherapie, Neurologie (wenn nicht in Gruppe A), Akut-Psychiatrie und Geronto-Psychiatrie; außerdem Allgemeine Krankenhäuser ohne Fachabteilungen.

1.3 Gruppe C (Verhältniszahl 1000/1)

Eine Verhältniszahl von 1000 Betten/Hygienefachkraft gilt für Bereiche mit Patienten, bei denen im Vergleich zu den Gruppen A und B ein niedrigeres Infektionsrisiko auf Grund der Disposition der Patienten und der Art der ärztlichen und pflegerischen Maßnahmen zu erwarten ist.

In diese Gruppe fallen Betten für: Psychiatrie einschließlich Suchtkrankheiten, Langzeitpsychiatrie, Rheumatologie; Geriatrie und Chronische Krankheiten (wenn nicht in Gruppe A), Rehabilitation; außerdem Kurkrankenhäuser und sonstige Fachkrankenhäuser.

2. Organisationsformen

Für alle Krankenhäuser, für die nach den obigen Verhältniszahlen eine vollbeschäftigte Hygienefachkraft notwendig ist, ist die hauptamtliche Beschäftigung einer Hygienefachkraft anzustreben. In Krankenhäusern, in denen eine Hygienefachkraft nicht voll beschäftigt werden kann, sind folgende Alternativen möglich:
– Teilzeitbeschäftigung einer hauptamtlichen Hygienefachkraft,
– Beschäftigung einer hauptamtlichen Hygienefachkraft für mehrere Krankenhäuser (z. B. durch einen gemeinsamen Krankenhausträger).

Aus Gründen der Effektivität der Arbeit der Hygienefachkraft ist die organisatorische Einordnung wie folgt zu regeln:

Die Hygienefachkraft ist dem hauptamtlichen Krankenhaushygieniker unterstellt. In einem Krankenhaus ohne einen hauptamtlichen Krankenhaushygieniker ist die Hygienefachkraft der ärztlichen Leitung des Krankenhauses unterstellt. Die Hygienefachkraft ist Mitglied der Hygienekommission.

3. Aufgaben

Die Hygienefachkraft hat im Einvernehmen mit dem hauptamtlichen Krankenhaushygieniker bzw. mit der ärztlichen Leitung folgende Aufgaben wahrzunehmen:

a) Mitwirkung bei der Einhaltung der Regeln der Krankenhaushygiene durch
   – regelmäßige Begehung aller Bereiche des Krankenhauses, insbesondere der Krankenstationen,
   – Überwachung der Pflegetechniken (z. B. Verbandwechsel, Katheterpflege) und anderer Arbeitsabläufe (z. B. bei Desinfektions- und Sterilisationsmaßnahmen, bei der Krankenhausreinigung, bei der Speisen- und Wäscheversorgung sowie bei der sonstigen Ver- und Entsorgung),
   – Erstellung, Fortschreibung und Überwachung der Einhaltung von Hygieneplänen und Arbeitsplänen nach hygienischen Gesichtspunkten;

b) Mitwirkung bei der Erkennung von Krankenhausinfektionen durch
   – Aufzeichnung der Daten bezüglich Krankenhausinfektionen (z. B. Häufigkeit, Art der Erkrankungen, Erreger, Resistenzspektren, Lokalisierung auf bestimmte Bereiche). Dabei soll die Hygienefachkraft Einsicht in die klinischen Unterlagen nehmen bzw. Informationen von den Ärzten und dem Pflegepersonal einholen, soweit sie für die Erkennung von Infektionen von Bedeutung sind. Die hierfür erforderlichen Unterlagen müssen ihr zugänglich sein,
   – Mitarbeit bei der Erstellung von Infektionsstatistiken und deren Auswertung als Grundlage für epidemiologische Erkenntnisse,
   – Mitarbeit bei epidemiologischen Untersuchungen;

c) Unverzügliche Unterrichtung der für die entsprechenden Bereiche Verantwortlichen über Verdachtsfälle;

d) Mitwirkung bei der Verhütung und Bekämpfung von Krankenhausinfektionen durch allgemeine und bereichsspezifische Beratung;

e) Schulung und praktische Anleitung des Personals; hierzu gehören auch Hinweise auf einschlägige Gesetze, Verordnungen, Richtlinien und anerkannte Regeln der Technik;

f) praktische Anleitung von in der Weiterbildung befindlichen Hygienefachkräften;

g) Mitwirkung bei der Auswahl hygienerelevanter Verfahren und Produkte (z. B. Desinfektionsmittel, Einmalartikel, technische Geräte, Ver- und Entsorgungsverfahren);

h) Mitwirkung bei der Planung funktioneller und baulicher Maßnahmen;

i) Vorbereitungen für die Sitzungen der Hygienekommission in enger Zusammenarbeit mit dem Vorsitzenden, dem Krankenhaushygieniker und anderen Mitgliedern der Kommission;

j) Zusammenarbeit mit Ausbildungsstätten der Medizinalfachberufe.

4. Weiterbildung

Im Rahmen der Krankenhaushygiene und Infektionsprävention kommt der staatlich anerkannten Weiterbildung von Hygienefachkräften in der Krankenhaushygiene eine besondere Bedeutung zu.

Ziel ist der Erwerb der Weiterbildungsbezeichnung Krankenschwester/-pfleger bzw. Kinderkrankenschwester/-pfleger für die Krankenhaushygiene. Die hier veröffentlichte Empfehlung soll ein Muster für staatlich anerkannte Weiterbildungen sein.

4.1 Zweck der Weiterbildung

Die Weiterbildung soll Krankenschwestern, Krankenpfleger, Kinderkrankenschwestern und Kinderkrankenpfleger durch die Vermittlung qualifizierter Kenntnisse, Fertigkeiten, Verhaltensweisen und Fähigkeiten dazu befähigen, daran mitzuwirken, in Krankenhäusern die Hygiene durch Maßnahmen zur Erkennung, Verhütung und Bekämpfung von Krankenhausinfektionen zu verbessern. Auch in anderen Einrichtungen des Gesundheits- und Sozialwesens sollen sie zur Verbesserung der Infektionsprävention tätig sein können.

4.2 Zulassungsvoraussetzungen

Die Voraussetzungen sind:
– Erlaubnis zur Führung der Berufsbezeichnung Krankenschwester/-pfleger oder Kinderkrankenschwester/-pfleger.
– Nachweis einer mindestens dreijährigen Berufsausübung in Krankenpflege oder Kinderkrankenpflege. Wünschenswert sind Erfahrungen sowohl in Pflege- als auch in Funktionsbereichen.

4.3 Lehrgangsumfang

Der Lehrgang dauert mindestens ein Jahr als Vollzeitlehrgang oder mindestens zwei Jahre als tätigkeitsbegleitender Lehrgang. Die Weiterbildung gliedert sich in einen theoretisch-praktischen Unterricht von mindestens 720 Stunden à 45 Minuten sowie ein Praktikum von mindestens 30 Wochen.

Die Weiterbildungsstätte/Weiterbildung muß von einem Krankenhaushygieniker (s. Neufassung der Ziffer 5.3.4 der Richtlinie „Der Krankenhaushygieniker") allein oder gemeinsam mit einer Hygienefachkraft geleitet werden. Die Weiterbildungsstätte muß von der zuständigen Fachaufsichtsbehörde für das Gesundheitswesen anerkannt sein.

4.4 Lehrgangsinhalte

Der Lehrplan umfaßt folgende Fachgebiete:

Grundlagen der Hygiene und Mikrobiologie (mind. 160 Stunden)
– Grundlagen der Bakteriologie, Virologie, Mykologie, Parasitologie und spezielle Krankheitserreger,
– Wasser- und Lebensmittelmikrobiologie,
– Grundlagen der Chemotherapie, Immunologie,
– Epidemiologie von Krankenhausinfektionen,
– Gewinnung und Versand von Untersuchungsmaterial,
– Befundauswertung, Infektionserfassung.

Grundlagen der Krankenhaushygiene (mind. 240 Stunden)
– Hygienemaßnahmen im Bereich der Pflege, Diagnostik und Therapie,
– Sterilisation, Desinfektion, Desinsektion,
– Isolierungsmaßnahmen,
– Hygienemaßnahmen im Bereich der Ver- und Entsorgungseinrichtungen,
– Gesetzliche Grundlagen und Richtlinien der Krankenhaushygiene.

Grundlagen der technischen Krankenhaushygiene und des Krankenhausbaues (mind. 160 Stunden)

- Bereichsspezifische, funktionelle und bauliche Anforderungen,
- Raumlufttechnische Anlagen,
- Wasseraufbereitung,
- Aufbereitung medizinisch-technischer Geräte,
- Anforderung an Sterilisations- und Desinfektionsgeräte,
- Vorschriften und Verordnungen.

Grundlagen der Krankenhausbetriebsorganisation (mind. 80 Stunden)
- Gesetzliche Grundlagen,
- Finanz- und Rechnungswesen,
- Organisation und Arbeitsabläufe, Projektarbeit, Hygienemanagement, Dokumentation, Schriftverkehr, Formulargestaltung,
- Datenverarbeitung, Datenerfassung,
- Organisation der Krankenhaushygiene, Hygienekommission.

Sozialwissenschaftliche Grundlagen (mind. 80 Std.)
- Kommunikation, Gesprächsführung,
- Rhetorik, freie Rede,
- Verhandlung und Konferenz,
- Grundlagen der Führung,
- Didaktik für Schulung und Anleitung.

4.5 Praktikum

Das Praktikum umfaßt 30 Wochen. Es besteht aus

- einem Einführungspraktikum von ca. 3 Wochen,
- einem Praktikum von ca. 4 Wochen in einem staatlichen Medizinaluntersuchungsamt oder einem Hygiene-Institut,
- einem Praktikum in einem Krankenhaus einschließlich einer schriftlichen Praktikumsarbeit.

Der praktische Einsatz im Krankenhaus umfaßt alle Aufgabenfelder einer Hygienefachkraft und muß unter Anleitung einer Hygienefachkraft mit mindestens einjähriger Berufserfahrung in diesem Gebiet erfolgen.

4.6 Prüfung

Am Ende der Weiterbildung erfolgt eine schriftliche und mündliche Prüfung vor einem staatlich anerkannten Prüfungsausschuß, die sowohl den theoretischen als auch den praktischen Teil der Weiterbildung einschließt. Prüfungsfächer sind die Grundlagen der Hygiene und Mikrobiologie und der Krankenhaushygiene. Wer die Weiterbildung erfolgreich abgeschlossen hat, erhält eine Urkunde, in der die staatlich anerkannte Weiterbildungsbezeichnung ausgewiesen wird: Krankenschwester für Hygiene, Krankenpfleger für Hygiene, Kinderkrankenschwester für Hygiene, Kinderkrankenpfleger für Hygiene. Die Weiterbildung wird durch die Weiterbildungs- und Prüfungsordnungen der Länder geregelt.

14.3 Fortbildung des Personals für die Sterilgutversorgung

Die Mitglieder der Kommission „Krankenhaushygiene und Infektionsprävention" sind der Auffassung, daß für die Mitarbeiter von Sterilisationseinheiten eine besondere Sachkunde erforderlich ist. Übereinstimmend wurde Inhalt und Dauer eines Lehrgangs fixiert. Der Plan basiert weitgehend auf dem im Landesgesundheitsamt Niedersachsen, Hannover (U. und I. Sander) bereits durchgeführten Kursen.

14.3.1 Fachkundelehrgang für leitende Mitarbeiter von Sterilgutversorgungsabteilungen

1. Einleitung

Die Sterilgutversorgungsabteilung ist eine Einrichtung zur Aufbereitung von Sterilisiergut und zur Versorgung mit Sterilgut. Ziel ist die qualitätsgerechte Aufbereitung von Instrumenten und Geräten.

Leitende Mitarbeiter in Sterilgutversorgungsabteilungen müssen über entsprechende Sachkunde verfügen, um die verantwortungsvollen Aufgaben erfüllen und die nötigen Kenntnisse und Erfahrungen an Mitarbeiter vermitteln zu können.

2. Ziel des Lehrgangs

Ziel des Lehrganges ist die Qualitätssicherung, die Kostensenkung und die Vermeidung von Fehlleistungen in Sterilgutversorgungsabteilungen.

Die erforderliche Sachkunde wird z. B. mit dem hier beschriebenen Lehrgang erworben.

Der Kursteilnehmer soll Kenntnisse auf folgenden Gebieten erwerben:

- Instrumenten- und Gerätekunde sowie Medizintechnik,
- Hygiene und Mikrobiologie,
- Qualitätssicherung,
- Arbeitsabläufe,
- nationale Normen,
- übernationale Normen und Richtlinien.

3. Zulassungsvoraussetzung

Die leitenden Mitarbeiter einer Sterilgutversorgungsabteilung müssen über spezielle 1jährige praktische Erfahrungen auf dem Gebiet der Reinigung, Desinfektion und Sterilisation von Instrumenten, Geräten und Medikalprodukten verfügen. Empfehlenswert ist darüber hinaus eine abgeschlossene Ausbildung:

- in der Krankenpflege oder,
- in der Kinderkrankenpflege oder,
- als Medizintechniker an einer Fachhochschule oder, an einer vergleichbaren Einrichtung oder,
- als Ingenieur für biomedizinische Technik,
- als Hygieneinspektor bzw. -ingenieur oder,
- in einem vergleichbaren medizinischen Beruf.

4. Lehrgangsumfang

Der Umfang des Lehrgangs beträgt mindestens 160 Stunden. Zusätzlich ist ein Praktikum von mindestens 1 Monat in einer anderen Sterilgutversorgungsabteilung nötig. Dies kann entfallen, wenn diejenige Person über o. g. praktische Erfahrungen verfügt.

5. Lehrgangsinhalte

5.1 Grundlagen der Hygiene und Mikrobiologie:

- Grundlagen der Allgemeinen Hygiene, Bakteriologie, Virologie, Mykologie und Parasitologie,
- spezielle Krankheitserreger,
- Epidemiologie von Krankenhausinfektionen u. a. Infektionen,
- Infektionsgefährdung und Arbeitsschutz.

5.2 Werkstoff und technische Beschaffenheit der aufzubereitenden Instrumente und Materialien:

- Werkstoffkunde,
- technische Beschaffenheit des aufzubereitenden Instrumentariums und Geräte,
- starre und flexible Instrumente,
- Endoskope,
- medizinische Hilfsmittel und Geräte,
- Pflege und Wartung der Geräte und Instrumente,
- Kennzeichnung und Lagerung,
- technisch-funktionelle und hygienische Sicherheit der aufbereiteten Instrumente und Geräte.

5.3 Reinigung und Desinfektion der aufzubereitenden Instrumente:

- Grundlagen der chemischen und pyhsikalischen Reinigung und Desinfektion,
- manuelle und maschinelle Aufbereitung,
- Verfahrensprüfung, Abnahme- und periodische Prüfung.

5.4 Verpackung von Sterilgut:

- Verpackung (Einfach-/Mehrfachverpackung)
- Anwendungstechniken bei der Verpackung,
- Sterilverpackung, Schutzverpackung, Transportverpackung,
- Schutz vor Rekontamination,
- Lagerung von Sterilgut.

5.5 Grundlagen der Sterilisation, Wirkungsweisen und Leistungskriterien:

- Dampfsterilisation,
- Hitzesterilisation,
- Gassterilisation*,
- ionisierende Strahlen,
- Verfahrensprüfung, Abnahme, periodische Prüfung.

---

* Zum Betreiben von Ethylenoxid- bzw. Formaldehydsterilisatoren sind der Erwerb des Fachkundenachweises nach TRGS 512 erforderlich (s. Kap. 13.3).

5.6 Qualitätskontrolle und Validierung:

- Chargendokumentation,
- Verfahren der Qualitätskontrolle,
- Verfahren der Validierung.

5.7 Organisation der Sterilgutversorgung:

- bauliche und räumliche Voraussetzungen,
- personelle Voraussetzungen,
- apparative Ausstattung,
- Organisation der Gerätewartung,
- Organisation der Arbeitsabläufe,
- Datenerfassung, Datenverarbeitung,
- ökonomische und ökologische Gesichtspunkte,
- Dokumentation, Schriftverkehr, Formulargestaltung
- Didaktik für Schulung und Anleitung,
- Gefahrstoffverordnung,
- Medizinproduktegesetz,
- weitere Gesetze, Richtlinien und Verordnungen.

6. Prüfung

Der Fachkundelehrgang erfolgt an einer qualifizierten Einrichtung unter Leitung eines Arztes für Hygiene und schließt mit einer mündlichen und schriftlichen Prüfung zu den Lehrgangsinhalten.

15 Normen

15.1 Deutsche Industrie-Normen (DIN)

Beachte: Eine Reihe von nationalen Normen werden durch europäische Normen ersetzt. Siehe Kapitel 15.2. Es ist Ziel in den nächsten Jahren generell die nationalen Normen durch EN-Normen zu ersetzen.

DIN 1314	Druck; Begriffe, Einheiten
DIN 58946 Teil 1	Begriffe Dampf-Sterilisatoren
DIN 58946 Teil 2	Dampf-Sterilisatoren, Sterilisation, Groß-Sterilisatoren, Anforderungen
DIN 58946 Teil 3	Dampf-Sterilisatoren, Prüfung auf Wirksamkeit
DIN 58946 Teil 4	Dampf-Sterilisatoren, Bioindikatoren, Begriffe, Anforderungen, Prüfung
DIN 58946 Teil 5	Dampf-Sterilisatoren, Sterilisation, Klein-Sterilisatoren, Anforderungen
DIN 58946 Teil 6	Dampf-Sterilisatoren, Sterilisation, Betrieb von Groß-Sterilisatoren
DIN 58946 Teil 7	Dampf-Sterilisation, Sterilisation, Bauliche Anforderungen bei Groß-Sterilisatoren
DIN 58948 Teil 1	Sterilisation, Gas-Sterilisatoren, Begriffe

DIN 58948 Teil 2   Gas-Sterilisatoren, Sterilisation, Ethylenoxid-Groß-Sterilisatoren, Anforderungen

DIN 58948 Teil 3   Gas-Sterilisatoren, Sterilisation, Prüfung auf Wirksamkeit von Ethylen-Gas-Sterilisatoren

DIN 58948 Teil 4   Gas-Sterilisatoren, Bioindikatoren zur Prüfung auf Wirksamkeit von Ethylenoxid-Gas-Sterilisatoren für den Krankenhausbereich

DIN 58948 Teil 5   Gas-Sterilisatoren, Sterilisation, Ethylenoxid-Klein-Sterilisatoren, Geräteanforderungen, Betriebsmittel, bauliche Anforderungen

DIN 58948 Teil 6   Gas-Sterilisatoren, Sterilisation, Betrieb von Ethylenoxid-Gas-Sterilisatoren

DIN 58948 Teil 7   Gas-Sterilisatoren, Sterilisation, Bauliche Anforderungen, Betriebsmittel für Ethylenoxid- und Formaldehyd-Groß-Sterilisatoren

DIN 58948 Teil 8   Gas-Sterilisatoren, Sterilisation, Bioindikatoren zur Prüfung auf Wirksamkeit von Ethylenoxid-Gas-Sterilisatoren für den industriellen Bereich

DIN 58948 Teil 12   Formaldehyd-Groß-Sterilisatoren, Anforderungen

DIN 58948 Teil 13   Gas-Sterilisation, Prüfung auf Wirksamkeit von Formaldehyd-Gas-Sterilisatoren

DIN 58948 Teil 14   Gas-Sterilisatoren, Bioindikatoren zur Prüfung auf Wirksamkeit von Formaldehyd-Gas-Sterilisatoren

DIN 58948 Teil 15   Formaldehyd-Klein-Sterilisatoren, Geräteanforderungen, Betriebsmittel, bauliche Anforderungen

DIN 58948 Teil 16   Betrieb von Formaldehyd-Gas-Sterilisatoren

DIN 58949 Teil 1   Dampf-Desinfektionsapparate, Desinfektion, Begriffe

DIN 58949 Teil 2   Dampf-Desinfektionsapparate, Anforderungen

DIN 58949 Teil 3   Dampf-Desinfektionsapparate, Prüfung auf Wirksamkeit

DIN 58952 Teil 1   Sterilisation: Packmittel für Sterilisiergut; Rechteckige Sterilisierbehälter

DIN 58952 Teil 2   Sterilisation, Packmittel für Sterilisiergut, Sterilisierkörbe

DIN 58952 Teil 3   Sterilisation, Packmittel für Sterilisiergut, Sterilisierschalen

DIN 58953 Teil 1   Sterilisation, Sterilgutversorgung, Begriffe

DIN 58953 Teil 2   Sterilisation, Sterilgutversorgung, Sterilisationspapier für Beutel und Schlauchpackungen, Anforderungen

DIN 58953 Teil 3   Sterilisation, Sterilgutversorgung, Papierbeutel, Maße, Anforderungen, Prüfung

DIN 58953 Teil 8   Sterilisation, Sterilgutversorgung, Anforderungen an die Verpackung, Anlieferung, Lagerung und Handhabung von steril gelieferten Einmalartikeln

DIN 58953 Teil 9   Sterilisation, Sterilgutversorgung, Anwendungstechnik von Sterilisierbehältern

DIN 58953 Teil 10   Sterilisation, Sterilgutversorgung, Anwendungstechnik von glattem und gekrepptem Sterilisationspapier

DIN 58947 Teil 1   Heißluftsterilisatoren, Begriffe

DIN 58947 Teil 3   Heißluftsterilisatoren, Prüfung auf Wirksamkeit

DIN 58947 Teil 4   Heißluftsterilisatoren, Bioindikatoren zur Prüfung auf Wirksamkeit

15.2 Europäische Normen (EN)

Die Europäischen Normen müssen den Status einer nationalen Norm erhalten, entweder durch Veröffentlichung eines identischen Textes oder durch Anerkennung und etwaige entgegenstehende nationale Normen müssen zurückgezogen werden. Entsprechend der CEN/CENELEC-Geschäftsordnung sind folgende Länder gehalten, diese Europäische Norm zu übernehmen: Belgien, Dänemark, Deutschland, Finnland, Frankreich, Griechenland, Irland, Island, Italien, Luxemburg, Niederlande, Norwegen, Österreich, Portugal, Schweden, Schweiz, Spanien und das Vereinigte Königreich.

EN 285	Sterilisation – Dampfsterilisatoren – Groß-Sterilisatoren
EN 290	Sterilisation – Dampfsterilisatoren – Groß-Sterilisatoren-Terminologie
EN 550	Sterilisation von Medizinprodukten – Validierung und Routineüberwachung für die Sterilisation mit Ethylenoxid
EN 552	Sterilisation von Medizinprodukten – Validierung und Routineüberwachung für die Sterilisation mit Strahlen
EN 554	Sterilisation von Medizinprodukten – Validierung und Routineüberwachung für die Sterilisation mit feuchter Hitze
EN 556	Sterilisation von Medizinprodukten – Anforderungen an Medizinprodukte, die als „steril" gekennzeichnet werden
EN 868 1–8	Verpackungsmaterialien für die Sterilisation von verpackten Gütern – Teil 1: Allgemeine Anforderungen – Anforderungen und Prüfmethoden – Leitfaden für die Anwendung dieser Norm
EN 1174-1	Sterilisation von Medizinprodukten – Schätzung der Population von Mikroorganismen auf Produkten – Teil 1: Anforderungen
EN 866-1	Biologische Systeme für die Prüfung von Sterilisatoren – Teil 1: Allgemeine Anforderungen
EN 866-2	Biologische Systeme für die Prüfung von Sterilisatoren – Teil 2: Spezielle Systeme für den Gebrauch in Ethylenoxid Sterilisatoren
EN 866-3	Biologische Systeme für die Prüfung von Sterilisatoren – Teil 3: Spezielle Systeme für den Gebrauch in Sterilisatoren, die feuchte Hitze verwenden.
EN 866-4	Biologische Systeme für die Prüfung von Sterilisatoren – Teil 4: Systeme für den Gebrauch in Strahlensterilisatoren.
EN 866-5	Biologische Systeme für die Prüfung von Sterilisatoren – Teil 5: Systeme für den Gebrauch in Sterilisatoren mit Niedertemperatur – Dampf und Formaldehyd.
EN 866-6	Biologische Systeme für die Prüfung von Sterilisatoren – Teil 6: Systeme für den Gebrauch in Heißluft-Sterilisatoren.
EN 866-7	Biologische Systeme für die Prüfung von Sterilisatoren – Teil 7: Bio-Indikator-Einheiten für den Gebrauch in Dampf-Sterilisatoren.
EN 866-8	Biologische Systeme für die Prüfung von Sterilisatoren – Teil 8: Bio-Indikator-Einheiten für den Gebrauch in Ethylenoxid-Sterilisatoren.

Weitere Teile der EN 866, die einen Leitfaden für den Gebrauch von biologischen Systemen für die Validierung und Routinekontrolle der Sterilisationsprozesse enthalten, sind in Vorbereitung.

EN 29004	Qualitätsmanagement u. Elemente eines Qualitätssicherungssystems – Leitfaden

Daneben hat die Arbeitsgruppe 7 des CEN/TC 102 eine Reihe Europäischer Normen vorbereitet, die sich mit nichtbiologischen Indikatoren für den Gebrauch in Sterilisatoren befassen. Diese Europäischen Normen sind:

EN 867-1   Nichtbiologische Systeme für den Gebrauch in Sterilisatoren – Teil 1: Allgemeine Anforderungen

EN 867-2   Nichtbiologische Systeme für den Gebrauch in Sterilisatoren – Teil 2: Prozeßindikatoren (Klasse A)

EN 867-3   Nichtbiologische Systeme für den Gebrauch in Sterilisatoren – Teil 3: Angaben für Indikatoren, der Klasse B für den Bowie-und-Dick-Test

EN 867-4   Spezifikation für Klasse B-Indikatoren zur Feststellung der Dampfpenetration zum Gebrauch als Alternative zum Bowie-Dick-Test

15.2.1 EN 554

Als Beispiel für eine der oben genannten Normen sei die EN 554 (v. 1994) angeführt, die bereits volle Gültigkeit in den EU-Ländern hat (Auszug):

Diese Europäische Norm enthält Anforderungen an die Validierung und Routineüberwachung der Sterilisation mit feuchter Hitze; eine Anleitung zur Anwendung dieser Norm wird im informativen Anhang A angeboten.

Anmerkung: Die Anforderungen sind die verbindlichen Teile dieser Norm, insoweit, daß darauf geachtet werden sollte, ob die Übereinstimmung mit diesen Anforderungen erreicht wird. Der Leitfaden im Anhang A enthält Methoden, von denen angenommen wird, daß sie geeignet sind, Übereinstimmung mit den Anforderungen zu erreichen. Dieser Leitfaden ist nicht verbindlich und ist nicht als Checkliste für Auditoren gedacht.

1. Anwendungsbereich

1.1 Diese Europäische Norm legt die Anforderungen an die Verfahrensentwicklung, Validierung, Verfahrensregelung und Überwachung der Sterilisation von Medizinprodukten unter Verwendung von feuchter Hitze fest.

1.2 Die Methode beruht auf der Überwachung der physikalischen Faktoren, die für die Sterilität des Produktes verantwortlich sind und setzt voraus, daß der Sterilisator und seine Installation vor der Validierung mit einer geeigneten Spezifikation übereinstimmen.

1.4 Diese Europäische Norm spricht nicht die Routineprüfung von Proben (Sterilitätstest) oder die Verwendung von biologischen Indikatoren an. Ausnahme einer begrenzten Anzahl von Spezialanwendungen sind diese Praktiken von begrenztem Wert für die Sterilisation mit feuchter Hitze. Bei solchen speziellen Anwendungen sollten sie als Ergänzung der Messung physikalischer Parameter angesehen werden.

3.14 Leistungsbeurteilung: Erbringen und Belegen des Nachweises, daß die kommissionierte Ausstattung akzeptable Produkte erzeugt, wenn entsprechend der Verfahrensspezifikation gearbeitet wird.

3.15 Erneute Leistungsbeurteilung: Verfahren, um die während der Leistungsbeurteilung aufgezeichneten Daten zu bestätigen.

3.16 Primärnormal: Normal, das festgelegt oder allgemein angegeben ist, die höchsten metrologischen Forderungen zu haben und deren Werte ohne Bezug auf andere Normale anerkannt werden.

3.17 Produktverträglichkeit: Eignung des Sterilisationszyklus, die erwarteten Resultate ohne dem Produkt abträgliche Effekte zu erreichen.

3.18 Rekommissionierung: Verfahren, um zu bestätigen, daß der Sterilisator entsprechend seiner Spezifikation funktioniert, und daß die während der Kommissionierung ermittelten Daten gültig bleiben.

3.19 Referenzbeladung: Spezifizierte Beladung, die die schwierigste Kombination von zu sterilisierenden Produkten darstellt.

3.20 Gesättigter Dampf: Wasserdampf bei einer Temperatur, die dem Siedepunkt des Wassers entspricht.

3.21 Sensor: Element eines Meßinstruments oder einer Meßkette, welches der zu messenden Variablen direkt zugeordnet ist.

3.22 Steril: Zustand eines Medizinproduktes, welches frei von lebensfähigen Mikroorganismen ist. (Siehe EN 556).

4.2.2 Materialien und Verpackungsvorgang müssen schriftlich festgelegt und validiert werden.

4.3 Produktlagerung

Die Produktqualität darf nicht durch Lagerung und Handhabung des Produkts nach der Sterilisation und vor der Produktfreigabe beeinträchtigt werden.

4.4 Ausrüstung (Sterilisator)

4.4.1 Die Spezifikation für den Sterilisator einschließlich der Aufstellung, Anforderungen an die Versorgung und Abnahmeprüfungen müssen dokumentiert werden.

4.4.2 Die Spezifikation an den Sterilisator muß die Anforderungen enthalten, daß die Sterilisationsbedingungen reproduzierbar und gleichmäßig überall in der Sterilisierkammer erreicht worden sind. Die Variablen für Zeit, Temperatur, Druck und Sättigungsgrad des Dampfes müssen für den Sterilisationszyklus spezifiziert werden.

Diese Anforderungen gelten als erfüllt, wenn:

a) Temperatur und Druck in allen Teilen der Sterilisierkammer, den gesamten Sterilisationszyklus über, einem vorher bestimmten Profil folgen;
b) während der Haltezeit die in der Sterilisierkammer gemessenen Temperaturen:
   1) innerhalb des angegebenen Sterilisationstemperaturbandes, mit der Sterilisationstemperatur plus 3 K als oberer Grenzwert, liegen;
   2) nicht mehr als 1 K schwanken;
   3) nicht mehr als 2 K voneinander abweichen;
c) bei Medizinprodukten, bei denen eine Umgebung mit gesättigtem Dampf in der Sterilisierkammer benötigt wird:
   1) der Dampf eine Temperatur innerhalb des Sterilisationstemperaturbandes und eine Temperatur entsprechend seinem Dampfdruck hat;
   2) der Zeitabstand zwischen dem Erreichen der Sterilisationstemperatur an den kältesten und heißesten Teilen der Sterilisierkammer 15 s für Sterilisierkam-

mern nicht größer als 800 l, und 30 s für größere Sterilisierkammern nicht überschritten wird.

4.4.3 Es muß ein dokumentierter Nachweis zur Verfügung gestellt werden, der nachweist, daß der Sterilisator mit seinen Spezifikationen übereinstimmt.

4.4.4 Die Spezifikationen für den Bereich, in dem der Sterilisator aufgestellt ist, müssen dokumentiert werden.

4.4.5 Die Reinheit der Umgebung, die im Kontakt mit dem Medizinprodukt steht, darf die Sicherheit des Produkts nicht beeinträchtigen.

4.7.4 Der Wartungsplan, die Wartungsdurchführung und die Wartungsaufzeichnungen müssen periodisch durch eine benannte Person überprüft werden.

5. Validierung

5.1 Allgemeines

5.1.1 Verfahren zur Validierung müssen dokumentiert werden.

5.3 Leistungsbeurteilung

5.3.1 Eine Leistungsbeurteilung muß nach der Beendigung der Kommissionierung durchgeführt werden. Sie muß bei Einführung neuer oder veränderter Produkte, Verpackungen, Beladungsstrukturen, Ausrüstungen oder Verfahrensparameter durchgeführt werden, sofern nicht der Nachweis der Gleichwertigkeit, entweder zu einer validierten Referenzbeladung oder zu einem vorher validiertem Produkt, einer Verpackung oder einer Kombination von Beladungsstrukturen aufgezeigt wurde.

5.3.2 Eine Leistungsbeurteilung muß das Erreichen der gewünschten Sterilisierbedingungen (siehe EN 556) überall in der (den) spezifizierten Sterilisatorbeladung(en) aufzeigen.
Anmerkung: Bei Medizinprodukten, bei denen eine Umgebung mit gesättigtem Dampf auf der zu sterilisierenden Oberfläche benötigt wird:

a) sollte Temperatur und Druck während der gesamten Haltezeit konstant gehalten werden oder einem vorher bestimmten Profil folgen;
b) sollte die während der Haltezeit gemessene Temperatur:
   1) innerhalb des angegebenen Sterilisationstemperaturbandes, mit der Sterilisationstemperatur plus 3 K als oberer Grenzwert liegen;
   2) nicht mehr als 1 K schwanken;

5.6 Erneute Leistungsbeurteilung

5.6.1 Eine erneute Leistungsbeurteilung muß in definierten Zeitabständen und jedesmal wenn eine Änderung der Sterilisatorbeladung vorgenommen wird, die nicht innerhalb der im Bericht zur Leistungsbeurteilung spezifizierten Grenzwerte liegt, durchgeführt werden.

6.4.2 Für jede sterilisierte Beladung muß die Freigabedokumentation:
a) die Beladung spezifizieren oder einen Hinweis zu den Spezifikationen der Beladung beinhalten;
b) Aufzeichnungen über die Routineprüfung beinhalten;
c) Aufzeichnungen über den Sterilisationszyklus beinhalten.

15.2.2 Auszüge aus dem Anhang A der EN 554:

A.2.3 Lagerung des Produktes [4.3]

Luftfeuchtigkeit, Temperatur und Druckänderungen können eine mikrobiologische Verunreinigung durch das Verpackungsmaterial oder durch die Dichtung des Containers hindurch ermöglichen. Eine Überwachung der Umgebungsbedingungen kann daher notwendig werden.

Nach Abschluß des Sterilisationszyklus sollten Verpackungsmaterialien ausreichend getrocknet werden, damit sie ihre Eigenschaft als sterile Barriere aufrechterhalten.

Ungenauigkeiten der Überwachungsinstrumente und Reproduzierbarkeit der Sterilisationsumgebung sollten bei der Entwicklung von Sterilisationsverfahren mit feuchter Hitze berücksichtigt werden. Diese Faktoren können kritisch sein, wenn kleine Veränderungen dramatische Auswirkungen auf die mikrobizide Wirksamkeit des Verfahrens haben, z. B. im Fall der F_0 Methode für Dampfsterilisation.

A.2.6 Instrumentierung [4.6]

Die zur Validierung verwendeten Prüfinstrumente können für die Kalibrierung oder zur Bestätigung der Instrumentenkalibrierung, die zur Routineüberwachung des Sterilisationszyklus verwendet werden, eingesetzt werden. Der Faktor drei wurde gewählt, da er eine ungefähre 1:10-Garantie liefert, daß jede Differenz die in den Aufzeichnungen erkannt wird, nicht durch die Ungenauigkeit des Referenzinstruments hervorgerufen wurde.

Ungenauigkeiten können auftreten, wenn die Fühler nicht korrekt angebracht wurden. Die Wärmecharakteristik eines Thermofühlers kann sich ändern, wenn Verdrehen, Zusammendrücken oder Dehnen entlang eines Wärmegradienten auftritt. Ebenso können Ungenauigkeiten auftreten, wenn Instrumente oder Druckaufnehmer schnellen Temperaturänderungen ausgesetzt werden, die auftreten, wenn Instrumente an zugigen Stellen verwendet werden oder die Druckaufnehmer nicht gegen Temperaturen, die mit den im Sterilisationszyklus auftretenden Druckänderungen einhergehen, geschützt sind.

Beschreibung

a) Instrumentierung, die zur Überwachung, Regelung und Aufzeichnung der Parameter des Sterilisationsverfahrens verwendet wird, beschreiben. Sie sollte auch alle am Sterilisator angeschlossenen Sicherheitsvorrichtungen beschreiben und ihre Einstellungen, wenn sie definiert werden können, bestimmen;
b) Standort und eine eindeutige Identifikation des Sterilisators, d. h. Seriennummer zusammen mit Name und Adresse des Herstellers, Typ des Sterilisators und Modellbezeichnung;
c) Dokumentation zum Nachweis der Übereinstimmung mit den Festlegungen an die Sicherheit;
d) Druckbehälterbescheinigungen,
e) Wartungs-Handbuch;
f) Bedienungsanweisung,
g) Kopien der Bescheinigungen über die Typprüfung (wenn zutreffend);
h) Bescheinigung der Kalibrierung (vergangene und laufende) für die gesamte am Sterilisator angeschlossene Instrumentierung;

i) Aufstellanweisungen;
j) Programme für Validierung, Revalidierung und Routineprüfungen zusammen mit allen aufgezeichneten Daten;
k) Durchführungsanweisungen für alle Wartungsarbeiten, Kontrollen und Prüfungen;
l) Ein geplantes Wartungsschema für den Sterilisator, zusammen mit Wartungseinzelheiten (geplant und ungeplant);
m) Einzelheiten aller Änderungen am Sterilisator, an der Instrumentierung oder der Regelung;
n) Einzelheiten von allen am Sterilisator aufgetretenen Fehlern und deren Behebung;
o) Überprüfung der Durchführung von Prüf- und Wartungsprogrammen;
p) Aufzeichnungen der Temperaturverteilung innerhalb der Sterilisierkammer und für jeden Typ von Sterilisatorbeladung;
q) Aufzeichnungen der Produktanordnung innerhalb der Sterilisierkammer, Untersuchungen der Hitzedurchdringung, die Parameter die zur Überwachung des Sterilisationszyklus verwendet wurden und eine Kopie der Spezifikation des Sterilisationsverfahrens;
r) Schulungs-Handbücher und Schulungsnachweise aller beteiligten Personen.

Nach Beendigung des Validierungsprogrammes sollten die Daten der Prüfungen in den Prüfbericht eingetragen werden und dann von einer benannten Person genehmigt werden.

A.4 Verfahrensregelung und -überwachung [6]

A.4.1 Allgemeines [6.1]

Verantwortliche Personen für die Sterilisation sollten sicherstellen, daß der Nachweis erbracht wird, daß sowohl die geplanten und ungeplanten Wartungen als auch die Überprüfung der Instrumentenkalibrierung zufriedenstellend beendet wurden, und daß der (die) Bericht(e) der Leistungsbeurteilung die Art(en) der zu sterilisierenden Beladung beinhaltet, bevor der Sterilisator zur Produktion verwendet wird.

A.4.2 Verfahrensregelung [6.2]

Die Dokumentation für jede sterilisierte Beladung sollte folgendes beinhalten:

a) einen Verweis auf die Sterilisator- und Ausrüstungsaufzeichnungen;
b) einen Verweis auf das Ergebnis einer jeden routinemäßigen Vorproduktionsprüfung, z.B. Bowie-und-Dick-Test;
c) eine ständige Aufzeichnung der während des Sterilisationszyklus gemessenen Temperaturen und Drücke;
d) den gewählten Sterilisationszyklus;
e) den Namen des Bedieners oder sein Codewort;
f) eine Beschreibung oder einen Code für die sterilisierte Beladung.

Jedesmal, wenn eine Fehlfunktion des Sterilisationszyklus auf der sterilisierten Beladung bemerkt (z.B. nasse Beladung, aufgebrochene Packungen oder, wenn ein unzureichender Farbumschlag bei chemischen Indikatoren verwendet wird), sollten die durchgeführten Maßnahmen aufgezeichnet werden.

A.4.3 Routineüberwachung und -überprüfung [6.3]

Der Plan für die Routineüberwachung sollte Prüfungen und Kontrollen und die Häufigkeit, in der sie ausgeführt werden sollten, beinhalten. Sie sollten außerdem eine ausreichende Sicherheit darüber geben, daß sich die Parameter des Sterilisationszyklus innerhalb der Grenzwerte, gleichwertig mit den während der Leistungsbeurteilung ermittelten, befinden.

EN 556   schreibt einen „Sterility Assurance Level" SAL vor, bei dem die Wahrscheinlichkeit für die Existenz eines lebensfähigen Mikroorganismus auf einer Einheit des Endproduktes nach der Sterilisation angegeben ist. Bei der Bezeichnung „STERILE" wenn nicht mehr als ein lebensfähiger Mikroorganismus in 1 Mill. sterilisierten Einheiten des Endproduktes vorhanden ist.

EN 285   legt u.a. fest:
121 °C mit einer Mindesthaltezeit von 15 Minuten
126 °C mit einer Mindesthaltezeit von 10 Minuten
134 °C mit einer Mindesthaltezeit von 3 Minuten

Medizinproduktegesetz (MPG) Von 1994 legt u.a. fort: (gestützt auf 93/42 EWG: Richtlinie vom 14. 6. 93)

§ 2 (1)

Dieses Gesetz gilt für das Herstellen, das Inverkehrbringen, das Inbetriebnehmen, das Ausstellen, das Errichten, das Betreiben und das Anwenden von Medizinprodukten sowie deren Zubehör.
Zubehör wird als Medizinprodukt behandelt.

§ 10 (3)

Wer Systeme oder Behandlungseinheiten gemäß Absatz 1 oder 2 oder andere Medizinprodukte, die eine CE-Kennzeichnung tragen, für die der Hersteller eine Sterilisation vor ihrer Verwendung vorgesehen hat, für das Inverkehrbringen sterilisiert, wird dafür nach Maßgabe der Rechtsverordnung nach § 14 Abs. 3 ein Konformitätsbewertungsverfahren durchführen und eine Erklärung abgeben.

§ 22 (1, Satz 1)

Aktive Medizinprodukte dürfen nur ihrer Zweckbestimmung entsprechend, nach den Vorschriften dieses Gesetzes und hierzu erlassener Rechtsverordnungen, den allgemein anerkannten Regeln der Technik sowie den Arbeitsschutz- und Unfallverhütungsvorschriften errichtet, betrieben und angewendet werden.

§ 23 (1)

Die Vorschrift des § 22 Abs. 1 gelten für nichtaktive Medizinprodukte entsprechend.

16 Gefahrstoffverordnung

Wer Desinfektionspräparate oder Schädlingsbekämpfungsmittel einsetzt wird fast immer in Bereiche der Gefahrstoffverordnung vordringen.

Begasungen nach § 15d der GefStoffV mit den Stoffen Brommethan, Cyanwasserstoff, Ethylenoxid, Phosphorwasserstoff oder Formaldehyd durchführen muß, hat neben dem § 15d auch noch die Vorschriften nach der TRGS zu beachten.

Für Begasungen in Desinfektions-, Sterilisationskammern (Sterilisatoren) benötigt man eine Zusatzausbildung mit Prüfung nach der TRGS 513. Für Raumbegasungen durch Freisetzen von Formaldehyd wird eine Zusatzausbildung nach der TRGS 522 vorausgesetzt.

Achtung: Eine Besitzstandswahrung für Anwender, die Raumdesinfektionen seit Jahren durchgeführt haben, gibt es nicht!

Schädlingsbekämpfungen werden im § 15e der GefStoffV behandelt. Wer gewerbsmäßig im Rahmen sonstiger wirtschaftlicher Unternehmungen, also auch als Angestellter oder gegen sonstiges Entgelt sowie unter Beschäftigung von Arbeitnehmern Schädlingsbekämpfungen durchführt, hat die allgemeinen und besonderen Vorschriften der Verordnung, insbesondere Anhang V Nr. 6 zu beachten.

Beachtet werden sollte auch der Anhang II der Gefahrstoffverordnung Nr. 2 Schädlingsbekämpfungsmittel. Hier finden sich die Einstufungen der Zubereitungen von sehr giftig, giftig, gesundheitsschädlich usw. wieder.

Schädlingsbekämpfungen nach GefStoffV Anhang V Nr. 6

Anwendungsbereich:
Schädlingsbekämpfungen, die mit sehr giftigen, giftigen und gesundheitsschädlichen Stoffen oder Zubereitungen sowie Zubereitungen, bei denen die genannten Stoffe oder Zubereitungen freigesetzt werden, fallen unter die GefStoffV.

Achtung: Die einzelnen Hersteller verfügen über Listen ihrer Produkte, die nicht unter die GefStoffV fallen.

16.1 Abschnitte der GefStoffV

1. Abschnitt: Zweck, Anwendungsbereich und Begriffsbestimmungen (§ 1 bis § 3)

2. Abschnitt: Einstufungen (§ 4 bis § 4b)

3. Abschnitt: Kennzeichnung und Verpackung beim in Verkehr bringen (§ 5 bis § 14)

4. Abschnitt: Verbote und Beschränkungen (§ 15 bis § 15e)

5. Abschnitt: Allgemeine Umgangsvorschriften für Gefahrstoffe (§ 16 bis § 34)

6. Abschnitt: Zusätzliche Vorschriften für den Umgang mit krebserzeugenden und erbgutverändernden Gefahrstoffen (§ 35 bis § 40)

7. Abschnitt: Behördliche Anordnungen und Entscheidungen (§ 41 bis § 44)

8. Abschnitt: Straftaten und Ordnungswidrigkeiten (§ 45 bis § 51)

9. Abschnitt: Schlußvorschriften (§ 52 bis § 54)

16.2 Anhänge

Anhang I: Allgemeine Bestimmungen für gefährliche Stoffe und Zubereitungen

Anhang II: Bestimmungen für gefährliche Zubereitungen

Anhang III: Zusätzliche Kennzeichnungsvorschriften für bestimmte Stoffe, Zubereitungen und Erzeugnisse

Anhang IV: Herstellungs- und Verwendungsverbote

Anhang V: Besondere Vorschriften für bestimmte Gefahrstoffe und Tätigkeiten

Anhang VI: Liste der Vorsorgeuntersuchungen

16.3 Paragraphen der GefStoffV (teilweise gekürzt)

Die **Schnellübersicht entbindet nicht vom Studium** der jeweils gültigen Form

1. Abschnitt

§ 1 Grundsatz
Zweck dieser Verordnung ist es durch Regelungen über die Einstufung, über die Kennzeichnung und Verpackung von gefährlichen Stoffen, Zubereitungen und bestimmten Erzeugnissen sowie über den Umgang mit Gefahrstoffen, den Menschen vor arbeitsbedingten und sonstigen Gesundheitsgefahren und die Umwelt vor stoffbedingten Schädigungen zu schützen, insbesondere sie erkennbar zu machen, sie abzuwenden und ihrer Entstehung vorzubeugen, soweit nicht in anderen Rechtsvorschriften besondere Regelungen getroffen sind.

§ 2 Anwendungsbereich
Absatz 3 die §§ 15a bis 15e und der 5. Abschnitt gelten für den Umgang mit Gefahrstoffen einschließlich Tätigkeiten in deren Gefahrenbereich
Absatz 4, die genannten §§ gelten nicht für den Umgang in Haushalten

§ 3 Begriffsbestimmungen
1. Gefahrstoffe sind die in § 19 Abs. 2 des Chemikaliengesetzes bezeichneten Stoffe, Zubereitungen und Erzeugnisse.
2. Umgang ist das Herstellen einschließlich Gewinnen und das Verwenden im Sinn des § 3 Nummer 10 des Chemikaliengesetzes
3. Lagern ist das Aufbewahren zur späteren Verwendung sowie zur Abgabe an Andere. Es schließt die Bereitstellung zur Beförderung ein ...
4. Arbeitgeber ist, wer Arbeitnehmer beschäftigt, einschließlich der zu ihrer Berufsbildung beschäftigten. Dem Arbeitgeber steht gleich, wer in sonstiger Weise selbständig tätig wird ...
5. **Maximale Arbeitsplatzkonzentration (MAK)** ist die Konzentration eines Stoffes in der Luft am Arbeitsplatz, bei der im Allgemeinen die Gesundheit der Arbeitnehmer nicht beeinträchtigt wird.
6. **Biologischer Arbeitsplatztoleranzwert (BAT)** ist die Konzentration eines Stoffes oder seines Umwandlungsproduktes im Körper oder die dadurch ausgelöste Abweichung eines biologischen Indikators von seiner Norm, bei der im Allgemeinen die Gesundheit der Arbeitnehmer nicht beeinträchtigt wird.

7. **Technische Richtkonzentration (TRK)** ist die Konzentration eines Stoffes in der Luft am Arbeitsplatz, die nach dem Stand der Technik erreicht werden kann.
8. Auslöseschwelle ist die Konzentration eines Stoffes in der Luft am Arbeitsplatz oder im Sinne des Absatzes 6 im Körper, bei deren Überschreitung zusätzliche Maßnahmen zum Schutze der Gesundheit erforderlich sind.

   Der Überschreitung der Auslöseschwelle steht es gleich, wenn Verfahren angewendet werden, bei denen Maßnahmen nach Satz 1 erforderlich sind oder wenn ein unmittelbarer Hautkontakt besteht.
9. Stand der Technik im Sinne dieser Verordnung ist Entwicklungsstand fortschrittlicher Verfahren ...

   Gleiches gilt für den Stand der Arbeitsmedizin und Hygiene.

2. Abschnitt

§ 4 Gefährlichkeitsmerkmale

Gefährlich sind Stoffe und Zubereitungen, die eine oder mehrere der (in § 3a Abs. 1 des Chemikaliengesetzes genannten und im Anhang 1 Nr. 1) näher bestimmten Eigenschaften aufweisen.

Sie sind:

1. Explosionsgefährdend ...;

2. Brandfördernd ...;

3. Hochentzündlich ...;

4. Leichtentzündlich ...;

5. Entzündlich ...;

6. Sehr giftig ...;

    Gesundheitsschäden erheblichen Ausmaßes, sogar Tod
   Letale Dosis:
   hochgiftig < 5 mg/kg Körpergewicht
   sehr giftig < 25 mg/kg Körpergewicht

7. Giftig ...;

    Letale Dosis:
   25–200 mg/kg Körpergewicht

8. Gesundheitsschädlich ...;

9. Ätzend ...;

    Lebendes Gewebe bzw. Geräte werden zerstört

10. Reizend ...;

     Reizwirkung auf Haut, Augen, Atemorgane

11. Sensibilisierend ...;

12. Krebserzeugend ...;

 Stoffe die beim Menschen erfahrungsgemäß bösartige Geschwülste zu verursachen vermögen Stoffe die bislang nur im Tierversuch sich als eindeutig krebserzeugend erwiesen haben

 Stoffe mit begründetem Verdacht auf krebserzeugendes Potential

13. Fortpflanzungsgefährdend ...;

 Gr. A Risiko der Fruchtschädigung sicher nachgewiesen

 Gr. B Nach dem vorliegenden Informationsmaterial muß ein Risiko der Fruchtschädigung als wahrscheinlich unterstellt werden

14. Erbgutverändernd ...;

15. Umweltgefährlich ...;

§ 4a Einstufung von Stoffen
Zuletzt wurde der Anhang I der Richtlinie 67/548 EWG durch die Richtlinie 93/32 EWG (ABl.EG Nr. L 154 S. 1) geändert. Die Veröffentlichung wurde im Bundesanzeiger durch das Bundesministerium für Arbeit und Sozialordnung erlassen.
Für Stoffe, die im Bundesanzeiger bekanntgegeben sind, gilt die dort festgelegte Einstufung.

Abs. 3 Stoffe, die nicht in der Bekanntmachung nach 4a Abs. 1 aufgeführt sind, muß der Hersteller oder Einführer nach Anhang I Nr. 1 dieser Verordnung einstufen. Bei der Einstufung der Stoffe hat er alle gefährlichen Eigenschaften zu berücksichtigen.

§ 4b Einstufung von Zubereitungen
Zubereitungen, die einen Stoff mit mindestens einem Gefährlichkeitsmerkmal nach § 4 enthalten, sind nach Anhang II Nr. 1 in Verbindung mit Anhang I Nr. 1 einzustufen.

Abweichend von Absatz 1 sind Schädlingsbekämpfungsmittel nach Anhang II Nr. 2 einzustufen.

3. Abschnitt

§ 5 Grundpflichten
Wer als Hersteller oder Einführer gefährliche Stoffe oder Zubereitungen in den Verkehr bringt hat zuvor nach § 4a oder 4b einzustufen. Die Stoffe sind entsprechend der Einstufung zu verpacken und zu kennzeichnen.
Diese Verpflichtung gilt im Fall des erneuten in Verkehr bringens nach § 15 des Chemikaliengesetzes auch für den Vertreiber.
Absatz 2, ist der Informationsgehalt der Kennzeichnung einer Zubereitung oder die Information über eine Verunreinigung oder Beimengung auf dem Kennzeichnungsschild des Stoffes nicht ausreichend, um anderen Herstellern, die die Zubereitung oder den Stoff als Bestandteil einer oder mehrerer eigener Zubereitungen verwenden möchten, eine ordnungsgemäße Einstufung und Kennzeichnung zu ermöglichen,

hat der für das in Verkehr bringen der ursprünglichen Zubereitung verantwortliche den anderen Herstellern auf begründete Anfrage unverzüglich alle für die ordnungsgemäße Einstufung, Kennzeichnung der neuen Zubereitung erforderlichen Daten über die Einhaltung gefährlicher Stoffe zur Verfügung zu stellen …

§ 6 Kennzeichnung von Stoffen
Angegeben werden:
1. die chemische Bezeichnung des Stoffes (Anhang I Nr. 1)
2. die Gefahrensymbole und die dazugehörigen Gefahrensbezeichnungen (Anhang I Nr. 2)
3. die Hinweise auf die besonderen Gefahren = R-Sätze (Anhang 1 Nr. 3)
4. die Sicherheitsratschläge = S-Sätze (Anhang I Nr. 4)
5. der Name, die vollständige Anschrift und die Telefonnummer des Herstellers, Einführers oder Vertriebsunternehmers; …
6. die dem Stoff zugeordnete EWG-Nummer
7. bei Stoffen, die in der Bekanntmachung nach § 4a Abs. 1 aufgeführt sind der Hinweis „EWG-Kennzeichnung"
8. Die in der Bekanntmachung nach § 4a Abs. 1 aufgeführten Stoffe sind mit den dort festgelegten Angaben zu kennzeichnen …
9. Werden Metalle mit gefährlichen Eigenschaften in kompakter Form in den Verkehr gebracht und stellen diese keine Gesundheitsgefährdung für den Menschen durch Einatmen, Verschlucken oder Hautkontakt dar, ist eine Kennzeichnung nach Abs. 1 nicht erforderlich. Der für das in Verkehr bringen verantwortliche hat den Abnehmern alle Informationen, die in der Kennzeichnung hätten aufgeführt werden müssen in dem Sicherheitsdatenblatt nach § 14 zu übermitteln.

§ 7 Kennzeichnung von Zubereitungen
Als Zubereitungen müssen nach Maßgabe des Anhangs II angegeben werden:

1. der Handelsname oder die Bezeichnung der Zubereitung
2. die chemische Bezeichnung des gefährlichen Stoffes oder der gefährlichen Stoffe, die in der Zubereitung enthalten sind, nach Anhang I Nr. 1 in Verbindung mit Anhang II Nr. 1.
3. die Gefahrensymbole und die dazugehörigen Gefahrenbezeichnungen nach Anhang I Nr. 2
4. die Hinweise auf die besonderen Gefahren = R-Sätze nach Anhang I Nr. 3
5. die Sicherheitsratschläge = S-Sätze nach Anhang I Nr. 4
6. der Name, die Anschrift und die Telefonnummer des Herstellers, des Einführers oder des Vertriebsunternehmers; …
7. die Nennmenge (Nennmasse oder Nennvolumen) oder Füllmenge des Inhaltes bei den für jedermann erhältlich verpackten Zubereitungen

Im Hinblick auf die Auswahl der chemischen Bezeichnungen sensibilisierender Stoffe ist u. a. folgendes zu beachten:

1. Für Schädlingsbekämpfungsmittel nach Anhang II Nr. 2 hat die Auswahl der chemischen Bezeichnungen des Stoffs, Gefahrensymbole, der R-Sätze und S-Sätze … zu erfolgen
2. … auch wenn keine Gesundheitsgefährdungen bestehen, hat der für das in Verkehr bringen verantwortliche den Abnehmern alle Informationen, in dem Sicherheitsdatenblatt nach § 14 zu übermitteln. …

3. Kann der Hersteller oder Einführer von Zubereitungen nachweisen, daß seine Geschäfts- oder Betriebsgeheimnisse dadurch gefährdet werden, daß die chemische Identität eines gesundheitsschädlichen Stoffes auf dem Etikett angegeben wird, so ist er befugt, den Hinweis auf den Stoff mittels einer Bezeichnung für die wichtigsten funktionellen chemischen Gruppen oder mittels einer anderen Bezeichnung vorzunehmen.
Satz 1 gilt nicht für Zubereitungen mit Stoffen, die in einer oder mehrerer der R-Sätze ... zugeteilt sind.
Absatz 8, wird ein noch nicht vollständig geprüfter Stoff mit mehr als einem Prozent beigegeben, so ist zusätzlich der Satz „Achtung – diese Zubereitung enthält einen noch nicht vollständig geprüften Stoff" der Kennzeichnung beizugeben.

§ 8 Kennzeichnung von Erzeugnissen
Absatz 2, Erzeugnisse, die Formaldehyd freisetzen, sind nach Anhang III Nr. 9 zu kennzeichnen

§ 9 Ausführung der Kennzeichnung
1. Die Kennzeichnung gefährlicher Stoffe und Zubereitungen muß auf der Verpackung haltbar angebracht und in deutscher Sprache abgefaßt sein. Die Angaben müssen groß genug und deutlich lesbar sein.
Die Gefahrensymbole sind in schwarzem Aufdruck auf orangegelbem Untergrund anzubringen. Die Größe muß ...
Zusätzlich dürfen Angaben zur Hygiene und Sicherheit sowie in anderen Rechtsvorschriften zur Kennzeichnung vorgeschriebene Angaben enthalten sein.
2. Ist nach der Einstufung eines Stoffes oder einer Zubereitung die Zuordnung mehrerer Gefahrensymbole oder Gefahrenbezeichnungen erforderlich, reicht es aus das höherwertige Symbol für die Kennzeichnung zu nutzen soweit die Bekanntmachung nach § 4a nichts anderes vorsieht. Ist ein Stoff oder eine Zubereitung gleichzeitig als Gesundheitsschädlich und Reizend einzustufen ist er mit dem Symbol Xn zu kennzeichnen; hierzu sind die entsprechenden R-Sätze nach Anhang I Nr. 1.3 zu verwenden.
3. Die Kennzeichnung ist auf einer oder mehreren Flächen der Verpackung so anzubringen, daß die Angaben gelesen werden können, wenn die Verpackung in vorgesehener Weise abgestellt oder abgelegt wird ...
4. Ist ein gefährlicher Stoff oder eine gefährliche Zubereitung mehrfach verpackt, so muß jede Verpackung gekennzeichnet sein ...
5. Werden gefährliche Stoffe für Zubereitungen nach § 10 Abs. 2 unverpackt in den Verkehr gebracht, ist jeder Liefereinheit eine Mitteilung für den Verwender mitzugeben, die eine vollständige Kennzeichnung enthält.
6. Ist die Verpackung eines Versandstückes die einzige Verpackung, so können die Gefahrensymbole und die zugehörigen Gefahrenbezeichnungen durch die entsprechenden gleichwertigen verkehrsrechtlichen Gefahrensymbole ersetzt werden.
7. Druckgasflaschen für gefährliche Stoffe können abweichend vom Absatz 1 ...
8. Die Verpackung, die Kennzeichnung, das Sicherheitsdatenblatt oder die Mitteilung nach Absatz 5 dürfen keine die Gefahren verharmlosenden Angaben wie „Nicht giftig" ... usw. aufweisen.

§ 10 Verpackung
Absatz 1: Die Verpackung gefährlicher Stoffe und Zubereitungen muß so beschaffen sein, daß vom Inhalt nichts ungewollt nach außen gelangen kann. ...

Absatz 3: Gefährliche Stoffe und Zubereitungen dürfen nicht in Behälter verpackt oder bei der Abgabe umgefüllt werden, durch deren Form oder Bezeichnung der Inhalt mit Lebensmittel verwechselt werden kann!

§ 11 Ausnahmen von der Kennzeichnungspflicht
Bei Verpackungen unter 125 ml entfällt bei brandfördernden, leicht entzündlichen oder reizenden Stoffen und Zubereitungen der Hinweis auf Gefahren und Sicherheitsratschläge.

§ 12 Zusätzliche Anforderungen an die Kennzeichnung und Verpackung von bestimmten Stoffen und Zubereitungen
Absatz 3: Krebserzeugende und erbgutverändernde Stoffe der Kategorien 1 oder 2, sowie krebserzeugende und erbgutverändernde Zubereitungen die Stoffe der Kategorien 1 oder 2 enthalten, sind unbeschadet an der Kennzeichnung nach den §§ 6 und 7, zusätzlich mit dem Zusatz „Gefahrstoffverordnung – Sonderbestimmungen des 6. Abschnitts" zu kennzeichnen.

Absatz 4: Aerosolpackungen und die Verpackungen der einzelnen Aerosolpackungen sind mit folgendem Hinweis zu kennzeichnen: „Behälter steht unter Druck. Vor Sonnenstrahlen und Temperaturen über 50 °C schützen. Nach dem Gebrauch nicht gewaltsam öffnen oder verbrennen."

Absatz 5: Enthalten Aerosolpackungen hochentzündliche, leichtentzündliche oder entzündliche Stoffe oder Zubereitungen, sind die Aerosolpackungen oder die Verpackungen der einzelnen Aerosolpackungen zusätzlich mit

1. den Hinweisen „Nicht gegen Flamme oder glühenden Gegenstand sprühen. Von Zündquellen fernhalten – nicht rauchen. Darf nicht in die Hände von Kindern gelangen" und
2. den Gefahrensymbol oder den Gefahrenbezeichnungen nach Anhang I Nr. 2 sowie abweichend von § 11 Absatz 1 Satz 1 mit den Gefahrenhinweisen (R-Sätze) nach Anhang I Nr. 3 entsprechend der Einstufung der Stoffe oder der Zubereitung in der Aerosolpackung einschließlich des Treibmittels nach Anhang I Nr. 1 zu versehen. Satz 1 gilt nicht ...

Absatz 6: Gefährliche Zubereitungen nach Anhang II Nr. 1 und gefährliche Stoffe, die durch Verspritzen oder Versprühen aufgetragen werden, sind zusätzlich mit dem Sicherheitsratschlag S 23 und mit einem der Sicherheitsratschläge S 38 oder S 51 nach den Maßgaben des Anhang I Nr. 1 zu kennzeichnen.

Absatz 7: Enthält eine gefährliche Zubereitung nach Anhang II Nr. 1 mindestens einen Stoff dem der R-Satz R 33 zugeordnet wurde, so ist bei der Kennzeichnung der Zubereitung der R-Satz R 33 anzugeben wenn der Stoff in der Zubereitung > oder = 1 von Hundert enthalten ist. ...

Absatz 8: Enthält eine Zubereitung nach Anhang III Nr. 1 mindestens einen Stoff, dem der R-Satz R 64 zugeordnet wurde, so ist bei der Kennzeichnung der Zubereitung der R-Satz R 64 anzugeben. ...

§ 13 Zusätzliche Anforderungen an die Kennzeichnung und Verpackung von Stoffen und Zubereitungen, die für jedermann erhältlich sind
Absatz 1: Die in den Absätzen 2 bis 10 genannten zusätzlichen Anforderungen sind zu erfüllen.

Absatz 3: Weder Form noch grafische Dekoration dürfen die Neugierde von Kindern wecken oder beim Verbraucher zur Verwechslung führen

noch Aufmachungen oder Bezeichnungen aufweisen, die für Lebens-, Futter-, Arzneimittel oder Kosmetika verwendet werden.

Absatz 4: Behälter die einen mit T+, T oder C gekennzeichneten oder eine mit T+, T oder C genannten Zubereitung nach Anhang II Nr. 1 enthalten, müssen ungeachtet ihres Fassungsvermögens mit kindergesicherten Verschlüssen und einem ertastbaren Warnzeichen versehen sein.

Absatz 5: Behälter folgender Zubereitungen müssen mit kindergesicherten Verschlüssen gekennzeichnet sein ...

Absatz 7: Behälter bis zu 3 Liter Fassungsvermögen, die als sehr giftig, giftig oder ätzend gekennzeichnete Schädlingsbekämpfungsmittel nach Anhang II Nr. 2 enthalten, müssen mit kindergesicherten Verschlüssen versehen sein.

Absatz 8: Behälter die einen mit Xn, F+ oder F gekennzeichneten oder eine mit Xn, F+ oder F gekennzeichnete Zubereitung nach Anhang II Nr. 1 enthalten, müssen ungeachtet ihres Fasssungsvermögens mit einem ertastbaren Warnzeichen versehen sein.

§ 14 Sicherheitsdatenblatt

Wer als Hersteller, Einführer oder erneuter in Verkehrbringer gefährliche Stoffe oder Zubereitungen in den Verkehr bringt, hat den Abnehmern spätestens bei der ersten Lieferung des Stoffes oder der Zubereitung ein Sicherheitsdatenblatt nach Anhang I Nr. 5 zu übermitteln. ...

Das gilt nicht:

1. für die private Abnahme
2. für Schädlingsbekämpfungsmittel nach Anhang II Nr. 2

Das Sicherheitsdatenblatt ist:

1. in deutscher Sprache abzufassen
2. kostenlos dem Arbeitnehmer zu übermitteln
3. mit Datum zu versehen

Absatz 2: Wird das Sicherheitsdatenblatt aufgrund wichtiger Neuinformationen in Zusammemhang mit der Sicherheit, dem Gesundheitsschutz oder der Umwelt überarbeitet, ist es allen Arbeitnehmern, die den Stoff oder die Zubereitung in den vergangenen 12 Monaten erhalten haben zu übermitteln. Die überarbeitete Fassung des Sicherheitsdatenblattes ist mit den Angaben „Überarbeitet ... (Datum)" zu versehen.

Absatz 4: Das Sicherheitsdatenblatt muß nicht geliefert werden, wenn gefährliche Stoffe und Zubereitungen, die für Jedermann erhältlich sind, mit ausreichender Information versehen sind, die es dem Benutzer ermöglichen, die erforderlichen Maßnahmen für den Gesundheitsschutz und die Sicherheit zu ergreifen. Verlangt ein Abnehmer, der den Stoff oder die Zubereitung berufsmäßig verwendet, ein Sicherheitsdatenblatt, so muß ihm der in Verkehrbringer das Sicherheitsdatenblatt liefern.

Absatz 5: Für die Angaben ist der „In Verkehrbringer" des Stoffes im Geltungsbereich dieser Verordnung Ansässige verantwortlich.

Absatz 6: Sicherheitsdatenblätter für gefährliche Stoffe und Zubereitungen, die ausschließlich zum Verbringen außerhalb des Geltungsbereiches der Verordnung bestimmt sind ...

Absatz 7: Die zuständige Behörde kann verlangen, daß ihr bestimmte Datenblätter vorgelegt werden.

4. Abschnitt

§ 15 Herstellungs- und Verwendungsverbote
Nach Maßgabe des Anhangs IV bestehen Herstellungs- und Verwendungsverbote für: z. B. Asbest/DDT und 18 weitere Stoffe

§ 15a Allgemeine Beschäftigungsverbote und -beschränkungen
Absatz 1: Arbeitnehmer dürfen den nachfolgend genannten besonders gefährlichen krebserzeugenden Gefahrstoffen nicht ausgesetzt werden auch z. B. bei Abbruchs-, Sanierungs- oder Instandhaltungsarbeiten. Es handelt sich um 25 Stoffe unter welchen sich auch Asbest befindet.

§ 15b Besondere Beschränkungen für besondere Personengruppen
Dieser § betrifft insbesondere Jugendliche und werdende Mütter.

§ 15c Verwendungsverbote für Heimarbeit
Sehr giftige, giftige, explosionsgefährliche, hochentzündliche, krebserzeugende, fruchtschädigende, erbgutverändernde oder sonstigerweise den Menschen chronisch schädigende Gefahrstoffe oder Gefahrstoffe, die ihrer Art nach erfahrungsgemäß Krankheitserreger übertragen können, dürfen nicht zur Verwendung in Heimarbeit überlassen werden. ...

§ 15d Begasungen
Absatz 1: Begasungen mit sehr giftigen und giftigen Stoffen und Zubereitungen (Begasungsmitteln) dürfen nur mit folgenden Stoffen und Zubereitungen durchgeführt werden:
1. Brommethan (Methylbromid)
2. Cyanwasserstoff (Blausäure) sowie Stoffen und Zubereitungen, die zum Entweichen oder Verdampfen von Cyanwasserstoff oder leicht flüchtiger Cyanwasserstoffverbindungen dienen
3. Ethylenoxid
4. Phosphorwasserstoff und phosphorwasserstoffentwickelnden Stoffen und Zubereitungen
5. Formaldehyd, sowie Stoffen und Zubereitungen, die zum Entwickeln oder Verdampfen von Formaldehyd dienen

Die Verwendung der in Satz 1 Nr. 1 bis 5 genannten Stoffe und Zubereitungen als Begasungsmittel darf nur unter den Voraussetzungen der Absätze 2 bis 4 erfolgen.

Für portionsweise verpackte Zubereitungen, die nicht mehr als 15 Gramm Phosphorwasserstoff entwickeln und zur Schädlingsbekämpfung im Freien verwendet werden, bedarf es lediglich eines Befähigungsscheins nach Anhang V Nr. 5 Satz 2, auch wenn die zuständige Behörde andere Begasungsmittel nach § 43 Abs. 1 zugelassen hat. Die Verwendung von Brommethan darf nur erfolgen zum Holzschutz in Bauwerken sowie für Erzeugnisse zum Export in Staaten, die eine Begasung mit Brommethan zwingend vorschreiben.

Absatz 2: Wer Begasungen mit den in Absatz 1 aufgeführten Begasungsmitteln durchführen will, bedarf der Erlaubnis der zuständigen Behörde entsprechend der Maßgabe des Anhangs V Nr. 5.2.
Bei allen Begasungen nach Satz 1 sind die allgemeinen und besonderen Vorschriften dieser Verordnung zu beachten.

Absatz 3: Als Begasungsmittel nach Absatz 1 Satz 1 Nr. 1, 2 und 4 dürfen nur solche Stoffe und ihre Zubereitungen verwendet werden, die von der biologischen Bundesanstalt für Land- und Forstwirtschaft zugelassen sind. In anderen Fällen kann die zuständige Behörde eine Prüfung durch das Bundesinstitut für gesundheitlichen Verbraucherschutz und Veterinärmedizin oder die Bundesanstalt für Materialforschung und -prüfung verlangen.

4. Während der Beförderung dürfen Schiffe nur mit Phosphorwasserstoff und Transportbehälter nur mit Phosphorwasserstoff und Brommethan begast werden.

Ethylenoxid darf nur in vollautomatischen Begasungsanlagen verwendet werden.

§ 15e Schädlingsbekämpfung
Wer gewerbsmäßig, im Rahmen sonstiges wirtschaftlicher Unternehmungen oder unter Beschäftigung von Arbeitnehmern Schädlingsbekämpfungen durchführt, hat die allgemeinen und besonderen Vorschriften der Verordnung insbesondere Anhang V Nr. 6 zu beachten.

§ 16 Ermittlungspflichten
Der Arbeitgeber, der mit einem Stoff, einer Zubereitung oder einem Erzeugnis umgeht, hat festzustellen, ob es sich im Hinblick auf den vorgesehenen Umgang um einen Gefahrstoff handelt. ...

Absatz 2: Er muß prüfen, ob Stoffe, Zubereitungen oder Erzeugnisse mit einem geringeren gesundheitlichen Risiko als die von ihm in Aussicht genommenen erhältlich sind.

Ist ihm die Verwendung dieser Stoffe, ... zumutbar und ist die Substition zum Schutz von Leben und Gesundheit der Arbeitnehmer vor Gefährdung durch das Auftreten von Gefahrstoffen am Arbeitsplatz nicht durch andere Maßnahmen gewährleistet, ist vom Arbeitgeber zu prüfen, ob durch Änderung des Herstellungs- oder Verwendungsverfahrens oder Einsatz einer emulsionsärmeren Verwendungsform von Gefahrstoffen deren Auftreten am Arbeitsplatz verhindert oder vermindert werden kann. ...

Absatz 3a: Der Arbeitgeber ist verpflichtet, ein Verzeichnis aller nach den Absätzen 1 und 3 ermittelten Gefahrstoffen zu führen. ...

5. Abschnitt

§ 17 Allgemeine Schutzpflicht
Der Arbeitgeber ... hat zum Schutz des menschlichen Lebens, der Gesundheit und Umwelt die erforderlichen Maßnahmen nach den allgemeinen und besonderen Vorschriften des 6. Abschnittes einschließlich der dazugehörigen Anhänge und den für ihn geltenden Arbeitsschutz- und Unfallverhütungsvorschriften zu treffen ...

Absatz 2: Maßnahmen zur Abwehr unmittelbarer Gefahren sind unverzüglich zu treffen.

§ 18 Überwachungspflicht

Ist das Auftreten eines oder verschiedener gefährlicher Stoffe in der Luft am Arbeitsplatz nicht sicher auszuschließen, so ist zu ermitteln, ob die maximale Arbeitsplatzkonzentration, die technischen Richtkonzentrationen oder die biologische Arbeitsplatztoleranzwerte unterschritten oder die Auslöseschwelle überschritten sind.

Die Gesamtwirkung verschiedener gefährlicher Stoffe in der Luft am Arbeitsplatz ist zu beurteilen.

Absatz 2: Wer Messungen durchführt, muß über die notwendige Sachkunde und Einrichtungen verfügen.

Absatz 3: Die Ergebnisse der Ermittlungen und Messungen sind aufzuzeichnen und mindestens 30 Jahre aufzubewahren. Sie sind der zuständigen Behörde auf Verlangen mitzuteilen ...

§ 19 Rangfolge der Schutzmaßnahmen

Das Arbeitsverfahren ist so zu gestalten, daß gefährliche Gase, Dämpfe und Schwebstoffe nicht frei werden, soweit dies nach dem Stand der Technik möglich ist.

§ 20 Betriebsanweisung

Der Arbeitgeber hat eine arbeitsbereichs- und stoffbezogene Betriebsanweisung zu erstellen. In ihr ist auf die mit dem Umgang mit Gefahrstoffen verbundenen Gefahren für Mensch und Umwelt hinzuweisen. Die erforderlichen Schutzmaßnahmen und Verhaltensregeln sind festzulegen. Auf die sachgerechte Entsorgung gefährlicher Abfälle ist hinzuweisen.

Die Betriebsanweisung ist in verständlicher Form und in der Sprache der Beschäftigten abzufassen und an geeigneter Stelle in der Arbeitsstätte bekanntzumachen. Sie enthält auch Anweisungen über das Verhalten in Gefahrenfall oder über die Erste Hilfe.

Absatz 2: Arbeitnehmer, die beim Umgang mit Gefahrstoffen beschäftigt werden, müssen anhand der Betriebsanweisung über die auftretenden Gefahren sowie über die Schutzmaßnahmen unterwiesen werden. Gebärfähige Arbeitnehmerinnen sind zustätzlich über die für werdende Mütter möglichen Gefahren und Beschäftigungsbeschränkungen zu unterrichten. Die Unterweisungen müssen vor der Beschäftigung und danach mindestens einmal jährlich mündlich, arbeitsplatzbezogen erfolgen. Inhalt und Zeitpunkt der Unterweisung sind schriftlich festzuhalten und von den Unterwiesenen durch Unterschrift zu bestätigen. Der Nachweis der Unterweisung ist 2 Jahre aufzubewahren.

§ 21 Unterrichtung und Anhörung der Arbeitnehmer in besonderen Fällen

Der Arbeitgeber hat die betroffenen Arbeitnehmer ggf. durch den Betriebs- oder Personalrat über Ermittlung und Beurteilung nach § 16 sowie Messungen nach § 18 oder bei Zurverfügungstellung der persönlichen Schutzausrüstung nach § 19 Absatz 5 zu informieren und zu hören ...

§ 22 Hygienemaßnahmen

Für den Verbrauch durch Arbeitnehmer im Betrieb bestimmte Nahrungs- und Genußmittel dürfen nur so aufbewahrt werden, daß sie mit Gefahrstoffen nicht in Berührung kommen ...

§ 23 Verpackung und Kennzeichnung beim Umgang

Gefährliche Stoffe, Zubereitungen und Erzeugnisse, die nach dem 3. Abschnitt verpackungs- und kennzeichnungspflichtig sind, sind auch bei der Verwendung entsprechend dem 3. Abschnitt zu kennzeichnen und zu verpacken.

Absatz 5: Die Kennzeichnung muß wegen ihrer Warnfunktion jederzeit gut lesbar sein ...

§ 24 Aufbewahrung, Lagerung

Gefahrstoffe sind so aufzubewahren oder zu lagern, daß sie die menschliche Gesundheit und Umwelt nicht gefährden ...

Absatz 2: Gefahrstoffe dürfen nicht in solchen Behältern, durch deren Form oder Bezeichnung der Inhalt mit Lebensmitteln verwechselt werden kann, aufbewahrt oder gelagert werden. Sie dürfen nur übersichtlich geordnet und nicht in unmittelbarer Nähe von Arzneimitteln, Lebensmitteln oder Futtermitteln einschließlich der Zusatzstoffe aufbewahrt oder gelagert werden. Mit T+ oder T gekennzeichnete Stoffe und Zubereitungen sind unter Verschluß oder so aufzubewahren und zu lagern, daß nur fachkundige Personen Zugang haben.

§ 25 Besondere Vorschriften für den Umgang mit bestimmten Gefahrstoffen

Wer als Arbeitgeber die in Anhang V bezeichneten Gefahrstoffe herstellt ... hat die Vorschriften des 4. und 5. Abschnittes, die in Anhang V festgelegt sind, zu beachten.

§ 26 Sicherheitstechnik, Maßnahmen bei Betriebsstörungen und Unfällen

Werden Herstellung- oder Verwendungsverfahren eingesetzt, bei denen mit Gefahrstoffen in technischen Anlagen oder unter Verwendung von technischen Arbeitsmitteln umgegangen wird, hat der Arbeitgeber die zum Schutz der Arbeitnehmer erforderlichen Maßnahmen und Vorkehrungen nach dem Stand der Technik zu treffen.

Absatz 2: ... Betriebsstörungen, welche Arbeitnehmer gefährden sind zu verhindern ...

Absatz 3: ... Unterrichtungspflicht durch den Arbeitgeber, wenn von Normalbetrieb abgewichen, mit außergewöhnlich erhöhten Konzentrationen von Gefahrstoffen zu rechnen ist.

Absatz 4: Solange Arbeitnehmer durch erhöhte Konzentrationen gefährdet sind, dürfen nur die nötigsten Arbeiten unter entsprechenden Schutzmaßnahmen durchgeführt werden.

Absatz 5: Die Arbeitnehmer sind verpflichtet, die nach Absatz 4 zur Verfügung gestellten persönlichen Schutzausrüstungen zu nutzen.

§ 28 Vorsorgeuntersuchungen

Absatz 1: Vorsorgeuntersuchungen sind

1. arbeitsmedizinische Erstuntersuchungen vor Aufnahme der Beschäftigung und
2. arbeitsmedizinische Nachuntersuchungen während der Beschäftigung durch einen ermächtigten Arzt nach § 30 (Arbeitsmediziner)

Absatz 2: Wird am Arbeitsplatz die Auslöseschwelle für die im Anhang VI aufgeführten gefährlichen Stoffe oder Zubereitungen überschritten, dürfen Arbeitnehmer nur beschäftigt werden, wenn sie innerhalb der in Anhang VI genannten Fristen Vorsorgeuntersuchungen unterzogen worden sind. Der Arbeitgeber trägt die Kosten.

Absatz 3: Das Benutzen von Atemschutzgeräten befreit nicht von der Verpflichtung nach Absatz 2 Satz 1, Absatz 4 der Arbeitgeber hat dem Arzt auf Verlangen die zur Durchführung von Vorsorgeuntersuchungen erforderlichen Auskünfte über die Arbeitsplatzverhältnisse zu erteilen und eine Besichtigung des Arbeitsplatzes zu ermöglichen.

§ 29 Zeitpunkt der Vorsorgeuntersuchung

Absatz 1: Die Erstuntersuchung muß vor Beginn der Beschäftigung vorgenommen werden. Sie darf nicht länger als 12 Wochen zurückliegen.

Absatz 2: Die Frist für die Nachuntersuchung beginnt mit dem Zeitpunkt der letzten Vorsorgeuntersuchung. Nachuntersuchungen müssen innerhalb von 6 Wochen vor Ablauf der Nachuntersuchungsfrist vorgenommen werden. Eine vorzeitige Nachuntersuchung kann erforderlich werden wenn

1. eine Bescheinigung über eine Vorsorgeuntersuchung nach § 31 Absatz 2 befristet oder unter einer entsprechenden Bedingung erteilt worden ist oder
2. eine Erkrankung oder persönliche Beeinträchtigung eine vorzeitige Nachuntersuchung angezeigt erscheinen läßt oder
3. Arbeitnehmer die einen ursächlichen Zusammenhang zwischen ihrer Erkrankung und ihrer Tätigkeit am Arbeitsplatz vermuten eine Untersuchung wünschen.

Absatz 3: Fallen mehrere Nachuntersuchungen innerhalb von 6 Monaten an, können diese an einem Termin vorgenommen werden. Letzteres gilt, wenn die Nachuntersuchung für länger als ein Jahr besteht.

§ 31 Ärztliche Bescheinigungen

Absatz 1: Der Arzt hat den Untersuchungsbefund schriftlich festzuhalten und den Untersuchten über den Untersuchungsbefund zu unterrichten.

Absatz 3: Im Falle gesundheitlicher Bedenken hat der Arzt

1. dem Arbeitgeber schriftlich eine Überprüfung des Arbeitsplatzes zu empfehlen wenn der untersuchte Arbeitnehmer in Folge der Arbeitsverhältnisse gefährdet scheint und
2. den untersuchten Arbeitnehmer in schriftlicher Form medizinisch zu beraten.

Absatz 4: Hat der Arzt dem Arbeitgeber eine Bescheinigung mit der Empfehlung nach Absatz 3 ausgestellt, hat der Arbeitgeber dies dem Betriebs- oder Personalrat mitzuteilen.
Im Falle eines Beschäftigungsverbotes hat er dies auch der zuständigen Behörde mitzuteilen

§ 33 Maßnahmen nach der Vorsorgeuntersuchung

Der Arbeitgeber darf den Arbeitnehmer an einem entsprechenden Arbeitsplatz nur dann beschäftigen oder weiterbeschäftigen, wenn die Wirksamkeit der Maßnahme nach § 19 überprüft worden sind und für den Untersuchten gesundheitliche Bedenken nicht mehr bestehen. Gleiches gilt für andere dort einzusetzende Arbeitnehmer

§ 35 Begriffsbestimmungen

Krebserzeugende und erbgutverändernde Gefahrstoffe im Sinne des 6. Abschnittes sind ...

6. Abschnitt

§ 36 Zusätzliche Ermittlungspflichten und Vorsorgeschutzmaßnahmen im Umgang mit Gefahrstoffen

Der Arbeitgeber hat vor dem Umgang mit krebserzeugenden Gefahrstoffen zur umfassenden Bewertung aller Gefahren für jede Tätigkeit, bei der eine Exposition gegenüber krebserzeugenden Gefahrstoffen auftreten kann, Art, Ausmaß und Dauer der Exposition der Arbeitnehmer zu ermitteln. Diese Bewertung muß in regelmäßigen Abständen und bei jeder Ändearung der Bedingungen die sich auf die Exposition der Arbeitnehmer gegenüber krebserzeugenden Gefahrstoffen auswirken könnte erneut vorgenommen werden. ...

§ 37 Anzeige

Der zuständigen Behörde sind unverzüglich, spätestens 14 Tage vor Beginn der Herstellung oder Verwendung anzuzeigen:

1. Herstellungsverfahren
2. Verwendung eines krebserzeugenden Gefahrstoffes ... Die Anzeige muß insbesondere folgende Angaben enthalten ...

§ 40 Erbgutverändernde Gefahrstoffe

Für den Umgang mit erbgutverändernden Gefahrstoffen gelten die Vorschriften nach §§ 36–38 entsprechend.

Ist damit zu rechnen, daß ein Arbeitnehmer an seiner Gesundheit geschädigt werden kann wenn er mit Gefahrstoffen umgeht, kann die zuständige Behörde anordnen ...

7. Abschnitt

§ 42 Ausnahmen von den Vorschriften des 3. Abschnittes

§ 43 Ausnahmen von den Vorschriften des 4. Abschnittes

§ 44 Ausnahmen von den Vorschriften des 5. und 6. Abschnittes

8. Abschnitt

§ 45 Jugendarbeitsschutz

Ordnungswidrig im Sinne ...

§ 46 Mutterschutz

Ordnungswidrig im Sinne ...

§ 47 Heimarbeitsgesetz

Ordnungswidrig im Sinne ...

§ 48 Chemikaliengesetz

Kennzeichnung und Verpackung ordnungswidrig im Sinne ...

§ 49 Chemikaliengesetz –Anzeige

Ordnungswidrig im Sinne ...

§ 50 Chemikaliengesetz –Umgang

Ordnungswidrig im Sinne ...

§ 51 Chemikaliengesetz – Herstellungs- und Verwendungsverbote

Nach § 27 Absatz 1 Nr. 1 Absatz 2–4 des Chemikaliengesetzes wird bestraft ...

9. Abschnitt

§ 52 Ausschuß für Gefahrstoffe

Zur Beratung in Fragen des Arbeitsschutzes einschließlich der Einstufung und Kennzeichnung wird beim Bundesministerium für Arbeit und Sozialordnung der Ausschuß für Gefahrstoffe gebildet. Er setzt sich aus folgenden sachverständigen Mitgliedern zusammen ...

§ 53 ISO-DIN-Normen

... sind Beuth-Verlag GmbH, Berlin erschienen und beim deutschen Patentamt in München archivmäßig abgelegt.

ANHANG

Maßeinheiten

Allgemeines

Die Grundeinheiten allen Messens sind:
Länge
Masse
Zeit.

Zur Festlegung dieser drei Grundeinheiten dienen:
das cm-g-s-System   CGS-System
und m-kg-s-System   MKS-System

MKS- und CGS-System

Grundgrößenarten	Grundeinheiten			
	MKS-System		CGS-System	
Länge	1 m	(Meter)	1 cm	(Zentimeter)
Masse	1 kg	(Kilogramm)	1 g	(Gramm)
Zeit	1 s	(Sekunde)	1 s	(Sekunde)

Um größere und kleinere Werte anzugeben, werden vor die Maßeinheiten entsprechende Bezeichnungen gesetzt:

Kilo	k	10^3	milli	m	10^{-3}
Mega	M	10^6	mikro	μ	10^{-6}
Giga	G	10^9	nano	n	10^{-9}
Tera	T	10^{12}	piko	p	10^{12}

Es bedeuten demnach:
$1 \text{ mm} = 10^{-3} \text{ m} = 0{,}001 \text{ m}$
$1 \text{ km} = 10^3 \text{ m} = 1000 \text{ m}$

Länge

$1 \text{ Dezimeter} = \text{dm} = \dfrac{1}{10} \text{ m} = 10^{-1} \text{ m}$

$1 \text{ Zentimeter} = \text{cm} = \dfrac{1}{100} \text{ m} = 10^{-2} \text{ m}$

$1 \text{ Millimeter} = \text{mm} = \dfrac{1}{1000} \text{ m} = 10^{-3} \text{ m} = \dfrac{1}{10} \text{ cm} = 10^{-1} \text{ cm}$

$$1 \text{ Mikrometer} = \mu m = \frac{1}{\text{Millionstel}} \text{ m} = 10^{-6} \text{ m} = \frac{1}{10\,000} \text{ cm} = 10^{-4} \text{ cm}$$

$$1 \text{ Nanometer} = nm = \frac{1}{\text{Milliardstel}} \text{ m} = 10^{-9} \text{ m} = \frac{1}{10 \text{ Millionstel}} \text{ cm} = 10^{-7} \text{ cm}$$

$$1 \text{ Ångström} = \mathring{A} = \frac{1}{10 \text{ Milliardstel}} \text{ m} = 10^{-10} \text{ m} = \frac{1}{100 \text{ Millionstel}} \text{ cm} = 10^{-8} \text{ cm}$$

Dekameter = dam =   10 m =   1 000 cm
Hektometer = hm =   100 m =   10 000 cm
Kilometer = km   = 1000 m = 100 000 cm

Fläche

Die Größe eines Vierecks erhält man, indem
   Länge × Breite multipliziert wird.
Die Fläche eines Kreises erhält man, indem
   der Radius im Quadrat mit 3,14 multipliziert wird ($r^2\pi$).

Volumen

Kohärente Einheiten:

Das Volumen eines Würfels erhält man, indem
   Länge × Breite × Höhe multipliziert wird.
Das Volumen einer Kugel erhält man, indem
   der Durchmesser im Kubik mit 3,14 multipliziert und das Ergebnis
durch 6 dividiert wird $\left(\dfrac{d^3\pi}{6} \right)$

Volumeneinheiten:

Kubikmeter   = m³

Kubikdezimeter = dm³ = $\dfrac{1}{1000}$ m³ = 1 Liter = 1000 ml

Kubikzentimeter = cm³ = $\dfrac{1}{\text{Millionstel}}$ m³ = 1 Milliliter (ml) = $\dfrac{1}{1000}$ Liter

Kuibikmillimeter = mm³ = $\dfrac{1}{\text{Milliardstel}}$ m³ = 1 Mikroliter (μl) = $\dfrac{1}{\text{Millionstel}}$ Liter

Hektoliter   = 100 Liter $\dfrac{1}{10}$ m³

Masse

Kilogramm = kg = 1000 g

Gramm = g = $\dfrac{1}{1000}$ kg

Milligramm = mg = $\dfrac{1}{1000}$ g = $\dfrac{1}{\text{Millionstel}}$ kg = 10^{-3} kg

Mikrogramm = µg = $\dfrac{1}{1000}$ mg = $\dfrac{1}{\text{Millionstel}}$ g = 10^{-9} kg

Nanogramm = ng = $\dfrac{1}{1000}$ µg = $\dfrac{1}{\text{Millionstel}}$ mg = 10^{-12} kg

Pikogramm = pg = $\dfrac{1}{1000}$ ng = $\dfrac{1}{\text{Millionstel}}$ µg = 10^{-15} kg

Femtogramm= fg = $\dfrac{1}{1000}$ pg = $\dfrac{1}{\text{Millionstel}}$ ng = 10^{-18} kg

1 Pfund = 500 g
1 Zentner = 50 kg
1 Tonne = 1000 kg

Temperatur

Fundamentalpunkte der thermodynamischen Temperaturskalen:

Grad Kelvin (K) = absoluter Nullpunkt = 0
Tripelpunkt des Wassers = 273,16

Grad Celsius (C) = absoluter Nullpunkt = –273,15
Tripelpunkt des Wassers = 0,01

Degree Rankine (R) = absoluter Nullpunkt = 0
Tripelpunkt des Wassers = 491,68

Degree Fahrenheit (F) = absoluter Nullpunkt = –459,67
Tripelpunkt des Wassers = 32,018

Druck

Druck = $\dfrac{\text{Kraft}}{\text{Fläche}}$

Nach den AusführungsVo zum Gesetz über Einheiten im Meßwesen vom 26.6.70 (BGBl. I S.1981) ist die abgeleitete SI-Einheit des Druckes oder der mechanischen Spannung das Pascal (Einheitszeichen: Pa).

1 Pascal ist gleich dem auf eine Fläche gleichmäßig wirkenden Druck, bei dem senkrecht auf die Fläche 1 m² die Kraft 1 N (Newton) ausgeübt wird:

$1 \text{ Pa} = 1 \text{ N/m}^2 = \text{kgm}^{-1}\text{s}^{-2}$

Besonderer Name für den zehnten Teil des Megapascal (Einheitszeichen: MPa) ist das Bar (Einheitszeichen: bar).

1 Bar ist gleich 100 000 Pascal.
10 Bar = 1 MPa = 1 N/mm^2.

1 Bar (bar) ist das 10^{6}fache von 1 dyn/cm^2
1 Millibar (mbar) ist das 10^{3}fache von 1 dyn/cm^2
1 Mikrobar (μbar) entspricht 1 dyn/cm^2

1 at (techn. Atmosphäre) = 1 Kilopond/cm^2 = 0,98 bar
1 at = 0,967841105 atm (gemessen am Ort der Normalbeschleunigung)
1 atm (physik. Atmosphäre) = 760 Torr = 1,01 bar

1 mm Quecksilbersäule übt auf eine Fläche einen Druck von ca. 1 Torr aus
1 Torr = 1,33 mbar.

Raumdesinfektion mit Formaldehyd gemäß § 15d Anhang V Nr. 5 TRGS 522

Seit fast 100 Jahren gilt die Raumdesinfektion durch Verdampfen bzw. Vernebeln von verdünntem Formaldehyd in Verbindung mit der Naßwisch- und Scheuerdesinfektion als die beste bzw. wirkungsvollste Methode der Schlußdesinfektion.

In den letzten Jahren wurde die Raumdesinfektion durch die neu erschienene TRGS 522 und § 15d Anhang V Nr. 5 GefStoffV streng geregelt.

Der Begriff *Raumdesinfektion* ist von dem Begriff *Schlußdesinfektion* zu trennen.

Schlußdesinfektion: Hier handelt es sich um die Desinfektion eines Bereiches, der zur Pflege oder Behandlung eines Infektionskranken diente. Durch diese Maßnahmen soll erreicht werden, daß für diesen Bereich eine Infektionsgefährdung für andere Personen oder Patienten ausgeschlossen werden kann.

Die Schlußdesinfektion muß nicht in jedem Fall auch eine Raumdesinfektion durch Verdampfen und Vernebeln von Desinfektionsmitteln mit einschließen.

Raumfesinfektion: Hier wird die eine umfassende und gleichzeitige Desinfektion aller in einem umschlossenen Raum befindlichen Oberflächen durch Verdampfen oder Vernebeln eines Desinfektionsmittels verstanden. **Als wirksam ist bisher nur Formaldehyd anerkannt.**

Je nach Art der Desinfektion können die *Produkte* aus den jeweils aktuellen Listen des Bundesgesundheitsamtes (BGA-Liste), der Deutschen Gesellschaft für Hygiene und Mikrobiologie (DGHM-Liste) oder der Deutschen Veterinärmedizinischen Gesellschaft (DVG-Liste) (Lebensmittelbereich und Tierhaltung) entnommen werden.

Wer eine Raumdesinfektion mit Formaldehyd durchführen will, muß die verschiedenen Rechtsvorschriften beachten, wie z. B. das Bundesseuchengesetz, das Lebensmittelgesetz, das Tierseuchengesetz, das Chemikaliengesetz, die Gefahrstoffverordnung, die Technischen Regeln für Gefahrstoffe, die Unfallverhütungsvorschriften und viele mehr.

Vorbereitung einer Raumdesinfektion

Zur Durchführung einer Raumdesinfektion müssen einige wichtige Vorbereitungen getroffen und verschiedene Formalitäten erledigt werden. Die nachfolgenden Punkte sind aus der praktischen Erfahrung und unter Berücksichtigung der zur Zeit aktuellen TRGS 522 entstanden.

Die aufgeführten Punkte sollen in erster Linie als Gedächtnisstütze dienen und entbinden den Durchführenden nicht von seiner Verantwortung.

1. Die Raumdesinfektion hat nach den Regeln der TRGS 522 zu erfolgen.
2. Für die Raumdesinfektion muß ein Befähigungsscheininhaber vor Ort dem zuständigen Amt gemeldet sein.
3. Wurde ein verantwortlicher Begasungsleiter/Desinfektionsleiter bestellt?
3.1 Sind unterwiesene und gesundheitlich geeignete Hilfskräfte vorhanden (mindestens eine Hilfskraft)?
3.2 Wurden bei Hilfskräften und Begasungsleiter die Tauglichkeitsuntersuchungen in den festgelegten Fristen durchgeführt?
3.3 Ist für das beteiligte Begasungspersonal eine vorschriftsmäßige Schutzausrüstung vorhanden?
3.4 Ist an der Begasungsstelle gemäß den Anforderungen genügend Material zur Ersten Hilfe vorhanden?
4. Wurde die Raumdesinfektion angeordnet (Grund der Begasung und Auftrag schriftlich bestätigen lassen)?
5. Wurde die Begasung dem zuständigen Amt mitgeteilt? Soweit es sich nicht um Begasungen im medizinischen Bereich handelt, Meldezeit beachten!
6. Liegt für die Begasung eine Erlaubnis vor?
7. Liegt an der Begasungsstelle eine Mappe mit verschiedenen Unterlagen (z.B. letzte Unterweisung des Hilfspersonals, Notrufnummer, Sicherheitsdatenblätter und Betriebsanweisungen, Meßprotokolle über Raumluftmessungen, Warnschilder, Betriebsanweisung der Geräte, Nummer der Giftzentrale)?
8. Ist die Bewachung der Begasungsstelle sichergestellt?
9. Wo und wie ist der Begasungsleiter erreichbar oder wie schnell kann er im Notfall an der Begasungsstelle sein?
10. Wurden die angrenzenden Räume geräumt und als Gefahrenbereich gekennzeichnet?
11. Wurden die Hausbewohner angrenzender Räume vor der Begasung gewarnt?
12. Wurden die Rettungswege beschildert und freigemacht?
13. Wurde die Begasungsstelle abgesichert und kenntlich gemacht?
14. Wurde sichergestellt, daß sich im Gefahrenbereich und in den zu begasenden Räumen keine unbefugten Personen aufhalten?

Raumbegasung mit Formaldehyd

Sehr geehrte Damen und Herren,

aus bestimmten Gründen, die hier nicht genannt werden, wurde amtlicherseits eine Raumdesinfektion mit *Formaldehyd* und anschließende Neutralisation mit *Ammoniak* in diesem Gebäude angeordnet.

Die Begasung/Vernebelung wird in der Wohnung von

Familie: .... durchgeführt.

Die Raumdesinfektion wird durch Fachkräfte gemäß den Richtlinien des Bundesgesundheitsamtes und der TRGS (technische Regel für Gefahrstoffe) erfolgen.
Es besteht kein Grund zur Beunruhigung, dennoch sollten folgende Vorsichtsmaßnahmen beachtet werden:

1. Den Anweisungen des Fachpersonals ist Folge zu leisten.
2. In den angrenzenden Räumen dürfen sich während der Begasung keinerlei Personen aufhalten (betrifft die Räume über, unter, links und rechts von den zu begasenden Räumen.
3. Angrenzende Flure müssen als GEFAHRENBEREICH betrachtet werden und sind deshalb für unbefugte Personen aus Sicherheitsgründen gesperrt.
4. Alle als NOTAUSGANG gekennzeichneten Türen müssen freigehalten werden.
5. Sollte Ihnen während der Begasung etwas merkwürdig vorkommen, z.B. Geruchsbelästigung, bitten wir Sie, sofort unser Fachpersonal zu verständigen.

Ablauf

1. Gefahrenbereich und Notausgänge kennzeichnen
2. Unbefugte Personen aus angrenzenden Räumen entfernen
3. Zu begasenden Raum herrichten und abdichten
4. Begasung einleiten
5. Laufende Messungen während der Begasung
6. Überwachung der Begasung
7. Nach Beendigung der Begasung vorläufige Freigabe zum Reinigen
8. Endgültige Freigabe der Räume erfolgt erst, wenn der vorgeschriebene MAK-Wert unterschritten ist.

Checkliste: Vorbereitung der Begasungsstelle

- unterwiesene Hilfsperson hinzuziehen
- alle benötigten Materialien in unmittelbarer Nähe der Tür bereitstellen
- an den zu begasenden Raum und angrenzenden Räumen, in die Begasungsmittel eindringen kann, Warntafeln (250 × 300 mm) anbringen
- Gefahrenbereich um das zu begasende Objekt sichern und für unbefugte Personen sperren
- vor Betreten des Raumes Schutzkleidung anlegen (Overall mit Kopfhaube, Mund- und Nasenschutz, Schutzhandschuhe, Überschuhe oder Gummistiefel; Atemschutzfilter B2K2P3 mit Atemschutzmaske ist greifbar)

- Lüftungsanlage (soweit vorhanden) abschalten oder durch Haustechnik abschalten lassen, wenn erforderlich, müssen die Lüftungsschächte abgedichtet werden
- alle Öffnungen und Leckagen (Luftschächte, Steckdosen, Rohrverbindungen, Türen, Fenster, Mauerrisse usw.) abdichten
- hochempfindliche elektrische Geräte mit einer Folie gut abdecken bzw. in Folie gehüllt aus dem Raum bringen und gesondert desinfizieren. Ärztliche Anweisung einholen (werden später mit einem Produkt nach BGA nach Herstelleranweisung scheuerdesinfiziert)
- Pflanzen und lebende Tiere aus dem Raum entfernen; wenn diese in die Desinfektion einbezogen werden müssen, sollten dafür geeignete Maßnahmen ausgewählt werden
- Arznei und Lebensmittel verbleiben im Raum (werden später als infektiöser Müll entsorgt)
- Betten werden ohne Staubaufwirbeln abgezogen (zur Fixierung von Staub vorher mit einer Flächendesinfektionsmittellösung besprühen, anschließend wird die Bettwäsche in mit Desinfektionsmittel getränkte, keimdichte Wäschesäcke gegeben, im Zimmer gelassen und später einer gesonderten Desinfektion zugeführt)
- Matratzen hochstellen, Verunreinigung mit Desinfektionsmittel entfernen und nach Abschluß der Raumdesinfektion einer Dampfdesinfektion unterziehen
- Schranktüren und Schubfächer öffnen (damit das Aerosol überall hinkommt)
- Wertloses Material und Speisen werden in einen verschließbaren Behälter (C-Müllbehälter) zur Entsorgung gegeben
- Wenn durch Bauplan nicht bekannt: Raumgröße ermitteln (Länge× Breite× Höhe)
- die Raumtemperatur sollte bei 15–20 °C liegen (nicht unter 10 °C sinken)
- Vor die Tür einen mit Desinfektionsmittel getränkten Lappen (nach RKI-Liste) legen oder Überschuhe tragen und beim Verlassen des Zimmers auszuziehen

Checkliste:
Personal und Arbeitsmittel zur Raumdesinfektion

- Hilfsperson, die vorher eingewiesen wurde
- Verdampfungsgerät (vollautomatisch)
- Verlängerungskabel (feuchtigkeitsfest, ca. 5 Meter)
- Formalin und Ammoniak
- Weitere Desinfektionsmittel zum Entfernen und Scheuern von sichtbarer Verschmutzung
- Evtl. Vernebelungsgerät, z.B. Multisprayer, Turbosprayer (man ist dem Produkt als Anwender voll ausgesetzt und es muß sehr genau gearbeitet werden)
- Atemschutzvollmaske mit Gasfilter B/Kennfarbe grau für Formalin mit Gasfilter K/Kennfarbe grün für Ammoniak oder Kombinationsfilter B/K-Grau/Grün
- Schutzausrüstung, z.B. flüssigkeitsdichter Overall mit Kapuze und Bündchen an Armen und Beinen, geeignete Schutzhandschuhe, Schutzbrille, flüssigkeitsdichte Schuhe (Gummistiefel), Kontaminationsschutzanzug, Gummischürze
- Abfallsäcke bzw. verschließbare Behälter für infektiöses Material
- Kleine Leiter
- Schere bzw. Messer
- Starke Kunststoffolie zum Abdichten bzw. Verpacken von Matratzen

- Wäscheleine (ca. 10–15 Meter)
- Mehrere verschiedene breite Klebebänder
- Zollstock, Thermometer, Barometer, Hygrometer
- Trichter, Meßgefäße, Dosiertabelle
- Wenn möglich: Bauplan, um feststellen zu können, wo z. B. Rohrleitungen oder Lüftungsanlagen verlaufen
- Große Warnschilder: *Formaldehyddesinfektion* (gemäß TRGS 522)
- Meßgerät für Konzentrationsmessungen während bzw. nach der Desinfektion, zur Bestimmung des MAK-Wertes bzw. des zulässigen Grenzwertes.

Checkliste: Einleiten der Begasung

- Nur mit unterwiesener Hilfsperson arbeiten
- Die Abdichtungen nochmals überprüfen
- Angrenzende Räume freimachen von unbefugten Personen
- Den Gefahrenbereich absichern und den Notausgang überprüfen
- Das Verdampfungsgerät (TECK) möglichst in der Mitte des Raumes aufstellen und die Betriebsanweisungen beachten.
- Schutzkleidung anlegen und Gerät befüllen

Achtung: Beim Befüllen des Gerätes immer den richtigen Atemschutzfilter mit Vollmaske verwenden

- Benötigte Menge Formalin nach Tabelle in den mit F gekennzeichneten Behälter geben und benötigte Menge Wasser hinzufügen. Spezialfilter auflegen und mit Filterring befestigen
- Benötigte Menge Ammoniak nach Tabelle in den gekennzeichneten Behälter A geben und das vorhandene Metallplättchen auf die Öffnung legen; Spezialfilter auflegen und mit den Filterringen befestigen
- Gerät an Strom anschließen
- Die Uhr auf die angegebene Zeit einstellen (beinhaltet Verdampfungs- und Einwirkzeit)
- Thermostatknöpfe drücken: 1. Knopf für Formalin / 2. Knopf für Ammoniak, jetzt müssen drei Lämpchen brennen – das Gerät ist nun betriebsbereit
- Den Raum verlassen und Türe schließen
- Türe von außen abdichten
- Genügend großes Warnschild: **Formalindesinfektion – betreten verboten** anbringen mit Angabe der Zeit und des Namens der durchführenden Person mit Telefonnummer.
- Betriebsanweisung und Sicherheitsdatenblatt der Produkte, Notrufnummer, Meßprotokolle, Erste-Hilfe-Material usw. an der Begasungsstelle bereithalten
- Im Gefahrenbereich während der Begasung Formaldehydmessungen durchführen und protokollieren

Formblätter

Auftrag

AUFTRAG

Zur Durchführung einer Begasung (Raumdesinfektion)
mit Formaldehyd

....
Datum

ANGEORDNET

....
Name, Vorname (z. B. Arzt, Amt)

....
PLZ, Ort

....
Straße, Hausnr.

....
Telefon

....
Grund zur Durchführung einer Raumdesinfektion mit Formaldehyd

ZU BEGASENDES OBJEKT

....
Ort

....
Straße, Hausnr.

....
Objekt

....
Bewohner, Etage/Abteilung

....
Raumbezeichnung/Raumnummer

....
Raumbezeichnung/Raumnummer

....
sonstige Räume

....
Datum, Unterschrift mit Stempel
des angeordneten Arztes bzw.
Amtes

....
Datum

Anzeige einer Begasung

....

zuständiges Amt

....

Abteilung

....

Straße, Hausnr.

....

PLZ, Ort

ANZEIGE EINER BEGASUNG
(RAUMDESINFEKTION) MIT FORMALDEHYD
AM ....

Datum

BEGASUNG

.... / .... Uhrzeit   .... / .... Uhrzeit

voraussichtlicher Beginn   voraussichtliches Ende

Voraussichtlicher Termin der Freigabe: .... / .... Uhrzeit

Datum

....

Grund der Begasung

....

Ort der Begasung   Straße, Hausnr.   Objekt

....

Begasungsleiter/   PLZ, Ort   Straße, Hausnr.
Name, Vorname

....

Telefon

....

Räumlichkeit   Größe   Räumlichkeit   Größe

....

Räumlichkeit   Größe   Räumlichkeit   Größe

....

Begasungsmittel   vorgesehene Menge   Raum

....

Neutralisationsmittel   vorgesehene Menge   Raum

– bitte wenden –

....
Erlaubnisinhaber/Name, Vorname   PLZ, Ort

....
Straße, Hausnr.   Telefon

....
Ort   Datum

....
Unterschrift des Erlaubnisinhabers   Unterschrift des genannten
          Begasungsleiters

Anlage:

Lageplan des zu begasenden Objekts, die angrenzenden Räume sind eingetragen sowie deren Nutzung

Bestätigungsblatt zur Unterschrift der Bewohner angrenzender Räume

UNTERRICHTUNG DER BEWOHNER
ANGRENZENDER RÄUME

....
Datum   Uhrzeit

Name: Unterschrift:

....

....

....

....

....

....

....

Unterrichtung erfolgte durch Herrn/Frau

....

....
Unterschrift

Aushang an der Eingangstür

Giftige **Gase**

LEBENSGEFAHR

Betreten verboten

FORMALDEHYD
RAUMDESINFEKTION

Beginn der Desinfektion: ....

....
Datum: Uhrzeit:

Desinfektionsleiter – Name – Anschrift – Telefon:

....
Name, Vorname

....
PLZ, Ort

....
Telefon

Der Raum bleibt bis auf weiteres geschlossen!

Aushang an Eingangstüre

Giftige Gase!

Lebensgefahr! Betreten verboten!

- Bezeichnung des Begasungsmittels: ....

- Datum der Begasung: ....

- Zeitpunkt der Begasung: ....

- Name des Begasungsunternehmens: ....

- Anschrift des Begasungsunternehmens: ....

- Name des Begasungsleiters: ....

- Anschrift und Telefon des Begasungsleiters: ....

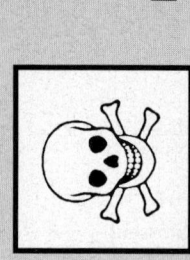

Aushang an Eingangstüre

RETTUNGSDIENST

19222

GIFTNOTRUF

Nächstgelegene Giftzentralen eintragen

....

....

....

....

Niederschrift über Begasung

NIEDERSCHRIFT ÜBER BEGASUNG

von   bis

....

Datum   Uhrzeit   Datum   Uhrzeit

....

Name, Vorname

....

PLZ, Ort   Straße, Hausnr.

....

Etage   Zimmer

Anzahl der Räume: ....

Größe der Räume: ....

                               ....

Angewendete Produkte:

Formaldehyd ....%ig   Menge .... ml/m^3

Wasser.. ml/m^3

Ammoniak... %ig   Menge .... ml/m^3

Beteiligte Personen:

Begasungsleiter: ....

Anschrift: ....

                  ....

Hilfskräfte: Name – Anschrift – Telefon

....

....

....

....

DAUER DER DESINFEKTION

Stunden .... Minuten ....

Dauer der Neutralisation:

Stunden .... Minuten ....

Beginn der Belüftung:

Datum .... Uhrzeit ....

MESSZEITPUNKT

Datum	Uhrzeit	Meßort	Formaldehyd ppm	Ammoniak ppm
....	....	....	....	....
....	....	....	....	....
....	....	....	....	....
....	....	....	....	....
....	....	....	....	....

VORLÄUFIGE FREIGABE

Datum .... Uhrzeit ....

ENDGÜLTIGE FREIGABE

Datum .... Uhrzeit ....

....

Ort, Datum   Unterschrift Begasungsleiter, Hilfsperson

Bemerkung:

....

....

....

Meßprotokoll

Otto Kaul · Schoenaustraße 9 · Tel.: 0 88 21/5 16 50 · 82467 Garmisch-Partenkirchen

MESSPROTOKOLL

....
Begasungsleiter

....
Datum

....
Hilfspersonen, Name, Vorname

....

....
Ort

....
Straße, Hausnr.

....
Etage, Station, Abteilung

....
Raumbezeichnung Nr.

....
Etage, Station, Abteilung

....
Raumbezeichnung Nr.

Datum	Uhrzeit	Meßort	Formaldehyd ppm	Ammoniak ppm
....	....	....	....	....
....	....	....	....	....
....	....	....	....	....
....	....	....	....	....
....	....	....	....	....

Vorläufige Freigabe: ☐ ja   ☐ nein   bitte ankreuzen   ....
                                                              Datum

(Zur Durchführung von Arbeiten, wenn die Konzentration in der Raumluft den Wert von **0,5 ml/m³ Formaldehyd** und **50 ml/m³ Ammoniak** unterschritten hat)

Endgültige Freigabe: ☐ ja   ☐ nein   bitte ankreuzen   ....
                                                              Datum

(erfolgt erst, wenn die Konzentration in der Raumluft den Wert von **0,1 ml/m³ Formaldehyd** und **10 ml/m³ Ammoniak** unterschritten hat)

....
Unterschrift Begasungsleiter

Weiterführende Literatur

Alexander, M., Raettig, H.: Infektions-Fibel. Georg Thieme Verlag, Stuttgart, 1968.

Alexander, M., Raettig, H.: Infektionskrankheiten, Epidemiologie, Klinik, Immunprophylaxe. 2. Aufl. Verlag Georg Thieme, Stuttgart, New York, 1981.

Bachmann, W. et al.: Das grüne Gehirn. R.S. Schulz-Verl. 1995.

Beck, E.G., Schmidt, P.: Hygiene in Krankenhaus und Praxis. Springer-Verlag, Berlin, Heidelberg, New York, Tokyo, 1986.

Beck, E.G., Th. Eikmann: Hygiene in Krankenhaus und Praxis, ecomed-Verlag, Landsberg 1995.

Bergey's Manual of Determinative Bacteriology. Ninth Edition, The Williams & Wilkins Company, Baltimore

Bodenschatz, W.: Handbuch für den Desinfektor in Ausbildung und Praxis. 2. Aufl. Gustav Fischer Verlag, Stuttgart, New York, 1993.

Bodenschatz, W.: Desinfektion. Gustav Fischer, Stuttgart, 1991.

Borneff, I.: Hygiene, Georg Thieme Verlag, Stuttgart, 4. Aufl., 1982.

Brandis, H., Otte, H.J.: Lehrbuch der Medizinischen Mikrobiologie, 5. Aufl., Gustav Fischer Verlag, Stuttgart, New York, 1984.

Bücklers, L., Ehlers, H.H., Eiger, U., Wilkers, K.W., Wille, B.: Fachbuch der medizinischen Hygiene. Verlag Wilhelm Heyne, München, 1978.

Bundesamt für Gesundheitswesen, Bern: Richtlinien zur Bekämpfung übertragbarer Krankheiten, Bern, 1996.

Bundesgesundheitsamt: (Robert Koch-Institut) Richtlinie zur Krankenhaushygiene und Infektionsprävention. Herausgeg. v. Bundesgesundheitsamt, Berlin, Gustav Fischer Verlag, Stuttgart. 1. Lief. 1976 (wird fortgesetzt).

Burkhardt, F., Steuer, W.: Infektionsprophylaxe im Krankenhaus. Verlag Georg Thieme, Stuttgart, New York, 2. Aufl., 1989.

Deutsche Gesellschaft für Hygiene und Mikrobiologie: Richtlinie für die Prüfung chemischer Desinfektionsmittel. 4. Aufl. Gustav Fischer Verlag, Stuttgart, 1975.

Deutsche Veterinärmedizinische Gesellschaft: III. Desinfektionsmittelliste für den Lebensmittelbereich. Schlütersche Verlagsanstalt, 1997.

Documenta Geigy-wissenschaftliche Tabellen. 7. Aufl. Basel, 1968.

Döhring, E., Iglisch, I.: Probleme der Insekten- und Zeckenbekämpfung, ökologische, medizinische und rechtliche Begriffe. Erich Schmidt Verlag, Berlin, 1978.

Euridiki: Hygienestatus an Intensivstationen, mhp. Verlag, Wiesbaden, 1997.

Fiorioli, W., Ledermair, O.: Tabellarium der Infektionskrankheiten. Urban u. Schwarzenberg, München, 1955.

Germer, W.D., Stickl, H.: Infektions- und Tropenkrankheiten, Schutzimpfungen. Springer-Verlag, Berlin, Heidelberg, New York, 1978.

Gsell, O., Mohr, W.: Infektionskrankheiten, Bd. I–IV. Verlag Springer, Berlin, Heidelberg, 1968/1969.

Grumbach, A., Kikuth, W.: Die Infektionskrankheiten des Menschen und ihre Erreger. Verlag Georg Thieme, Stuttgart, 1969.

Gundermann, K.-O., H. Rüden, H.-G. Sonntag: Lehrbuch der Hygiene. Gustav Fischer Verlag Stuttgart, 1991.

Haas, R., Vivell, O.: Virus- und Rickettsieninfektionen des Menschen. Verlag Lehmanns, München, 1965.

Hallmann, L., Burkhardt, F.: Klinische Mikrobiologie. Georg Thieme Verlag, Stuttgart.

Handbuch der allgemeinen Pathologie, XI. Band/2. Teil, Belebte Umweltfaktoren. Verlag Springer, Berlin, Heidelberg, 1965.

Hingst, V., H.-G. Sonntag: Hygienemaßnahmen in Krankenhaus u. Praxis. Wissenschaftliche Verlagsges. Stuttgart, 1997.

Horn, H., Privora, Weuffen, W.: Handbuch der Desinfektion und Sterilisation, 2 Bd. VEB Verlag Volk und Gesundheit, Berlin, 1973.

Hofmann, Fr., Fr.-W. Tiller: Infektiologie in Stichworten. ecomed-Verlag Landsberg, 1993.

Höller, Ch., S. Krüger, H. Martiny: Überprüfung von Reinigungs- und Desinfektionsgeräten im praktischen Betrieb. Gustav Fischer, 1994.

Hörath, H.: Gifte und Schädlingsbekämpfungsmittel. Wissenschaftliche Verlagsgesellschaft, Stuttgart, 1973.

Infektionskrankheiten. Pädiatrie Weiter- und Fortbildung. Herausgeg. von H. Ewerbeck. Verlag Springer, Berlin, Heidelberg, New York, 1980.

Jacobs, W.: Taschenlexikon zur Biologie der Insekten mit besonderer Berücksichtigung mitteleuropäischer Arten. Verlag Gustav Fischer, Stuttgart, New York, 1974.

Jawetz, E., Melnick, J. L., Adelberg, E. A.: Medizinische Mikrobiologie. Springer-Verlag, Berlin, Heidelberg, New York, 1977.

Kanz, E.: Aseptik in der Chirurgie. Urban u. Schwarzenberg, München, 1971.

Klimmer, O. R.: Pflanzenschutz- und Schädlingsbekämpfungsmittel, Abriß einer Toxikologie und Therapie von Vergiftungen, Hundt-Verlag, Hattingen, 1971.

Krankenhaushygiene. Auswahlbibliographie 1963–1977. Herausgeg. vom Arbeits- und Forschungskreis Hygiene und Sauberkeit. Verlag Georg Thieme, Stuttgart, New York, 1979.

Lernprogramm Desinfektionslehre I–III. Ausgearbeitet: Arbeitsgemeinschaft programmierter Unterricht an der Werner Schule vom Roten Kreuz, Göttingen. Verlag Gustav Fischer, Stuttgart, New York, 1984.

Lutz, W.: Krankhausreinigung, FiGR, Dettingen, 1986.

Lutz-Dettinger, U.: Krankheiten und ihre Verhütung. Gesundheitserziehung und Hygiene, Bd. 4. Verlag Ferdinand Schöningh, Paderborn, 1981.

Mourier, H., Winding, O.: Tierische Schädlinge und andere ungebetene Tiere in Haus und Lager. BLV Bestimmungsbuch. BLV Verlagsgesellschaft München, Bern, Wien, 1979.

Otte, H.-J.: Leitfaden der med. Mikrobiologie. Gustav Fischer Verlag, 5. Aufl., Stuttgart, 1974.

Piekarski, G.: Lehrbuch der Parasitologie. Verlag Springer, Berlin, Heidelberg, 1954.

Richtlinie für Krankenhaushygiene und Infektionsprävention. Robert Koch-Institut. Verlag Gustav Fischer, Stuttgart, New York, Loseblattsammlung.

Schlegel, H. G.: Allgemeine Mikrobiologie. Verlag Georg Thieme, Stuttgart, 1974.

Schmidt/Naumann, Horsch: Sterilisation, Desinfektion, Konservierung u. Entwesung, 2. Aufl. 1990. Georg Thieme, Leipzig.

Schumacher, W., Meyn, E.: Bundesseuchengesetz. Kommentar. Deutscher Gemeindeverlag W. Kohlhammer, Stuttgart, 1980.

Seeliger, H. P. R.: Taschenbuch der medizinischen Bakteriologie. Verlag Urban & Schwarzenberg, München, Wien, Baltimore, 1978.

Steuer, W.: Krankenhaushygiene. 4. Auflage. Gustav Fischer Verlag, Stuttgart, 1992.

Steuer, W.: Hygiene in der ärztlichen Praxis. Gustav Fischer Verlag, Stuttgart, New York, 1987.

Steuer, W.: Sozialhygiene, Öffentliches Gesundheitswesen, Sozialmedizinische Grundlagen, Gesundheitsfürsorge und -vorsorge. 2. Aufl., Verlag Georg Thieme, Stuttgart, New York, 1982.

Steuer, W.: Hygiene und Technik im Krankenhaus. Expert-Verlag, Renningen, 3. Aufl., 1995.

Steuer, W., U. Junghanß: Sterilisation und Desinfektion im Krankenhaus, Vulkan-Verlag, Essen, 1991.

Steuer, W., U. Junghanß: Hygiene und Infektionsverhütung in Alten- und Pflegeheimen, der Rehabilitation und Sozialstationen. Gustav Fischer, Stuttgart, 1995.

Steuer, W., U. Lutz-Dettinger: Handbuch für Gesundheitswesen und Prävention. ecomed-Verlag. Landsberg, 1991.

Thofern, E., Botzenhardt, K.: Hygiene und Infektionen im Krankenhaus. Gustav Fischer Verlag, Stuttgart, New York, 1983.

Wallhäuser, K. H.: Sterilisation – Desinfektion – Konservierung. 5. Aufl. Verlag Georg Thieme, Stuttgart 1995.

Weidner, H.: Bestimmungstabellen der Vorratsschädlinge und des Hausungeziefers Mitteleuropas. 4. Aufl. Verlag Gustav Fischer, Stuttgart, New York, 1982.

Werner, H. P., Wiedermann, G.: Angewandte Hygiene im Krankenhaus. Verlag D. Göschl, Wien, 1970.

Wiesmann, E.: Medizinische Mikrobiologie. Verlag Georg Thieme, Stuttgart, 1978.

Register

Zum schnellen Nachschlagen

Fundiertes Wissen für die Pflegeausbildung

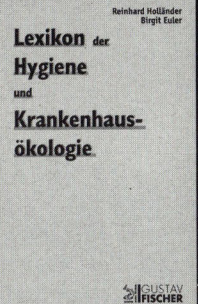

Reinhard Holländer
Birgit Euler

Lexikon der
Hygiene
und
Krankenhaus-
ökologie

GUSTAV
FISCHER

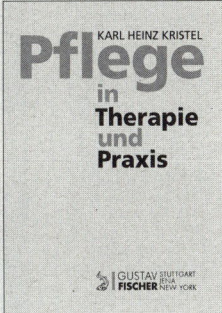

KARL HEINZ KRISTEL

Pflege
in
Therapie
und
Praxis

GUSTAV STUTTGART
FISCHER JENA
NEW YORK

1996. 205 S., 44 Abb., 18 Tab., kt.
DM 39,– ISBN 3-437-11709-2

1995. 427 S., 216 Abb. u. Tab., kt.
DM 48,– ISBN 3-437-00786-6

- Stichworte zur Hygiene, Krankenhausökologie, Infektionslehre, Mikrobiologie, Umweltmedizin und Kurzbeschreibungen aus relevanten Bereichen der Chemie und Physik
- Hinweise auf gesetzliche Vorgaben und Empfehlungen von Sachverständigen-Kommissionen
- Berücksichtigung von Normen und technischen Regeln

- Kombiniertes Lehr- und Praxishandbuch sowohl für KrankenpflegeschülerInnen als auch examinierte Pflegekräfte
- Behandelt relevante Tätigkeiten in Therapie und Diagnostik genauso wie prä-, intra- und postoperative Pflege, Aufgaben im Zusammenhang mit Punktionen, Biopsien und Endoskopien sowie die Pflege Tumorkranker
- Schwerpunkt liegt auf der ökologischen Kompetenz und Verantwortung von Pflegekräften

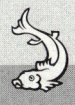

Buchtips für Hygienefachkräfte

GUSTAV
FISCHER

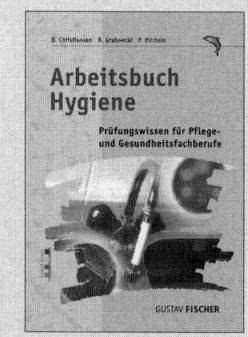
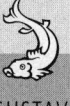